산나물, 들나물
# 나물대사전

## 일러두기

_ 우리나라에서 자생하는 "산과 들에 있는 나물갯벌 포함 127종과 나무에 있는 나물 37종과 텃밭이나 아파트의 베란다나 옥상에서 재배할 수 있는 34종과 산나물로 오인할 수 있는 독풀 40종" 총 275종을 자연 분류 방식을 떠나 편의상 실었다.

_ 이 책에서는 산과 들에 있는 나물과 나무에 있는 나물의 형태학적인 고증은 생략하였고, 먹는 방법, 산행 채취와 텃밭 재배 가능 여부, 효능, 사용법, 민간 요법, 금기 등과 번식법을 실었으며, 텃밭이나 아파트 베란다나 옥상에서 재배할 수 있는 작물에서는 파종 시기, 효능, 먹는 방법, 고르는 법 및 보관, 사용법, 금기 등을 실었다.

_ 한방 요법은 통상 한의원에서 일반적으로 처리하는 방법을 기술하였고, 약리 실험과 효능은 배기환의 《약용 식물》, 안덕균의 《한국본초도감》, 이영노의 《원색 한국식물도감》, 이창복의 《대한식물도감》, 최수찬의 《산과 들에 있는 약초》, 정구영의 《약초대사전》외 참고 문헌 15권에서 발췌하였다.

_ 효능은 지금까지 알려진 것 중에서 가장 중요한 것을 실었고, 약리 작용은 동물 실험에서 나타난 것을 실었다.

_ 식물의 이해를 돕기 위해 학명, 한약명, 다른 이름을 병기하였고 주의를 요하는 금기 사항을 실었다.

_ 이 책에 수록된 식물의 사진은 우리나라의 자생종으로 관심 있는 독자들에게 도움이 되도록 꾸몄다.

_ 이 책은 국민건강을 도모하는 목적이 있지만, 의학과 한의학 전문 서적이 아니므로 여기에 수록된 식용법이나 효소 음용법을 제외한 민간 요법의 복용과 다른 약초와 응용해서 달여 먹으려면 반드시 한의사의 처방을 받아야 한다.

산나물과 비슷한 유독 식물 40종 · 도시 텃밭 식물

# 산나물, 들나물
# 나물대사전

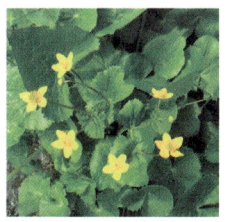

글·사진_ 약산 정구영 · **추천**_ 유승원(서울시 한의사 협회 명예 회장)

추천의 글

# 산나물을 알면 건강이 보인다

**약산** 정구영 선생은 그동안 월간 조선 『나무 이야기』, 사람과 산 『나무 열전』, 주간 산행 『약용 식물 이야기』, 산림 『약용 식물 이야기』, 전라매일신문에 『식물 이야기』를 138회 연재를 했으며 약초 외 건강 관련 저서를 30권 이상 출간한 바 있다.

현재는 문화일보에서 『약초 이야기』를 연재하고 있으며, 건강하기를 원하는 사람들에게 약초·양생·기공·풍류·자연 요법 등을 지도하며 전국의 명산을 다니며 우리 고유의 문화유산인 자연과 환경을 보존하는 데 매진하고 있다.

세상에서 가장 귀한 게 건강이기 때문에 건강은 아무리 강조하여도 넘치지 않는다. 예부터 전하는 금언에 "재물을 잃은 것은 조금 잃은 것이요, 명예를 잃은 것은 많이 잃은 것이요, 건강을 잃은 것은 모두를 잃은 것이다"라는 말이 있듯이 건강은 세밀하게 챙기지 않으면 먼 훗날 후회를 하게 되어 있다.

약산 선생은 모든 사람들에게 몸과 마음의 병을 다스리는 영약靈藥으로 가득 채워져 있기를 바라는 간절한 마음에서 병고로부터 해방될 수 있는 "산나물" 원고를 나에게 보여주며 추천을 의뢰하였다.

오늘날 대다수 많은 사람들의 건강의 시계는 멈춰 있다고 해도 과언이 아니다. 마음의 풍요로움이 없이 마치 시속 100km로 질주하는 삶 속에서 자연도, 낭만도, 추억도, 멋도 없이 돈만을 벌기 위해 몸을 혹사하는 상태에서는 각종 병으로부터 자유로울 수 없다.

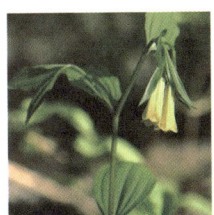 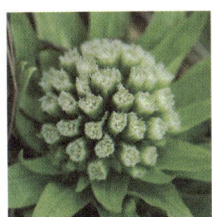 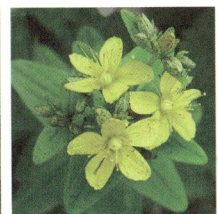 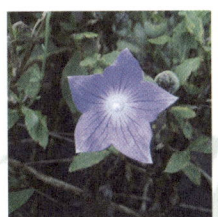 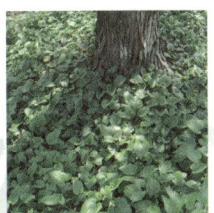

세상에서 유일하게 돈으로 살 수 없는 게 건강이다. 나의 현재의 건강 상태는 내가 지금까지 가졌던 식습관의 결과라고 단언할 수 있다. 병을 치유하고 예방하기 위해서는 건강한 몸을 먼저 이해하는 것은 당연한 순서이다.

지금부터라도 욕심을 내려 놓고 자연과 교감하며 오염이 안 된 공기, 맑은 물, 긍정적인 생각 속에서 우리 땅에서 자라는 미네랄과 효소가 풍부한 산나물이나 채소, 발효 식품과 자연식을 할 때 질병으로부터 해방될 수 있다.

최근 건강과 관련된 자연과 힐링이 대세다. 이 책은 제목부터 흥미로울 뿐만 아니라 전통적인 식용법과 사용법을 소개하고 있다. 우리 몸에서 일어나는 병의 70%가 마음에서 기인한다고 정신신체의학에서는 주장하고 있다.

오늘날 스트레스의 홍수 속에서 살아가는 현대인은 성인병과 난치병인 암·뇌졸중·치매·고혈압·당뇨·관절염·스트레스 등에 노출되어 있다. 지금부터라도 그동안 훼손된 건강을 되찾기 위해서라도 몸의 고향인 자연으로 돌아가 멈추었던 건강의 시계를 돌려야 한다. 건강하기를 바라는 독자들에게 일독을 권하면서 사소한 모든 일에 감사하고 독자 여러분들이 삶의 질을 높이길 바라며 이 책을 추천한다.

서울시 한의사 협회 명예 회장 유승원 박사

### 서문
## 사람이 고칠 수 없는 병은
# 자연물을 이용해 스스로 고쳐라

**왜** 사는가? 무엇을 위해, 어떻게 사는 게 잘 사는 것인가? 지금 "건강한 몸" 인가 "불건강한 몸" 인가? 스스로 묻고 또 물어야 한다. 건강할 때는 건강의 소중함을 잊고 있다가 어느 날 난치병이나 불치병 혹은 암에 걸렸을 때 병원이나 한의원을 찾아가 치료를 받고도 낫지 않음을 경험한 적이 있을 것이다.

지금 병으로 고통을 받고 있을 때 나의 병을 고쳐 주는 의사는 세상 어디에 있단 말인가? 곰곰이 생각해 보면 현대 의학이든 동양 의학이든 민간 요법이든 산나물 요법이든 나의 병을 고쳐 주는 게 진짜 의사가 아닌가? 솔직히 환자 입장에서 양의면 어떻고, 한의면 어떻고, 민간 의학이면 어떻고, 침이면 어떻고, 뜸이면 어떻고, 주사면 어떻고, 자연 요법이면 어떻고, 운동 요법이나, 산나물 요법이면 어떤가?

시간과 돈을 투자해서 건강을 업그레이드하고 싶어도 회복이 되지 않는 게 몸이 아닌가? 현대 문명의 해독제는 "자연밖에 없다" 라고 주장하고 싶다. 도심에서 찌든 영혼육을 소생시켜 주기 때문에 인간이 마지막으로 기댈 곳은 산과 자연뿐이라고 강조하고 싶다.

산나물과 들나물과 채소는 식물의 고유한 약성을 간직하고 있다. 인생을 보석처럼 살 것인지 병든 화석化石으로 지낼 것인지는 개인의 노력에 달렸다. 병은 걸리고 난 뒤 치료하는 것보다 걸리기 전에 예방해야 하는 이유는 건강을 잃으면 세상의 어느 것도 소용없기 때문에 평소에 꽃을 가꾸듯이 세밀하게 몸과 마음을 챙겨야 한다.

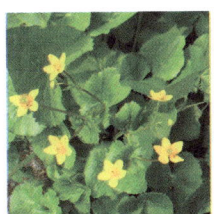 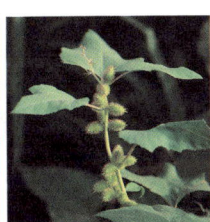 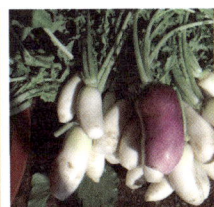 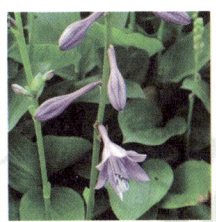 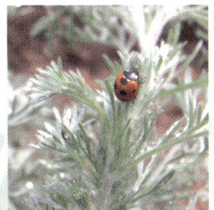

세상에서 가장 귀한 건강한 몸이다. 사람은 생로병사의 과정을 거치기도 하지만, 뜻밖의 불의의 사고나 재난 등으로 인해 꽃을 피워 보지도 못 하고 생을 마감하는 경우도 있다. 이 세상에 "무병 장수", "불로초"는 없다. 다만 하늘이 준 천수를 다하기 위해 이 땅에서 자라는 영양과 미네날과 효소가 풍부한 산나물, 들나물을 먹는 식습관을 가져야 건강할 수 있다.

그리고 자연을 이해하고 그 자연 속으로 들어가려는 마음가짐에서 자연의 산물인 산나물을 통해 건강을 지키며 날마다 자기의 삶을 스스로 늘 지켜보는 일이 시급하다.

고은 시인은 삶이라고 하는 것은 "인생은 자기가 사는 것"이라 했듯이 누가 가르친 대로 살지 말고 자신의 삶의 질을 높이기 위해서는 첫째가 건강이 필수다. 지금 이 순간이 나에게 주어진 마지막 기회라 생각하고 "산나물"을 선호하고 건강한 몸으로 리모델링 업그레이드되기를 바란다.

십승지에서 자연환경지킴이 약산 쓰다

# 차례

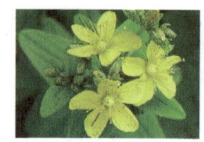
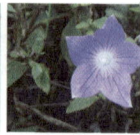

일러두기 • 2 | 추천의 글 • 4 | 서문 • 6

## 산나물을 알면 건강이 보인다

### 산나물의 기초 상식
구별 • 14 | 채취 시기 • 14 | 저장 보관 • 15 | 산나물의 보존 가공 • 15 | 나물의 보존 가공 • 15 | 부작용을 줄이는 방법 • 16 | 물로 처리하는 시간 • 16 | 달이는 시간 • 16 | 중독·해독·법제 • 17 | 금기 • 17 | 독초 구분법 • 17 | 유독 식물에 중독되었을 때 • 18 | 산나물과 닮아서 속기 쉬운 유독 식물 • 18

### 왜 산나물과 들나물을 먹어야 하는가 • 19

### 제1장 왜 산나물과 들나물인가
1. 현대인의 성인병과 난치병은 산나물과 들나물에 맡겨라 • 22
2. 산나물은 캐는 것이 아니라 뜯는 것 • 24
3. 왜 채소인가 • 26
4. 현대 과학으로 밝혀진 산나물의 효능 • 28
5. 전통 의서의 산나물 효능 • 32
6. 봄나물, 어설픈 상식이 목숨을 위협한다 • 34

### 제2장 왜 도시 텃밭을 가꾸는가
1. 한 가족 한 텃밭 도전 • 40
2. 도시 농부를 위한 동네 텃밭 기초 상식 • 42
   식물 키우기 • 42 | 씨앗 뿌리기 • 43 | 모종 심기 • 44

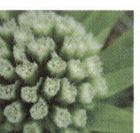 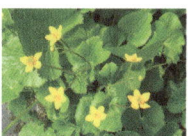 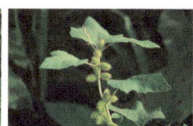 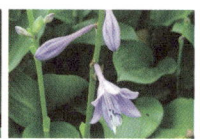 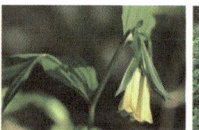 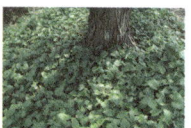

　　　　기르기 • 44 | 수확하기 • 45 | 친환경 농산물 인증 표시 • 46
　3. 주말 텃밭 가꾸기 • 47
　4. 서울특별시 공영 주말 농장 • 49

## 제3장 산과 들에 있는 나물

　1. 식용

　　　　곰취 • 52 | 꿀풀 • 54 | 미나리 • 56 | 민들레 • 58 | 머위 • 60 | 망초 • 62 | 고사리 • 64 | 돌나물 • 66 | 개미취 • 68 | 방풍 • 70 | 메꽃 • 72 | 제비꽃 • 74 | 꽃향유 • 76 | 까치수염 • 78 | 산마늘 • 80 | 쇠무릎 • 82 | 쇠비름 • 84 | 쑥 • 86 | 쑥부쟁이 • 88 | 엉겅퀴 • 90 | 구릿대 • 92 | 구절초 • 94 | 나팔꽃 • 96 | 냉초 • 98 | 참취 • 100 | 달래 • 102 | 달맞이꽃 • 104 | 닭의장풀 • 106 | 당귀 • 108 | 더덕 • 110 | 도라지 • 112 | 독활 • 114 | 연잎 • 116 | 도꼬마리 • 118 | 둥굴레 • 120 | 톱풀 • 122 | 뚱딴지 • 124 | 만삼 • 126 | 미역취 • 128 | 메밀 • 130 | 목향 • 132 | 박 • 134 | 박하 • 136 | 섬초롱꽃 • 138 | 호장근 • 140 | 비비추 • 142 | 바다나물 • 144 | 비짜루 • 146 | 바위취 • 148 | 배초향 • 150 | 백선 • 152 | 수영 • 154 | 오이풀 • 156 | 옥잠화 • 158 | 고들빼기 • 160 | 우산나물 • 162 | 우엉 • 164 | 원추리 • 166 | 윤판나물 • 168 | 얼레지 • 170 | 이질풀 • 172 | 조팝나물 • 174 | 짚신나물 • 176 | 질경이 • 178 | 씀바귀 • 180 | 냉이 • 182 | 접시꽃 • 184 | 피마자 • 186 | 한삼 덩굴 • 188 | 함초 • 190 | 현삼 • 192 | 고마리 • 194 | 노루오줌 • 196 | 까마중 • 198 | 고추나물 • 200 | 나문재 • 202 | 나비나물 • 204 | 인삼 • 206 | 곤드레 • 208 | 모싯대 • 210 | 산갓 • 212 | 참나물 • 214 | 박쥐나물 • 216 | 참소리쟁이 • 218 | 기린초 • 220 | 금불초 • 222 | 물레나물 • 224 | 단풍취 • 226 | 수리취 • 228 | 서덜취 • 230 | 고추냉이 • 232 | 풀솜대 • 234 | 여뀌 • 236 | 번행초 • 238

　2. 약용

　　　　삼지구엽초 • 240 | 삽주 • 242 | 천년초 • 244 | 삼백초 • 246 | 약모밀 • 248 | 강황

# 차례

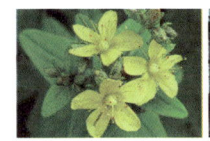
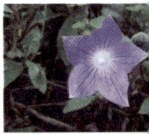

• 250 | 개똥쑥 • 252 | 익모초 • 254 | 하눌타리 • 256 | 와송 • 258 | 잔대 • 260 | 작약 • 262 | 지치 • 264 | 참나리 • 266 | 참당귀 • 268 | 마 • 270 | 천궁 • 272 | 고비 • 274 | 고본 • 276 | 고삼 • 278 | 큰뱀무 • 280 | 마타리 • 282 | 비수리 • 284 | 속단 • 286 | 쇠뜨기 • 288 | 용담 • 290 | 장구채 • 292 | 형개 • 294 | 소리쟁이 • 296 | 여주 • 298 | 범꼬리 • 300 | 자운영 • 302

## 제4장 나무에 있는 나물

### 1. 차茶용

차나무 • 306 | 인동 덩굴 • 308 | 감나무 • 310 | 골담초 • 312 | 감태나무 • 314 | 개나리 • 316 | 닥나무 • 318 | 생강나무 • 320 | 참죽나무 • 322 | 딱총나무 • 324 | 고추나무 • 326 |

### 2. 식食용

두릅나무 • 328 | 가시오갈피 • 330 | 마가목 • 332 | 음나무 • 334 | 산초나무 • 336 | 찔레나무 • 338 | 칡 • 340 | 화살나무 • 342 | 다래순 • 344 | 느티나무 • 346 | 죽순 • 348 | 아카시아 • 350 | 옻나무 • 352

### 3. 약藥용

뽕나무 • 354 | 꾸지뽕나무 • 356 | 오미자 • 358 | 구기자 • 360 | 초피나무 • 362 | 으름 덩굴 • 364 | 자귀나무 • 366 | 두충나무 • 368 | 느릅나무 • 370 | 벌나무 • 372 | 누리장나무 • 374 | 청미래 덩굴 • 376 | 노박 덩굴 • 378

## 제5장 텃밭 가꾸기

### 1. 주말 텃밭 가꾸기

호박 • 382 | 토란 • 384 | 생강 • 386 | 가지 • 388 | 오이 • 390 | 무 • 392 | 당근 • 394 | 감자 • 396 | 고구마 • 398 | 수박 • 400 | 옥수수 • 402 | 부추 • 404 | 소엽 •

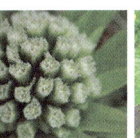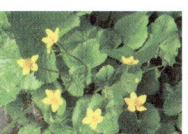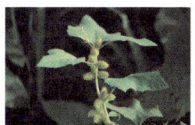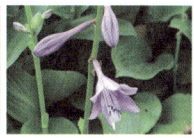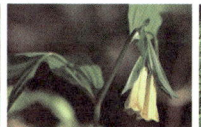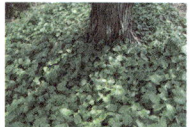

406 | 들깨 • 408 | 고추 • 410 | 수세미오이 • 412 | 배추 • 414 | 양배추 • 416 | 해바라기 • 418 | 아욱 • 420 | 토마토 • 422 | 단호박 • 424 | 마늘 • 426 | 근대 • 428

2. 옥상 및 베란다 텃밭 가꾸기 실제

상추 • 430 | 쑥갓 • 432 | 유채 • 434 | 시금치 • 436 | 대파 • 438 | 피망 • 440 | 딸기 • 442 | 방울토마토 • 444 | 케일 • 446 | 컴프리 • 448

3. 주말 농장 텃밭 정보

제6장 산나물로 오인하기 쉬운 유독 식물

금낭화 • 452 | 피나물 • 453 | 동의나물 • 454 | 족두리풀 • 455 | 복수초 • 456 | 만병초 • 457 | 은방울꽃 • 458 | 메발톱꽃 • 459 | 박새 • 460 | 여로 • 461 | 관중 • 462 | 꽈리 • 463 | 꿩의다리 • 464 | 애기나리 • 465 | 현호색 • 466 | 대극 • 467 | 상사화 • 468 | 꽃무릇 • 469 | 괴불주머니 • 470 | 애기똥풀 • 471 | 앵초 • 472 | 지리강활 • 473 | 할미꽃 • 474 | 철쭉 • 475 | 자리공 • 476 | 의아리 • 477 | 수선화 • 478 | 때죽나무 • 479 | 천남성 • 480 | 털머위 • 481 | 삿갓나물 • 482 | 미치광이풀 • 483 | 독미나리 • 484 | 미나리아재비 • 485 | 보풀 • 486 | 왜젓가락나물 • 487 | 숫잔대 • 488 | 등대풀 • 489 | 배풍등 • 490

## 부록

1. 식물 용어 • 492 / 2. 수목 용어 해설 • 496 / 3. 식물 키우기 달력 • 501

찾아보기 • 507 / 참고 문헌 • 510

# 산나물을 알면
# 건강이 보인다

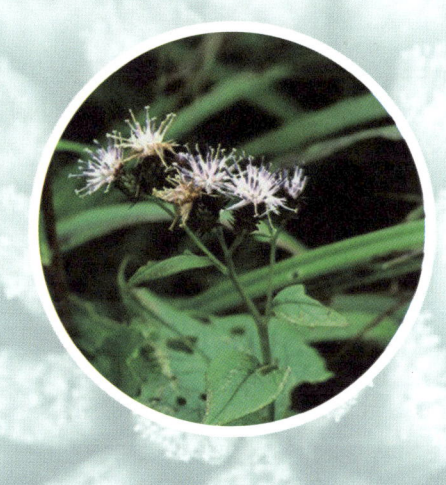

# 산나물의 기초 상식

### 구별

우리 땅에서 자라는 산나물과 들나물을 제대로 알려면 봄부터 겨울까지 계절마다 변하는 것은 물론 비슷한 종種과 유독 식물을 구별할 수 있어야 한다. 예를 들면 꽃이 피기 전에는 곰취와 동의나물은 비슷하여 일반인은 구분하기가 어렵다.

### 채취 시기

산나물과 들나물을 채취할 때는 잎·꽃·열매·줄기는 각각 피는 시기와 성숙되는 시기에 따라 다르기 때문에 약효 성분이 가장 좋을 때 채취한다.

- 봄에는 산나물과 들나물을 제철에, 나뭇잎은 처음 나온 새순을 채취하여 쓴다.
- 여름에는 잎을 채취하여 나물이나 장아찌로 쓴다.
- 가을에는 성숙한 열매를 따서 쓴다.
- 겨울에는 약성이 뿌리로 내려가기 때문에 뿌리를 캐서 쓴다.

텃밭 식물은 수확기에 맞추어 수시로 채취한다. 꽃과 새순이 피는 시기에 따라 약효 성분이 다르다. 꽃을 딸 때는 아름답게 피었을 때, 잎만을 쓸 때는 잎이 무성할 때 따서 쓴다. 열매는 성숙했을 따서 쓴다.

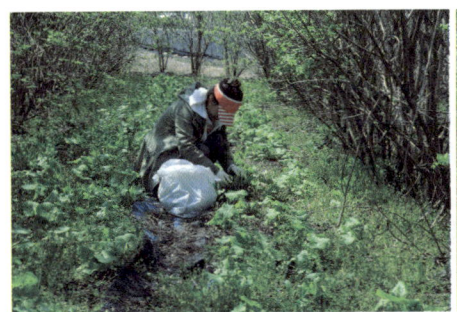
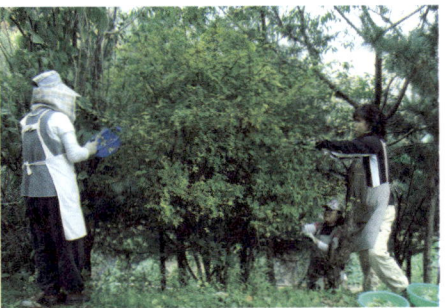

## 저장 보관

산나물과 들나물은 약효가 떨어지는 것을 방지하기 위해 환기를 시켜 주어야 한다. 공기 중에서 쉽게 변질되고 분해되기 때문에 저온에서 냉장 보관을 한다.

## 산나물의 보존 가공

산나물과 들나물은 저장 및 가공 방법이 각각 다르다. 산나물과 들나물은 생체로 이용하면 식물에 함유된 영양분과 배당체와 효능의 손실이 적지만, 열처리를 하게 되면 영양가가 손실된다. 말려서 묵나물로 만들어 건조하여 저장해 1년 내내 먹는다.

## 나물의 보존 가공

우리나라는 세계에서 가장 많은 나물을 식용하며 산채의 특성을 고려한 쌈용·국거리용·무침용·데침용·비빔밥용·묵나물 등 이용 형태도 다양하다. 나물류는 지역 특성에 따라 이미지가 있어 채취한 산채는 가능한 한 빨리 가공 저장해야 한다. 유통시 변색을 방지하고 비위생적 관리를 위해 보존 가공이 요구된다.

저장 방법에 따라 산나물과 들나물의 부위별 싹·잎·뿌리 등 상품 개발이 활발하다. 산채는 맛과 향 등 독특환 풍미와 영양 손실을 최소화하면서 떫은맛·쓴맛·아린맛·

신맛 등을 제거해 풍미를 즐길 수 있는 가공 기술이 미숙하지만 전통 방식에 의존한다.

## 부작용을 줄이는 방법

산나물과 들나물을 잘못된 방법으로 처리하여 복용하면 전혀 엉뚱한 방향으로 약물이 작용하여 치료 효과를 기대할 수 없다.

- 산나물을 하룻밤 물에 우리거나 잿불에 묻어 굽거나 볶는 것은 독을 없애기 위함이다.
- 식초에 담그거나 생강으로 법제하거나 졸인 젖을 발라 굽는 것은 약성을 높이기 위함이다.
- 소금물에 하룻밤 담그는 것은 독을 없애기 위함이다.

## 물로 처리하는 시간

산나물과 들나물을 흙이나 이물질을 제거하기 위하여 물로 씻을 때는 약초의 유효 성분이 최대한 유지하며 세척해야 한다. 산나물의 유효 성분이 물에 녹는 것을 방지하기 위하여 오랜 시간 세척을 하지 않아야 한다. 지역에 따라 다르지만 유독 성분을 함유하고 있는 도라지·고사리·비비추·원추리·금낭화 등은 하룻밤 물에 담근 후 식용한다.

## 달이는 시간

보통 가정에서는 산야초나 약재에 3~4배의 물을 붓고 2~4시간 달인다. 건강원에 맡기면 4시간 정도 달인다.

- 차茶로 쓸 때는 끓인 물에 산야초를 넣고 우려 먹는다.
- 잎은 30분~1시간
- 가지·뿌리·씨앗·껍질·과실은 2~4시간
- 진하게 달이고자 할 때는 2~3일

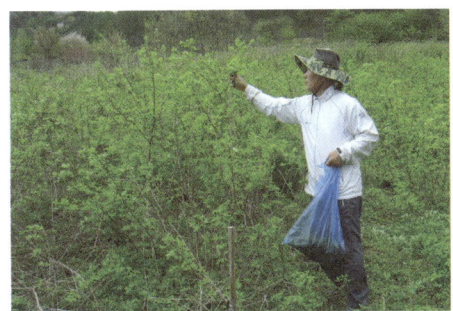
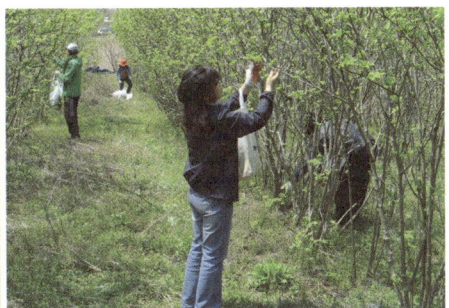

## 중독 · 해독 · 법제

산나물의 법제는 약물에 대한 독성을 감약하고 부패나 변질을 막기 위해서 한다. 도라지나 고사리는 하룻밤 물에 담가 놓고 쓴다. 소금물이나 쌀뜨물에 담가 놓는 것은 독성을 제거하기 위함이다.
산수유 열매는 따서 끓는 물에 살짝 데쳐서 말려서 쓰고, 매실의 씨에는 독이 있기 때문에 씨를 빼서 쓰고, 호두 알갱이 속에는 독이 있어 보자기에 싸서 쌀로 법제하여 기름으로 짜서 쓴다.

## 금기

대체적으로 산나물를 먹을 때는 돼지고기 · 무 · 식초 · 밀가루 음식 등과 먹지 않는다. 임산부나 환자의 증상에 따라 다르다.

## 독초 구분법

1. 유독 식물은 그 생김새나 빛깔은 물론 불쾌감을 준다.
2. 식물에 상처를 내면 불쾌한 냄새가 난다.
3. 맛을 보면 혀 끝에 자극이 있거나 탄다.

## 유독 식물에 중독되었을 때

| 구분 | 처 방 | 비 고 |
|---|---|---|
| 버섯 | 지장수를 마신다. | |
| 채소 | 칡뿌리를 달여 먹는다. | |
| 생선 | 중독된 생선의 뇌를 먹는다. | |
| 고기 | 무소뿔을 갈아서 물에 타서 마신다. | |
| 광물성 | 수은을 먹는다. | |
| 유황 | 돼지나 양의 피를 마신다. | |
| 부자 | 녹두와 검정콩을 달여서 마신다. | |
| 복어 | 갈대 뿌리를 짓찧어 즙을 내어 마신다. | |
| 살구씨 | 참기름을 먹는다. | |
| 비상 | 토하게 한 후 흑연을 갈아서 물에 타서 마신다. | |

1. 주로 설사 · 복통 · 구토 · 두통 · 현기증 · 경련 · 마비 · 호흡 증상이 나타난다.
2. 우선 급히 입 안에 손가락을 넣어 위 안의 내용물을 다 토해 낸다.
3. 가장 빠르게 병원에서 응급 처치를 받는다.

## 산나물과 닮아서 속기 쉬운 유독 식물

| 산야초 | 독 풀 | 속기 쉬운 부위 |
|---|---|---|
| 곰취 | 동의나물 | 전초 |
| 산마늘 | 박새 | 싹이 나올 때 |
| 원추리 | 여로 | 어린싹일 때 |
| 머위털 | 머위 | 전초 |
| 우산나물 | 삿갓나물 | 전초 |
| 당귀 | 지리강활 | 어린싹 |
| 미나리 | 독미나리 | 어릴 때 |
| 둥굴레 | 은방울꽃 | 전초 |
| 당근 | 복수초 | 잎 |
| 이질풀 | 진범 | 새싹 |
| 쑥 | 할미꽃 | 어린싹 |
| 비비추, 머위 | 미치광이풀 | 어린싹 |
| 양파 | 수선화 | 뿌리 |
| 달래꽃 | 무릇 | 어린 자구 |
| 화살나무 | 참빗살나무 | 어린잎 |

## 왜 산나물과 들나물을 먹어야 하는가

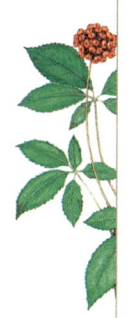

사람은 자연과 더불어 산다. 우리나라는 산이 70%나 되는 산국이다. 자연이 주는 혜택에서 벗어나면 건강의 위협을 받는다. 이 산과 저 산에 자생하고 있는 식물체 중에서 우리의 생명을 치료하는 신약을 추출하고 있고 먹거리도 식물체에서 얻는다.

우리나라는 사계절이 뚜렷하여 산야초가 지천에 널려 있다. 한 연구에 따르면 국내에 자생하는 식물만 약 9,000여 종, 이중 식용 480여 종을 포함, 약용 식물은 900여 종이나 된다. 식물에는 우리 토종 식물을 비롯해 약용 식물·특산 식물·고산 식물·습지 및 수생 식물·귀화 식물이 있다.

일찍이 의성이라 일컫는 히포크리테스는 "음식으로 못 고치는 병은 약으로도 고치지 못한다."고 했듯이, 신토불이身土不二는 "몸과 땅은 둘이 아닌 하나이다." 우리 땅 지천에서 자라는 산나물과 들나물을 반드시 먹어야 건강을 지킬 수 있다는 깊은 뜻이 담겨 있다.

사람은 먹어야 산다. 매일같이 먹는 음식은 건강과 직결된다. "지금 현재 나의 건강 상태는 생활습관과 식습관의 결과다." 우리 땅에서 자라는 산나물과 들나물을 멀리하고 가공된 음식이나 인스턴트 식품을 먹기 때문에 성인병과 난치병인 비만·당뇨·고혈압·암 등에 노출되어 있다.

봄철 나른한 몸에는 입 안 가득 퍼지는 향긋 쌉쌀한 나물이 그만이다. 추운 겨울을 견디고 나온 봄나물은 미각에 도움을 준다. 겨울을 지나 봄이 되면 활동량이 많아 인체의 신진 대사가 왕성해지면서 비타민, 무기질 등 각종 영양소의 필요량이 증가하여 봄나물을 "여섯 번째 영양소"라 부르기도 한다. 우리 땅에서 자란 산야초가 식재료와 약이 되고,

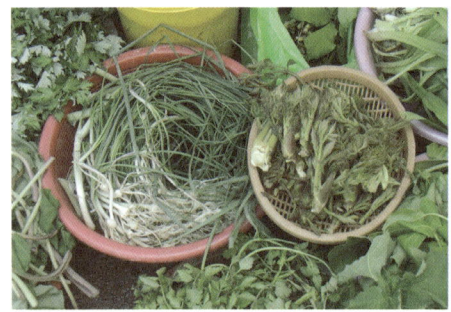 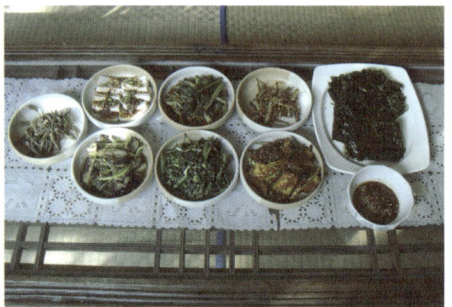

농업 기술의 발달로 인하여 계절에 관계 없이 사계절 다양한 식재료를 구할 수 있다는 것은 건강적으로 볼 때 행복이다.

봄나물을 어떻게 먹어야 하는가? 봄철에 충분히 영양소를 섭취하지 못하면 신진 대사의 불균형이 생겨 피로 증후군이나 춘곤증이 있을 때는 산나물이 최고다. 우리 토종 제철 산나물이나 들나물은 인위적으로 재배된 식품보다 야생에서 자란 산나물에는 벌레나 추위로부터 자신을 보호하기 위해 식물성 항산화 성분 및 폴리페놀 등이 훨씬 많이 함유돼 있다.

땅의 기운을 받고 자란 봄나물은 건강에 좋다. 각종 채소를 익혀 먹을 때 장점도 있지만, 나물은 날로 먹는 것이 영양학적으로 가장 좋은 것으로 알려져 있다. "몸에 좋은 약이 입에 쓰다"는 속담처럼 상당수의 봄나물은 씁쌀한 맛을 낸다.

요즘 산나물이 건강에 좋다 하여 지천에 깔려 있지만 무방비 상태다. 최근 산나물을 재배하는 농가가 늘고 있다. 참나물 중에서 으뜸이라 하는 '참취'를 비롯해 봄나물인 쑥·달래·냉이·두릅·씀바귀·곰취·산마늘·민들레·머위·돌나물·엄나무순·고사리·미나리 등을 충분히 섭취해야 건강을 지킬 수 있다.

세상에서 가장 귀한 게 생명이다. 먹을거리가 넘쳐나는 요즘 밥상에 무엇으로 채워져 있느냐에 따라 건강과 직결된다. 지금부터라도 식물을 알고, 약초를 알고, 산나물·들나물·텃밭 채소의 효능을 정확하게 알아 가는 것이 대단히 중요한 이유는 내 삶을 더욱 강건하고 풍요롭게 해주기 때문이다.

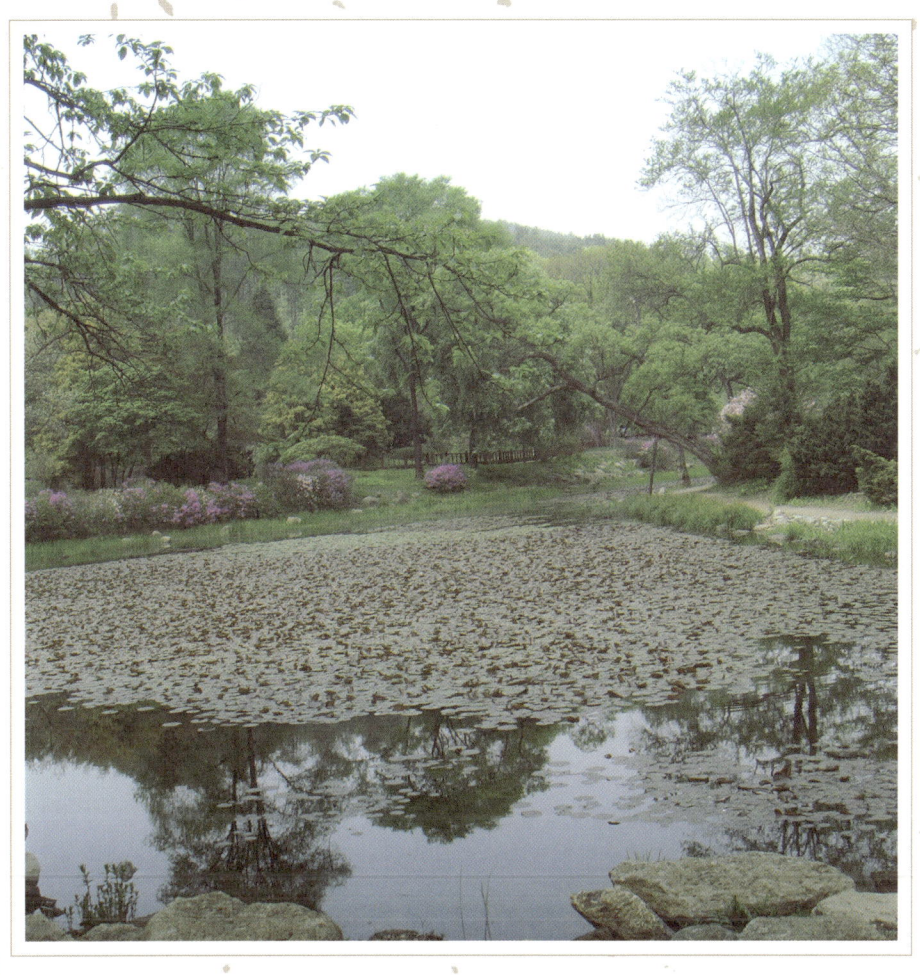

제1장

# 왜 산나물과 들나물인가

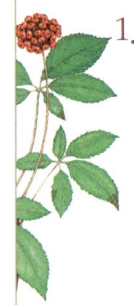
# 1. 현대인의 성인병과 난치병은 산나물과 들나물에 맡겨라

약藥 자는 풀 '초草' 와 즐거울 '락樂' 으로 만들어진 글자로 '즐거움을 주는 풀' 이라는 깊은 뜻은 자연이 인간에게 주는 생명의 근원이다.

산과 들에서는 나는 나물은 다년초다. 꽃이 피고 지상의 잎이나 줄기가 말라도 뿌리나 땅속줄기는 남아 있기 때문에 제철이 되면 같은 장소에서 씨가 흩날리며 생명의 싹을 틔운다.

봄이 되면 사람마다 차이는 있지만 병든 닭처럼 꾸벅꾸벅 졸고, 온 몸이 나른해지는 '병이 아닌 병이 '춘곤증이다. 긴 겨울을 이기고 봄에 만물이 생동하듯이 사람도 기온이 올라감에 따라 인체의 신진 대사가 왕성해지면서 영양소와 미네날 등 필요량이 증가한다. 봄철에 사람에게 필요한 영양소와 생명력을 지닌 채소 · 들나물 · 산나물 · 산야초 등이 춘곤증에 그만이다.

지금은, 농업 기술의 발달로 인하여 겨울에도 비닐 하우스에서 싱싱한 채소를 재배하여 1년 내내 채소를 먹을 수 있는 시대가 되었다.

한겨울 눈보라 속에서도 살아남는 생명력이 강한 토종 선인장인 천년초, 겨울에 꽃을 피우는 관동초, 냉이를 비롯하여 들나물, 산나물 등은 나물이나 효소로 먹으면 영양소도 풍부해 춘곤증 퇴치에 그만이다.

냉이는 얼어붙은 땅에 뿌리를 내리고 잎이 불그죽죽하게 움츠린 상태로 겨울을 난다. 엄동설한에도 얼어 죽지 않고 겨울을 깔보는 풀이라고 하여 '능동초凌冬草' 라 불린다. 사

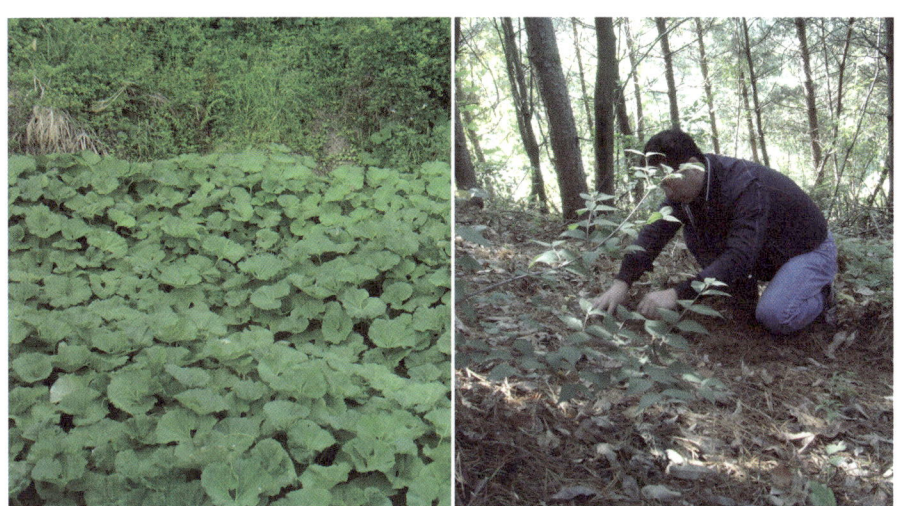

실 우리가 먹고 있는 대부분의 천연 약물은 식물에서 80% 이상을 추출하고 있다. 산야초 효소에는 식물이 가진 고유한 약성藥性과 인체에 필요한 각종 미네날이 고스란히 담겨 있다.

우리 땅에서 자라는 약초나 산야초를 제대로 먹었을 때 건강할 수 있다. 봄나물인 냉이·달래·쑥·민들레·머위 등에 담겨 있는 약성을 먹고자 할 때는 신선한 상태에서 쌈으로 먹거나 끓는 물에 살짝 데쳐서 나물로 먹거나 된장을 넣고 국을 끓여 먹는다.

최근 질병에 걸린 후 채소류를 꾸준히 먹고 건강을 되찾았다는 이야기는 신문·방송 등을 통해 많이 접한다. 산나물은 자연 환경 조건 속에서 스스로를 지키기 위해 면역력을 키우며 자생한다.

그동안 농부가 흙을 일구어 정성스럽게 키운 채소가 유통되고 우리 식탁에 오르까지 어느 것 하나 소중하지 않은 것이 없듯이 아파트 주거 문화로 바뀐 요즘 주말 텃밭·옥상·베란다 등에서 정성스럽게 심고 가꾸어 가족을 지킬 수 있다고 본다.
건강을 지키기 위해서는 식습관이 가장 중요하다. 우리 땅에서 사계절이 만들어 낸 산나물·들나물·채소의 신선함이야말로 건강을 지켜 주는 파수꾼이다.

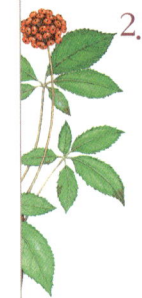

## 2. 산나물은 캐는 것이 아니라 뜯는 것

봄에 산천을 돌아다니면서 파릇파릇한 새순이 돋기 시작할 때 생명력의 경이로움을 생각해 본 적이 있는가? 산나물의 채취는 자연이 주는 생명에 대한 축복이다. 먹을 수 있는 만큼 채취해야 하지만 덩굴을 잡아당기거나 나무를 자르는 행위는 인간만이 한다. 인디언은 자연이 주는 혜택을 최소한으로 하지만 우리들의 욕심이 하늘을 찌른다.

산나물을 채취할 때는 잎만 뜯고 뿌리째 뽑지 않아야 한다. 손으로 한 포기에서 조금만 뜯고 발 밑을 잘 살펴 어린순을 밟지 않고 몸통을 살려 두어야 자연의 은혜를 나눠 받는다는 것에 대하여 감사해야 하는 이유다.

우리 조상들은 산나물과 들나물을 다양한 형태로 먹었다. 생으로 먹고, 나물로 무쳐 먹고, 데치고 말려서 묵나물로 먹었다.

산나물은 저마다 특유의 맛으로 미각을 되살려 줄 뿐만 아니라 영양 상태가 고르지 못한 사람들에게 부족한 영양분을 보충해 준다.

청정 지역인 산에서 채취한 산나물과 들나물은 농약이나 오염 걱정 없이 먹을 수 있다. 산나물에는 생명에 꼭 필요한 무기질을 비롯한 각종 영양 성분과 항암 물질을 비롯하여 생리 활성 물질을 다량 함유하고 있다.

최근에 산나물이 과학적으로 약리 작용과 항암 효과가 알려져 대외적으로 주목을 받고 있다.

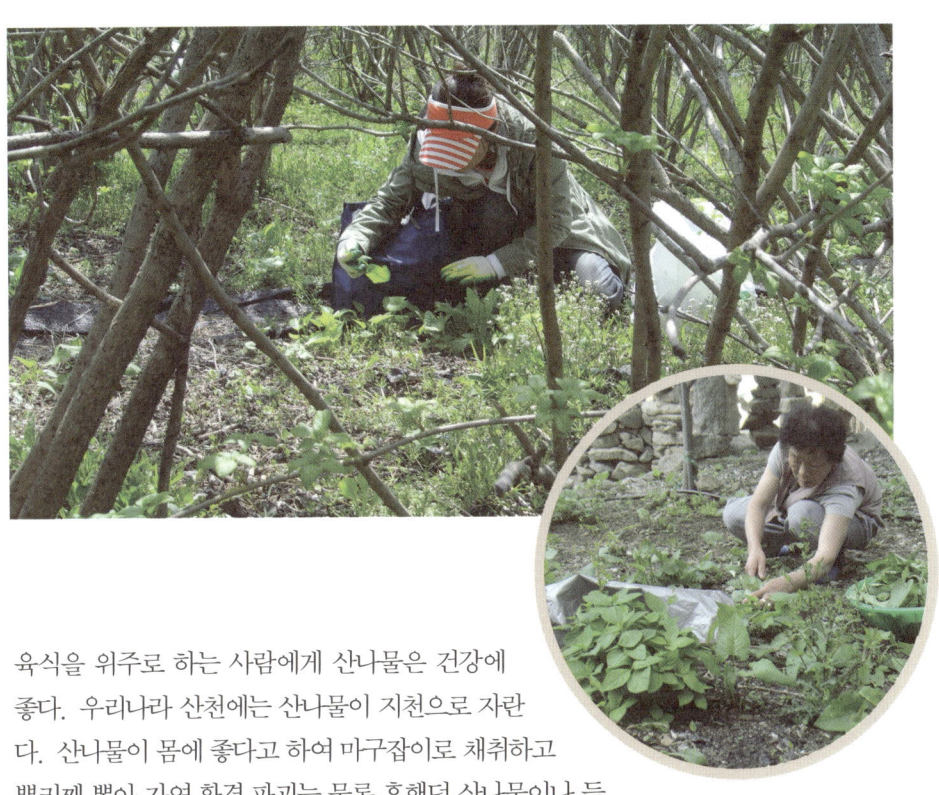

육식을 위주로 하는 사람에게 산나물은 건강에 좋다. 우리나라 산천에는 산나물이 지천으로 자란다. 산나물이 몸에 좋다고 하여 마구잡이로 채취하고 뿌리째 뽑아 자연 환경 파괴는 물론 흔했던 산나물이나 들나물도 종류에 따라서는 아주 귀하다.

봄나물이 제철을 만나 한창 싹을 틔우고 있을 때 안타깝게도 채 자라지도 않은 산나물의 싹을 싹쓸이하는 것은 물론 약용나무인 엄나무, 느릅나무 등은 껍질을 몽땅 벗기거나 아예 밑동마저 잘라 버리는 경우가 허다하다.

우리 고유의 문화유산인 약초는 보호되어야 한다. 우리나라의 산에는 약초꾼과 등산객에 의하여 건강에 좋다는 약초가 멸종 위기에 처하여 법적으로 보호를 하고 있지만 희귀식물이 사라지고 있다.

두릅을 비롯하여 "산야초 무단 채취시 벌금 2,000만 원 또는 7년 이하의 징역" 이라는 현수막을 보고도 사람들은 마구잡이로 채취하고 있다.

## 3. 왜 채소인가

우리나라는 전 세계에서 채소와 과일을 가장 많이 소비하는 나라다. 먹을 것이 귀했던 1970년대만 해도 당뇨병은 희귀병이었다. 미국의 피마인디언 대다수는 육식 위주의 식단으로 당뇨와 비만 환자다. 반면 당뇨의 무풍 지대인 아미시 공동체는 현대 문명을 거부한 채 하루 10시간 노동과 채식 위주의 식단으로 당뇨 환자가 없다.

2012년 대한당뇨병학회의 자료에 의하면 우리나라 당뇨병 환자는 320만 명, 당뇨병 직전 단계인 공복혈당 장애 환자 640만 명 등 소아 당뇨를 비롯해 당뇨 증세를 가진 사람이 1,000여만 명에 이른다.

당뇨병이 폭발적으로 늘어나는 것은 젊은 시절부터 육식 위주의 고高지방, 고칼로리 식사를 한 사람들 중에서 당뇨병에 걸린다. 당뇨병을 앓고 10~20년이 지나면 신장이 망가지고, 실명失明을 하는 등 합병증이 나타나고, 고高혈당이 혈관과 신경을 갉아먹기 때문에 환자의 70%가 뇌졸중과 심장병으로 사망한다.

채소는 식용으로 먹을 수 있는 푸성귀다. 우리가 늘 먹는 채소를 어떻게 조리해야 영양 손실이 적은지, 어떤 것을 골라야 하는지 정작 모르고 지나칠 때가 많다. 이번에 채소가 가지고 있는 특성과 영양 성분 등을 안다면 건강을 지킬 수 있다고 본다.

채소는 계절에 따라 제철 채소라 해서 봄 채소, 여름 채소, 가을 채소, 겨울 채소로 구분하지만 농업 기술의 발달로 겨울에도 식탁에 채소를 먹을 수 있는 시대가 되었다.

채소는 초록 · 빨강 · 노랑 · 주황 · 보라 · 검정 등 다양한 색깔에 따라 영양이 다르다.

잎을 먹는 배추 · 상추 · 시금치 · 쑥갓 · 양파 등과 줄기에 달린 열매를 먹는 오이 · 가지 · 고추 · 파프리카 · 호박 · 옥수수 등과 뿌리를 먹는 감자 · 고구마 · 무 · 우엉 · 연근 · 마 · 토란 · 생강 · 마늘 등이 있고 꽃으로 먹는 채소 등이 있다.

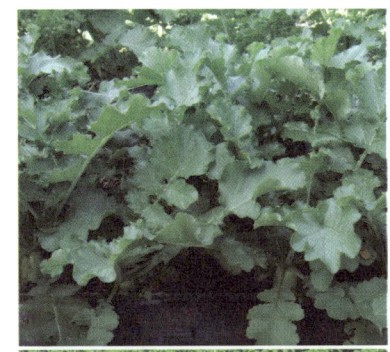

채소는 자연의 생명이기 때문에 환경 · 기후 · 토양 · 온도에 따라 신선도와 맛, 영양이 다르다. 비닐 하우스에서 재배한 것보다는 자연 환경을 이기고 자란 제철 채소가 가장 맛이 좋고 영양가도 높다.

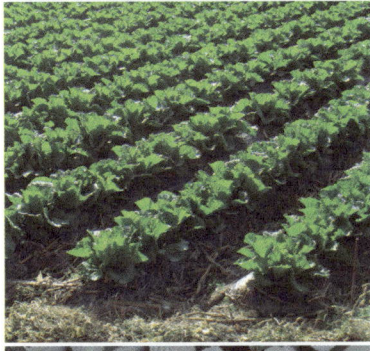

긴 겨울을 이기고 나온 봄 채소는 봄철에 나타나는 춘곤증을 이겨 내고 몸에 활력을 준다. 무더위로 인해 땀을 많이 흘리는 여름에는 수분과 비타민이 풍부한 오이나 수박이 좋다.

채소를 건강하게 섭취하기 위해서는 생으로 먹거나 데치거나 기름에 볶는 등 채소의 고유한 특징을 알아야 한다. 우선 신선하면서도 다양한 색깔의 채소를 껍질째 먹는 게 좋다.

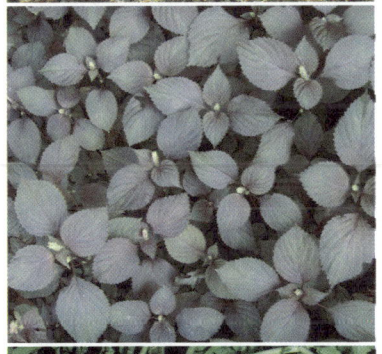

예를 들면 당근이나 무는 흙만을 제거한 후 껍질째 먹어야 하고 농약이 의심되면 흐르는 물에 씻은 다음 소금을 묻혀 한 번 더 씻으면 된다. 같은 채소라도 어떤 방법으로 조리하느냐에 따라 맛이 달라지고 영양가도 다르기 때문에 채소의 기초 상식에 대해 공부를 해야 한다. 필자는 육식을 전혀 하지 않는 채식주의자다.

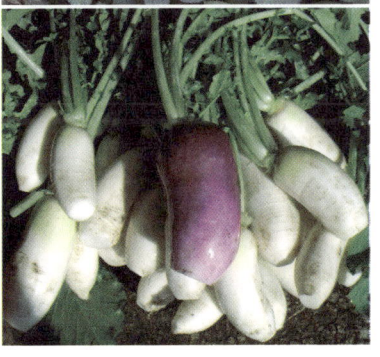

## 4. 현대 과학으로 밝혀진 산나물의 효능

| 구 분 | 부 위 | 약 리 작 용 | 비 고 |
|---|---|---|---|
| 곰취 | 잎 | 항암 · 항산화 · 진통 · 항염 · 지혈 | |
| 꿀풀 | 새순 | 항암 · 혈압 강하 · 항균 · 소염 | |
| 머위 | 잎 | 항암 · 혈당 강하 | |
| 민들레 | 잎 | 혈당 강하 · 소염 · 항균 · 이담 | |
| 쇠무릎 | 잎 | 진통 · 혈압 강하 · 흥분 · 항균 · 이뇨 | |
| 쇠비름 | 잎 · 줄기 | 항암 · 항균 · 흥분 · 강장 | |
| 씀바귀 | 잎 | 항암 · 혈압 강하 · 항알레르기 · 항산화 | |
| 인삼 | 새순, 뿌리 | 항암 · 진정 · 혈압 강하 · 항궤양 | |
| 인동 덩굴 | 새순, 줄기 | 진경 · 항균 · 항염 · 흥분 | |
| 제비꽃 | 잎 | 향균 · 항염 | |
| 질경이 | 잎 | 이뇨 · 항염 · 지혈 | |
| 두릅 | 새순 | 혈당 강하 · 항염 | |
| 쑥 | 잎 | 항암 · 항균 | |
| 호박 | 잎 | 구충 · 살충 · 해독 | |
| 미나리 | 잎 · 줄기 | 혈압 강하 · 해독 · 발암 물질 억제 | |
| 비비추 | 잎 | 소염 · 진통 | |
| 골담초 | 새순 · 꽃 | 항염, 혈당 강하 | |
| 구릿대 | 새순 | 항진균 · 지방 분해 촉진 | |
| 꽃향유 | 전초 | 위액 분비 촉진 · 위장 평활근 억제 | |
| 닭의장풀 | 잎 | 이담 · 혈당 강하 | |
| 둥굴레 | 새순 | 혈압 강하 | |
| 삼백초 | 잎 | 항암 | |
| 삼지구엽초 | 잎 | 정액 분비 촉진 · 혈압 강하 | |
| 약모밀 | 잎 | 항균 · 모세 혈관 확장 | |
| 엉겅퀴 | 잎 · 뿌리 | 혈압 강하 · 항균 | |
| 연꽃 | 잎 | 혈당 강하 | |
| 이질풀 | 잎 | 항균 · 수렴 · 살균 | |
| 당귀 잎, | 뿌리 | 항균 · 진경 · 진통 | |
| 피마자 | 새순 | 사하 | |

| 구 분 | 부 위 | 약 리 작 용 | 비 고 |
|---|---|---|---|
| 하눌타리 | 새순 · 뿌리 | 혈당 강하 | |
| 부추 | 잎 | 살균 | |
| 속단 | 잎 | 항균 | |
| 노루오줌 | 잎 | 혈압 강하 · 진통 | |
| 메밀 | 잎 | 혈당 강하 · 지혈 | |
| 범꼬리 | 잎 | 지혈, 항균 · 항염 | |
| 여주 | 새순 · 열매 | 혈당 강하 | |
| 쑥부쟁이 | 잎 | 살충 · 소염 · 해독 | |
| 까마중 | 잎 | 항염 | |
| 까치수염 | 잎 | 진해 | |
| 가시오갈피 | 잎 · 줄기 · 뿌리 | 항암 · 항염 · 진통 · 혈당 강화 | |
| 결명자 | 잎 · 열매 | 혈압 강하 · 항균 | |
| 구기자 | 잎 · 열매 | 혈압 강하 · 면역력 강화 | |
| 독활 | 잎 | 소염 · 진통 | |
| 삽주 | 잎 | 혈압 강하 | |
| 오미자 | 새순 · 열매 | 혈압 강하 · 항균 · 흥분 | |
| 원추리 | 새순 | 항염, 살균 | |
| 용담 | 잎 | 항염 · 혈단 강하 · 진통 | |
| 잔대 | 잎 · 뿌리 | 거담 · 강심 | |
| 지치 | 잎 · 뿌리 | 항염 · 항종양 | |
| 참당귀 | 잎 · 뿌리 | 혈압 강하 · 흥분 | |
| 참취 | 잎 | 발암 물질 억제 | |
| 천궁 | 잎 | 진정 · 혈압 강하 | |
| 하수오 | 새순 · 뿌리 | 항균 · 혈압 강하 | |
| 호장근 | 새순 | 항균 · 소염 | |
| 마가목 | 새순 · 열매 | 항염 | |
| 으름 덩굴 | 새순 · 열매 · 줄기 | 이뇨 · 혈당 강하 | |
| 목향 | 잎 | 구충 · 항균 · 소염 | |
| 접시꽃 | 새순 | 윤활 | |
| 수세미오이 | 새순 · 열매 | 항균 · 이뇨 · 소염 · 진통 · 살충 | |
| 산국 | 새순 · 꽃 | 혈압 강하 | |
| 현삼 | 잎 | 혈압 강하 | |
| 개미취 | 잎 | 항암 · 항균 | |

| 구 분 | 부 위 | 약 리 작 용 | 비 고 |
|---|---|---|---|
| 메꽃 | 잎 | 혈압 강하 · 혈당 강하 | |
| 나팔꽃 | 잎 | 사하 | |
| 만삼 | 잎 · 뿌리 | 거담 · 면역력 강화 | |
| 고들빼기 | 잎 · 뿌리 | 소염 | |
| 칡 | 잎 · 뿌리 | 진경, 해열 | |
| 부처손 | 전체 | 항암 · 지혈 | 전체 |
| 뽕나무 | 잎 · 줄기 · 뿌리 | 혈압 강하 · 이뇨 · 진정 | |
| 헛개나무 | 새순 · 줄기 | 해독 | |
| 엄나무 | 새순 · 줄기 | 항암 · 소염 · 진통 · 살균 | |
| 차나무 | 새순 · 꽃 | 항암 · 항균 · 이뇨 · 수렴 | |
| 느릅나무 | 새순 | 항암 | |
| 꾸지뽕나무 | 잎 · 열매 · 줄기 | 항암, 항염 | |
| 산초나무 | 잎 · 열매 | 항균 | |
| 감나무 | 새순 | 거담 · 지혈 · 혈압 강하 | |
| 방풍 | 잎 | 항염증 · 항알레르기 | |
| 쑥부쟁이 | 잎, 꽃 | 살충 · 소염 · 해독 | |
| 냉초 | 잎 | 진통 · 해열 · 향균 | |
| 달래 | 잎 | 항균 | |
| 닭의장풀 | 잎 | 혈당 강화 · 이담 | |
| 톱풀 | 잎 | 항균 | |
| 목향 | 잎 | 항균 · 구충 | |
| 바디나물 | 잎 | 거담 | |
| 배초향 | 잎 | 항진균 | |
| 백선 | 뿌리 | 암세포 증식 억제 | |
| 우엉 | 잎 · 뿌리 | 이뇨 · 혈당 강하 · 항피부진균 | |
| 이질풀 | 잎 | 사하 | |
| 짚신나물 | 잎 | 항암 · 지혈 · 강심 · 항균 | |
| 부추 | 잎 | 항암 · 항균 | |
| 냉이 | 전초 | 항암 · 이뇨 | |
| 아욱 | 잎 | 면역 기능 · 식균 | |
| 한삼 덩굴 | 잎 | 향균 | |
| 함초 | 줄기 | 지방 분해 | |
| 노루오줌 | 잎 | 위액 및 위산 억제 | |

| 구 분 | 부 위 | 약 리 작 용 | 비 고 |
|---|---|---|---|
| 까마중 | 잎 | 혈당 강하 | |
| 나비나물 | 잎 | 이뇨 | |
| 인삼 | 잎·뿌리 | 항암·혈압 강하·항궤양 | |
| 참소리쟁이 | 잎 | 암세포 성장 억제, 항균 | |
| 미역취 | 잎 | 건위·이뇨·항균 | |
| 약모밀 | 잎 | 항균·항염 | |
| 강황 | 잎·뿌리 | 항암·살균·항균 | |
| 와송 | 전체 | 암·지혈·해열 | |
| 참당귀 | 잎·뿌리 | 혈압 강하·흥분 | |
| 마 | 잎·열매 | 혈당 강하 | |
| 고본 | 잎 | 항진균 | |
| 고삼 | 뿌리 | 살균 | |
| 마타리 | 잎 | 혈당 강하·진통 | |
| 천궁 | 잎 | 혈압 강하 | |
| 쇠뜨기 | 전초 | 이뇨·혈압 강하 | |
| 소리쟁이 | 잎 | 진해·항균·암세포 억제 | |
| 범꼬리 | 잎·뿌리 | 항균 | |
| 인동 덩굴 | 잎·줄기 | 진경·항균·항염·흥분 | |
| 개나리 | 잎·열매, | 줄기 항균·암세포 억제 | |
| 딱총나무 | 줄기 | 진정 | |
| 구기자 | 잎·열매 | 혈압 강하·진정 | |
| 꾸지뽕 | 잎·열매 | 항암 | |
| 노박 덩굴 | 잎 | 항균 | |

# 5. 전통 의서의 산나물 효능

| 구 분 | 전통 의서 | 효 능 |
|---|---|---|
| 꿀풀 | 본초학 | 쓴맛이 나며 나력, 산결散結, 습비濕痺에 쓴다. |
| 미나리 | 동의보감 | 갈증을 풀어주고 머리를 맑게 하며, 술 마신 후의 주독酒毒을 제거한다. |
| 민들레 | 항암 약초 | 민들레를 달인 물이 폐암 세포에 뚜렷한 억제 효과가 있다. |
| 머위 | 본초강목 | 성질이 따뜻하며 맛을 달고 독이 없어 폐에 좋고 담을 삭이며 기침을 멎게 한다. |
| 고사리 | 본초강목 | 유독 식물로 기록되어 있다. 오래 먹으면 눈이 어두워지고 코가 막히고 머리가 빠진다. |
| 돌나물 | 약초 지식 | 간염과 대하증에는 돌나물 줄기와 잎을 짓찧어 즙을 내어 먹는다. |
| 해바라기 | 의종필독 | 치통에는 해바라기 속줄기를 태워 재를 내서 매실 열매살에 싸서 아픈 이로 물고 있으며 통증을 가라앉혔다. |
| 토란 | 민간 의약 | 약성이 매운 편으로 영양 식품으로 충기充肌, 파혈破血하며 잎은 지사止瀉약으로 썼다. |
| 생강 | 경험방 | 생강에 소금을 넣어 물에 달여 마시면 즉시 토하고 낫는다. |
| 수박 | 약용사전 | 이뇨 효과가 크며 각기·신장병·방광염 등에도 효과가 있다. |
| 씀바귀 | 동의보감 | 춘곤증을 풀어주고 정신을 맑게 해 주며 감기에도 좋다. |
| 냉이 | 본초비요 | 간기肝氣를 통리하고 내장을 고르게 한다. 냉이죽을 먹으면 피를 맑게 하고 눈을 밝게 한다. |
| 부추 | 본초비요 | 위를 보호하라며 신腎에 양기를 보하고 위열을 없애며 폐기를 돕는다. 아울러 어혈을 없애고 담을 제거한다. |
| 방풍 | 전통 의서 | 일체의 풍증風症을 제거한다. |
| 산마늘 | 동의보감 | 비장과 신장을 돕고 몸을 따뜻하게 하며 소화를 촉진시킨다. |
| 쇠비름 | 본초비요 | 여러 종기를 다스린다. |
| 쑥 | 동의보감 | 간장과 신장을 보補하며 황달에 효과가 있다. |
| 엉겅퀴 | 본초강목 | 큰 엉겅퀴는 어혈을 흩어 버리고 또한 옹종癰腫을 다스리고, 작은 엉겅퀴는 혈통血統을 다스린다. |
| 달맞이꽃 | 민간의약 | 열매는 콜레스테롤을 비롯한 지질 성분의 과다한 축적 작용을 억제시켜 주기 때문에 고지혈증에 좋다. |
| 더덕 | 본초비요 | 폐기를 보하고 폐를 맑게 하여 간을 이롭게 한다. |

| 구 분 | 전통 의서 | 효 능 |
|---|---|---|
| 둥굴레 | 본초강목 | 인삼의 대용으로 쓸 정도로 허약한 체질을 개선해 주고 정, 수를 보충한다. |
| 메밀 | 전통 의서 | 비만 예방과 피부미용, 고혈압 예방, 이뇨 촉진, 간세포 재생에 효험이 있다. |
| 박 | 동의보감 | 요도를 이롭게 하고, 소갈을 다스리고, 심장의 열을 제거하고, 심폐를 윤활하게 하고, 복통을 없애 준다. |
| 우엉 | 본초강목 | 12경맥을 소통하게 하고 오장의 나쁜 기운을 몰아내며 오래 먹으면 몸이 가벼워지고 늙지 않는다. |
| 삼지구엽초 | 동의보감 | 허리와 무릎이 쑤시는 것을 보補하며 양기가 부족하여 발기부전인 남자, 음기陰氣가 부족하여 아이를 낳지 못하는 여자, 망령한 노인, 건망증과 음위증이 있는 중년들에게 좋다 |
| 어성초 | 본초강목 | 악성 종기나 독을 없애는 데 썼다 |
| 강황 | 본초강목 | 기와 혈의 막힘을 개선해 주며 모든 질병의 치유에 쓰인다. |
| 하눌타리 | 동의보감 | 소갈병消渴病을 치료하는 가장 으뜸이 되는 약이다. |
| 지치 | 동의보감 | 다섯 가지 황달을 낫게 한다. |
| 마 | 향약집성방 | 허로 손상을 낫게 하며 기운을 보하고 살찌게 한다. |
| 오가피 | 본초강감 | 한 줌의 오가피를 얻으니 한 마차의 금은보화보다 낫다. |
| 칡 | 본초강목 | 갈근은 울화를 흩어 버리고 술독을 풀어 준다. |
| 다래 | 동의보감 | 심한 갈증과 가슴이 답답하고 열이 나는 것을 멎게 한다. |
| 꾸지뽕 | 동의보감 | 항암·혈당 강하·기관지 천식·부인병 예방에 좋다. |
| 오미자 | 본초비요 | 허로와 몸을 보호하고 눈을 맑게 하며 신장을 데워 준다. |
| 구기자 | 향약집성방 | 정액과 피를 보하며 얼굴빛을 좋게 하고 눈을 밝게 한다. |
| 누리장나무 | 본초강목 | 아장풍鵝掌風과 모든 부스럼과 옴을 제거한다. |
| 박하 | 본초강목 | 독한을 몰아내고 두통을 다스린다. |

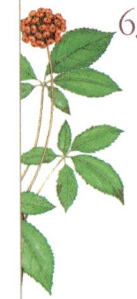
## 6. 봄나물, 어설픈 상식이 목숨을 위협한다

우리 조상은 산야에서 자란 식물 중에서 독이 있고 없음을 경험으로 가려 먹었다. 최근 힐링 시대를 맞이하여 건강과 관련하여 등산이 대중화되면서 산행 중 독초를 산나물로 오인한 사고가 갈수록 늘고 있다. 긴 겨울을 이기고 봄철에 올라오는 독초에 의한 식중독 환자가 가장 많이 발생한다.

자연은 식물이 새싹이 올라올 때는 독성이 강해 벌레가 얼씬거리지도 못한다. 일정 기간이 지나야 벌레들에게 공생할 수 있는 것을 허용한다는 것을 알아야 한다.

지천에서 자라는 산나물이나 들나물은 건강에 유익하지만 산야초의 기초 상식이 없이 봄나물로 오인하고 먹었을 때 생명에 치명적일 수 있기 때문에 공부를 해야 한다.

산나물은 향긋한 냄새가 나지만 독초는 역겨운 냄새가 난다. 독초에서는 걸쭉한 액즙이 나오는데, 그 즙을 연한 피부·손목·목·허벅지·사타구니·팔꿈치 안쪽에 발라 살갗에 반응이 생기면 독초로 보면 된다. 살갗에 반응이 없어도 혀 끝에 발라 혀 끝을 톡 쏘거나 혀에 감각이 없으면 독초다.

식용 식물인 곰취와 독초인 동의나물을 혼동하기 쉽다. 꽃이 피기 전에 잎만으로는 구분이 안 되기 때문에 독초의 구분법이 중요하다.

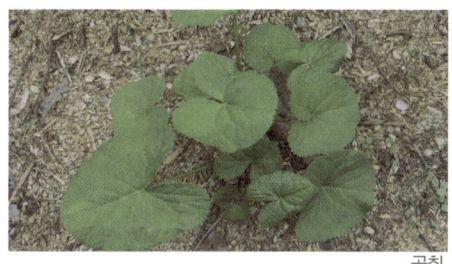 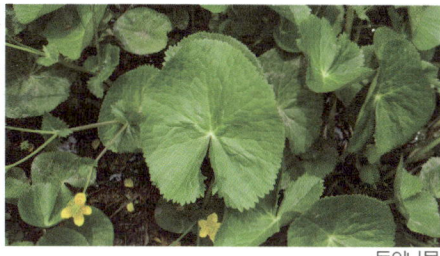

곰취                                      동의나물

## 곰취와 동의나물

곰취와 동의나물의 어린잎은 둥근 심장형으로 생김새가 비슷하지만 꽃이 피었을 때는 구분이 가능하다. 곰취는 잎이 부드럽고 잎 가장자리에 톱니가 있고 털이 있지만, 동의나물은 주로 습지에서 자라고 잎이 두텁고 털이 없고 광택이 난다. 동의나물 잎은 먹을 수 없고 한방에서 뿌리를 약초로 쓴다.

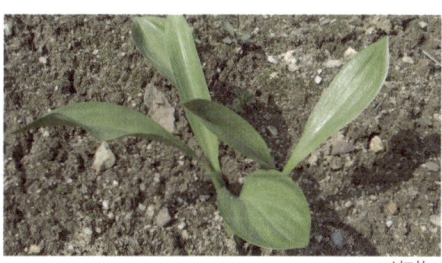 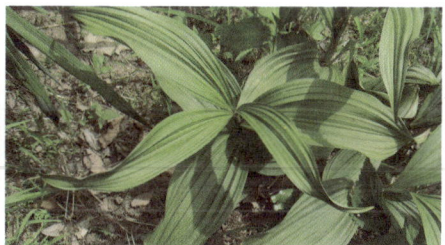

산마늘                                  박새

## 산마늘과 박새

산마늘은 강한 마늘 냄새와 함께 뿌리가 파뿌리와 비슷하다. 쌈이나 장아찌로 먹는다. 박새는 옛날 사약으로 이용할 정도로 독성이 강하다. 박새에는 독성인 베라트린이 있어 구토·복통·어지럼증·혈압과 맥박을 내리기 때문에 산행 중 모르고 먹게 되면 몸에 마비 증세가 나타나 하산이 어렵다.
산마늘은 길이가 길고 넓은 잎이 2~3장이지만 박새는 잎이 여러 장이 촘촘히 어긋나 있고 잎의 아랫부분은 줄기를 감싸고 있고 가장자리에 털이 많고 주름이 뚜렷하다.

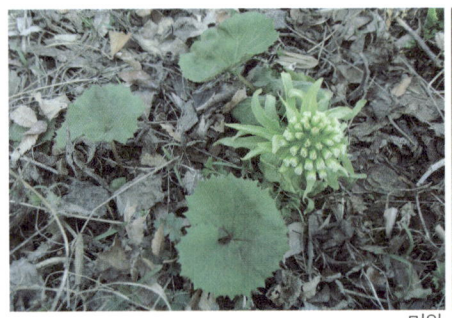 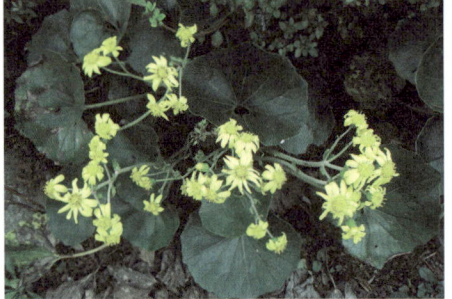

머위        털머위

## 머위와 털머위

머위는 잎과 줄기 대 등 모두를 약용 및 식용으로 쓴다. 머위는 이른 봄에 꽃이 먼저 피고 연녹색 잎에는 부드러운 털이 있으나 털머위의 잎은 진한 녹색으로 표면에 광택이 나 있고 뒷면에 갈색 털이 빽빽하다.

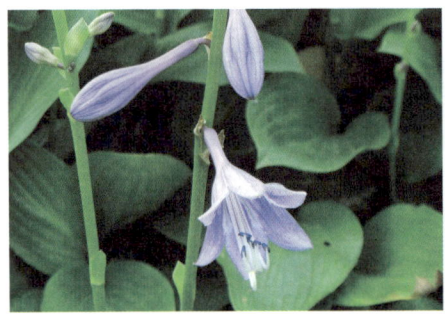 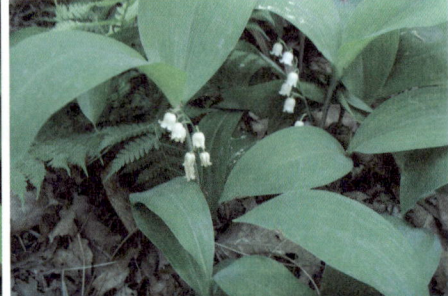

비비추        은방울꽃

## 비비추와 은방울꽃

비비추는 잎의 가장자리에 가늘게 잎주름이 져 있고 은방울꽃보다 색깔이 엷다. 냄새가 은방울꽃의 뿌리에는 독이 있어 심부전증으로 사망할 수 있다.
경상도에서는 비비추를 물에 담가 손으로 주물러서 독을 뺀 다음 나물로 무쳐 먹는다.

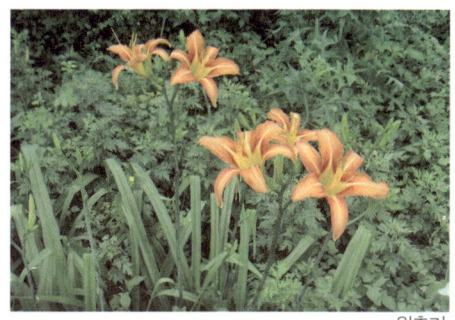
원추리

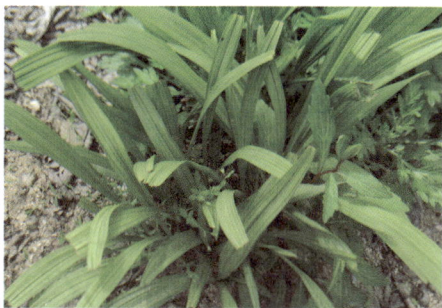
여로

## 원추리와 여로

원추리의 잎에는 털과 주름이 없다. 원추리는 성장할수록 독성이 생기기 때문에 어린 새 싹만 나물로 먹거나 완전히 익혀 먹는다. 독초인 여로는 잎에 털이 많고 잎맥이 나란히 하고 잎맥 사이에 깊은 주름이 있다. 박새의 근경은 독성이 강해 살충제로 쓴다.

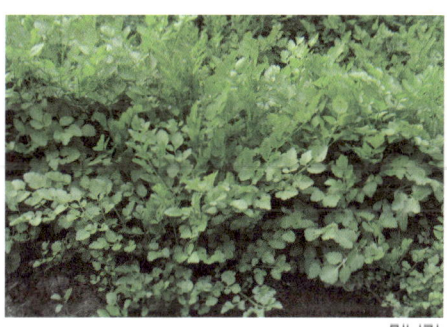
미나리

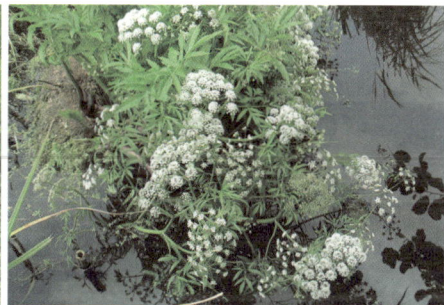
녹미나리

## 미나리와 독미나리

미나리는 향긋한 냄새가 나지만 독미나리는 키도 크고 포기 전체에서 불쾌한 냄새가 나고 뿌리를 자르면 누런 즙이 나온다. 독미나리는 미나리와 같은 환경에서 자라지만 어릴 때는 혼동하기 쉽지만 키가 1m 자라면 쉽게 구분할 수 있다.

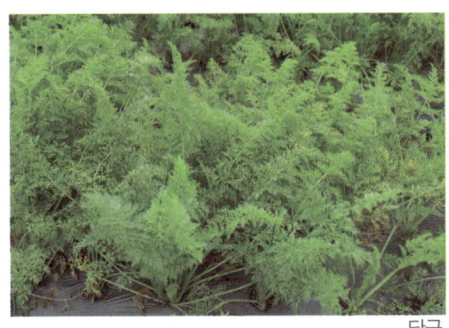 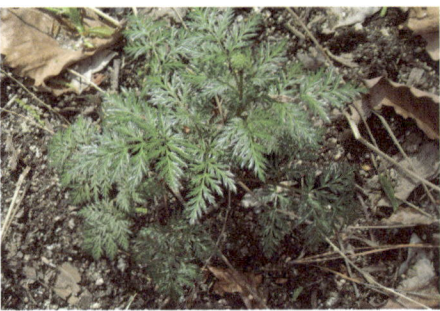

당근 　　　　　　　　　　　　　　　　　복수초

## 당근과 복수초

복수초와 당근은 꽃이 피면 쉽게 구분되지만 잎은 당근잎과 비슷해 꽃이 없을 때는 입에 대지 않도록 주의를 요한다.
복수초의 배당체는 구토와 호흡 곤란을 일으켜 심장 마비를 일으킨다.

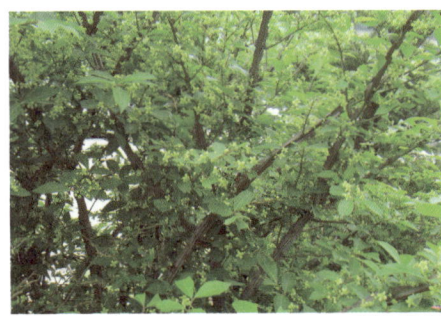 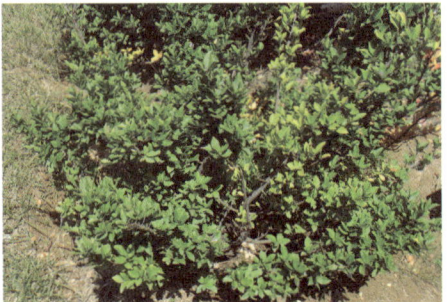

화살나뭇잎 　　　　　　　　　　　　　　참빗살나뭇잎

## 화살나뭇잎과 참빗살나뭇잎

화살나무는 봄에 어린순을 나물로 먹을 수 있지만 열매로 술을 담가 먹으면 안 된다.
참빗살나무의 잎과 열매에는 유독 성분이 있어 구토·복통·설사 등을 일으켜 운동 마비가 온다.

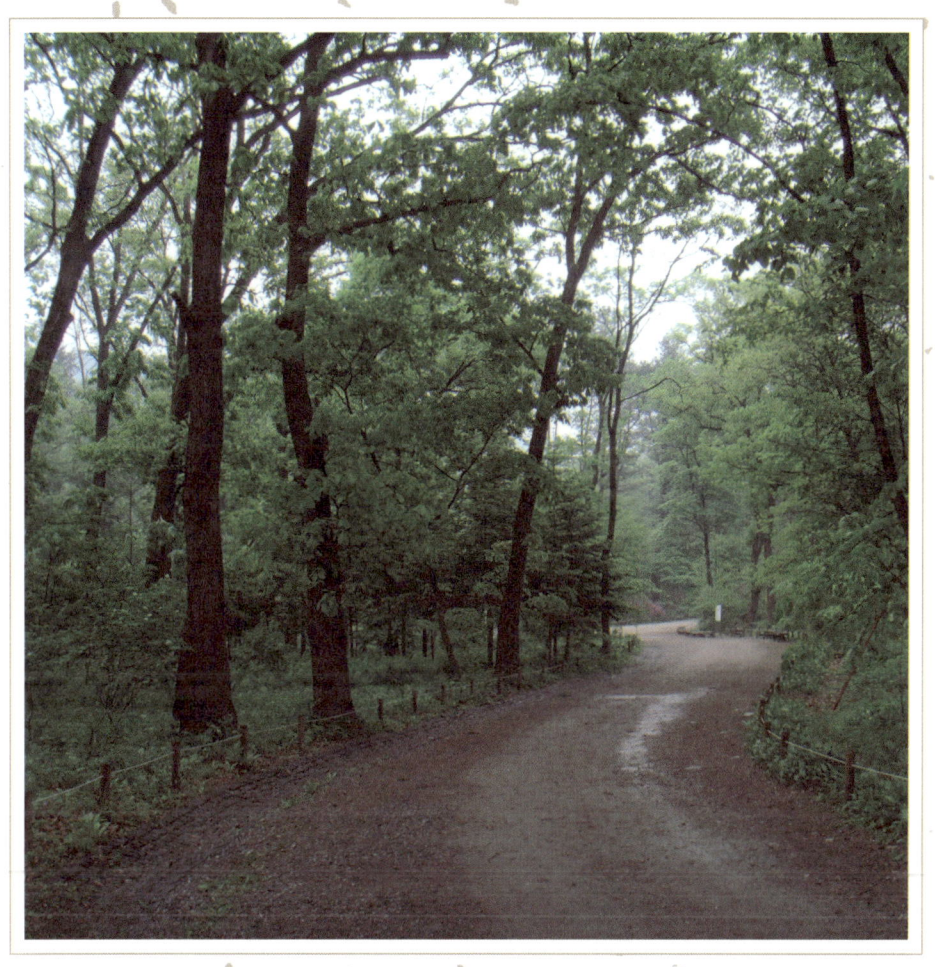

제2장

# 왜 도시 텃밭을 가꾸는가

## 1. 한 가족, 한 텃밭 도전

최근 건강과 관련하여 도시 농업이 활성화되고 있다. 직접 기르고 수확하고 '한 가족 한 텃밭' 도전이 전국의 지자체와 농업기술센터에서 농업인·귀농인·귀촌인을 대상으로 한 가족 한 텃밭 가꾸기 열풍이 불고 있다.

틈틈이 내가 일군 텃밭에 씨 뿌리고, 내 가족이 먹을 건강한 제철 채소와 과일을 재배하고 그것들을 이웃과 나눈다는 것은 도시 농부의 큰 기쁨이라 할 수 있다.

도심에 살고 있는 수많은 사람들이 농부가 되어 도심의 빈 공간은 물론 건물 옥상, 유치원 텃밭, 아파트 베란다 등에서 다양한 형태로 도시 농업을 생활화하고 있다.

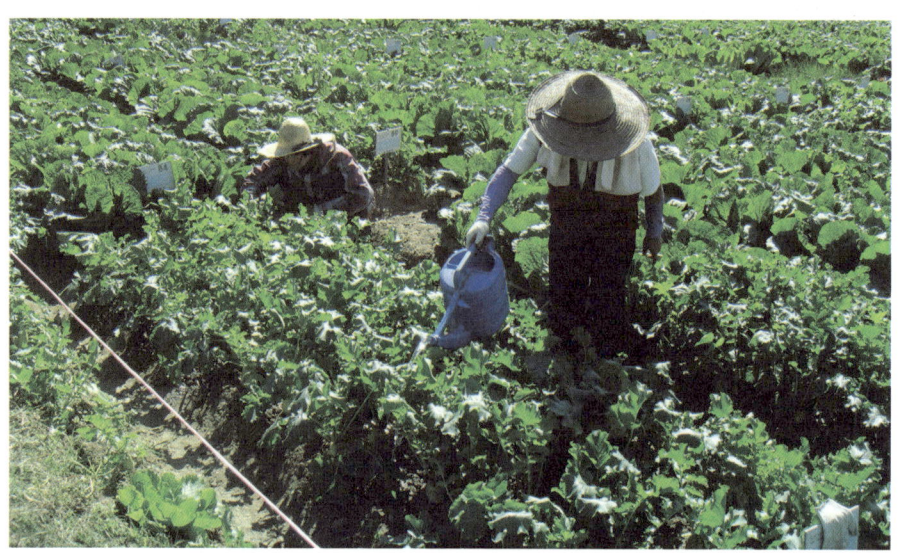

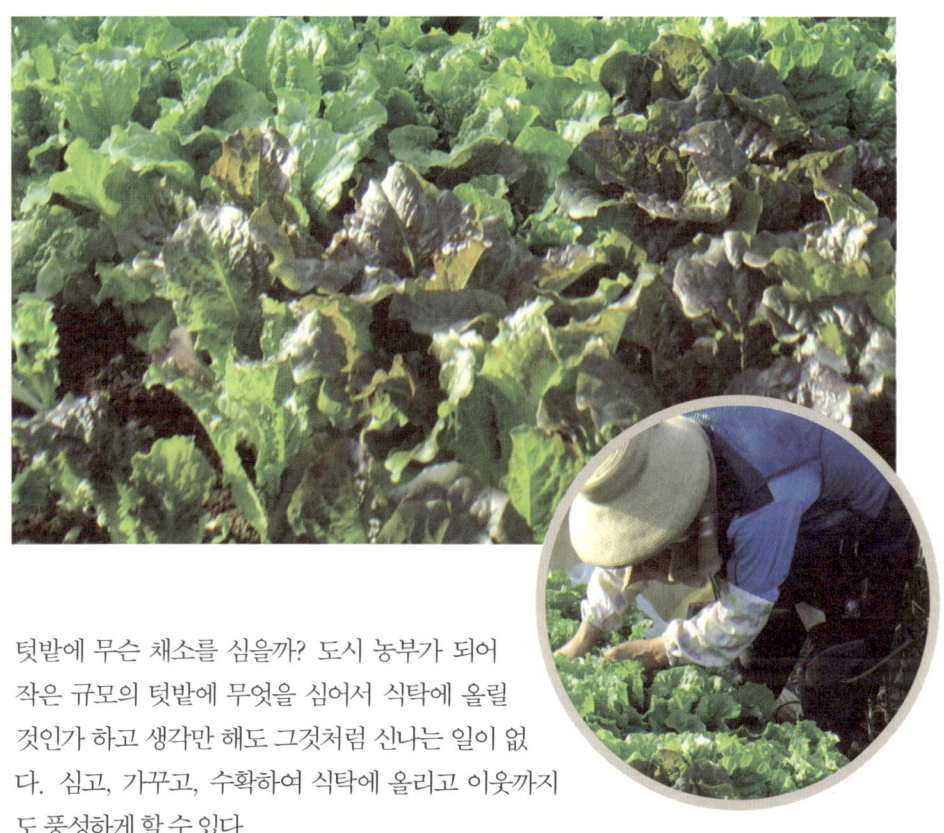

텃밭에 무슨 채소를 심을까? 도시 농부가 되어 작은 규모의 텃밭에 무엇을 심어서 식탁에 올릴 것인가 하고 생각만 해도 그것처럼 신나는 일이 없다. 심고, 가꾸고, 수확하여 식탁에 올리고 이웃까지도 풍성하게 할 수 있다.

도시 농업을 통해 식물의 생명에 대한 경이로움을 체험하고 가족 간의 사랑과 공동체의식이 싹트고 삶의 행복 지수를 높인다.

농업인이 아닌 도시인들이 식물의 선택에서 수확에 이르기까지 다양한 정보가 제공되어야 함에도 불구하고 시원하게 알려 주는 곳이 흔치 않다.

왜 도시 텃밭인가? 요즘 사람들은 자연도, 낭만도, 추억도, 사랑도, 배려도, 기다림도 없이 돈만을 좇는 바쁜 삶을 살고 있지만 텃밭 가꾸기를 통해 흙을 알고 자연을 알고 가족 간에 텃밭을 가꾸면서 생명의 신비를 체험하면서 그동안 무심코 대했던 식물과 교감하면서 소박한 진리를 깨달을 수 있다.

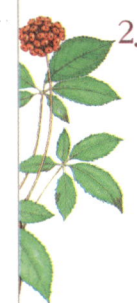

## 2. 도시 농부를 위한 동네 텃밭 기초 상식

### 식물 키우기

▶ 심기 전 준비

- 텃밭을 구획을 하고, 잡초·돌·나뭇가지 등을 제거한다.
- 복합비료·석회·유기농 퇴비를 밭 전면에 고르게 뿌린다.
- 삽이나 괭이를 이용해 비료 등이 흙과 잘 섞이도록 해준다.

▶ 친환경 유기농 자재 사용법

- 포장재 뒷면의 작물별 시비 추천량을 보고 텃밭 면적으로 환산하여 사용한다.
- 화학비료처럼 표준적인 사용량이 설정되어 있지 않다.

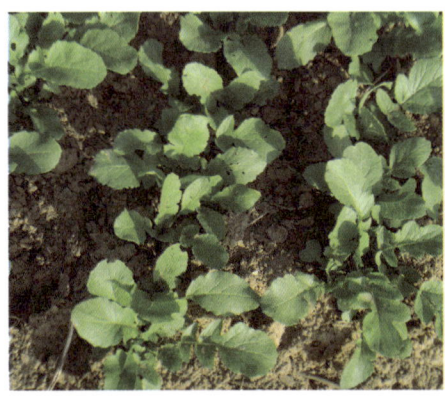
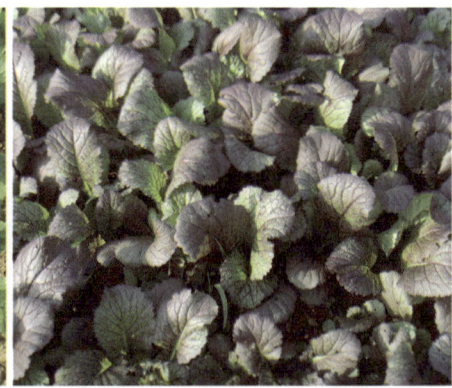

### ▶ 이랑 만들기

- 씨앗이나 모종을 심기 위해서는 이랑을 만들어야 한다.
- 고추와 같이 건조한 곳에서 잘 자라는 작물은 이랑을 높게 하고, 습한 곳을 좋아하는 작물은 이랑을 낮게 한다.
- 이랑+고랑=두둑은 식물이 성장하는 곳으로 평평한 땅에는 상추·쑥갓·아욱 등을 심는다.

### ▶ 종자 고르기

- 종묘상 및 농자재 판매점을 통해 원하는 종자를 구입한다.
- 병충해 피해가 적은 광택이 나는 종자를 선택한다.

### ▶ 우량 모종 기르기

- 모종은 뿌리에 흙이 붙어 있는 것이 좋다.
- 육묘판에서 길러진 모종을 이용하는 것이 좋다.
- 줄기가 곧고 잎 사이가 짧아 웃자라지 않는 것이 좋다.
- 가지·고추·토마토 등은 꽃이 피어 있거나 꽃봉오리가 있는 것을 고른다.
- 엽채류는 떡잎이 있는 것을 고른다.
- 잎이 노랗게 변색이 된 것은 오래된 것으로 이용하지 않는다.

## 씨앗 뿌리기

- 씨앗 뿌리기 종류에는 흩어 뿌리기·줄 뿌리기·점 뿌리기 등이 있다.
- 씨앗 봉투의 파종 시기를 꼭 확인한다. 깊이 1~2cm 골을 파서 뿌린다.
- 씨앗은 종자 크기의 2~3배 정도 깊이로 심는다.
- 씨앗은 종묘상에서 구입한다.

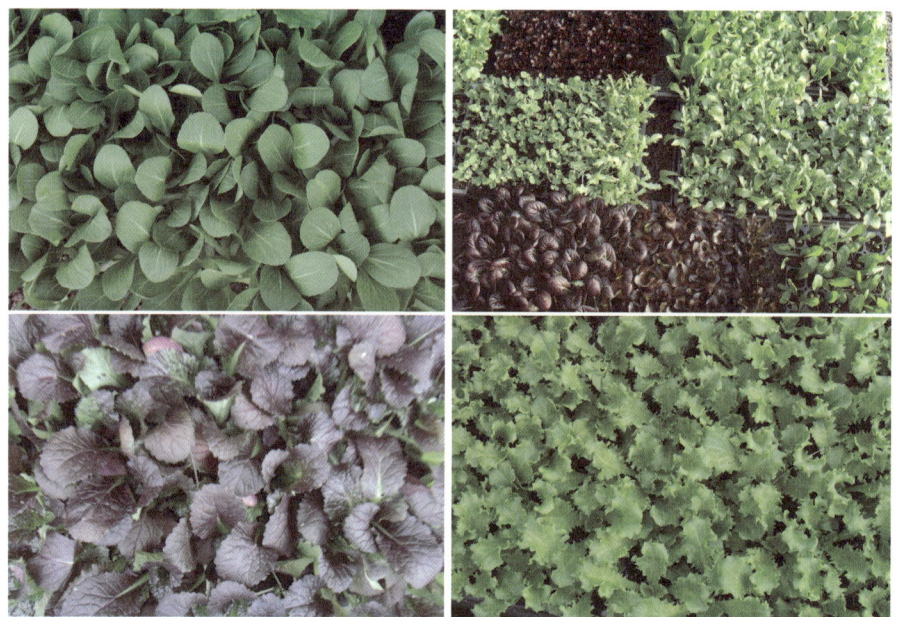

## 모종 심기 (예 : 배추)

1. 배추 모종의 경우 40×40cm
2. 물을 구덩이에 채운다.
3. 물이 스며든 다음 모종을 가운데 세운다.
4. 주변의 흙만 살짝 끌어 모아 덮고 누르지 않는다.

## 기르기

### ▶ 심기 전 준비

- 종자를 뿌린 후 1주일 정도면 싹이 자라는데 잎 모양이 나쁘고 못 자란 것과 병충해 피해를 받은 것은 솎아 준다.
- 잘 자란 것은 남기고, 작물에 따라 알맞은 간격을 맞추어 준다.
- 1차본엽 1~2매, 2차본엽 4~5매, 3차본엽 6~7매에 걸쳐 솎아 준다.

### ▶ 웃거름 주기

- 생육 상태를 보아 잎채소는 15일, 열매 채소는 30일 간격을 기준으로 준다.
- 웃거름은 작물의 잎이 지면에 뻗은 위치에 작물을 중심으로 둥굴게 파서 퇴비나 비료를 준 다음 흙을 덮는다.
- 비료는 구덩이를 파고 준 후에 흙으로 꼭 덮어야 한다.

### ▶ 잡초 제거

- 식물 포기 주변의 잡초를 제거한다.
- 흙을 부드럽게 하여 공기의 유통을 좋게 한다.

### ▶ 곁순 따기와 순 지르기

- 열매 채소를 키울 때 잎 사이사이 곁눈이 나오는데 적당히 조절해 딴다.
- 토마토는 곁순을 잘 정리한다.
- 오이는 원줄기 3~4마디에서 순 지르기를 한다.

### ▶ 지주 세우기

- 열매 채소인 고추 · 파프리카 · 방울토마토는 지주를 세운다.
- 덩굴을 타고 자라는 호박, 오이 등
- 고추나 가지는 1m 정도
- 덩굴을 타고 올라가는 지주대는 노끈 등으로 단단히 망을 매고 망을 고정시킨다.

## 수확하기

- 채소를 적기에 수확하는 일이 중요하다
- 잎은 일정한 키가 되면 따고, 열매는 성숙할 때 딴다.
- 뜨거운 한낮보다는 아침, 또는 저녁에 딴다.

- 시금치 · 열무 · 쑥갓 등은 수확 후 다듬기 노력이 필요하다.
- 감자 · 고구마 · 마 · 우엉 등은 물로 씻지 않는다.

## 친환경 농산물 인증 표시

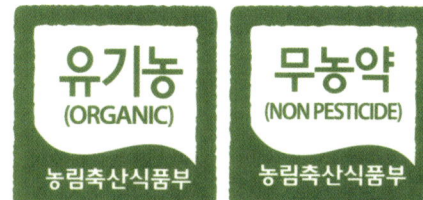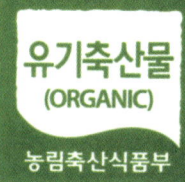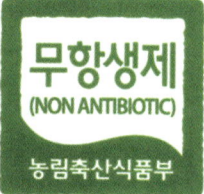

유기농 유기화성 농약과 화학비료를 사용하지 않고 재배한 농산물
무농약 유기화성 농약과 화학비료를 사용하지 않고 화학비료를 1/3 이하 사용한 농산물

### ▶ 친환경 유기농 자재

| 용 도 | 자재의 종류 |
|---|---|
| 친환경 제재 | 목초액 · 키토산 · 산화전위수 · 바이오그린 활성수 · 현미식초 |
| 비료 성분 공급 | 수용성 인산 · 그린칼슘 · 아미노산 · 청초액비 |
| 농약+비료 효과 | 자연 녹즙 · 한방 영양제 · 토착 미생물 배양체 · 유산균 |
| 생육 촉진 | 미네날 A, B, C, D · 과일 음료 · 비로돈 · 자연식초 |
| 토양 개량 | 목탄 · 피트모아 · 맥반석 |
| 기 타 | 담배 추출물 · 발효 깻묵 · 해조류 추출물 |

# 3. 주말 텃밭 가꾸기

## 선택

- 집과 주말 농장과 거리가 자동차로 1시간 이내의 거리
- 인터넷 예약 시스템을 이용하여 농장주를 만나 텃밭 회원이 되면 계약 기간 동안 자문을 받아 계절별 작물을 재배할 수 있다.
- 지자체와 구민을 대상으로 한 공공형 도시 텃밭 분양은 홈페이지 접수에 추첨까지 하는 등 전쟁이다.
- 민간 운영 주말 농장은 분양 구획에 제한이 없으며 1구획당 면적에 따라 분양가가 6~20원이다.
- 작정 작물 선정, 영농 규모 결정, 이웃 주민과 융화.
- 점질 토양에 모래가 함유된 토양은 양분과 수분을 간직하고 있음.
- 수분을 잘 머금고, 물 빠짐이 좋고 공기가 잘 통하는 토양.
- 하루 종일 햇빛이 잘 드는 곳.

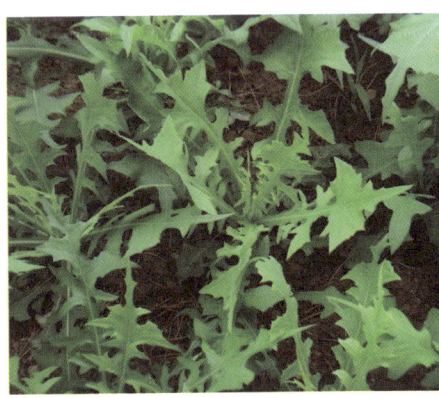
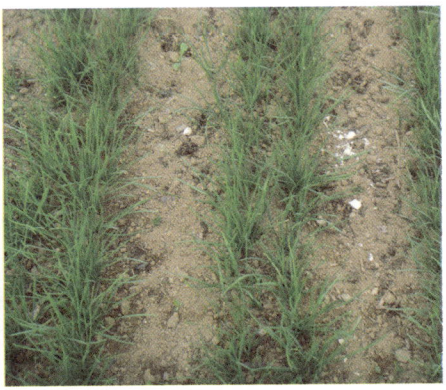

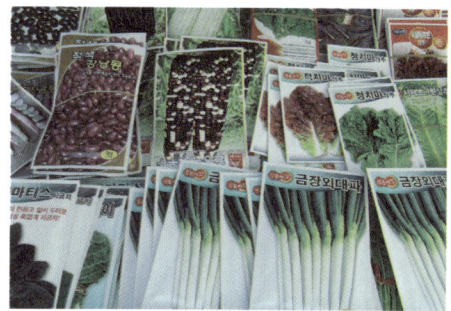 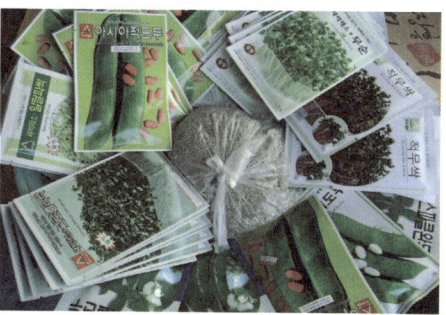

▶ 교육

- 농업기술센터의 홈페이지를 방문하여 교육 일정에 맞춰 교육을 받는다.
- 귀농인과 귀촌인 센터에 자문을 구한다.
- 전국 농업기술센터 및 지자체 귀농인과 귀촌인 센터에 자문을 구한다.

▶ 준비

- 종자 선택, 밭갈이, 거름 주기, 모 기르기 등 전문가에 배운다.
- 퇴비와 비료
- 농기구 · 화분 · 원예용 자재 · 물뿌리개 · 액상 비료 · 지렁이용 분토
- 기타 친환경 유기농 자재

▶ 가꾸기

- 씨앗 뿌리기 · 물 주기 · 관리 · 수확 등 친환경 먹거리를 생산한다.
- 매일 아침 도시 농부가 되어 베란다에서 신선한 수확하여 가족들과 아침 식사를 하는 행복한 건강한 생활을 한다.
- 생육 기간이 짧아 키우기 쉬운 채소부터 시작하여 열매 채소인 오이 · 호박 · 고추 · 토마토 · 가지 등을 키워 나간다.
- 옥상 텃밭, 베란다 텃밭의 장점
  1) 화분 · 상자 · 텃밭 등을 이용하여 공간을 디자인하여 채소를 키울 수 있다.
  2) 가족과 이웃들과 함께 생활하는 공간이기 때문에 병충해를 최대한 방지하기 위하여 원예 자재 상가 등에서 파는 멸균 상토를 이용한다.

# 4. 서울특별시 공영 주말 농장

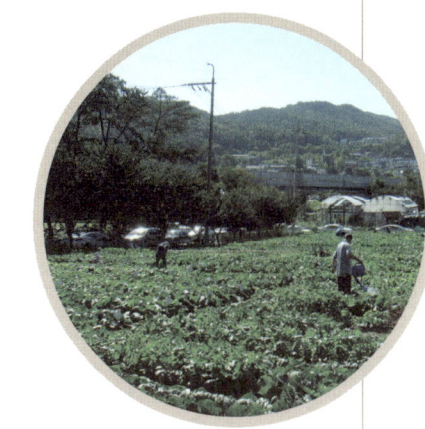

## 1. 서울시청 희망 서울 친환경 농장

- 남양주시 조안면 진중리 82-1
- 남양주시 조안면 송촌리 964
- 남양주시 조안면 삼봉리 633
- 남양주시 조안면 삼봉리 331-3
- 양평군 양서면 부용리 21
- 양평군 양서면 부용리 582-1
- 양평군 서종면 문호리 204
- 양평군 서종면 수능리 395
- 광주시 남종면 삼성리 422
- 광주시 남종면 귀여리 393-2
- 광주시 퇴촌면 도마리 200
- 광주시 초월읍 지월리 680
- 광주시 남종면 중부면 하변천리 120
- 고양시 덕양구 성사동 469
- 고양시 덕양구 화전동 529
- 고양시 덕양구 내곡동 134-3
- 고양시 덕양구 내곡동 134-6
- 시흥시 논곡동 22-2

## 2. 마포구

- 상암 두레 텃밭 : 상암동 1691

## 3. 강서구

- 실버 농장, 다둥이가족 농장, 다문화가족 농장 : 개화동 497-2
- 강서구 주말 농장 : 오곡동 417-2 외
- 강서구 주말 농장 : 과해동 22-2 외

## 4. 서대문구

- 지도농장 : 고양시 덕양구 내곡동 104-3
- 여울농장 : 양주시 장흥면 삼상리 446-12

## 5. 구로구

- 궁동 1구역 주말 농장 : 궁동 4
- 궁동 2구역 주말 농장 : 궁동 53-2
- 항동 주말 농장 : 항동 208

## 6. 영등포구

- 꿈이 닿은 농장 : 강서구 오쇠동 102-4
- 호미질 주말 농장 : 인천시 계양구 다남동 103-33 외 필지

## 7. 동작구

- 동작 주말 농장 : 대방동 340-4 등 4필지

## 8. 은평구

- 은아네 농장 : 양주시 장흥면 삼상리 224-1

## 9. 성북구

- 정릉동 도시 텃밭 : 정릉동 908-4
- 석관동 도시 텃밭 : 석관동 14-6
- 길음동 주말 농장 : 길음동 1285-8

## 10. 용산구

- 노들 텃밭 : 이촌동 302-146
- 용산가족공원 찬환경 텃밭 : 용사6가동 68-90
- 용산가족휴양소 주말 농장 : 양주시 백석읍 기산리 351-5

## 11. 노원구

- 고갯마루 텃밭 : 상계동 128-1
- 불암허브공원 텃밭 : 상계동 95-338
- 수락리버시티 텃밭 : 상계3,4동
- 상계3, 4동 개발부지 텃밭 하계동, 공릉동
- 중계초등학교 옆 텃밭 : 중계초등학교 옆

## 12. 송파구

- 솔이 텃밭 : 방이동 445-18 외 1

## 13. 도봉구

- 쌍문동 친환경 나눔 텃밭 : 쌍문동 442-1
- 도봉동 친환경 나눔 텃밭 : 도봉동 194-31
- 도봉동 친환경 나눔 텃밭 : 도봉동 8
- 송석문화재단 청소년 텃밭 : 도봉동 5-2
- 창동 도시농업시범공원 : 창동 1-7
- 창동 주민자취 텃밭 : 창동 산 157
- 창동 주민자취 텃밭 : 창동 산 177
- 초안산생태공원 텃밭 : 창동 산 157

## 14. 서초구

- 실버 농장 1-890 내곡동
- 다둥이 가족 농장 내곡동 1-8903
- 내곡동 체육시설 주말 농장 : 내곡동 1-16
- 서초구 친환경도시 텃밭 : 신원동 225

## 15. 중랑구

- 중랑구 친환경마을 텃밭 : 묵1동 120-6
- 산내 주말 농장 : 산내동 256-9

## 16. 광진구

- 광장동 자연학습장 : 광장동 582-3
- 중랑천 자연학습장 : 중랑천 503-22
- 광진 정조화도서관 옥상 텃밭 : 광장동 112

## 17. 성동구

- 무지개 텃밭 : 상일동 34

## 18. 강동구

- 실버 농장 : 상일동 34
- 다둥이 가족 농장 : 상일동 432-1
- 상일테마 텃밭 : 상일동 145-6
- 공동체 텃밭 : 상일동 12
- 길동 텃밭 : 길동 36-2
- 역사생태 텃밭 : 암사동 253-3
- 선사테마 텃밭 : 암사동 176-1
- 양지 텃밭 : 암사동 195, 193
- 강일 텃밭 : 강일동 33-3
- 가래여울 텃밭 : 강일동 138-17
- 둔촌 텃밭 : 둔촌동 118-1
- 둔촌 2동 일자산도시 텃밭 : 둔촌동 559
- 둔촌 2동 새마을도시 텃밭 : 둔촌동 598-3

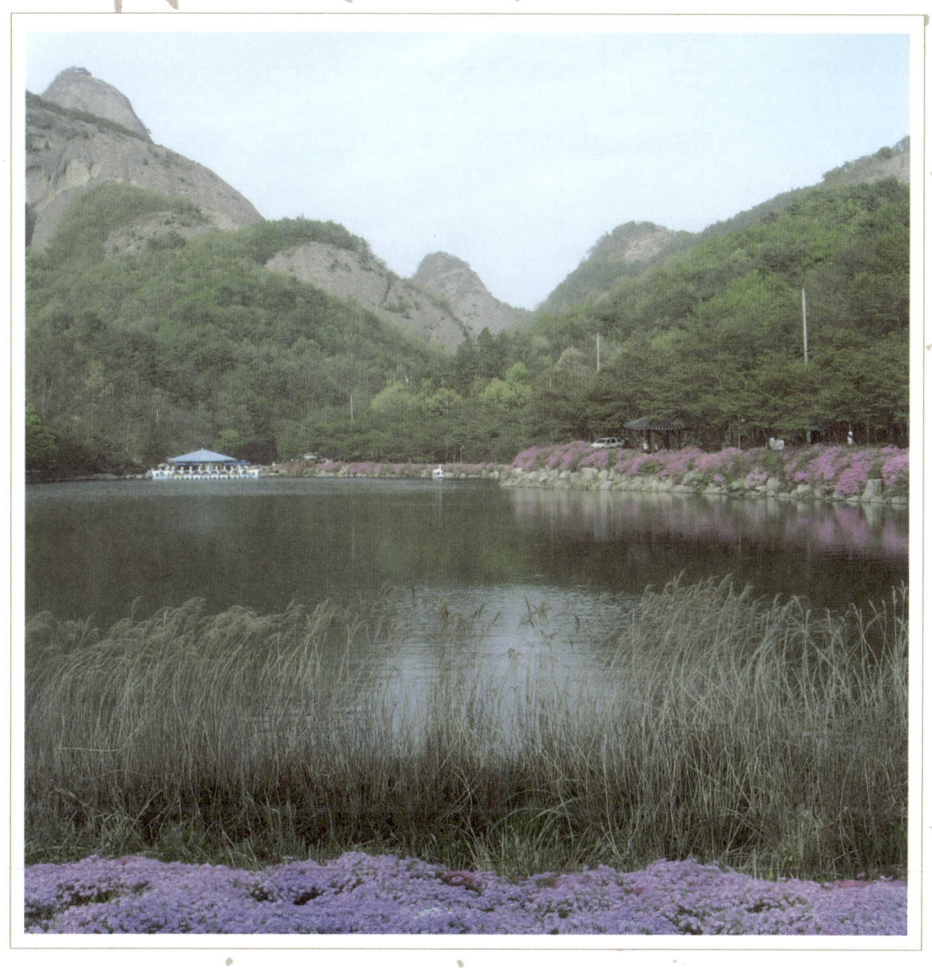

제3장

# 산과 들에 있는 나물

# 곰취 국화과 _ Ligularia fischeri

**한약명** : 호로칠葫蘆七 / **다른 이름** : 곤달비 · 산자원 · 마제엽 · 웅채

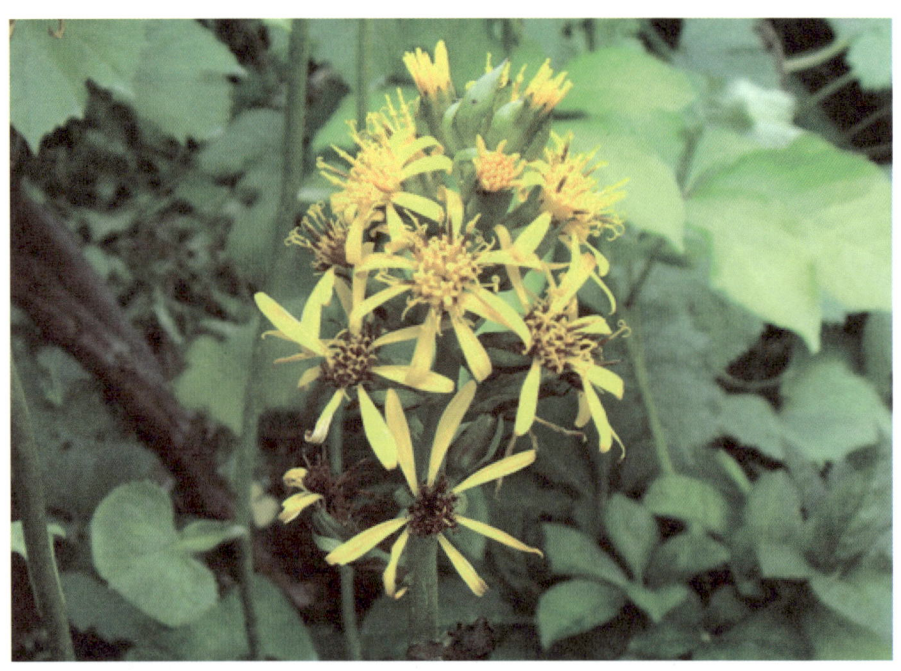

**생육상** _ 여러해살이풀 | **분포지** _ 전국의 깊은 산이나 밭 | **채취** _ 봄 | **이용** _ 잎, 줄기 | **먹는 방법** _ 쌈 · 무침 · 묵나물 · 절임 · 장아찌 · 효소 · 환 | **산행 채취** _ 가능 | **텃밭 재배** _ 가능 | **효능** _ 고혈압 · 천식 · 면역력 강화

**형태** 곰취는 높이가 50~100cm 정도이고, 근경은 굵고, 아랫부분에 거미줄 모양의 흰 털이 있다. 꽃은 7~9월에 노란색으로 피고, 열매는 10월에 원통형으로 여문다.

곰취는 우리나라 산과 들에서 자라고 향이 몹시 좋아 산나물의 제왕이다. 독성이 없어 식용과 약용으로 가치가 높다. 봄철의 곰취는 입 안 가득 퍼지는 향긋 쌉쌀한 맛이 그만이다. 우리 몸에 필요한 각종 비타민을 다량 함유해 나른해진 몸에 활력을 준다.

산나물은 하우스에서 자란 것보다 야생에서 자란 게 우리 몸에 좋은 각종 항산화 성분 ·

비타민·미네랄 등이 훨씬 많이 함유되어 있다.

## 식용

一. 봄에 어린잎을 따서 쌈으로 먹거나 끓는 물에 살짝 데쳐서 먹는다.
一. 잎이 거세지기 시작하면 잎을 따서 데친 후에 삶아서 말린 후 묵나물로 먹는다.
一. 깻잎처럼 양념에 재어 장아찌로 먹거나 고추장이나 된장에 박아 두었다가 장아찌로 먹는다.
一. 된장국이나 부침개로 먹는다.

## 사용법

一. 봄에 잎를 뜯어 물로 씻고 물기를 뺀 다음 항아리에 넣고 설탕을 녹인 시럽 30%를 붓고 100일 이상 발효시킨다.
一. 봄에 잎과 뿌리를 통째로 따서 물로 씻은 후 그늘에 말려 제분소에서 가루를 내어 찹쌀과 배합하여 환으로 만든다.

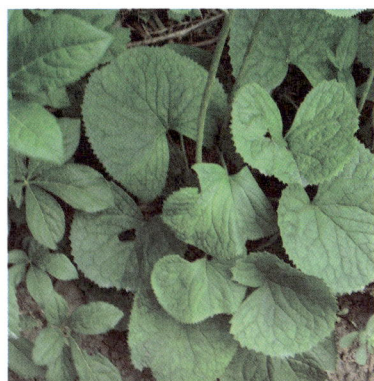
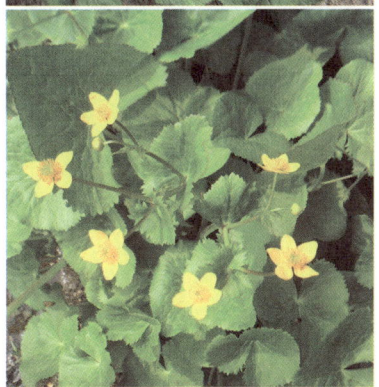

독풀_동의나물

## 구분

一. 곰취는 텃밭에서 재배한 것 외에는 산행 중에 유독 식물인 동의나물과 비슷하기 때문에 주의를 요한다.
一. 곰취는 잎이 부드럽고 잎 가장자리에 톱니가 있고 털이 있지만, 동의나물은 주로 습지에서 자라고 잎이 두텁고 털이 없고 광택이 난다.

**번식법**_가을에 열매를 채종하여 직파하든가 다음 해 봄에 뿌린다.

**한방**

뿌리 및 뿌리 줄기를 "호로칠胡蘆七"이라 부른다. 주로 기침, 천식에 다른 약재와 처방한다.

# 꿀풀 꿀풀과 _ Prunella vulgaris var. liacina

**한약명**: 하고초夏枯草 / **다른 이름**: 가지골나물·동풍·철색초·맥하초·근골초

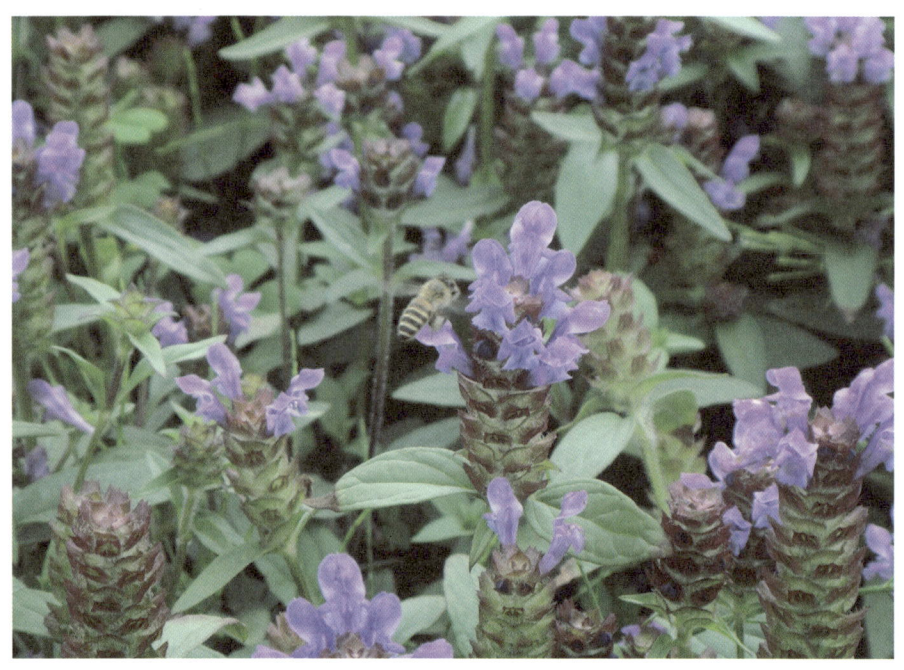

**생육상** _ 여러해살이풀 | **분포지** _ 전국의 들과 산기슭 양지 | **채취** _ 봄 | **이용** _ 잎·꽃 |
**먹는 방법** _ 데침·튀김·샐러드·효소·차·환 | **산행 채취** _ 가능 | **텃밭 재배** _ 가능 |
**효능** _ 암·갑상선·임파선염·간염

[형태] 꿀풀은 높이가 10~40cm 정도이고, 긴 타원형의 잎이 마주나고 가장자리는 밋밋하거나 톱니가 있고, 전체에 흰색 털이 있으며, 줄기는 네모꼴로 곧게 서고 밑부분에서 땅속줄기가 뻗어 나온다. 꽃은 5~7월에 줄기나 가지 끝에서 이삭 모양을 이루며 붉은 빛을 띤 보랏빛으로 피고, 열매는 9월에 여문다.

꽃에 꿀이 많이 들어 있어 "꿀풀" 이라 부른다. 꿀풀은 식용·약용·관상용·밀원용으로 가치가 높다. 꽃이 피었을 때 꽃술을 따 먹기도 하고 관상용으로 심는다. 꿀풀의 화수

花穗는 꽃이 핀 후에 하절에 시들어 버려 검게 변할 때 채취하여 약초로 쓴다.

### 식용

一. 봄에 꽃이 피기 전에 어린잎을 따서 나물로 먹거나 끓는 물에 살짝 데쳐서 먹는다.
一. 봄에 꽃을 따서 생으로 먹거나 그늘에 말려서 차茶로 먹는다.

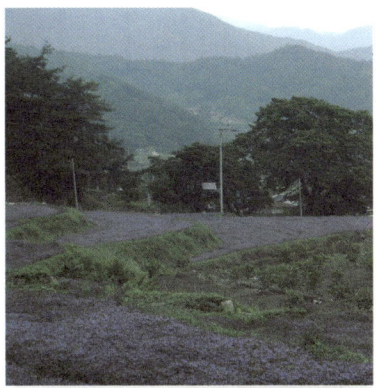

### 사용법

一. 꿀풀의 꽃과 전초를 통째로 따서 마르기 전에 항아리에 넣고 설탕을 녹인 시럽 20%를 붓고 100일 이상 발효를 시킨다.
一. 봄에 잎과 뿌리를 통째로 따서 물로 씻은 후 그늘에 말려 제분소에서 가루를 내어 찹쌀과 배합하여 환으로 만든다.

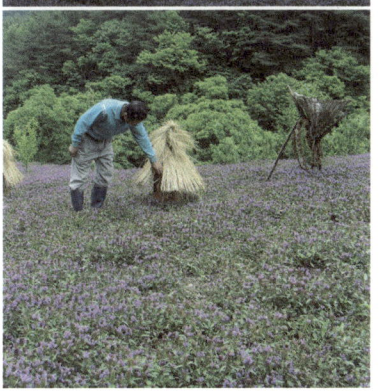

### 민간요법

一. 소변을 보지 못할 때는 꽃을 물에 달여서 하루에 3번씩 공복에 복용한다.
一. 나력에는 하고초를 물에 달여서 하루에 3번씩 공복에 복용한다.
一. 갑상선종이 헐어서 터진 부스럼 종기에는 하고초를 물에 달인 물을 환부에 바른다.
一. 각종 암에는 하고초차를 마시거나 효소를 물에 희석해서 먹는다.
一. 고혈압·간염에는 하고초를 가루 내어 찹쌀과 배합하여 환으로 만들어 하루에 3번 식후에 30~50개씩 먹는다.

**번식법** _ 가을에 씨앗을 채종하여 직파하든가 다음 해 봄에 뿌린다.

### 한방

잎을 "하고초夏枯草"라 부른다. 주로 갑상선이나 나력·암·고혈압에 다른 약재와 처방한다.

# 미나리 산형과 _ Oenanthe javanicai

**한약명**: 수근水芹 / **다른 이름**: 영화로운 풀·수영·근채·수근채

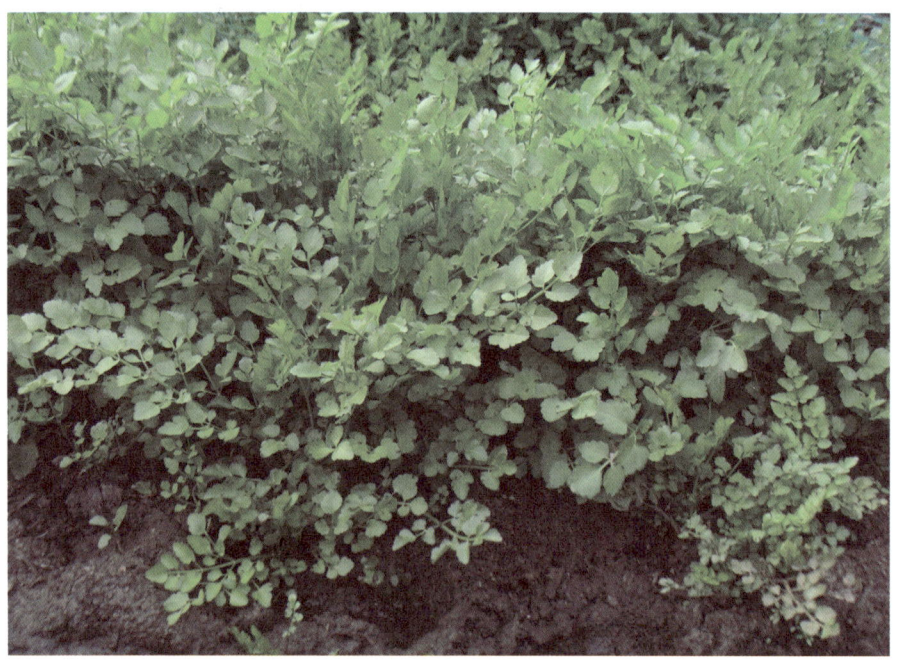

**생육상** _ 여러해살이풀 | **분포지** _ 논이나 계곡 등 습한 곳이나 습지와 물가 | **채취** _ 11월~이듬해 5월 | **이용** _ 어린 싹·어린잎·줄기 | **먹는 방법** _ 쌈·무침·데침·김치·국거리·술 | **산행 채취** _ 가능 | **텃밭 재배** _ 가능 | **효능** _ 간염·해독·생리 불순·혈액 순환·대하·변비·냉증

**형태** 미나리는 높이가 20~40m 정도이고, 잎은 어긋나고, 작은 잎은 끝이 뾰족한 달걀 모양이고, 줄기는 모가 난 기둥 모양이며 속은 비어 있다. 전체에서 독특한 향기가 난다. 꽃은 7~9월에 줄기 끝에 우산 모양을 이루며 흰색으로 피고, 열매는 9월에 가장자리에 모난 타원형으로 여문다. 미나리는 논미나리와 돌미나리가 있다. 시장에서 흔히 보는 것은 논미나리의 개량종으로 김치, 각종 탕湯이나 국거리용으로 쓴다. 그리고 돌미나리

는 향이 짙고 질겨 간염 등 피를 맑게 하는 약용으로 쓴다. 미나리는 독성이 없어 식용, 약용으로 가치가 높다.

## 식용

一. 봄에 꽃이 피기 전에 잎을 뜯어 쌈으로 먹거나 끓는 물에 살짝 데쳐 나물로 무쳐 먹는다.
一. 미나리는 각종 탕이나 국에 넣어 먹거나, 나물, 김치로 담가 먹는다.
一. 잎과 줄기가 달린 채로 채취하여 무침으로 먹는다.
一. 미나리는 생선찌게 매운탕, 무침 등의 주재료나 부재로 두루 사용된다.

## 사용법

一. 봄에 꽃이 피기 전에 잎을 뜯어 물로 씻고 물기를 뺀 다음 용기나 항아리에 넣고 설탕을 녹인 시럽 30%를 붓고 100일 이상 발효를 시킨다.
一. 봄에 잎과 뿌리를 통째로 캐서 물로 씻고 물기를 빼고 용기에 넣고 19도 소주를 붓고 밀봉하여 3개월 후에 먹는다.

## 구분

미나리는 향긋한 냄새가 나지만 독이 있는 독미나리는 키도 크고 포기 전체에서 불쾌한 냄새가 나고 뿌리를 자르면 누런 즙이 나온다.

**번식법 _** 씨앗과 포기 나누기 · 줄기꽂이로 번식한다. 가을에 채종하여 직파한다.

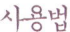

잎과 줄기를 "수근水芹"이라 부른다. 주로 고열로 가슴이 답답하고 갈증이 심한 증세, 기관지와 폐의 기능을 좋게 할 때 다른 약재와 함께 처방한다.

# 민들레 국화과 _ Ligularia fischeri

**한약명**: 포공영蒲公英 / **다른 이름**: 포공정·지정·황화랑·구유초

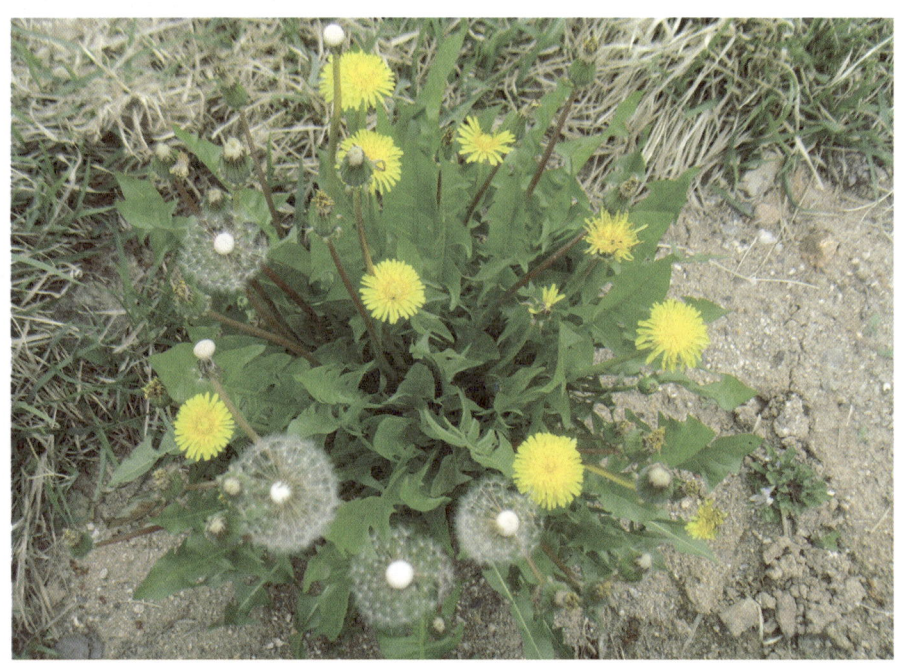

**생육상** _ 여러해살이풀 | **분포지** _ 들판이나 길가에 널리 분포 | **채취** _ 봄 | **이용** _ 어린잎·꽃·뿌리 | **먹는 방법** _ 쌈·무침·샐러드·효소·차·환 | **산행 채취** _ 가능 | **텃밭 재배** _ 가능 | **효능** _ 간염·해독·인후염·유선염·고혈압·이뇨·종기·변비

**형태** 민들레는 높이가 20~30cm정도이고, 잎은 뭉쳐 나와 방석처럼 둥글게 퍼지고, 잎에 털이 있고 가장자리에 깊게 팬 톱니가 있다. 뿌리에는 잔뿌리가 많고 꽃줄기를 자르면 흰색 즙이 나온다. 꽃은 4~5월에 꽃대 끝에 흰색 또는 노란색으로 피고, 열매는 6~7월에 흰색 털이 바람에 날려 퍼진다. 민들레는 독성이 없어 식용, 약용으로 가치가 높다. 맛이 쓰고 단맛이 약간 있으며 잎을 자르면 흰색의 유액이 나온다.

잎에는 독특한 향기가 나는 정유와 단백질을 분해하는 효소가 들어 있고, 간肝의 지방 변

성을 억제하는 "이눌린"이라는 성분이 있어 급성 간염이나 황달에 좋다. 일본에서는 방사능을 해독하는 데 민들레차茶를 먹는다.
프랑스에서는 민들레 새순을 샐러드 재료로 쓸 정도로 고급 요리에 쓴다.

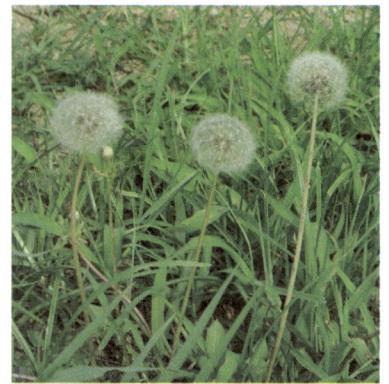

### 식용

一. 꽃이 피기 전 어린잎을 뜯어 물로 씻어 쌈이나 끓는 물에 살짝 데쳐서 무침으로 먹는다.
一. 김치·생즙·튀김·샐러드로 먹는다.
一. 뿌리를 캐서 된장에 박아 두었다가 장아찌로 먹는다.

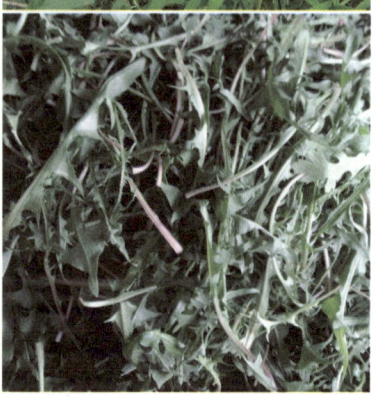

### 사용법

一. 봄에 잎을 뜯어 물로 씻고 물기를 뺀 다음 항아리에 넣고 설탕을 녹인 시럽 30%를 붓고 100일 이상 발효를 시킨다.
一. 봄에 잎과 뿌리를 통째로 따서 물로 씻은 후 그늘에 말려 제분소에서 가루를 내어 찹쌀과 배합하여 환으로 만든다.

### 구분

토종 민들레는 산 속에서 자생하고 꽃의 밑동을 싸고 있는 총포가 달라붙어 있지만, 서양 민들레는 총포가 밑에 있고 농촌이나 길가에서 쉽게 볼 수 있다.

**번식법** _ 씨앗이 날아가기 전에 채취하여 봄의 3월 중에 30cm 간격으로 줄 뿌림으로 파종한다.

### 한방

뿌리가 달린 전초를 "포공영蒲公英"이라 부른다. 주로 급성 간염이나 급성 유선염, 감기 발열에 다른 약재와 처방한다.

# 머위 국화과 _ Petasites japonicus

**한약명**: 봉두채蜂斗菜 / **다른 이름**: 사두초·머구·머우·관동화

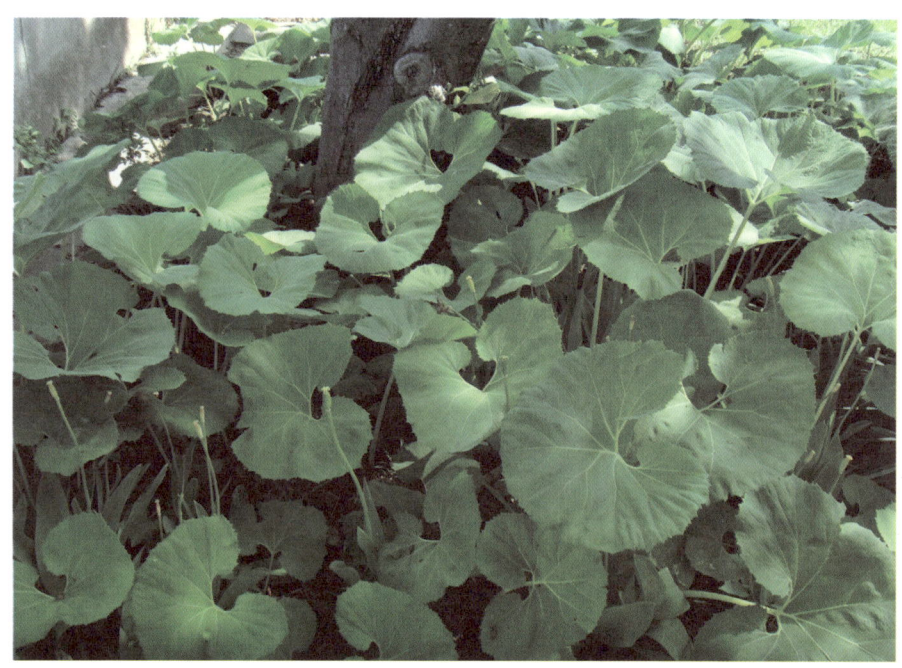

**생육상** _ 여러해살이풀 | **분포지** _ 제주도·울릉도·중부 이남의 낮은 논둑, 남해안 해안가 | **채취** _ 3월 어린잎·6월 넓은 잎·줄기 | **이용** _ 꽃봉오리·잎·잎자루 | **먹는 방법** _ 무침·조림·튀김·장아찌·효소·국거리 | **산행 채취** _ 가능 | **텃밭 재배** _ 가능 | **효능** _ 암종·당뇨병·간염·편도선염·기관지염·거담·해독

**형태** 머위는 높이가 5~60cm 정도이고, 땅속줄기에서 잎이 나고, 잎자루가 길고 전체에 털이 있고 가장자리는 톱니 모양이다. 꽃은 4월에 작은 꽃이 잎보다 먼저 꽃줄기 끝에 모여 피고, 열매는 6월에 수과로 원통형이다. 머위는 우리 토종 산나물로 눈 속에서도 피어난다 하여 "관동화款冬花"라 부른다. 들판에 봄이 왔음을 알리는 산채로 어린잎은 쓴맛이 없다. 중국의 이시진이 쓴 《본초강목》에 "머위는 성질이 따뜻하며 맛은 달고 독

이 없어 폐에 좋고 담을 삭이며, 기침을 멎게 한다." 라고 쓰여 있다.

머위는 독성이 없고 식용, 약용으로 가치가 높다. 알칼리성 산나물로 무기염류·칼슘·인·아스코르브산 등이 함유되어 있다. 최근 유럽산 머위는 항암 치료약으로 개발되었다.

### 식용

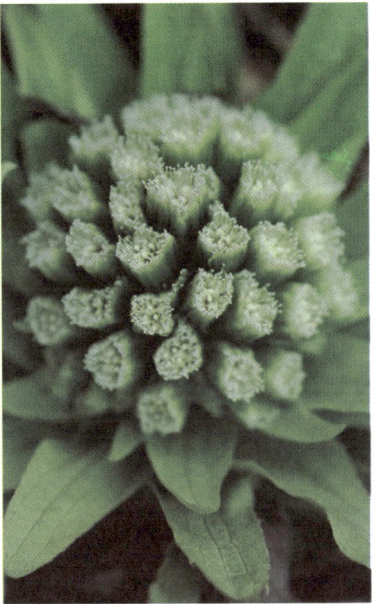

一. 봄에 잎을 뜯어 쌈으로 먹거나 양념에 재어 장아찌로 먹는다.
一. 꽃은 절반쯤 피었을 때 따서 된장에 찍어 먹거나 튀김으로 먹는다.
一. 머윗대는 껍질을 벗기고 잘게 썰어서 양념장에 재어서 먹거나 된장에 넣어 먹는다.

### 사용법

一. 봄에 손바닥보다 작은 어린잎을 따서 물로 씻고 물기를 뺀 다음 항아리에 넣고 설탕을 녹인 시럽 30%를 붓고 100일 이상 발효를 시킨다.

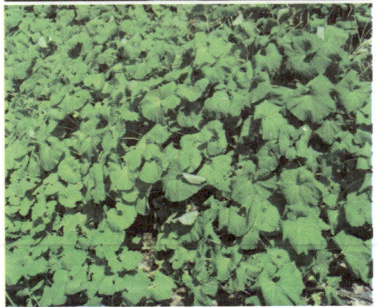

### 구분

머위는 식용으로 이른 봄에 꽃이 먼저 피고 연녹색 잎에는 부드러운 털이 있으나, 털머위는 유독 식물로 잎은 진한 녹색으로 표면에 광택이 나 있고 뒷면에 갈색 털이 빽빽하다.

**번식법** _ 포기를 캐어 근경을 15m 길이로 잘라 30cm 간격으로 심는다.

### 한방

말린 꽃봉오리를 "봉두채蜂斗菜"라 부른다. 주로 폐 질환이나 편도선염, 고혈압에 다른 약재와 처방한다.

# 망초 국화과 _ Erigenor canadensis

**한약명** : 기주일지호祁州一枝蒿 / **다른 이름** : 계란꽃·잔꽃풀·배추나물·망국초·왜풀·개망풀

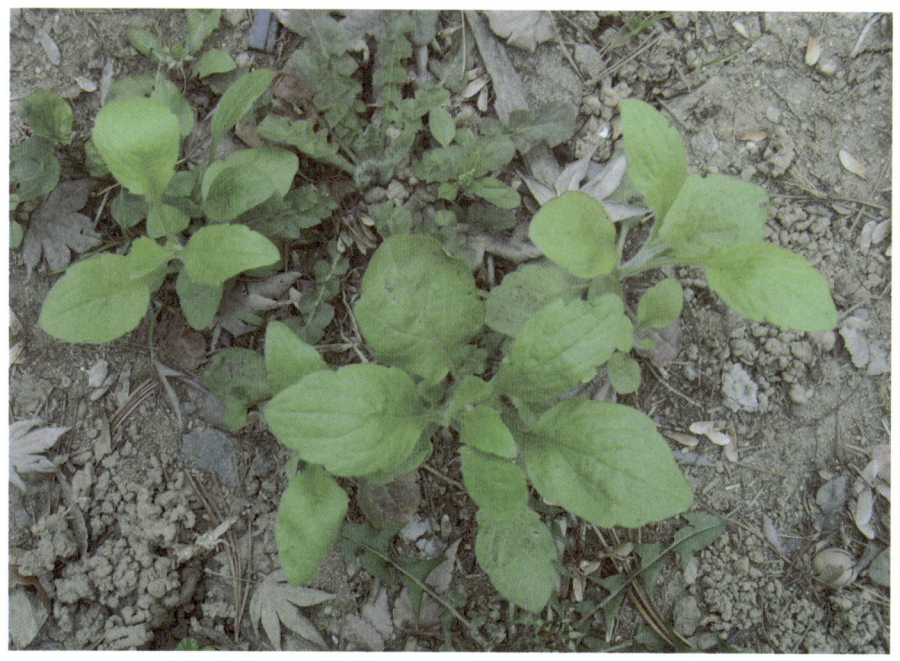

**생육상** _ 두해살이풀 또는 한해살이풀 | **분포지** _ 전국의 산과 들 | **채취** _ 봄 | **이용** _ 어린 잎·줄기 끝 부분 | **먹는 방법** _ 데침·묵나물·국거리·튀김·생즙·효소 | **산행 채취** _ 가능 | **텃밭 재배** _ 가능 | **효능** _ 구강염,·중이염·결막염·치은염·신경통·피부가려움증

**형태** 망초는 어린 묘의 상태로 겨울을 나고 이듬해 초여름에 꽃이 핀 다음에 말라 죽으면 씨앗이 떨어져 새싹이 난다. 묘의 잎은 6cm 정도이고 꽃은 여러 송이의 노란색으로 핀다. 개망초가 퍼지기 시작할 때 을사조약이 맺어졌다 하여 나라를 망하게 하는 풀이라 하여 "망초亡草", 꽃 모양이 계란프라이를 닮아 서 "계란꽃" 이라 부른다.
농촌에서 흔히 볼 수 있고 생명력이 강해 산과 들, 길가에서 잘 자란다. 개망초는 향기가

좋아 식용·약용으로 가치가 높다. 방석 모양으로 자라는 어린순을 뜯어 산나물로 먹는다.
청열 작용이 있어 염증 질환에 쓴다. 엽록소가 풍부해 인체의 활성에 좋다.

## 식용

一. 봄에 잎을 따서 삶아서 30분 정도 물에 담가 두었다가 나물로 무쳐 먹는다. 가을에 꽃이 피기 전에 부드러운 줄기 끝 부분을 잎과 함께 꺾어 끓는 물에 데쳐서 나물로 무쳐 먹는다.
一. 된장과 고추장에 각종 양념에 버무려서 먹는다.
一. 삶아서 묵나물로 먹는다.

## 사용법

一. 봄에 잎을 따서 물로 씻고 물기를 뺀 다음 항아리에 넣고 설탕을 녹인 시럽 30%를 붓고 100일 이상 발효를 시킨다.

## 민간 요법

一. 구강염에는 전초를 짓찧어 즙을 내어 입 안에서 가글을 한다.
一. 중이염에는 전초 20g을 물에 달여 먹는다.

## 금기

뿌리에는 독성이 있으므로 먹지 않는다.

**번식법** _ 씨앗으로 번식한다.

### 한방

지상부 전초를 "기주일지호祁州—枝蒿"라 부른다. 주로 구강염·중이염·결막염·치은염에 다른 약재와 처방한다.

# 고사리 고사릿과 _ Pteridium aquilinum

**한약명** : 궐채蕨菜 / **다른 이름** : 고사리밥 · 꼬사리 · 길상채 · 권두채

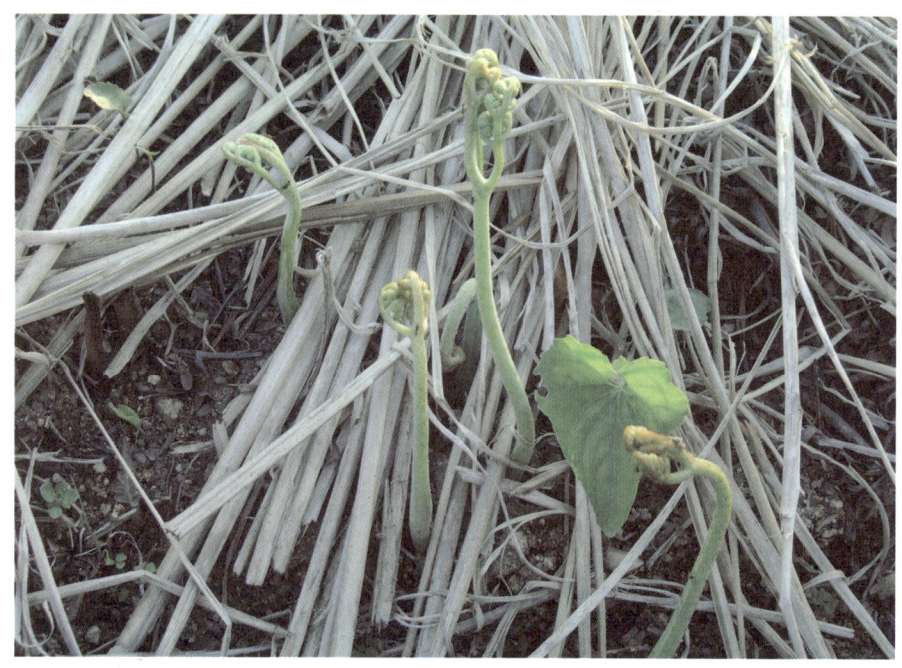

**생육상** _ 여러해살이풀 | **분포지** _ 햇볕이 잘 드는 산과 들 | **채취** _ 봄 | **이용** _ 어린싹, 뿌리 | **먹는 방법** _ 무침 · 조림 · 묵나물 · 육개장 · 비빔밥 | **산행 채취** _ 가능 | **텃밭 재배** _ 가능 | **효능** _ 자양 · 강장 · 이뇨 · 탈항

**형태** 고사리는 높이가 1m 정도이고, 굵은 땅속줄기가 옆으로 뻗고 군데군데 아기 주먹처럼 말려 어린순이 돋아난다. 말려 있던 어린순이 펼쳐지면서 자라서 깃꼴겹잎이 된다. 8~10월에 잎 뒷면 가장자리에 맥을 따라 홀씨주머니가 달린다.
우리 민족은 세계에서 유일하게 고사리를 상식常食한다. 예로부터 기제사 때 나물로 꼭 쓴다. 고사리는 나물로 볶아 별미로 먹는다.
300년 전에 영국의 식물학자 '글래퍼'는 "고사리 줄기를 삶아 먹으면 기생충은 박멸할

수 있으나 임산부가 먹으면 태아가 죽는다"고 독성을 기록하고 있지만, 우리 조상은 고사리를 잿물에 삶아 우려내는 해독 방법을 고안해 내어 고사리를 일등 식품으로 생각했다.
고사리에 마늘·고추·참기물을 넣어 먹으면 유해 물질이 90%는 사라진다.
고사리에는 비타민 A, $B_2$와 칼슘·인·철분·회분·단백질·당분 등 영양가가 풍부한 섬유질이 많은 식품이다.

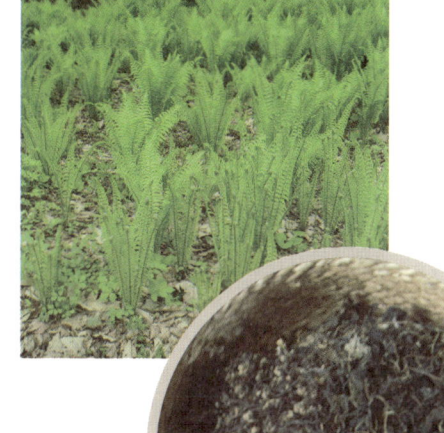

식용

一. 봄에 잎이 단단하게 말려 있는 20~30cm의 싹을 뿌리 밑동에서 세게 훑어 부드러운 부분만 툭 딴다.
一. 육개장이나 고사리탕에 고사리를 넣고 먹는다.
一. 봄에 말려 있는 어린순을 뜯어 하룻밤 물 속에 담갔다가 쓴맛과 독을 제거한 후에 나물로 먹는다.
一. 고사리에는 발암 물질인 브라켄톡신bracken toxin이라는 독성 물질이 있기 때문에 하룻밤 물에 담가 여러 차례 우려낸 뒤 먹는다.

사용법

一. 고사리에 잿물을 넣고 삶아서 여러 번 물을 갈아 가며 우려 낸 뒤에 조리를 하든가 말려 두고 묵나물로 1년 내내 먹었다.

**번식법** _ 자연 상태일 때는 포자로 번식되고 근경으로 뻗어 가며 번식한다. 인위적으로는 근경을 포기 나누기나 뿌리꽂이로 번식한다.

**한방**

말려 있는 잎을 "궐채蕨菜"라 부른다. 주로 자양·강장·이뇨·탈항에 다른 약재와 함께 처방한다.

# 돌나물 돌나물과 _ Sedum sarmentosum

**한약명**: 석지초石指草 / **다른 이름**: 석상채 · 불갑초 · 석련화 · 돗나물

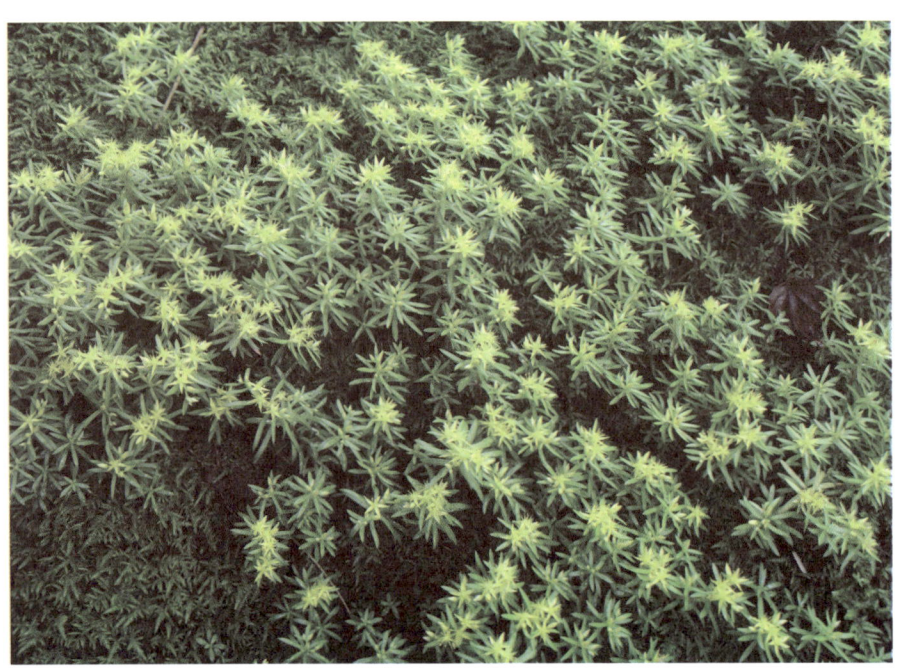

**생육상** _ 여러해살이풀 | **분포지** _ 산과 들의 약간 습기 있는 바위나 바위 틈 | **채취** _ 4월꽃이 피기 전 | **이용** _ 어린잎 · 줄기 | **먹는 방법** _ 물김치 · 무침 · 효소 | **산행 채취** _ 가능 | **텃밭 재배** _ 가능 | **효능** _ 간염 · 편도선염 · 대하증 · 고혈압 · 화상 · 해독

**형태** 돌나물은 높이가 10~15cm 정도이고, 줄기는 땅 위를 기며 마디에서 뿌리를 내리고, 잎자루가 없고, 잎은 통통한 타원형으로 3개씩 돌려 난다. 꽃은 5~6월에 별 모양의 노란색으로 피고, 열매는 골돌로 비스듬히 벌어진다.

돌나물은 봄철의 대표적인 나물 중 하나다. 돌나물은 생명력이 강하여 척박한 땅에서도 잘 자란다. 들이나 산기슭의 바위나 돌 위에서 자생한다 하여 "돌나물" 또는 "석상채石上菜"라 부른다.

돌나물은 새큼한 신맛이 있어 식욕을 촉진시키고 각종 영양소가 풍부하여 봄의 나른함을 없애준다. 1년 내내 새순을 따서 이용할 수 있다. 섬유질이 적고 비타민 C와 인산이 풍부하여 간질환에 좋다.

### 식용

一. 봄에 꽃이 피기 전에 돌나물을 채취하여 생으로 먹거나 양념에 초무침으로 먹는다.
一. 돌나물은 풋내가 나기 때문에 소금물에 씻어 풋내를 없애고 먹는다.
一. 초고추장에 찍어 먹거나 물김치를 담가 먹는다.

### 사용법

一. 봄에 꽃이 피기 전에 전초를 뜯어 물로 씻고 물기를 뺀 다음 용기나 항아리에 넣고 설탕을 70%를 붓고 100일 이상 발효를 시킨다.

### 금기

. 몸이 허약한 체질이나 냉한 사람은 먹지 않는다.

**번식법** _ 씨앗으로 번식한다.

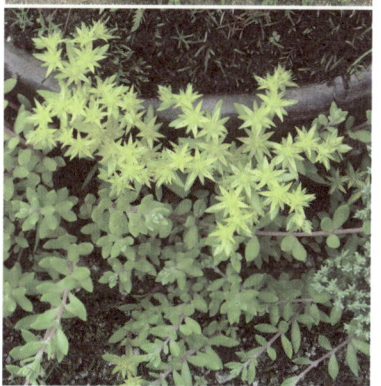

### 한방

전초를 "석지갑石指甲" 또는 "석지초石指草"라 부른다. 주로 간염이나 인후 종통, 창종 헌 데나 부스럼에 다른 약재와 처방한다.

# 개미취 국화과 _ Aster tataricus

**한약명** : 자원紫苑 / **다른 이름** : 자완 · 산백채

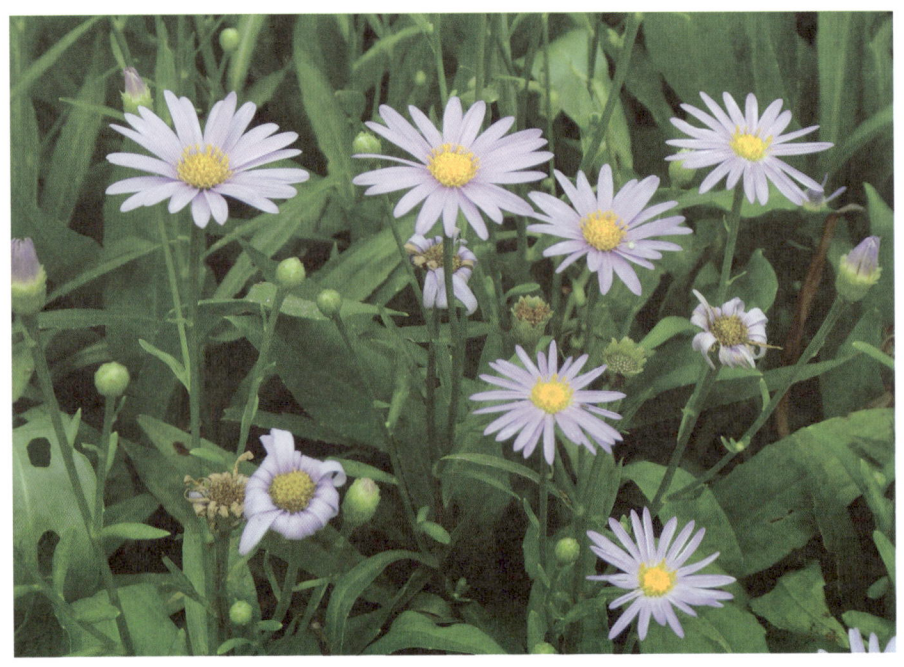

**생육상** _ 여러해살이풀 | **분포지** _ 전국의 산 습지 | **채취** _ 가을~겨울 | **이용** _ 잎 | **먹는 방법** _ 쌈 · 무침 · 묵나물 · 효소 · 차 | **산행 채취** _ 가능 | **텃밭 재배** _ 가능 | **효능** _ 해수 · 천식 · 진해 · 거담

**형태** 개미취는 방향성 식물로 풀에서 향기가 나고, 높이가 1.5~2m 정도까지 자라고, 7~10월에 엷은 자주색으로 피고, 열매는 10월에 산방상으로 여문다. 개미취는 가을의 들꽃처럼 꽃이 아름다워 관상용, 식용으로 가치가 높다. 봄에 잎을 따서 나물로 먹는다. 우리나라 섬 지방을 제외하고 산지 낮은 초원 지대부터 산 정상까지 초원에서 자라지만, 대부분 깊은 산지에서 자생한다. 개미취는 약리 실험에서 복수암에 일정한 억제 작용, 대장균을 억제하는 항균 작용, 진해와 거담 작용이 현저하게 있는 것으로 밝혀졌다.

### 식용

一. 봄에 꽃이 피기 전에 잎을 따서 나물로 무쳐 먹는다.
一. 어린잎은 쓴맛이 강해 끓는 물에 데쳐서 먹거나 햇볕에 말려서 묵나물로 먹는다.
一. 개미취를 약초로 쓸 때는 뿌리 및 뿌리줄기를 가을에 채취하여 그늘에 말려서 쓴다.

### 사용법

一. 다관이나 주전자에 감초나 대추를 배합해서 약한 불로 끓여서 건더기는 건져 내고 국물만을 용기에 담아 냉장실에 보관하여 꿀을 타서 먹는다.
一. 봄에 잎를 뜯어 물로 씻고 물기를 뺀 다음 항아리에 넣고 설탕을 녹인 시럽 30%를 붓고 100일 이상 발효시킨다.
一. 꽃을 따서 말려서 봉지에 보관했다가 물에 타서 우려 차로 먹는다.

### 금기

一. 열이 있는 사람은 복용을 하지 않는다.

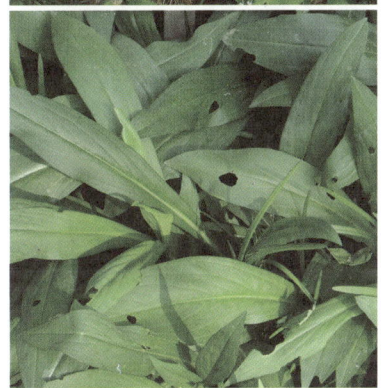

**번식법** _ 씨앗과 포기 나누기로 번식한다. 6월에 곁순을 따서 심어도 되고 3년에 한 번씩 포기를 갱신할 정도로 번식력이 좋다. 가을이나 봄에 싹트기 전에 싹을 2~3개씩 붙여서 쪼개어 20cm 간격으로 심는다.

### 한방

풀 전체를 "자원"이라 부른다. 주로 해수 · 천식 · 거풍 · 토혈 · 인후 종통 · 진해 · 거담에 다른 약재와 처방한다

# 방풍 미나릿과 _ Ledebouriella seseloides

**한약명** : 방풍防風 / **다른 이름** : 수방풍 · 식방풍갯기름나물 · 중국방풍

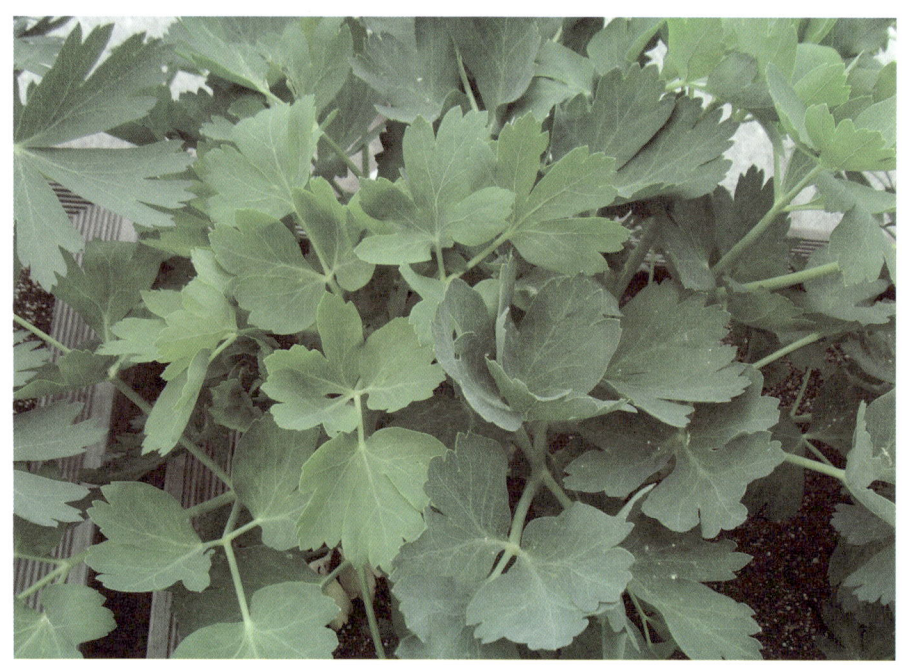

**생육상** _ 여러해살이풀 | **분포지** _ 전국의 밭, 남해의 섬 | **채취** _ 봄잎, 가을뿌리 | **이용** _ 어린잎, 줄기 | **먹는 방법** _ 무침 · 데침 · 김치 · 효소 | **산행 채취** _ 불가능 | **텃밭 재배** _ 가능 | **효능** _ 중풍 · 치매 · 뇌 질환 · 반신 불수

**형태** 방풍은 높이가 1m 정도이고, 꽃은 7~8월에 원줄기 끝과 가지 끝에 겹산형 꽃차례로 백색으로 피고, 열매는 분과로 편평한 넓은 타원형으로 여문다.

방풍은 독성이 없어 식용, 약용으로 가치가 높다. 잎을 따서 다양하게 김치 · 나물 · 무침으로 먹는다. 방풍에는 유기산과 다당류 효소가 함유되어 있어, 면역력을 활성화시키고, 혈액의 응고를 막아 준다.

방풍은 풍한습風寒濕이 원인이 되어 발생하는 사지 관절四肢關節의 굴신屈身이 안 되는

증상이나 반신 불수나 팔과 다리의 근육 경련 증상에 쓴다.

## 식용

一. 봄에 잎을 채취하여 끓는 물에 살짝 데쳐서 나물로 먹는다.
一. 김치로 담가 먹는다.

## 사용법

一. 봄에 전초를 채취하여 물로 씻고 물기를 뺀 다음 용기나 항아리에 넣고 설탕을 녹인 시럽 30%를 붓고 100일 이상 발효를 시킨다.

## 민간요법

一. 갑자기 경련이 생겼을 때는 뿌리를 물에 달여서 먹는다.
一. 반신 불수·사지관절이 굴신이 안될 때는 뿌리를 적당한 크기로 잘라 물에 달여 하루에 3번씩 공복에 복용한다.
一. 중풍 예방이나 중풍을 맞았을 때는 방풍으로 효소를 담가 장복한다.
一. 골절산통에는 뿌리를 가루내어 가제 손수건에 묻혀 환부를 감싸 준다.
一. 파상풍에는 잎을 짓찧어 환처에 붙인다.

**번식법** _ 씨앗으로 번식한다. 씨가 익기 시작한 7월 말에 열매가 다갈색으로 변하여 씨가 깍지에서 쏟아지기 직전에 채종하여 직파하든가 모래와 섞어 땅에 가매장했다가 봄에 뿌린다.

## 한방

뿌리를 "방풍防風"이라 부른다. 주로 중풍이나 수근경직, 사지 급통련급四肢急痛攣急에 다른 약재와 처방한다.

# 메꽃 메꽃과 _ Calystegia japonica

**한약명** : 구구앙狗狗秧 / **다른 이름** : 메 · 돈장초 · 고자화 · 선화 · 선화근 · 선화묘

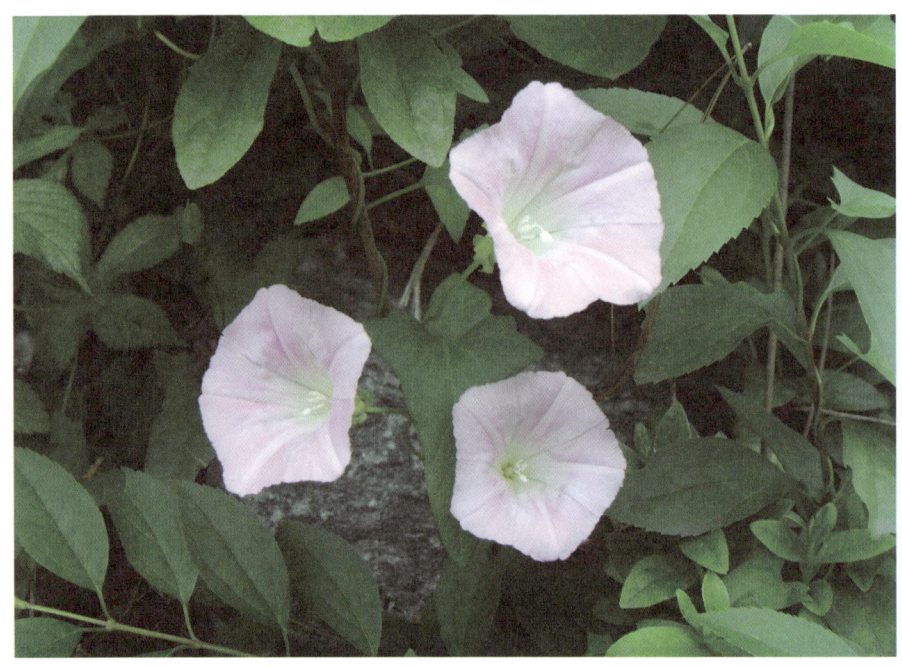

**생육상** _ 덩굴성 여러해살이풀 | **분포지** _ 전국의 낮은 지대 냇가 둑이나 강가 | **채취** _ 9~10월 | **이용** _ 어린잎 · 줄기 · 뿌리 | **먹는 방법** _ 무침 · 데침잎, 줄기 · 나물밥 · 효소 | **산행 채취** _ 가능 | **텃밭재배** _ 불가능 | **효능** _ 고혈압 · 당뇨병

**형태** 메꽃은 길이가 2m 정도이고, 덩굴이 몸체를 감고 올라가고, 긴 화살촉 모양의 잎은 줄기에 어긋나고, 긴 뿌리줄기에서 순이 나와 자란다. 꽃은 6~8월에 잎 겨드랑에서 나온 긴 꽃대 끝에 깔때기 모양으로 한송이씩 분홍색으로 피고, 열매는 삭과로 잘 맺지 못한다. 우리 조상들은 기근이 들 때 어린순과 뿌리줄기를 구황 식품으로 먹었다.
땅 속의 뿌리줄기를 "메"라 부른다. 예로부터 우리나라 각 지방의 들이나 전원 등지에 고루 자란다. 메꽃은 식용, 약용으로 가치가 높다. 꽃은 아름답지만 잎과 순을 나물로 먹고

뿌리도 생으로 먹거나 쪄서 먹는다. 꽃은 아침 일찍 피고 정오가 되면 곧 오므라든다. 약재로 쓸 때는 꽃·잎·줄기·뿌리 모두를 쓴다.

### 식용

一. 봄에 잎을 채취하여 끓는 물에 살짝 데쳐서 나물로 무쳐 먹는다.
一. 뿌리를 캐서 나물로 나물밥으로 먹는다.
一. 메꽃은 떫은맛이 있어 끓는 물에 데친 후에 찬물에 담가 우려내야 한다.

### 사용법

一. 봄에 꽃이 피기 전에 잎을 채취하여 항아리에 넣고 설탕을 녹인 시럽 30%를 붓고 100일 정도 발효시킨다.

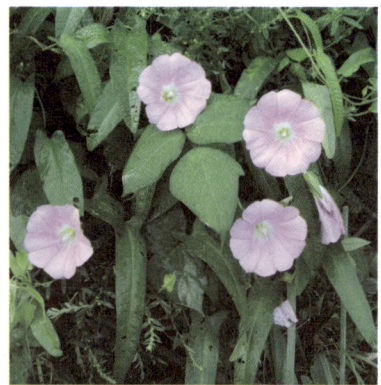
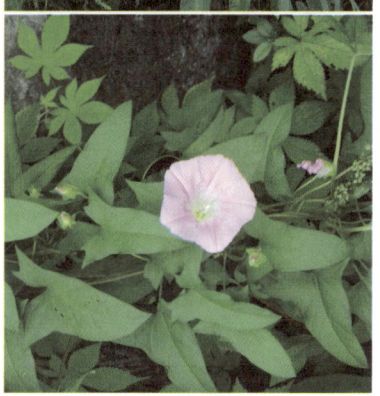

### 민간 요법

一. 히스테리에는 메꽃의 잎과 줄기 15g을 1회 용량으로 하여 물에 달여서 하루에 3번씩 복용한다.
一. 불임증에는 메꽃의 잎과 줄기 15g을 채취하여 물에 달여서 하루에 3번씩 복용한다.
一. 고혈압·골절에는 봄에 꽃을 따서 차茶로 마신다. 장기간 복용해야 효과를 볼 수 있다. 메꽃차는 뼈를 잘 붙게 한다.
一. 당뇨병에는 꽃이나 전초를 채취하여 물에 달여 하루에 3번씩 공복에 복용한다.

**번식법** _ 씨앗으로 번식한다.

### 한방

전초를 "구구앙狗狗秧"이라 부른다. 주로 고혈압이나 당뇨병·중풍·골절에 다른 약재와 처방한다.

# 제비꽃 제비꽃과 _ Viola mandshurica

**한약명**:동북근채東北菫菜 / **다른 이름**:오랑캐꽃 · 지정초 · 전두초 · 여의초

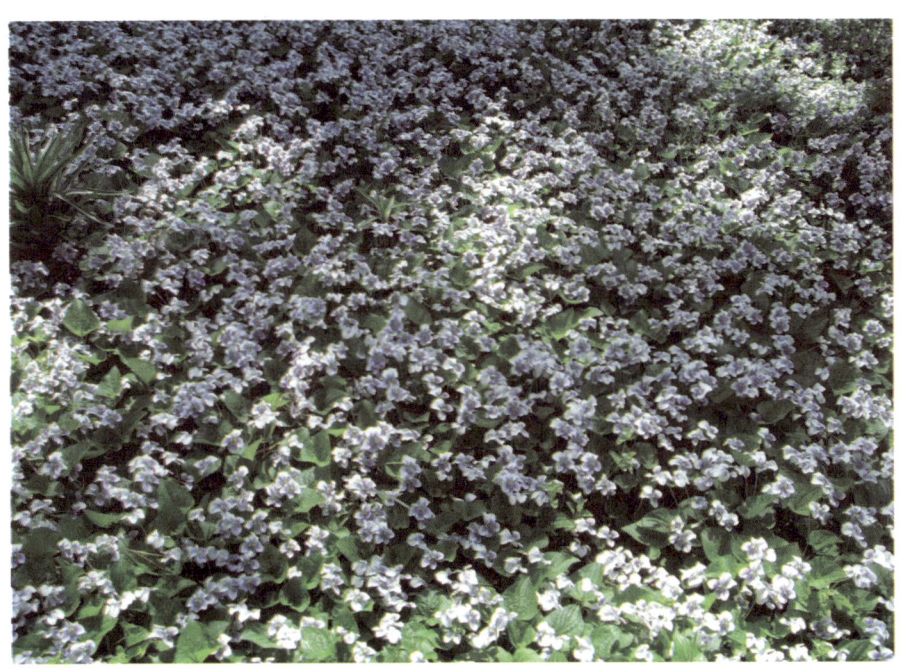

**생육상**_여러해살이풀 | **분포지**_전국의 산과 들 | **채취**_4~7월 꽃과 잎 | **이용**_어린잎 · 줄기 | **먹는 방법**_무침 · 데침 · 국거리 · 효소 | **산행 채취**_가능 | **텃밭 재배**_가능 | **효능**_간염 · 인후염 · 장염

**형태** 제비꽃은 높이가 10~15cm 정도이고 잎 가장자리는 톱니 모양이고 잎자루는 길고 줄기는 없고 뿌리에서 잎이 뭉쳐 나와 비스듬히 퍼진다. 꽃은 4~5월에 잎 사이에서 나온 긴 꽃대 끝에서 옆을 향해 흰색 · 보라색 · 노란색 · 분홍색으로 피고, 열매는 5~6월에 타원형으로 여문다.
제비꽃은 산 속 낙엽수림의 그늘에서 눈이 녹으면 연보라색의 꽃이 핀다. 제비꽃이 군락을 이루어 새싹과 꽃이 동시에 피었을 때는 하늘의 별처럼 아름답다.

식용

一. 어린잎을 따서 나물로 무쳐 먹거나 쌈으로 먹는다.
一. 봄에 꽃을 따서 꽃전병이나 그늘에 말려 차茶로 먹는다.
一. 요리에 싱싱한 꽃을 곁들어 먹는다.
一. 가을에 씨를 채취, 기름으로 짜서 먹는다.

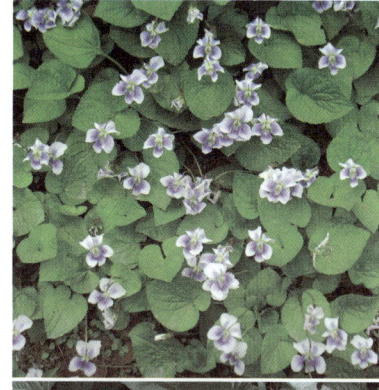

사용법

一. 봄에서 여름까지 부드러운 잎을 따서 씻어 물기를 뺀 다음 항아리에 넣고 설탕을 녹인 시럽 30%를 붓고 100일 정도 발효를 시킨다.
一. 잎을 따서 그늘에 말려 가루내어 찹쌀과 배합하여 환을 만든다.

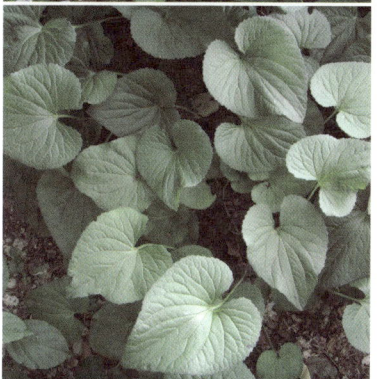

민간요법

一. 유방 옹종에는 호제비꽃을 뜯어 짓찧어 하루에 3번씩 환부에 붙인다.
一. 독충·뱀에 물렸을 때에는 잎을 따서 짓찧어 환부에 바른다.
一. 황달성 간염·인후염에는 잎을 따서 물에 달여 하루에 3번씩 공복에 복용한다.
一. 장염에는 꽃을 따서 차茶로 먹는다.

**번식법** _ 씨앗과 포기 나누기로 한다.

**한방**

전초를 "동북근채東北菫菜"라 부른다. 주로 황달성 간염이나 인후염, 장염에 다른 약재와 처방한다.

# 꽃향유 제비꽃과 _ Viola mandshurica

**한약명** : 동북근채東北菫菜 / **다른 이름** : 오랑캐꽃 · 지정초 · 전두초 · 여의초

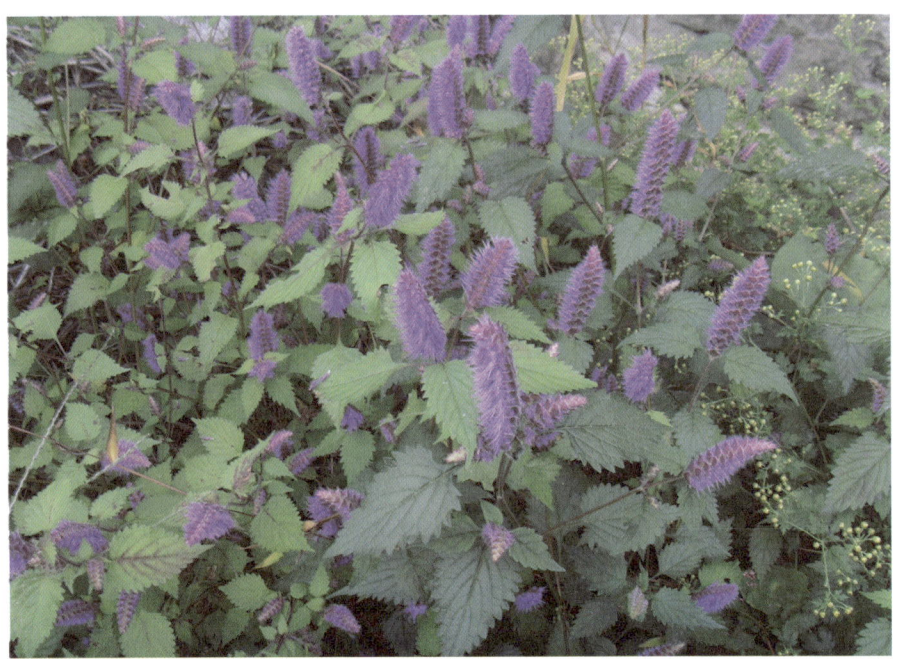

**생육상** _ 여러해살이풀 | **분포지** _ 전국의 산과 들 | **채취** _ 4~7월꽃과 잎 | **이용** _ 꽃 · 잎 | **먹는 방법** _ 무침 · 기름 · 효소 · 차 · 환 | **산행 채취** _ 가능 | **텃밭 재배** _ 가능 | **효능** _ 간염 · 인후염 · 장염

**형태** 제비꽃은 높이가 10~15cm 정도이고 잎 가장자리는 톱니 모양이고 잎자루는 길고 줄기는 없고 뿌리에서 잎이 뭉쳐 나와 비스듬히 퍼진다. 꽃은 4~5월에 잎 사이에서 나온 긴 꽃대 끝에서 옆을 향해 흰색 · 보라색 · 노란색, 분홍색으로 피고, 열매는 5~6월에 타원형으로 여문다.

꽃향유는 전체에서 강한 향이 나기 때문에 "향유"라 부른다. 예부터 향료용 목욕제로 이용했다. 꽃향유는 꽃이 아름다워 식용 · 약용 · 관상용으로 가치가 높다. 가을에 향유나

열매가 성숙할 무렵에 전초를 베어 그늘에서 말려서 쓴다.

### 식용

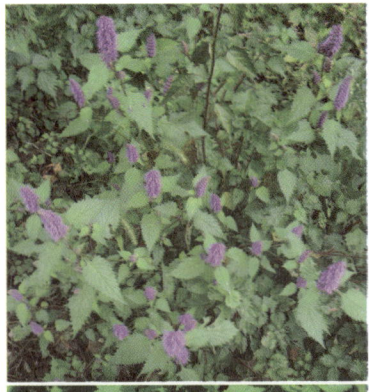

一. 어린잎을 따서 나물로 무쳐 먹거나 쌈으로 먹는다.
一. 봄에 꽃을 따서 꽃전이나 그늘에 말려 차茶로 먹는다.
一. 가을에 씨앗을 채취, 기름으로 짜서 먹는다.

### 사용법

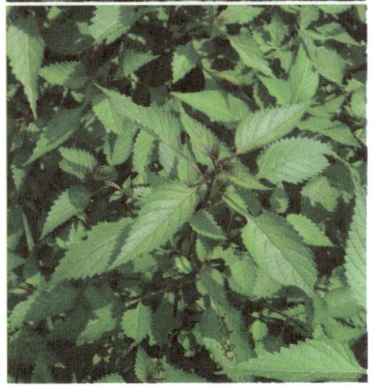

一. 봄에서 여름까지 부드러운 잎을 따서 씻어 물기를 뺀 다음 항아리에 넣고 설탕을 녹인 시럽 30%를 붓고 100일 정도 발효시킨다.
一. 잎을 따서 그늘에 말려 가루내어 찹쌀과 배합하여 환을 만든다.

### 민간요법

一. 유방 옹종에는 호제비꽃을 뜯어 짓찧어 하루에 3번씩 환부에 붙인다.
一. 독충·뱀에 물렸을 때에는 잎을 따서 짓찧어 환부에 바른다.

### 금기

一. 땀을 많이 흘리는 사람은 먹지 않는다.

**번식법** _ 씨앗으로 번식한다.

### 한방

전초를 "동북근채東北菫菜"라 부른다. 주로 황달성 간염이나 인후염, 장염에 다른 함께 약재와 처방한다.

# 까치수염 앵초과 _ Lysimachia barystachys Bunge

**한약명**: 낭미파화狼尾巴花 / **다른 이름**: 텅근채 · 하수초 · 큰까치수영

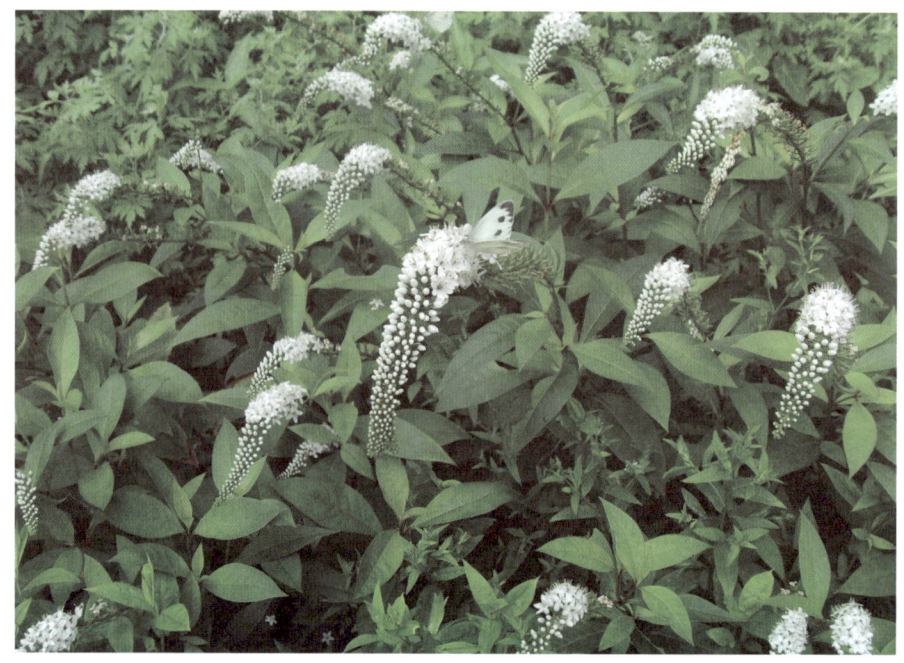

**생육상** _ 여러해살이풀 | **분포지** _ 높은 산지나 습지 | **채취** _ 여름~가을 | **이용** _ 잎 | **먹는 방법** _ 무침 · 효소 | **산행 채취** _ 가능 | **텃밭 재배** _ 가능 | **효능** _ 월경 불순 · 대하 · 소변 불리 · 임파선종 · 이질 · 화농성 유선염

**형태** 까치수염은 높이가 50~100cm 정도이고, 땅속줄기가 퍼지고 전체에 잔털이 나 있고, 꽃은 6~8월에 백색으로 피고, 열매는 둥글게 삭과로 여문다.

까치수염은 전국 산 속의 습지에서 여러 포기로 군생한다. 까치수염은 구슬 모양의 열매가 여문다 하여 "진주채珍珠菜"라 부른다.

큰까치수염은 식용 · 약용 · 관상용으로 가치가 높다. 한방에서 월경 불순에 응용한다.

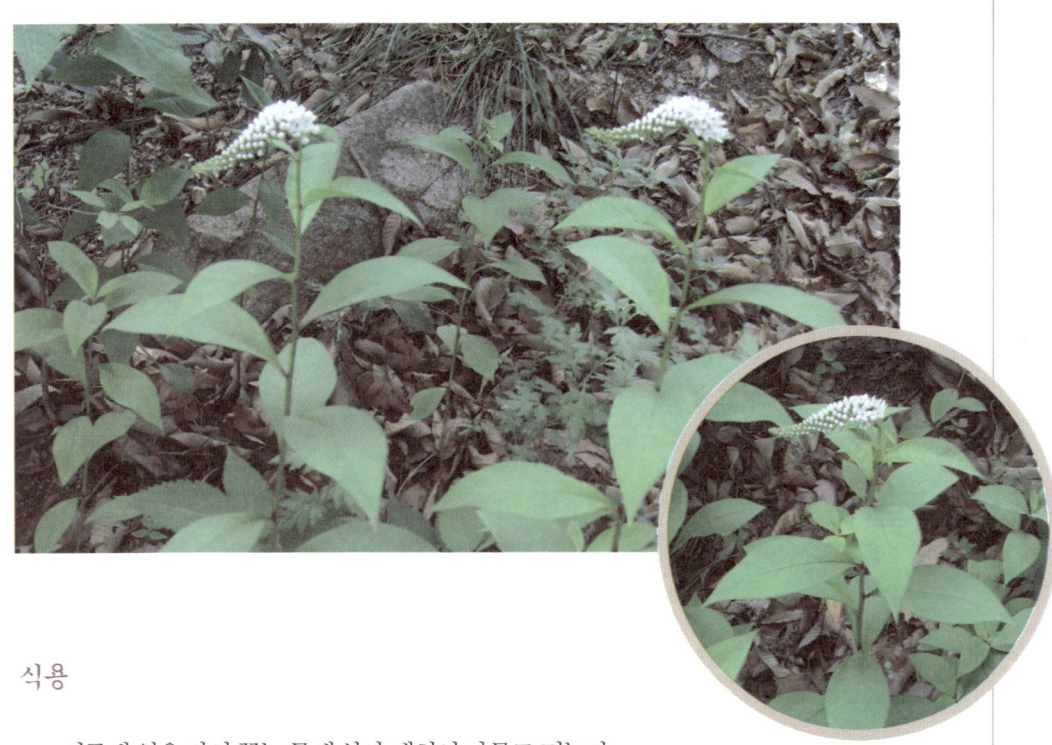

### 식용

一. 여름에 잎을 따서 끓는 물에 살짝 데쳐서 나물로 먹는다.

### 사용법

一. 여름에 부드러운 잎을 따서 씻어 물기를 뺀 다음 항아리에 넣고 설탕을 녹인 시럽 30%를 붓고 100일 정도 발효시킨다.

### 민간요법

一. 월경 불순에는 전초 또는 뿌리 30g을 물에 달여 먹는다.

**번식법** _ 씨앗으로 번식한다.

#### 한방

전초를 "낭미파화狼尾巴花"라 부른다. 주로 월경통, 월경 불순 등에 다른 약재와 처방한다.

# 산마늘 백합과 _ Allium victorialis

**한약명** : 격총 / **다른 이름** : 명이 · 맹이 · 멩이

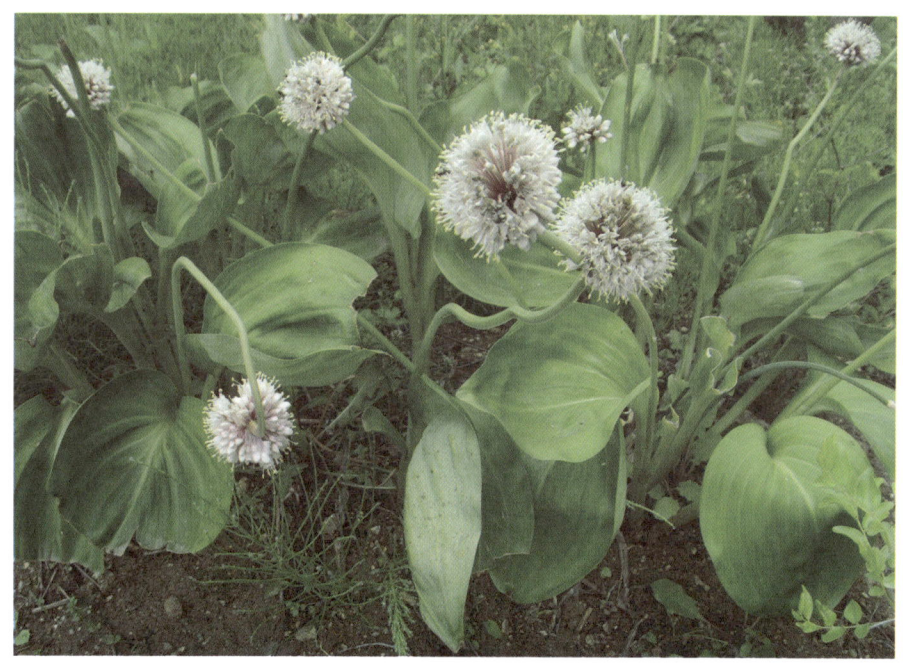

**생육상** _ 여러해살이풀 | **분포지** _ 울릉도 · 지리산 · 북부 지방의 깊은 산 숲 속 | **채취** _ 여름 | **이용** _ 잎 · 비늘줄기 | **먹는 방법** _ 무침 · 데침 · 국 · 장아찌 · 효소 | **산행 채취** _ 가능 | **텃밭 재배** _ 가능 | **효능** _ 소화 불량 · 고혈압 · 당뇨병 · 면역력 강화 · 창독

**형태** 산마늘은 높이가 20~30cm 정도이고, 잎은 3~10cm로 넓고 보통 2~3장 나오고, 꽃은 6~7월에 긴 꽃대 끝에 둥근 모양으로 연한 자주색으로 피고, 열매는 꽃이 진 후에 작은 삭과로 여문다.

산나물은 울릉도에서 자생하는 토종 산나물이다. 지금은 치악산을 비롯하여 재배지가 전국으로 확대되어 쉽게 접할 수 있다. 산마늘은 조선 시대 울릉도로 이주해 간 사람들이 식량 부족으로 굶어 죽게 되었을 때 산마늘을 먹고 수개월을 견디며 목숨命을 부지했

다 하여 목숨, 즉 "명命을 뜻하는 "명이나물"이라고 불렀다.
산마늘은 독이 없어 식용, 약용으로 가치가 높다. 산마늘은 잎과 줄기, 뿌리 등 전체에서 마늘향이 난다. 레몬 못지않게 비타민 C를 다량 함유하고 있어 건강에 도움을 준다.

### 식용

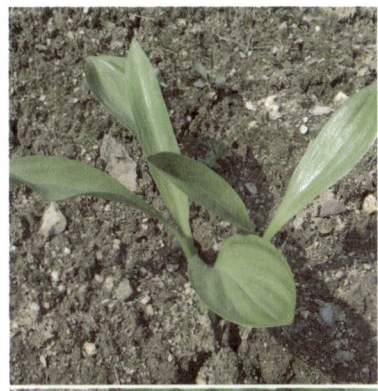

一. 봄에 연한 잎을 뜯어 쌈으로 먹거나 끓는 물에 살짝 데쳐서 나물로 무쳐 먹는다.
一. 햇볕에 말려서 묵나물로 먹는다.
一. 깻잎처럼 간장이나 된장에 재어 장아찌로 먹는다.

### 사용법

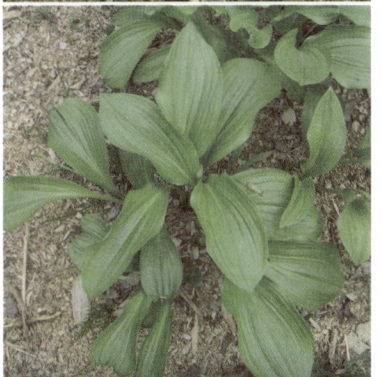

一. 여름에 부드러운 잎을 따서 씻어 물기를 뺀 다음 항아리에 넣고 설탕을 녹인 시럽 30%를 붓고 100일 정도 발효시킨다.

### 구분

一. 옛날 사약으로 이용되던 독초인 박새를 산마늘로 잘못 알고 먹었다가 탈이 나는 경우가 많으니 주의를 요한다.
一. 유독 식물인 여로는 은방울꽃과 잎이 비슷하므로 주의한다.

**번식법** _ 번식은 실생과 포기 나누기로 한다. 7월 이후에 씨앗이 익어 떨어지기 전에 따서 가을이나 이른 봄에 파종한다.

### 한방

"격총"이라 부른다. 주로 혈압·당뇨병·면역력 강화 등에 다른 약재와 처방한다.

# 쇠무릎 비름과 _ Achyranthes japonica

**한약명** : 우슬+膝 / **다른 이름** : 쇠물팍 · 우경 · 접골초 · 고장근

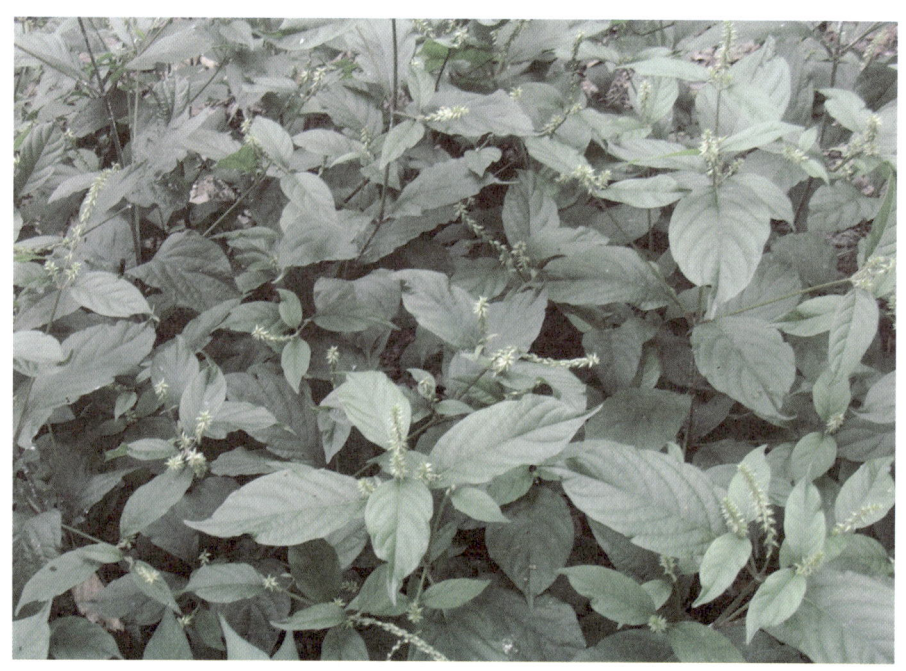

**생육상** _ 여러해살이풀 | **분포지** _ 중부 이남의 산과 들, 밭둑 | **채취** _ 봄~여름잎 · 가을~겨울뿌리 | **이용** _ 잎 | **먹는 방법** _ 쌈 · 무침 · 조청 · 효소 · 술 | **산행 채취** _ 가능 | **텃밭 재배** _ 가능 | **효능** _ 무릎 관절염 · 요슬 동통 · 산후 복통 · 진통

**형태** 쇠무릎은 높이가 50~100cm 정도이고, 잎은 마주나고 털이 있고 가장자리가 밋밋하다. 줄기는 네모꼴로 곧게 자라고 가지가 많이 갈라지고 굵은 마디가 소의 무릎처럼 생겨서 쇠무릎이라 부른다. 꽃은 8~9월에 줄기 끝이나 잎 겨드랑이에 꽃이삭이 연한 녹색으로 피고, 열매는 9~10월에 긴 타원형으로 여문다.
쇠무릎은 줄기의 마디가 소牛의 무릎을 닮았다 하여 쇠무릎이라는 이름이 붙여졌다. 쇠무릎은 독이 없어 잎 · 줄기 · 뿌리 모두를 식용과 약용으로 가치가 높다. 쇠무릎은 잎 ·

줄기·뿌리 모두를 식용과 약용으로 쓴다. 약초로 쓸 때는 잎과 줄기는 꽃이 피기 전 봄과 여름에, 뿌리는 가을부터 겨울에 채취하여 말려서 쓴다.

최근 약리 실험에서 쇠무릎이 진통 작용·혈압 강하 작용·항균 작용·콜레스테롤의 강하 작용을 하는 것으로 밝혀졌다.

### 식용

一. 봄에 어린잎을 채취하여 끓는 물에 살짝 데쳐서 나물로 먹는다.
一. 뿌리를 진하게 달여 우려낸 물에 엿기름을 넣고 우슬조청으로 먹는다.

### 사용법

一. 봄에서 여름까지 꽃이 피기 전에 잎를 채취하여 물로 씻고 물기를 뺀 다음에 용기나 항아리에 넣고 설탕을 녹인 시럽 30%를 붓고 100일 이상 발효를 시킨다.

### 금기

一. 여성이 오랫동안 복용하면 난소 기능이 저하된다.

**번식법** _ 씨앗이 익어서 낙과되기 전에 포기를 베어 멍석에 펴 말려서 씨앗을 턴다. 4~5월 초순에 흩뿌림을 한다.

### 한방

뿌리를 "우슬牛膝"이라 부른다. 주로 관절염이나 요슬 동통, 산후 복통에 다른 약재와 함께 처방한다.

# 쇠비름 쇠비름과 _ Portulaca oleracea

**한약명**: 마치현 / **다른 이름**: 장명채 · 오행채 · 오행초 · 마치초

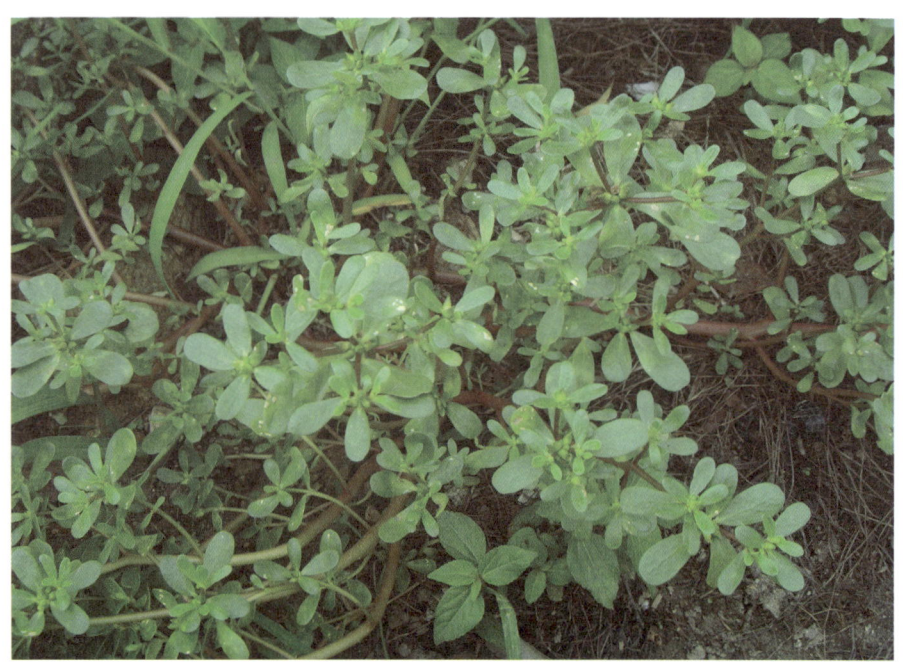

**생육상** _ 한해살이풀 | **분포지** _ 전국의 밭둑 | **채취** _ 5~8월 봄~여름 | **이용** _ 줄기 | **먹는 방법** _ 무침 · 데침 · 조림 · 김치 · 환 | **산행 채취** _ 가능 | **텃밭 재배** _ 가능 | **효능** _ 종기 · 악창 · 암 · 관절염 · 편도선염 · 혈액 순환

**형태** 쇠비름은 길이가 15~20cm 정도이고, 전체가 통통하고 물기가 많다. 줄기는 누워 퍼지고 붉은 갈색이고, 잎은 주걱 모양으로 어긋나거나 마주나고 가지 끝에서는 돌려난다. 꽃은 6~10월에 가지 끝에서 한낮에만 잠시 노란색으로 피었다가 진다. 열매는 8월에 타원형으로 여문다. 쇠비름은 농촌 마을 인가 부근의 텃밭이나 밭둑에서 자란다. 쇠비름은 다섯 가지 색깔을 가졌다 하여 "오행채五行菜"라 부른다.
쇠비름은 독성이 없어, 전초 · 줄기 · 뿌리 모두를 식용이나 약용으로 가치가 높다. 어

혈을 풀어주고 혈액 순환을 좋게 몸 안의 독소를 제거하고, 대장에서 암으로 진행되는 용종이나 선종에 좋다.

식용

一. 봄부터 여름까지 굵고 부드러운 줄기를 채취하여 끓는 물에 살짝 데쳐서 나물로 무쳐 먹는다.
一. 봄에 신선한 쇠비름을 채취하여 조림, 죽으로 먹는다.

사용법

一. 쇠비름 전체를 채취하여 그늘에 말려서 차 茶로 먹거나, 가루내어 찹쌀과 배합해서 환으로 먹는다.

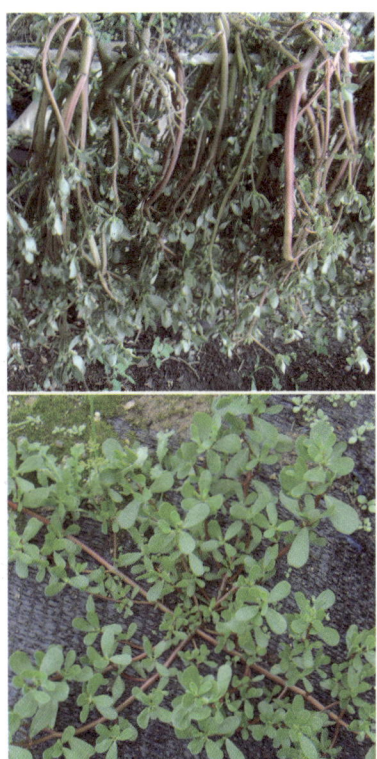

민간 요법

一. 무좀에는 쇠비름을 채취하여 물로 씻고 물로 진하게 달여 환부에 수시로 바른다.
一. 항문에 종기가 났을 때는 쇠비름과 꽈리를 동냥으로 물에 달여 환부를 씻는다.
一. 어혈을 풀어 독소를 제거할 때는 쇠비름을 달여 하루에 3번씩 공복에 복용한다.
一. 설사·만성 대장염에는 생쇠비름으로 죽을 쑤어 먹는다.
一. 버짐에는 잎을 짓찧어 즙을 환부에 바른다.
一. 시력 감퇴에는 종자를 물에 달여서 하루에 3번씩 공복에 복용한다.

**번식법** _ 씨앗으로 번식한다.

**한방**

전초를 "마치현", 씨앗을 "마치현자"라 부른다. 주로 농혈이나 어혈, 대장에서 암으로 전이되는 선종이나 용종에 다른 약재와 처방한다.

# 쑥 국화과 _ Artemisia princeps var. orientalis

**한약명**: 애엽艾葉 / **다른 이름**: 애·의초·영초·서초

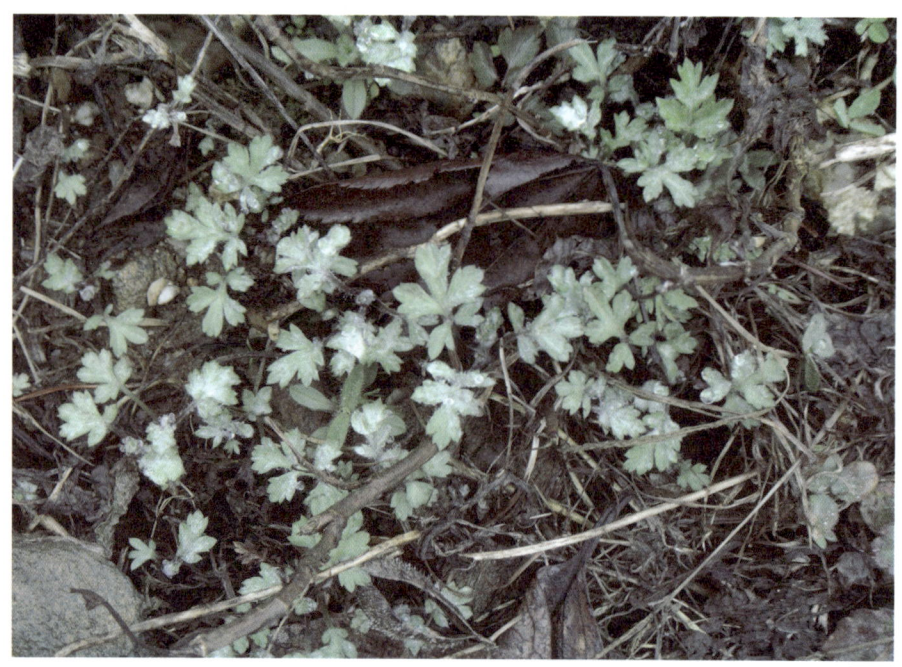

**생육상** _ 국화과의 여러해살이풀 | **분포지** _ 전국의 산과 들·밭둑 | **채취** _ 5월 단오 이전 | **이용** _ 어린싹·어린잎·뻗어나온 줄기 끝 | **먹는 방법** _ 쑥떡싹, 튀김·무침·국거리·찌갯거리싹·잎 끝·효소 | **산행 채취** _ 가능 | **텃밭 재배** _ 가능 | **효능** _ 냉증·여성 질환·월경 불순·생리통·간염·부종·고혈압·위나 복부 통증

**형태** 쑥은 높이가 60~120cm 정도이고, 전체에서 독특한 향이 나고, 회색 털이 있고, 잎은 어긋나고 뒷면에 털이 있다. 꽃은 7~9월에 연한 원줄기 끝에 한쪽으로 치우쳐 노란색으로 피고, 열매는 10월에 달걀 모양으로 여문다. 우리나라 산야의 지천에는 약쑥·사철쑥·개똥쑥·물쑥·황해쑥 등 다양한 쑥들이 자생한다.

5월 단오 이전에 채취한 쑥은 독이 없어 식용·약용으로 가치가 높다. 쑥은 여성의 하복

부의 냉증을 제거하고 자궁의 수축력을 강화시켜 주고 지혈에 쓴다.

쑥은 간장 내에서 수치를 내려 주고 지질이 과다하게 쌓이는 것을 막아 준다. 쑥에는 위점막을 보호하는 플라보노이드 성분이 있다.

### 식용

一. 봄에 하얀 섬유로 덮인 어린싹을 채취하여 끓는 물에 살짝 데쳐서 무침으로 먹는다.
一. 쑥떡·국·찌개·부침개로 먹는다.

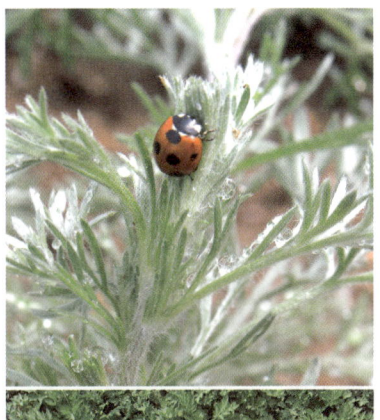

### 사용법

一. 5월 단오 이전에 쑥을 뜯어 물로 씻고 물기를 뺀 후에 이물질을 제거한 후에 용기나 항아리에 넣고 설탕을 녹인 시럽 30%를 붓고 100일 이상 발효시킨다.

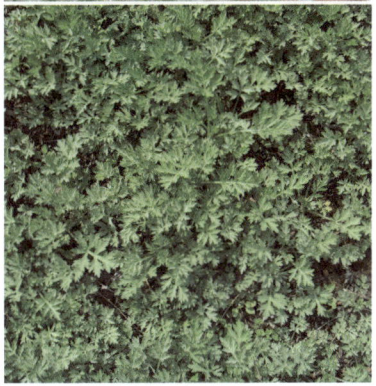

### 민간 요법

一. 황달·간염에는 쑥잎과 뿌리 4g을 캐어 잘 씻어 달여 공복에 마신다.
一. 심한 피로에는 쑥을 목욕탕 속에 200g을 넣고 목욕을 하면 회복된다.
一. 냉증에는 쑥으로 방석을 만들어 앉거나 베개를 만들어 베고 잔다.

**번식법** _ 포기 나누기와 꺾꽂이로 번식한다. 늦가을이나 이른 봄에 지하경 2~3마디씩 잘라 묻으면 마디에서 뿌리와 싹이 나온다. 다음 해 자라날 새순은 초가을부터 나오므로 이것을 쪼개어 10~20cm 간격으로 심는다.

### 한방

잎을 "애엽艾葉"이라 부른다. 주로 복부나 위 냉증에 의한 통증이나 월경 불순, 위통에 다른 약재와 처방한다.

# 쑥부쟁이 국화과_ Aster yomena Makino

**한약명** : 산백국山白菊 / **다른 이름** : 자채 · 개아장 · 권영초 · 소설화 · 야박국

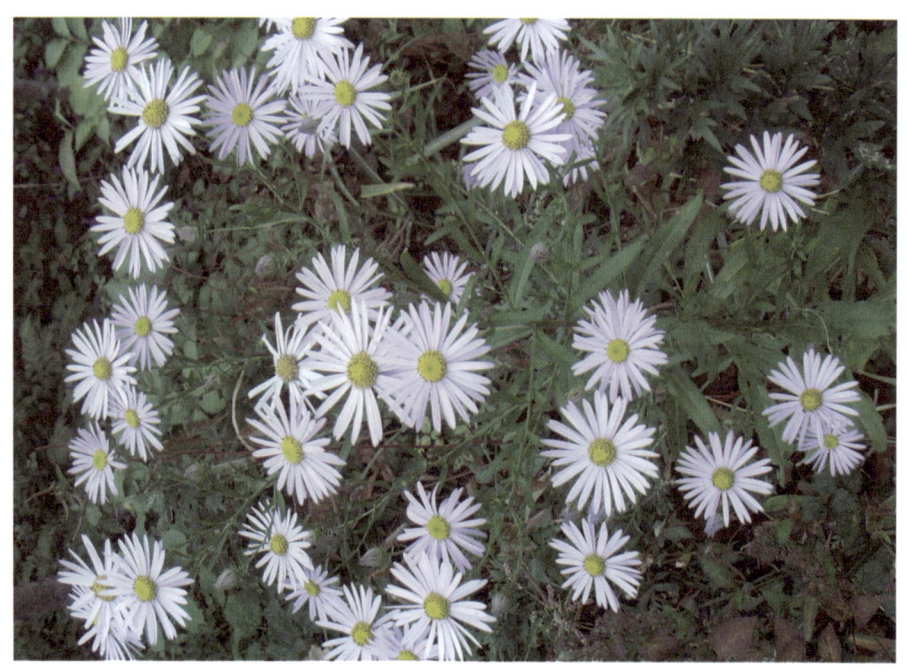

**생육상** _ 여러해살이풀 | **분포지** _ 전국의 산과 들 | **채취** _ 여름~가을 | **이용** _ 어린싹 | **먹는 방법** _ 무침 · 데침 · 볶음 · 효소 · 차 | **산행 채취** _ 가능 | **텃밭 재배** _ 가능 | **효능** _ 해수 · 기관지염 · 편도선염 · 유선염 · 해독

**형태** 쑥부쟁이는 높이가 30~100cm 정도이고, 꽃은 8~9월에 연한 자주색으로 피고, 열매는 10월에 흑갈색 난형의 수과로 여문다. 옛날 쑥을 캐러 간 대장장이의 딸이 죽은 자리에서 꽃이 피었다 하여 쑥부쟁이라 부르게 되었다.
쑥부쟁이는 종류가 많으며 모두 어린싹을 산나물로 먹을 수 있다. 쑥부쟁이는 독이 없어 식용 · 약용 · 관상용으로 가치가 높다. 비타민A와 C, 식이섬유가 풍부하다. 나물로 먹거나 차로 먹는다. 해열제 · 이뇨제로 쓴다.

### 식용

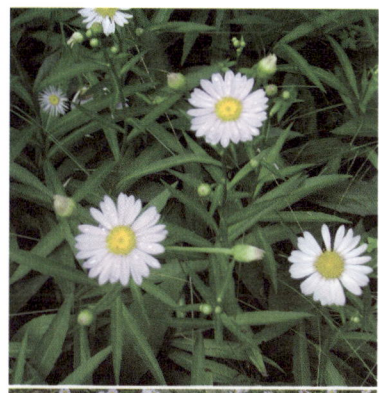

一. 쑥부쟁이는 가을에 가시가 있기 때문에 봄에 10cm 이하의 어린싹을 뿌리 밑동에서부터 따서 끓는 물에 살짝 데쳐서 나물로 먹는다.
一. 오래 놔두면 쓴맛이 나므로 따서 바로 요리해서 먹는다.
一. 억센 잎은 삶아서 말려서 묵나물로 먹는다.
一. 생으로 맑은 장국을 끓이면 담백한 맛이 난다.
一. 양념장으로 먹기도 하고 기름에 볶아 먹거나 튀김에 튀겨 먹기도 한다.

### 사용법

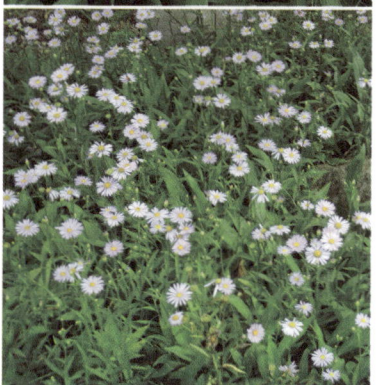

一. 여름에 꽃이 피기 전에 잎을 뜯어 용기나 항아리에 넣고 설탕을 녹인 시럽 30%를 붓고 100일 이상 발효시킨다.

### 민간 요법

一. 기침이나 기관지염에는 전초 15~30g을 달여 먹는다.
一. 독충・벌레에 물렸을 때 전초를 짓찧어 환부에 바른다.
一. 소화가 안 될 때는 즙을 내서 마셨다.

**번식법** _ 가을에 채종하여 봄에 씨앗과 포기 나누기로 번식한다.

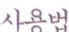

"산백국山白菊"이라 부른다. 주로 기관지염, 편도선염에 다른 약재와 처방한다.

# 엉경퀴 국화과 _ Cirsium japonicum

**한약명** : 대계 / **다른 이름** : 야홍화 · 산우엉 · 호계 · 묘계

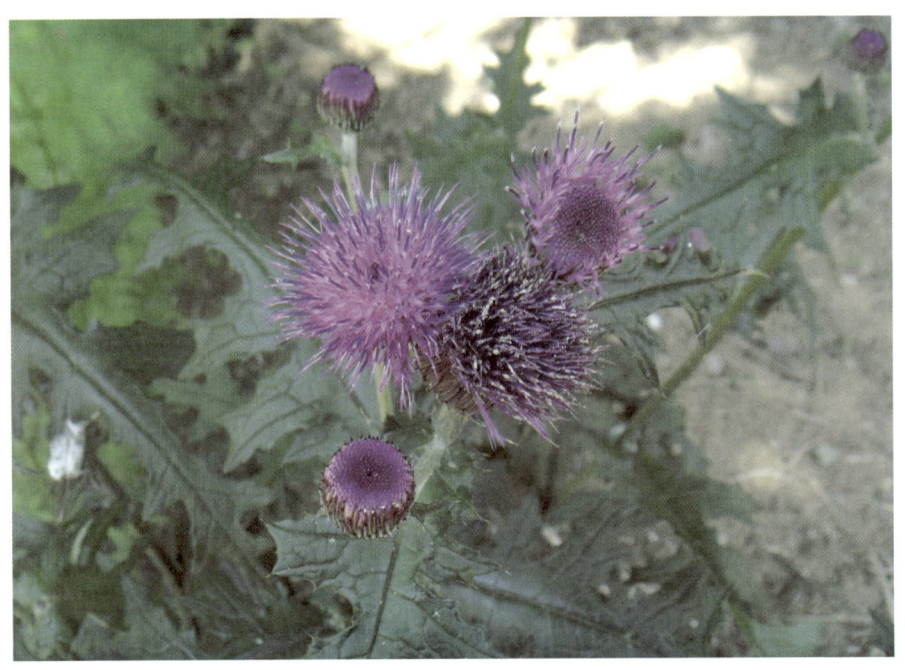

**생육상** _ 여러해살이풀 | **분포지** _ 전국의 산과 들, 밭둑 | **채취** _ 가을뿌리, 잎꽃이 피기 전 | **이용** _ 어린싹 · 어린 줄기 · 뿌리 | **먹는 방법** _ 무침뿌리 · 데침 · 조림싹, 줄기 · 절임 · 효소 · 차 | **산행 채취** _ 가능 | **텃밭 재배** _ 가능 | **효능** _ 암 · 종기 · 장내 염증 · 옹종 · 혈액 순환

**형태** 엉경퀴는 높이가 50~100cm 정도이고, 줄기는 곧게 서고 거미줄 같은 흰색 털이 있고, 잎에는 털과 가시가 있다. 꽃은 6~8월에 줄기와 가지 끝에서 자주색으로 피고, 열매는 10월에 긴 타원형으로 여문다. 엉경퀴는 들보다는 산에서 자란다 하여 "산우엉", 싹이 호랑이와 고양이를 닮았다 하여 "호계"라는 애칭이 있다.
잎의 가시가 부드러운 울릉도에 자생하는 섬엉경퀴, 유럽 원산지로 귀화하여 토착화된

고려엉겅퀴, 참엉겅퀴 등을 비롯하여 50여 종이 넘는다. 장소와 시기에 따라 맛이나 쓴 정도가 다르다. 플라보노이드·알칼로이드·수지·이눌린 등의 성분이 있어 종기 치료 등에 쓴다. 단백질·탄수화물·지방·회분·무기질·비타민 등이 함유되어 있다.

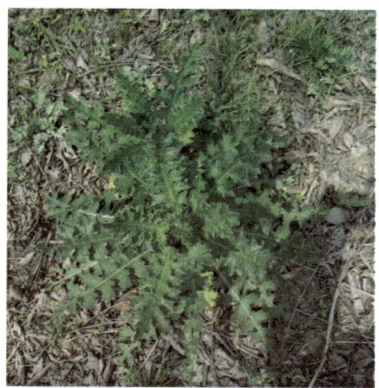

## 식용

─. 봄에 꽃이 피기 전에 어린순을 따서 쓴맛을 우려낸 뒤 나물로 무쳐 먹거나 샐러드로 먹는다.
─. 줄기는 데쳐서 껍질을 벗기고 뿌리는 잘 씻어서 그대로 요리한다.
─. 줄기는 껍질을 벗겨 된장이나 고추장에 박아 두었다 먹는다.

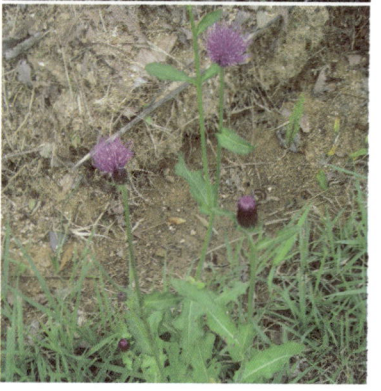

## 사용법

─. 봄에 꽃이 피기 전에 잎을 뜯어 항아리에 넣고 설탕을 녹인 시럽을 30%, 가을에 뿌리를 캐서 물로 씻고 물기를 뺀 다음 항아리에 넣고 설탕을 녹인 시럽 80%을 붓고 100일 이상 발효를 시킨다.

**번식법** _ 실생 번식은 씨앗이 익은 10~11월에 채종하여 흩뿌림이나 줄 뿌림으로 식파한다. 포기 나누기는 산에서 포기를 캐다가 80cm 너비 이랑에 50cm 간격으로 심는다.

### 한방

전초 또는 뿌리를 "대계"라 부른다. 주로 옹양 종독癰瘍腫毒이나 대하증, 혈뇨에 다른 약재와 처방한다.

# 구릿대 미나릿과 _ Angelica dahurica

**한약명**: 백지白芷 / **다른 이름**: 대활·구리대

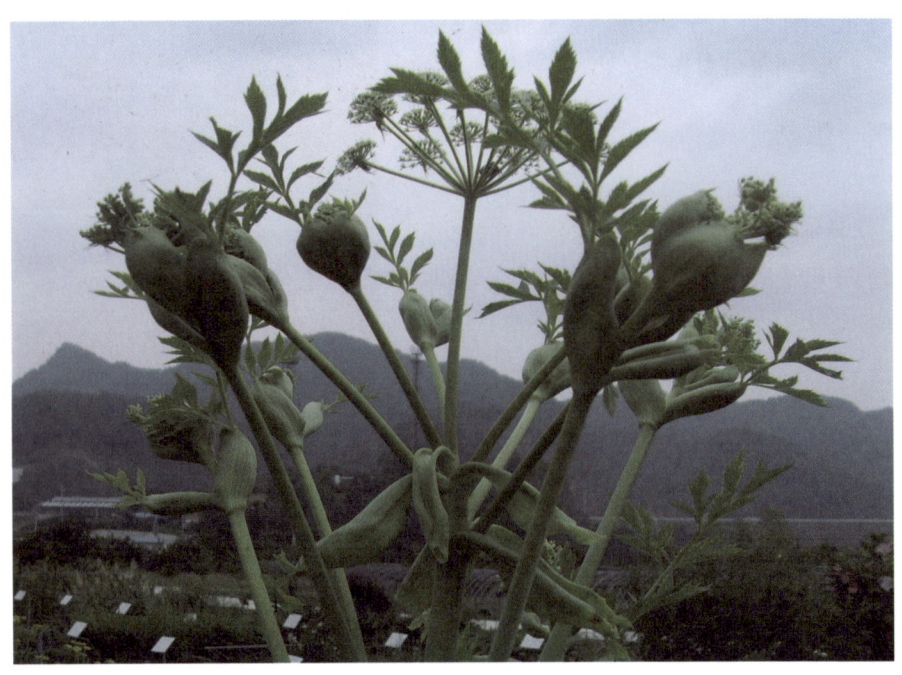

**생육상** _ 여러해살이풀 | **분포지** _ 전국의 산골짜기 | **채취** _ 9~10월 | **이용** _ 잎 | **먹는 방법** _ 무침·효소·환 | **산행 채취** _ 가능 | **텃밭 재배** _ 가능 | **효능** _ 치통·대하·두통

**형태** 구릿대는 높이가 1~2m 정도이고, 꽃은 5~6월에 큰 겹산형 꽃차례 흰색으로 피고, 열매는 9~10월에 편평한 타원형의 분과로 여문다. 구릿대를 "백지白芷"라 부른다. 구릿대는 신辛하고 온溫하여, 거풍제습祛風除濕·통규지통通竅止痛·소종배농消腫排膿에 효능이 있고 감초처럼 약방의 "감초"로 식용, 약용으로 가치가 높다.

최근 약리 실험에서 관상동맥의 혈류량을 촉진시키고, 항균 작용이 있어 대장균·이질균·바이러스균·녹농균 등에 억제 작용이 입증되었고, 동물의 연수 혈관·운동 중추·호흡 중추·척수부에 흥분을 보이는 것으로 나타났다.

### 식용

一. 봄에 어린순을 뜯어 끓는 물에 살짝 데쳐서 나물로 무쳐 먹는다.
一. 봄에 가을에 뿌리를 채취하여 햇볕에 말려서 쓴다.

### 사용법

一. 봄에 잎, 가을에 뿌리를 캐서 물로 씻고 물기 뺀 다음 적당한 크기로 잘라 항아리에 넣고 설탕을 녹인 시럽 30%를 붓고 100일 정도 발효를 시킨다.
一. 뿌리를 잘게 썰어 물에 달여 차茶로 먹거나, 뿌리를 가루내어 찹쌀과 배합해서 환으로 먹는다.

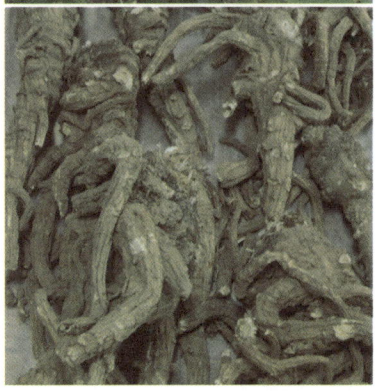

### 민간요법

一. 치통에는 잎을 짓찧어 즙을 내서 양치질을 한다.
一. 두통·미릉골통眉稜骨痛에는 뿌리를 물에 달여 하루에 3번씩 공복에 복용한다.
一. 적대하에는 백지 뿌리 10g+인동덩굴의 꽃 10g을 물에 달여서 하루에 3번씩 공복에 복용한다. 백지는 살균 작용이 있고, 인동 덩굴의 꽃은 미생물에 저항력이 높다.
一. 피부병·두드러기·피부 궤양에는 잎이나 뿌리를 달인 물로 목욕을 한다.

**번식법** _ 씨앗과 포기 나누기로 번식한다.

### 한방

뿌리를 "백지白芷"라 부른다. 주로 치통이나 백대하·미릉골통眉稜骨痛·두통에 다른 약재와 함께 처방한다.

# 구절초 국화과 _ Chrysanthemum zawadskii

**한약명**: 구절초九折草 / **다른 이름**: 들국화 · 구일초 · 선모초 · 고뽕

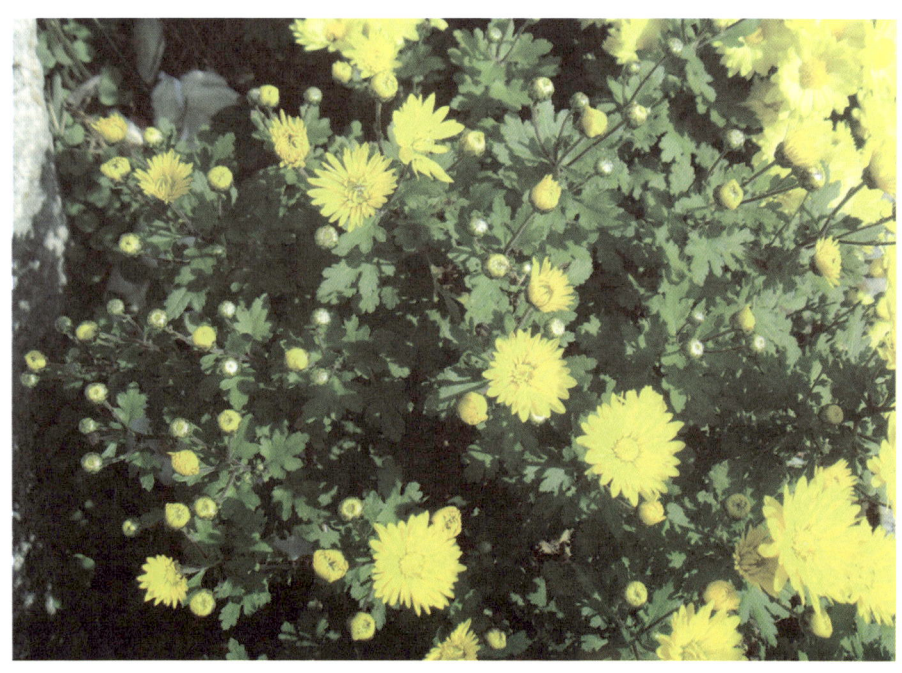

**생육상** _ 여러해살이풀 | **분포지** _ 남부 지방 | **채취** _ 9~10개화직전 | **이용** _ 꽃 · 잎 | **먹는 방법** _ 무침 · 효소 · 차 · 환 | **산행 채취** _ 가능능 | **텃밭 재배** _ 가능 | **효능** _ 혈액 순환 · 생리통 · 월경 불순 · 냉증 · 백대하

**형태** 구절초는 높이가 50~100cm 정도이고, 줄기는 곧게 서고 전체에 흰빛이 돌고, 잎은 어긋나고 가장자리는 깃꼴로 깊게 갈라진다. 꽃은 9~11월에 흰색 또는 연한 분홍색으로 피고, 열매는 10~11월에 긴 타원형으로 여문다.

예부터 구절초九折草를 채취하여 말려 보관하고 있다가 시집간 딸이 친정에 오면 달여 먹인다 하여 "선모초仙母草", 5월 5일 단오가 되면 마디가 9개가 되고 음력 9월 9일이면 아홉 마디가 된다 하여 "구절" 이라 불렀다. 구절초 꽃잎을 베개 속에 넣어서 베고 자면

두통에 좋다. 국화와 비슷한 감국·산국화·
흰국화·들국화·개미취·쑥부쟁이·벌개미
취 등이 있다.

식용

一. 여름부터 가을까지는 꽃, 전초는 수시로 채
취하여 그늘에 말려서 쓴다.

사용법

一. 구절초 전초를 채취하여 적당한 크기로 잘
라 항아리에 넣고 설탕을 녹인 시럽 30%를
붓고 100일 정도 발효를 시킨다.
一. 여름부터 가을까지 꽃이나 전초를 채취하
여 그늘에 말려 차茶로 먹는다.
一. 구절초 전초를 채취하여 햇볕에 말려 가루
를 내어 찹쌀과 배합하여 환으로 만든다.

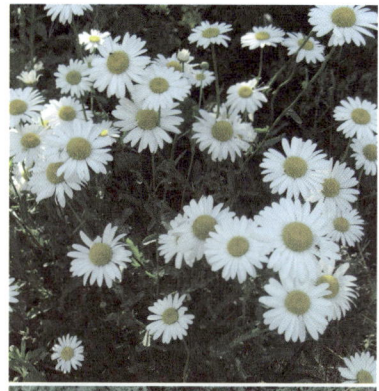

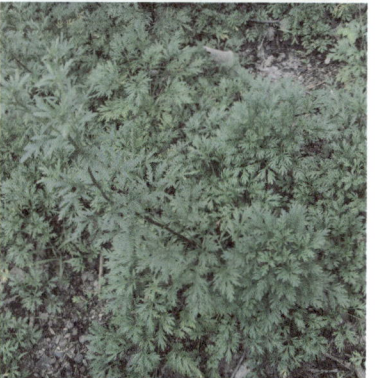

민간요법

一. 불임증에는 가을에 구절초 15g을 하루 용량으로 하여 물에 달여서 하루에 3번씩 공
복에 복용한다.
一. 위가 냉해서 오는 소화 불량에는 구절초를 차로 먹거나 효소를 담가 찬물에 희석해
서 먹는다.
一. 몸이 냉해서 혈액 순환이 안 될 때에는 구절초로 우린 물로 목욕을 한다.

**번식법** _ 씨앗으로 번식한다.

**한방**

전초를 "구절초九折草"라 부른다. 주로 월경 불순이나 자궁 냉증, 불임증에 다른 약재와 처방
한다.

# 나팔꽃 메꽃과 _ Pharbitis nil Choisy

**한약명** : 흑축黑丑, 견우자牽牛子 / **다른 이름** : 견우화 · 조안화 · 라팔화 · 백축

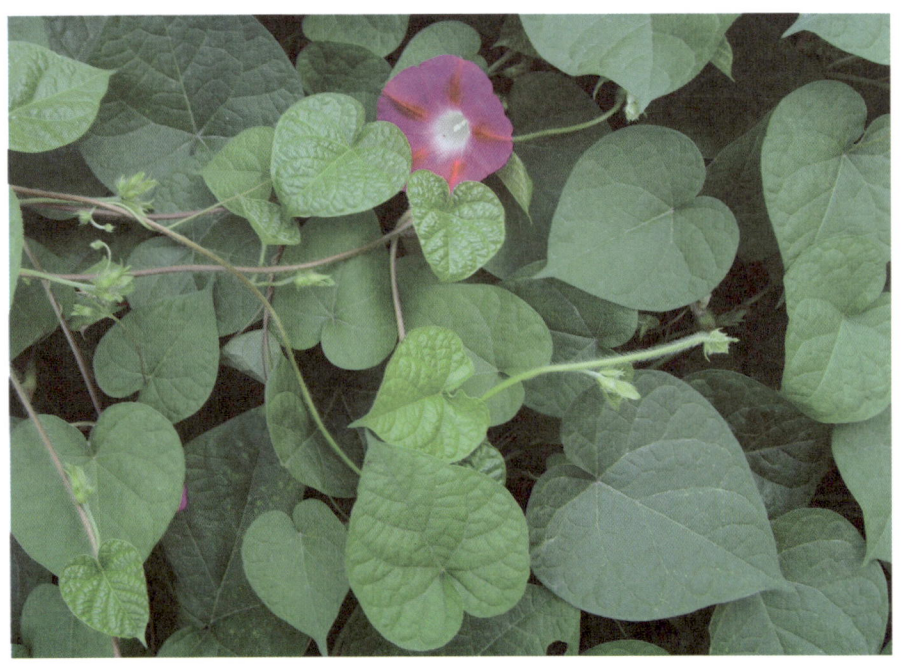

**생육상** _ 한해살이풀 | **분포지** _ 전국 | **채취** _ 가을 | **이용** _ 종자 · 잎 | **먹는 방법** _ 무침 · 효소 | **산행 채취** _ 가능 | **텃밭 재배** _ 불가능 | **효능** _ 부종 · 담음 · 변비

**형태** 나팔꽃은 잎이 어긋나고 꽃은 7~8월에 홍자색 · 백색 · 적색 등 여러 가지로 잎 겨드랑에 피고, 열매는 3실에 각각 2개의 검은 씨가 들어 있는 삭과로 여문다.
꽃의 모양이 전통 악기의 나팔과 비슷하여 "나팔꽃", 병에 걸린 왕을 나팔꽃 씨앗으로 치료한 후 소를 하사 받아 끌고 갔다 하여 "견우자" 라 부른다.
나팔꽃의 맛은 쓰고 맵고 성질은 차갑지만 식용 · 약용 · 관상용으로 가치가 높다. 한방에서 씨를 이용하여 부종에 응용한다. 민간에서 소변을 잘 나오게 하고 벌레에 물렸을 때 썼다.

### 식용

一. 잎을 따서 끓는 물에 살짝 데쳐서 나물로 무쳐 먹는다.
一. 가을에 열매를 채취하여 냄비에 넣어 볶아 먹는다.

### 사용법

一. 가을에 꽃이 피기 전에 잎을 채취하여 적당한 크기로 잘라 항아리에 넣고 설탕을 녹인 시럽 30%를 붓고 100일 정도 발효를 시킨다.

### 민간요법

一. 부종에는 잎 10g을 달여 먹는다.

### 금기

一. 한 번에 너무 많이 먹으면 설사를 한다. 특히 임산부는 복용을 금한다.

**번식법** _ 씨앗으로 번식한다.

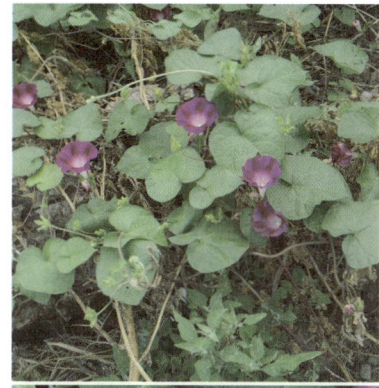
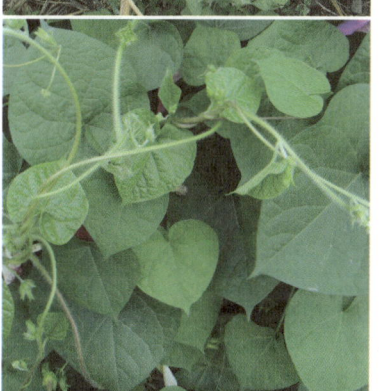

### 한방

종자를 "흑축黑丑" 또는 '견우자牽牛子'라 부른다. 주로 살충에 효능이 있고, 부종, 담음에 다른 약재와 처방한다.

# 냉초 현삼과 _ Veronicastrum sibiricum Pennell

**한약명**: 참룡검斬龍劍 / **다른 이름**: 숨위나물

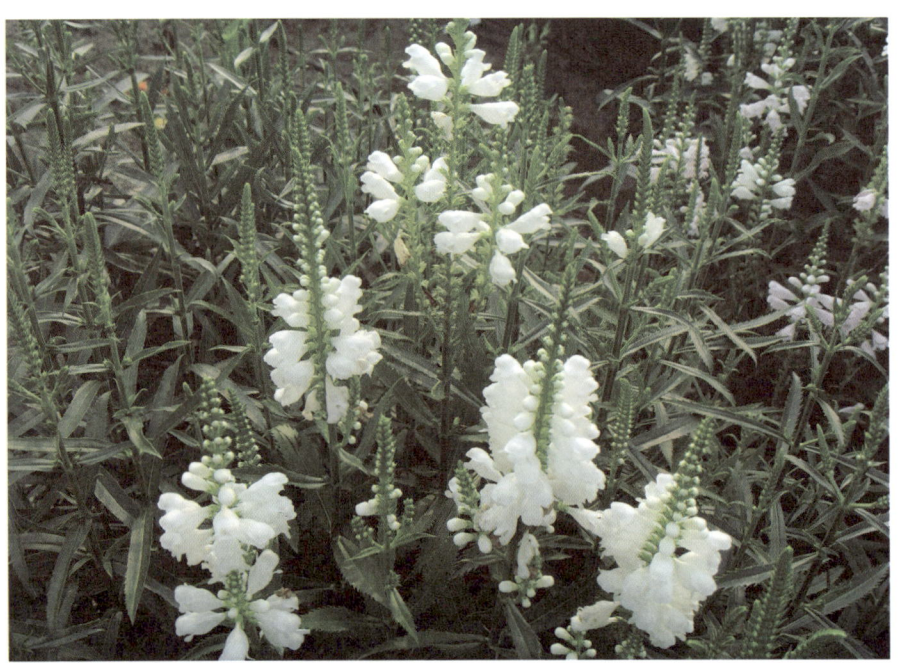

**생육상** _ 여러해살이풀 | **분포지** _ 제주도를 제외한 전국의 산 | **채취** _ 봄~여름 | **이용** _ 잎 | **먹는 방법** _ 무침·효소 | **산행 채취** _ 가능 | **텃밭 재배** _ 가능 | **효능** _ 감기·해독·지통·근육통·방광염

**형태** 냉초는 높이가 50~90cm 정도이고, 꽃은 7~8월에 홍자색으로 피고, 열매는 끝이 뾰족한 넓은 달걀 모양의 삭과로 여문다.
냉초는 여름철 더위에는 약하지만 추운 산지에서도 잘 자란다 하여 "냉초"라 부른다.
냉초의 맛은 약간 쓰고 성질은 차갑다. 식용·약용·관상용으로 가치가 높다. 한방에서는 전초를 감기에 의한 근육통에 사용한다.

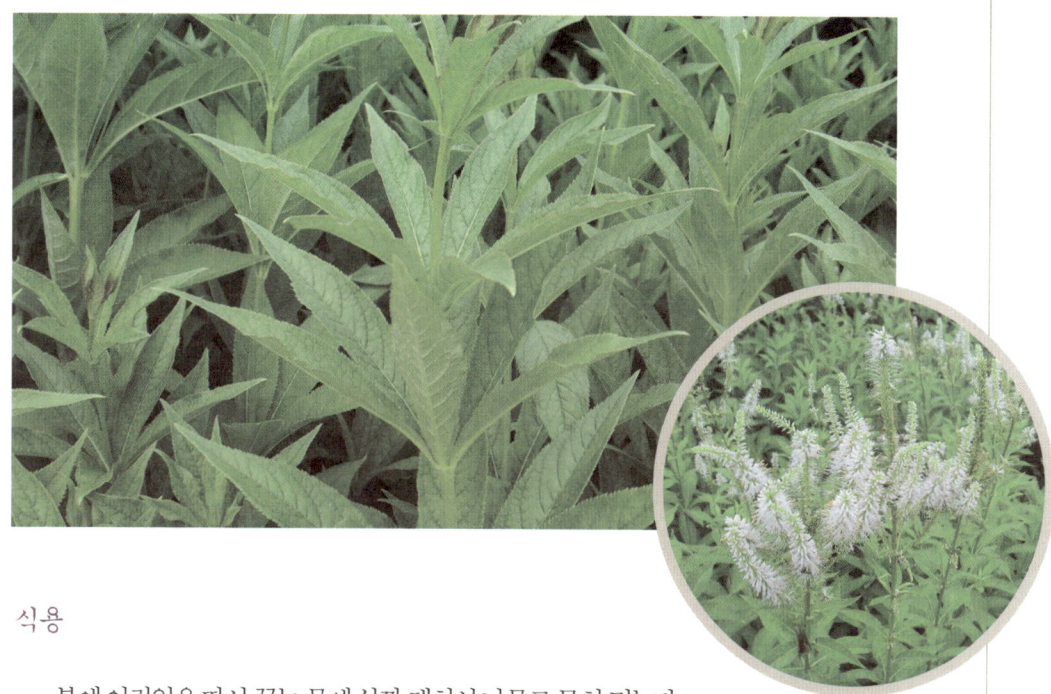

### 식용

一. 봄에 어린잎을 따서 끓는 물에 살짝 데쳐서 나물로 무쳐 먹는다.

### 사용법

一. 여름에 꽃이 피기 전에 잎을 채취하여 적당한 크기로 잘라 항아리에 넣고 설탕을 녹인 시럽 30%를 붓고 100일 정도 발효를 시킨다.

### 민간 요법

一. 감기와 근육통에는 전초 10g을 달여 먹는다.
一. 독충이나 벌레 물렸을 때는 전초를 짓찧어 환부에 바른다.

**번식법** _ 씨앗으로 번식한다.

### 한방

전초를 "참룡검斬龍劍"이라 부른다. 주로 감기 근육통 방광염 등에 다른 약재와 처방한다.

# 참취 국화과_Aster scaber

**한약명**: 동풍채東風菜, 동풍채근東風菜根 / **다른 이름**: 취나물·암취·취·나물취

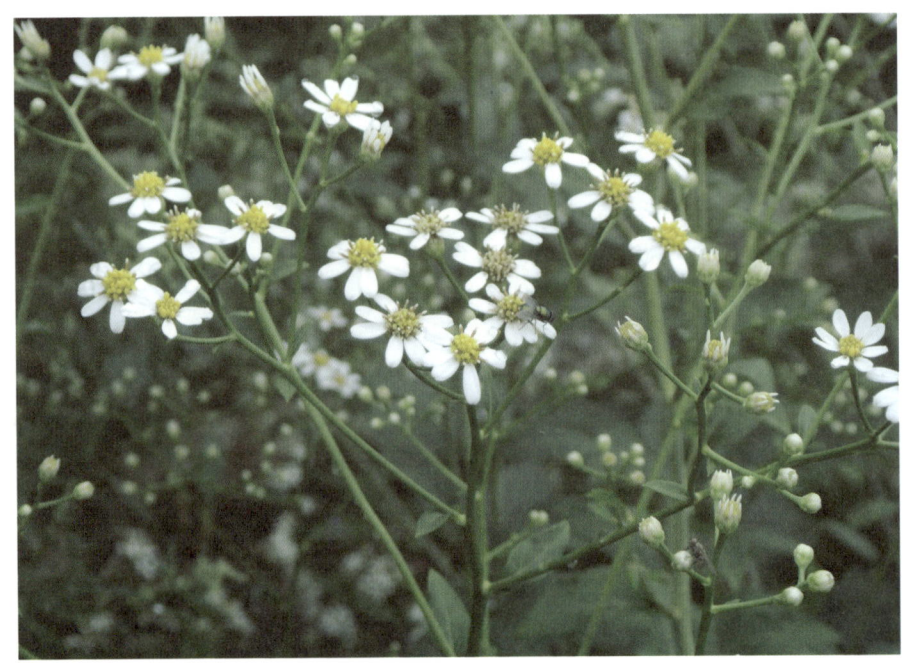

**생육상** _ 여러해살이풀 | **분포지** _ 전국의 숲속, 밭 | **채취** _ 봄잎 | **이용** _ 잎·줄기 | **먹는 방법** _ 쌈·무침·묵나물·효소 | **산행 채취** _ 가능 | **텃밭 재배** _ 가능 | **효능** _ 장염·복통·골절 동통·타박상

**형태** 참취는 높이가 1~1.5m 정도이고, 전체에 털이 있고, 잎은 어긋나고 심장 모양이며, 잎자루가 길고 잎 가장자리는 톱니가 있고, 윗부분에서 가지가 갈라진다. 꽃은 8~10월에 줄기나 가지 끝에서 흰색으로 피고, 열매는 11월에 긴 타원형으로 여문다. 참취의 향긋한 내음이 입맛을 돋우어 주기 때문에 "향소香蔬"라 부른다. 곰취·단풍취 등 잎이 넓은 '취' 자가 붙은 산나물은 모두 쌈으로 먹었다. 참취는 알칼리성으로 식용으로 가치가 높다. 참취는 당분·단백질·칼슘·인·철분·비타민 등이 함유되어 있다.

식용

一. 여름에 어린잎을 따서 쌈으로 먹거나 끓는 물에 살짝 데쳐서 나물로 무쳐 먹는다.
一. 말려 국거리나 찌개에 넣어 먹는다.
一. 삶아서 말려서 묵나물로 먹는다.

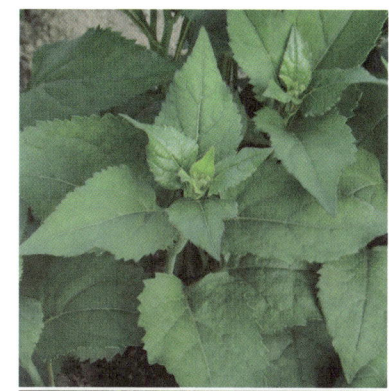

사용법

一. 봄에 참취를 채취하여 항아리에 넣고 설탕을 녹인 시럽 30%를 붓고 100일 정도 발효를 시킨다.

민간 요법

一. 타박상·독충이나 뱀에 물렸을 때에는 생뿌리를 짓찧어 환부에 붙인다.
一. 장염에 의한 복통·근골동통·지통에는 뿌리를 물에 달여서 하루에 3번씩 공복에 복용한다.

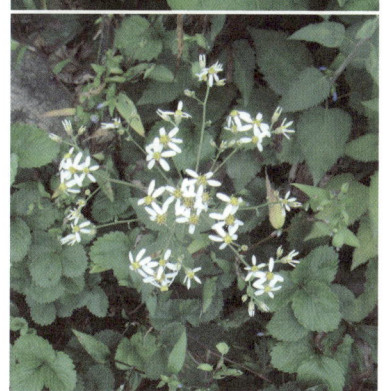

금기

一. 취나물을 생것으로 많이 먹으면 몸 속의 칼슘과 결합해 결석을 유발한다.

**번식법** _ 가을에 씨앗을 채종하여 비비면 관모가 떨어질 때 털을 없앤 후 직파한다. 포기나무기는 가을이니 이른 봄 싹트기 전에 포기를 캐내어 싹을 2~3개를 붙여서 쪼개어 심는다.

### 한방

전초를 "동풍채東風菜", 뿌리를 "동풍채근東風菜根"이라 부른다. 주로 복통이나 이뇨, 근골 동통에 다른 약재와 처방한다.

# 달래 백합과 _ Allium monanthum

**한약명**: 해백, 해엽 / **다른 이름**: 달롱 · 달롱게 · 꿩마농제주

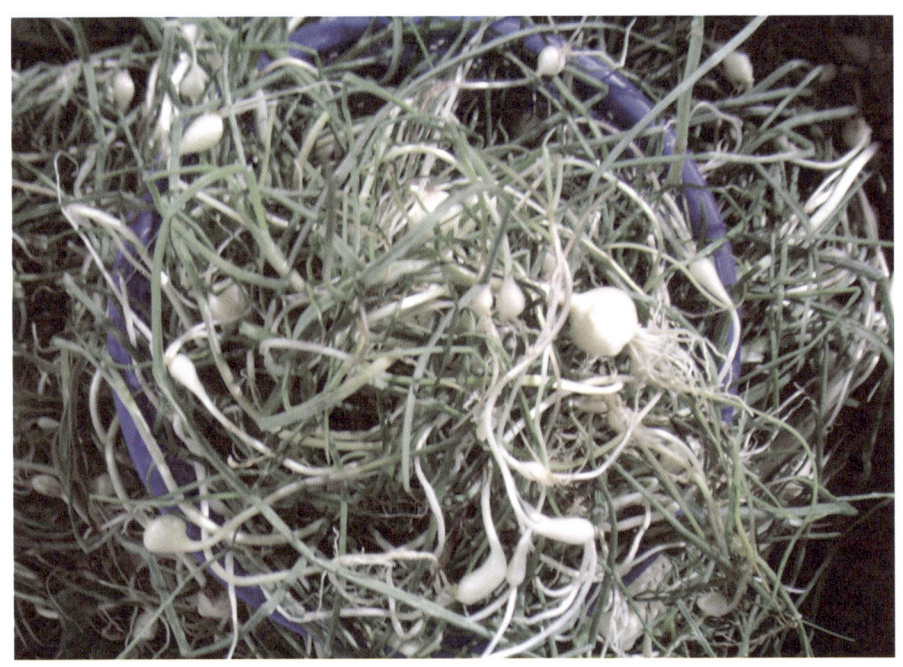

**생육상** _ 여러해살이풀 | **분포지** _ 전국 | **채취** _ 봄 | **이용** _ 어린잎 · 비늘줄기 | **먹는 방법** _ 생식 · 무침 · 찌개 · 양념장 | **산행 채취** _ 가능 | **텃밭 재배** _ 가능 | **효능** _ 빈혈 · 동맥경화 · 노화 방지

**형태** 달래는 높이가 5~12cm 정도이고, 꽃은 4~5월에 백색이고 또는 붉은 빛이 감도는 백색으로 피고, 열매는 둥글게 삭과로 여문다.

봄에 나른한 춘곤증에는 봄나물이 최고다. 달래는 옛날부터 강장 식품으로 알려져 있고, 달래에는 독특한 맛과 향취를 지닌 향신채로 식욕을 돋우어 준다. 달래는 알칼리성 식품으로 식용으로 가치가 높다. 비타민 A · $B_1$ · $B_2$ C, · 칼슘 · 인 · 철분 등 무기질이 풍부해 빈혈을 없애 주고 노화 방지에 좋은 것으로 알려져 있다.

파 같은 매운맛과 부추 같은 냄새가 나서 찌개 요리에 매우 잘 어울린다. 톡 쏘는 매운맛이 일품이다.

## 식용

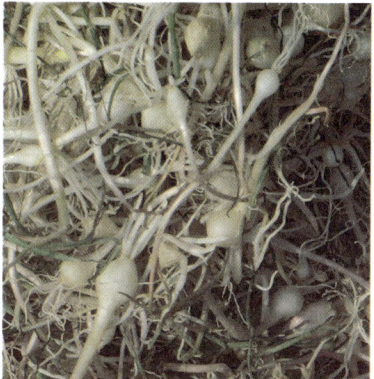

一. 달래는 손질할 때 알뿌리의 얇은 껍질을 벗기고 수염뿌리를 잘라 버리고 낱낱이 씻고 간장에 잘게 썰어 양념장으로 먹는다.
一. 굵고 매운 것은 된장찌개에 넣어 먹는다.
一. 비늘줄기를 씻어 껍질을 벗겨 내고 생으로 된장에 묻혀 먹는다.

## 사용법

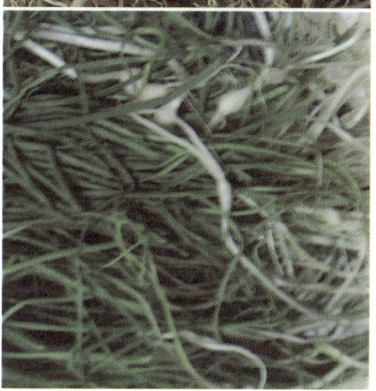

一. 봄에 달래를 통째로 물로 씻고 물기를 뺀 다음에 항아리에 넣고 설탕을 녹인 시럽 30%를 붓고 100일 정도 발효시킨다.

## 민간요법

一. 설사나 구역질에 비늘줄기 20g을 달여 먹는다.

**번식법**_꽃이 지면 끼만 씨앗이 익으면 7월에 따서 7월 하순부터 8월 중순까지 모구나 자구로 번식시킨다.

### 한방

잎을 "해엽", 비늘줄기를 "해백"이라 부른다. 주로 빈혈, 동맥 경화에 다른 약재와 처방한다.

# 달맞이꽃 바늘꽃과 _ Oenothera biennis

**한약명** : 대소초待宵草 / **다른 이름** : 월견초

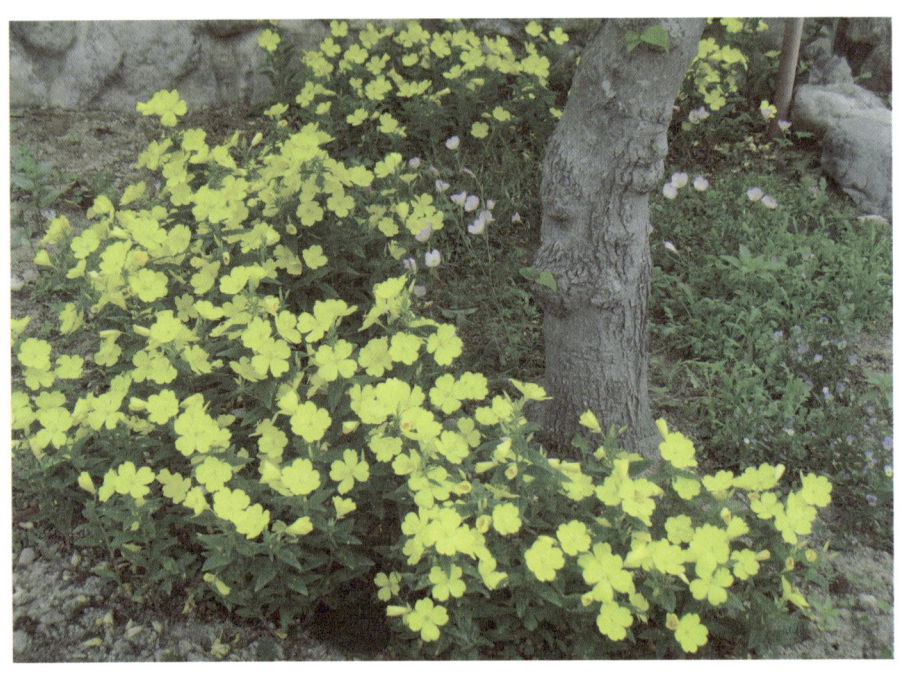

**생육상** _ 여러해살이풀 | **분포지** _ 전국의 산과 들 | **채취** _ 여름잎, 9~10월종자 | **이용** _ 종자, 어린잎 | **먹는 방법** _ 무침·데침·기름·효소·환 | **산행 채취** _ 가능 | **텃밭 재배** _ 가능 | **효능** _ 동맥 경화·고혈압·당뇨병·갱년기·염증·인후염·비만·해열·고지혈증

**형태** 달맞이꽃은 높이가 50~90cm 정도이고, 꽃은 7월에 잎 겨드랑이에서 노란 황색으로 피고, 열매는 삭과로 여문다. 달맞이꽃은 밤에 꽃을 피웠다가 아침에 햇살이 비치면 곧 오므라든다 하여 "월견초月見草"라는 애칭이 있다. 달맞이꽃은 독이 없어 식용·약용·관상용으로 가치가 높다. 꽃은 감기로 인한 고열로 인한 인후염, 뿌리는 해열·기관지염·피부염에 좋고, 열매에는 정유가 다량으로 함유되어 있고 콜레스테롤을 비롯한 지질 성분의 과다한 축적 작용을 억제시킴으로 동맥 경화, 고지혈증에 좋다.

### 식용

一. 잎은 몹시 쓰기 때문에 생으로 바로 먹을 수 없고, 끓는 물에 살짝 데쳐서 찬물에 우려 내어 먹는다.
一. 봄에 잎을 밑동에서부터 뜯어서 데친 다음 헹궈서 요리한다.
一. 꽃은 튀김, 잎은 삶아서 말려서 묵나물로 먹는다.

### 사용법

一. 가을에 뿌리를 채취하여 물로 씻고 물기를 뺀 다음 용기나 항아리에 넣고 설탕을 녹인 시럽 80%를 붓고 100일 이상 발효시킨다.
一. 여름에 활짝 핀 꽃을 따서 용기에 넣고 술을 붓고 밀봉하여 3개월 후에 먹는다.

### 민간요법

一. 동맥 경화에는 달맞이꽃 씨앗을 채취하여 기름을 짜서 한 스푼씩 먹는다.
一. 당뇨병에는 뿌리 10g을 물에 달여 먹는다.

### 달맞이 기름 만들기

一. 가을에 꼬투리가 터지기 전에 줄기째로 채취하여 햇볕에 말린 후 털어 기름을 짠다.

**번식법** _ 씨앗과 포기 나누기로 번식한다.

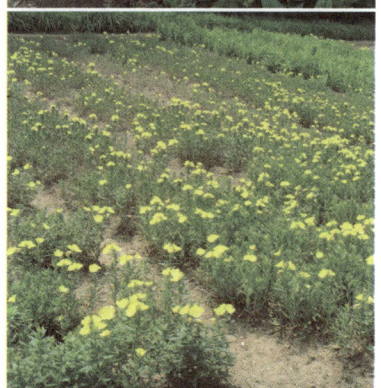

### 한방

뿌리를 "대소초待宵草"라 부른다. 주로 동맥화, 당뇨병에 다른 약재와 처방하다.

# 닭의장풀 닭의장풀과 _ Commelina communis

**한약명**: 압척초 / **다른 이름**: 벽죽자 · 벽죽초 · 닭의밑씻개 · 달개비

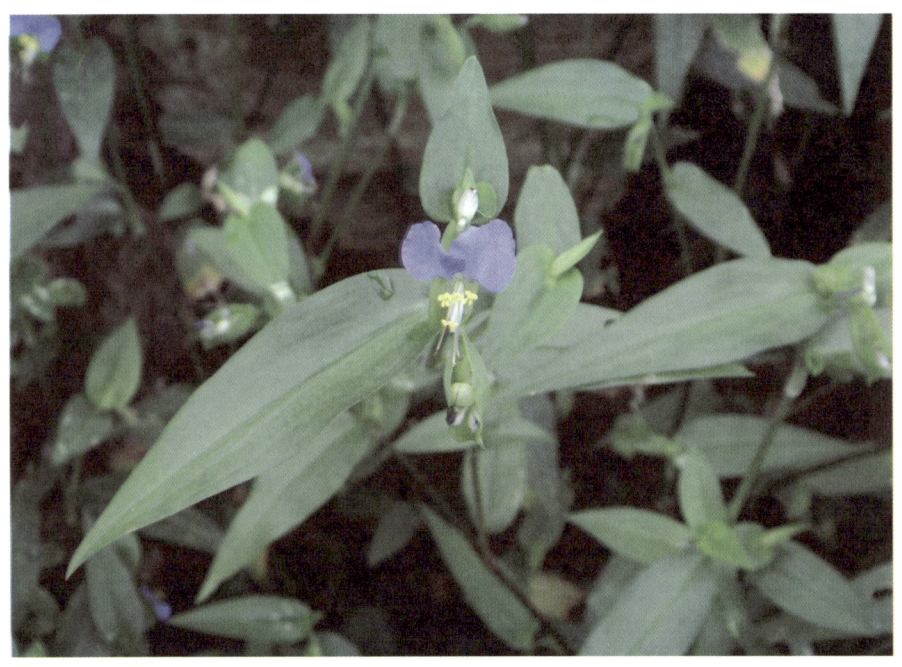

**생육상** _ 한해살이풀 | **분포지** _ 길가나 냇가의 습기 있는 곳 | **채취** _ 9~10월 | **이용** _ 어린 잎과 줄기 | **먹는 방법** _ 무침 · 튀김 어린잎 · 줄기 · 샐러드에 곁들임 꽃 · 효소 · 차 | **산행 채취** _ 가능 | **텃밭 재배** _ 가능 | **효능** _ 이질 · 토혈 · 혈뇨 · 타박상 · 해열 · 설사 · 감기 · 편도선염

**형태** 닭의장풀은 높이 10~50cm 정도이고, 잎은 어긋나고 끝이 뾰족한 피침형으로 줄기가 비스듬히 자라고 가지가 많이 갈라지고, 땅 위를 기는 줄기 밑부분의 마디에서 뿌리가 내린다. 꽃은 3장으로 7~8월에 반으로 접힌 포에 싸여 2장은 하늘색, 1장은 흰색으로 피고, 열매는 9~10월에 잿빛을 띠는 타원형으로 여문다.
전국의 밭, 공터에서 흔히 볼 수 있다. 닭의장풀은 식용, 약용으로 가치가 높다. 옛날부

터 꽃은 염료의 재료로 사용했다.

### 식용

一. 쓴맛과 냄새가 없고 산뜻한 맛이 있다.
一. 가을에 꽃이 피기 전에 연한 잎만을 따서 끓는 물에 살짝 데쳐서 나물로 무쳐 먹는다.

### 사용법

一. 가을에 뿌리를 채취하여 물로 씻고 물기를 뺀 다음 용기나 항아리에 넣고 설탕을 녹인 시럽 30%를 붓고 100일 이상 발효를 시킨다.
一. 닭의장풀 전체를 꽃이 필 무렵 채집하여 잘게 썰어 물에 넣고 끓여 차茶 대용으로 수시로 복용하며 장복한다.

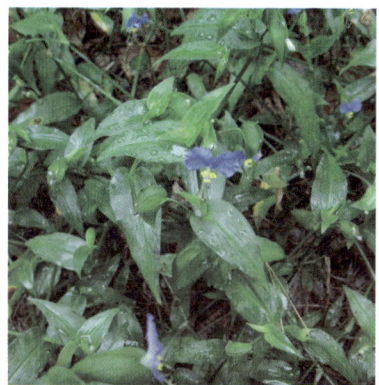
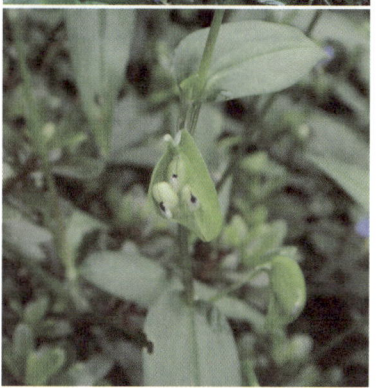

### 민간 요법

一. 구내염에는 닭의장풀을 채취하여 짓찧어 즙을 내서 입 안에서 가글을 한 후 복용하거나 뱉는다.
一. 당뇨병에는 전초를 채취하여 그늘에 말려 물에 달여 하루에 3번씩 공복에 복용한다.
. 타박상·중기에는 전초를 뜯어 짓찧어 환부에 바른다.
一. 이질·토혈에는 전초를 뜯어 짓찧어 즙을 먹는다.
一. 비만이나 여성의 갱년기에는 달맞이꽃 기름을 짜서 먹었다.

**번식법** _ 씨앗으로 번식한다.

### 한방

전초를 "압척초"라 부른다. 주로 당뇨병, 편도선염 등에 다른 약재와 처방한다.

# 당귀 미나릿과 _ Radix angelicae gigasis

**한약명**: 당귀當歸 / **다른 이름**: 왜당귀 · 일당귀 · 화당귀 · 동당귀

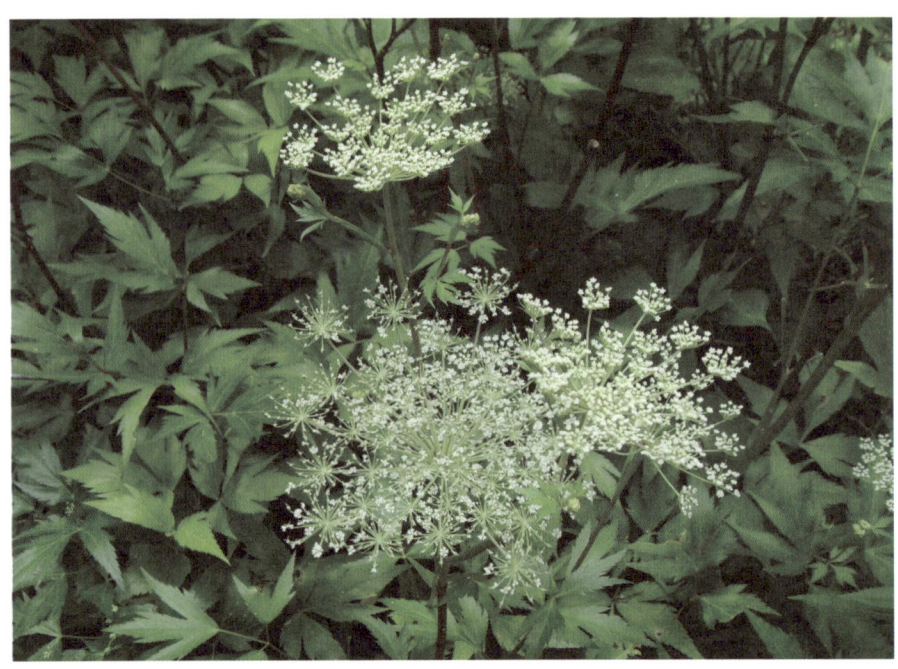

**생육상** _ 여러해살이풀 | **분포지** _ 전국의 산야 깊은 곳 | **채취** _ 가을 | **이용** _ 잎 · 뿌리 | **먹는 방법** _ 쌈 · 무침 · 효소 | **산행 채취** _ 가능 | **텃밭 재배** _ 가능 | **효능** _ 신체 허약 · 산후 조리 · 빈혈 · 생리통 · 관절통 · 월경 불순

**형태** 당귀는 높이가 1~2m 정도이고, 잎은 어긋나고 작은 잎은 계란 모양 또는 버들잎 모양이고 가장자리는 톱니 모양이다. 꽃은 8월에 연보라색으로 피고, 열매는 9~10월에 납작한 타원형으로 여문다. 식물 전체에서 독특한 향기가 난다. 뿌리에 상처를 내면 흰 즙이 나온다. 사찰 주변에서 자란다 하여 "승검초"라 부른다.

옛날에는 당귀를 겨울에 움 속에 묻어서 재배하여 은비녀같이 나오는 순을 따서 김치를 담고 꿀에 찍어 먹는 풍습이 있었다. 당귀는 우리나라 특유의 향채로 일본에서 들어온

일당귀와는 다르다. 당귀는 독성이 없어 식용, 약용으로 가치가 높다. 당귀는 부인병의 묘약으로 산후의 보혈에 쓴다.

## 식용

一. 봄에 어린순을 뜯어 끓는 물에 살짝 데쳐서 나물로 무쳐 먹거나 쌈으로 먹는다.
一. 줄기를 껌처럼 씹으면서 향과 함께 먹는다.
一. 뿌리를 말려서 가루내어 다식을 만들어 먹는다.
一. 봄에 잎, 가을에 뿌리를 캐서 줄기와 잔뿌리를 잘라 버리고 물에 깨끗이 씻은 다음 햇볕에 말려서 쓴다.
一. 노두를 잘라 버리고 잘게 썰어 쓴다.

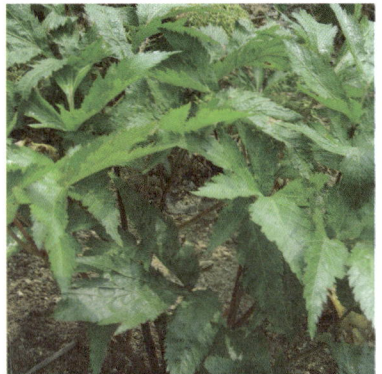

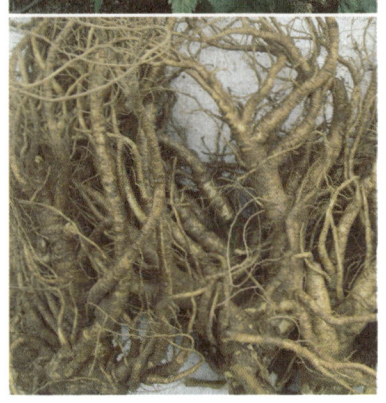

## 사용법

一. 봄에서 여름까지는 잎에 설탕을 녹인 시럽을 30%, 가을에는 뿌리를 캐어 물로 씻고 물기를 뺀 다음 용기나 항아리에 넣고 설탕을 녹인 시럽을 70%를 붓고 100일 이상 발효를 시킨다.

## 금기

一. 설사를 할 때 쓰지 않는다, 석창포와 생강과 쓰지 않는다.
一. 줄기가 생긴 당귀 뿌리는 약으로 쓰지 않는다.

**번식법**_씨앗으로 번식한다. 3년생 포기에서 채종한다. 3월 중순~4월 초순경에 120cm 너비의 이랑에 흩뿌림한다.

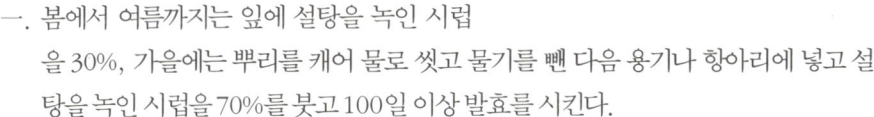

뿌리를 "당귀當歸"라 부른다. 주로 해독에 다른 약재와 처방한다.

# 더덕 초롱꽃과 _ Codonopsis lanceolata

**한약명**: 산해라山海螺 / **다른 이름**: 양유·사삼·백삼·노삼

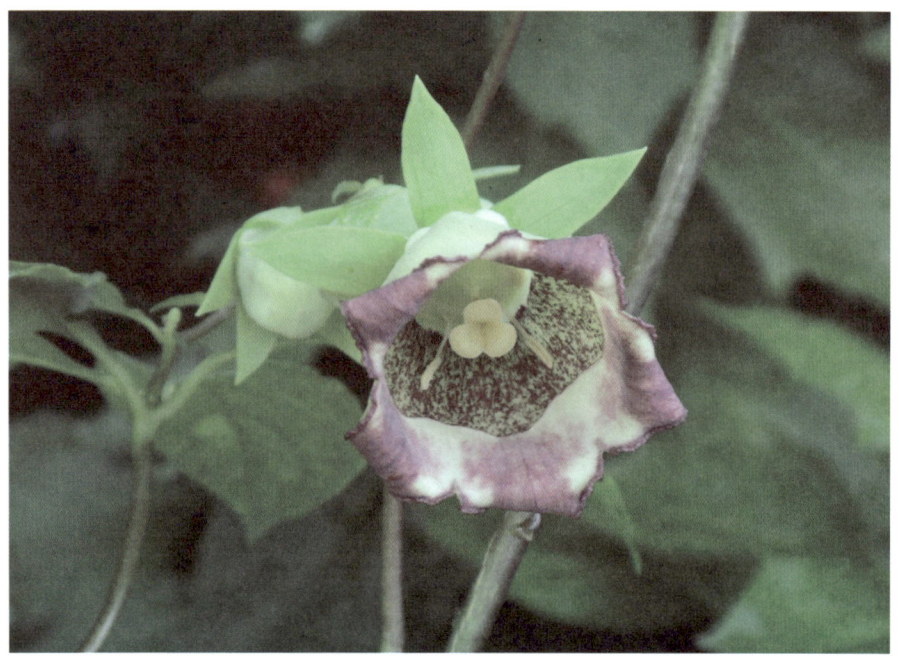

**생육상** _ 덩굴성 여러해살이풀로 | **분포지** _ 전국의 숲속과 밭 | **채취** _ 봄잎·10월뿌리 | **이용** _ 어린잎·덩굴 끝·뿌리 | **먹는 방법** _ 쌈·무침·데침어린잎·덩굴 끝·구이·전 뿌리, 효소·술 | **산행 채취** _ 가능 | **텃밭 재배** _ 가능 | **효능** _ 잦은 기침·해수·천식·기관지염·인후염

**형태** 더덕의 길이는 1.5~2m 정도이고 잎 앞면은 녹색이고 뒷면은 흰색이며 잎은 어긋나고 가지 끝에서 4장이 모여 마주나고 가장자리는 밋밋하고 잎이나 줄기 뿌리를 자르면 흰색 즙이 나오고 독특한 향이 난다. 꽃은 8~9월에 종 모양의 연한 녹색의 꽃이 밑을 향해 피고 꽃잎 안쪽에 자주색 반점이 있다. 열매는 10~11월에 납작한 팽이를 거꾸로 세운 모양으로 여문다. 더덕은 독성이 없어 식용과 약용으로 가치가 높다.

더덕은 향과 맛으로 입맛을 회복시켜 준다. 더덕의 잎·줄기·뿌리를 자르면 하얀 유액인 "양유羊乳"는 사포닌 성분으로 물에 잘 녹아 젖이 부족한 산모에게 좋다.

## 식용

一. 봄에 어린잎을 뜯어 쌈이나 끓는 물에 살짝 데쳐서 나물로 무쳐 먹는다.
一. 세로로 가늘게 찢어서 쓰거나 부드러운 것을 기름과 간장으로 조리하여 먹는다.
一. 뿌리를 생으로 먹거나 장아찌·생채·무침·튀김으로 먹는다.
一. 봄에 잎, 가을에 뿌리를 캐서 줄기와 잔뿌리를 다듬고 물에 씻어 햇볕에 말려서 쓴다.

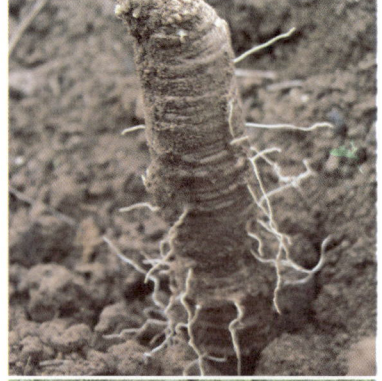

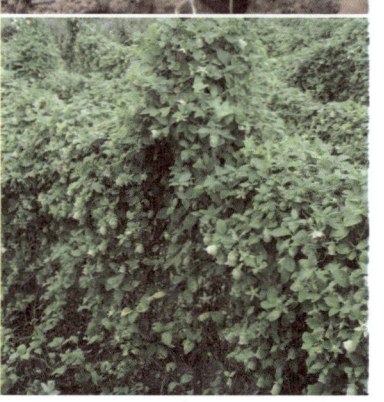

## 사용법

一. 가을에 더덕을 캐서 흙을 제거한 후에 물로 씻고 적당한 크기로 썰어 용기나 항아리에 넣고 설탕을 녹인 시럽 70%를 붓고 100일 이상 발효를 시킨다.
一. 가을에 뿌리를 캐어 흙을 제거한 후에 물로 씻고 물기를 뺀 후에 용기에 넣고 술을 붓고 밀봉하여 3개월 후에 먹는다. 재탕, 삼탕까지 먹는다.

## 금기

一. 풍한의 사기에 의한 기침을 할 때, 방풍과 여로와 배합하지 않는다

**번식법** _ 씨앗이 익으면 따서 직파하든가 밭이나 모래에 가매장한 후 봄에 뿌린다.

### 한방

뿌리를 "산해라"라 부른다. 주로 유선염이나 유즙 부족, 거담에 다른 약재와 처방한다.

# 도라지 초롱꽃과 _ Platycodon grandiflorum

**한약명** : 길경桔梗 / **다른 이름** : 백약·경초·고경·산도라지

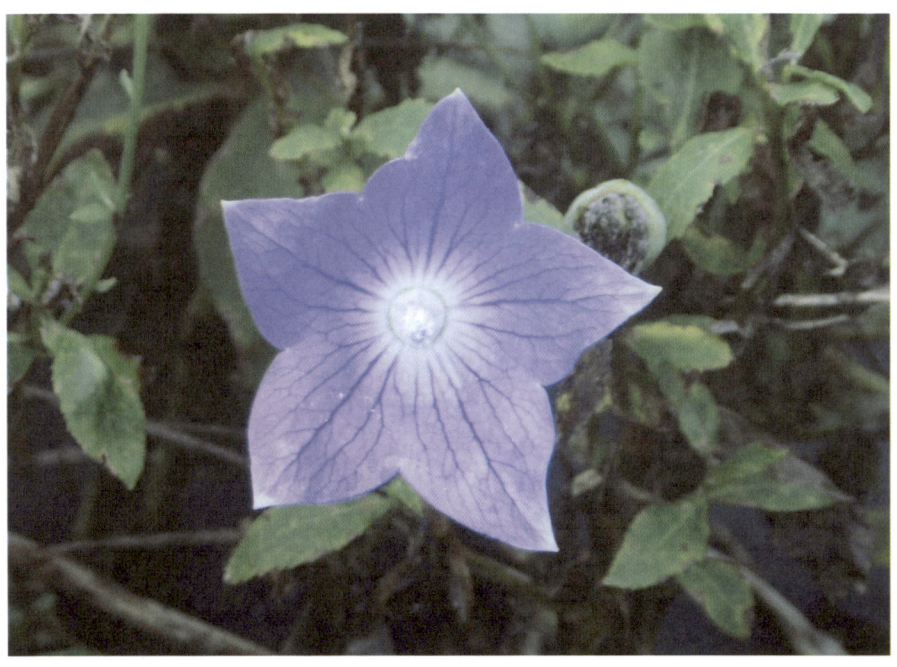

**생육상** _ 여러해살이풀 | **분포지** _ 전국의 야산 양지바른 숲이나 밭 | **채취** _ 봄잎·9~10월 뿌리 | **이용** _ 잎·뿌리 | **먹는 방법** _ 무침·볶음·장아찌·효소·술 | **산행 채취** _ 가능 | **텃밭 재배** _ 가능 | **효능** _ 잦은 기침·천식·해수·진해 거담·기관지염

**형태** 도라지는 높이가 80~100cm 정도이고, 잎은 어긋나거나 3~4장씩 돌려나고 타원형으로 가장자리가 날카로운 톱니 모양이다. 줄기를 자르면 흰색의 즙이 나온다.
꽃은 7~8월에 종 모양으로 위를 향해 보랏빛 또는 흰색으로 피고, 열매는 10월에 둥근 달걀 모양으로 여문다. 도라지는 우리 민족이 가장 애용하는 산나물 중의 하나로 기제사 때 쓰였던 삼색나물 중 하나다. 도라지 중에서 백도라지를 최상품으로 꼽고 "도라지가 100년을 묵으면 그 약효가 산삼보다 낫다"고 할 정도로 약성이 좋다.

도라지는 식용이나 약용으로 가치가 높다. 뿌리를 생채로 먹거나 추출물·분말·캔디·술·화장품·강정 등으로 만들어 먹을 수 있다.

## 식용

一. 어린잎과 줄기를 데쳐서 나물로 먹는다.
一. 뿌리를 생으로 초고추장에 찍어 먹는다.
一. 볶음·튀김·생채·정과 등 요리에 쓴다.
一. 도라지 뿌리를 식용으로 할 때는 끓는 물에 삶은 다음, 잘게 쪼개어 물에 헹구고 사포닌을 흘려 버린 후 조리를 해서 먹거나 소금물에 문질러 쓴맛을 뺀 후 찬물에 여러 번 헹군 후 쓴다.

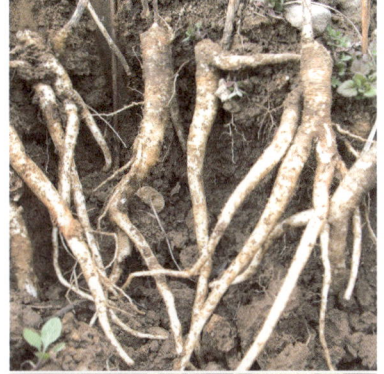
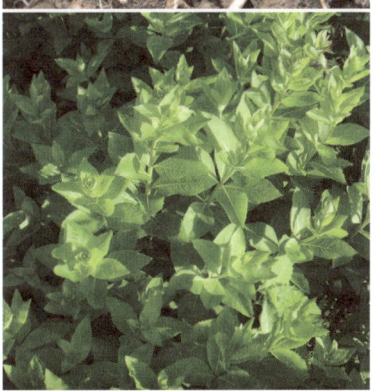

## 사용법

一. "밭도라지+산도라지"를 떡국의 떡 크기로 썰어 설탕에 버무려 항아리에 넣고 설탕을 녹인 시럽 70%를 붓고 100일 이상 발효를 시킨다.
一. 뿌리를 캐서 흙은 제거한 후에 물로 씻고 물기를 뺀 다음 용기에 넣고 술을 붓고 밀봉하여 3개월 후에 먹는다.

## 금기

一. 뿌리에 이눌린Inulin 독성 성분이 있어 끓는 물에 살짝 삶아 독을 제거한다.
一. 산수유와 먹지 않는다.

**번식법** _ 씨앗은 수명이 짧기 때문에 8개월 이내에 파종한다.

### 한방

뿌리를 "길경桔梗"이라 부른다. 주로 거담이나 폐, 기관지를 다스릴 때 다른 약재와 처방한다.

# 독활 두릅나무과 _ Aralia cordata Thunb

**한약명** : 독활獨活, **다른 이름** : 멧두릅 · 땅두릅

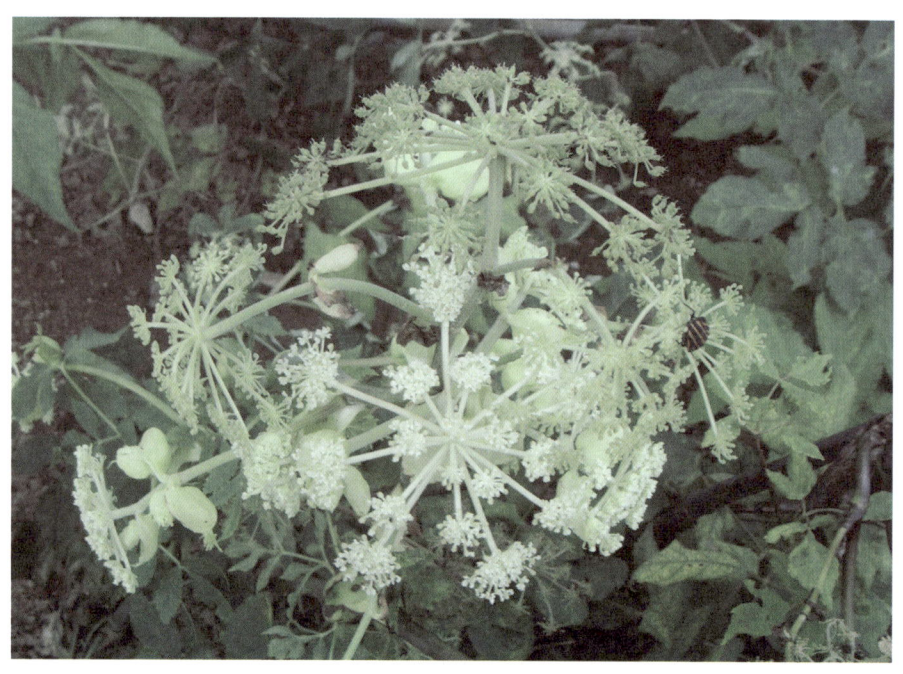

**생육상** _ 여러해살이풀 | **분포지** _ 전국의 산 | **채취** _ 여름~가을 | **이용** _ 새순 · 뿌리 | **먹는 방법** _ 무침 · 효소 · 술 | **산행 채취** _ 가능 | **텃밭 재배** _ 가능 | **효능** _ 감기 · 요통 · 두통 · 류머티즘 · 신경통 · 지통 · 부종

**형태** 독활은 높이가 1.5m 정도이고, 꽃은 7~8월에 연한 녹색으로 원줄기 끝 또는 윗부분의 잎 겨드랑이에서 피고, 열매는 9~10월에 액과로 여문다.

독활은 향기가 뛰어나고 씹히는 맛이 사각거려 일명 "멧두릅"이라 하여 봄의 대표적인 산나물이다.

두릅과는 달리 땅에서 나는 두릅이라 하여 "땅두릅"이라 부르고 독활에는 아스파라긴이 다량 함유되어 있고, 포도당 · 서당 · 녹말 등의 성분이 함유되어 있다.

### 식용

一. 어린순을 따서 생채로 먹는다.
一. 초고추장에 무침도 하고 볶음 · 조림 · 샐러드 등으로 요리한다.
一. 삶아서 말려서 묵나물로 먹는다.

### 사용법

一. 어린잎을 따서 항아리에 넣고 설탕을 녹인 시럽 30%, 뿌리에는 100%를 붓고 100일 이상 발효를 시킨다.
一. 어린싹, 채 피지 않은 어린잎 · 꽃봉오리 · 열매 · 뿌리 등을 용기에 넣고 소주를 붓고 3개월 후에 마신다.

### 민간요법

一. 두통에는 독활의 뿌리 10g을 달여 마신다.
一. 류머티즘에는 독활을 달인 액으로 환부를 씻는다.

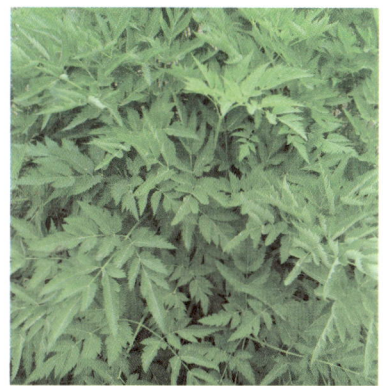
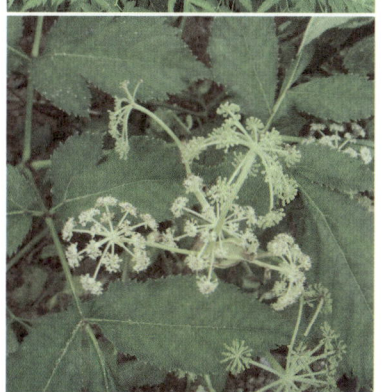

**번식법** _ 가을에 씨앗이 익으면 따서 물에 씻어서 가라앉은 씨앗을 자루에 넣어 냉장고에 넣든지 땅 속에 가매장하여 3~4월에 뿌린다.

### 한방

뿌리를 "독활獨活"이라 부른다. 주로 두통 · 류머티즘 · 신경통에 다른 약재와 처방한다.

# 연꽃 수련과 _ Nelumbo nucifera

**한약명**: 하엽荷葉, 우절藕節, 우藕, 연자蓮子 / **다른 이름**: 연화 · 연자 · 홍연화 · 백련화

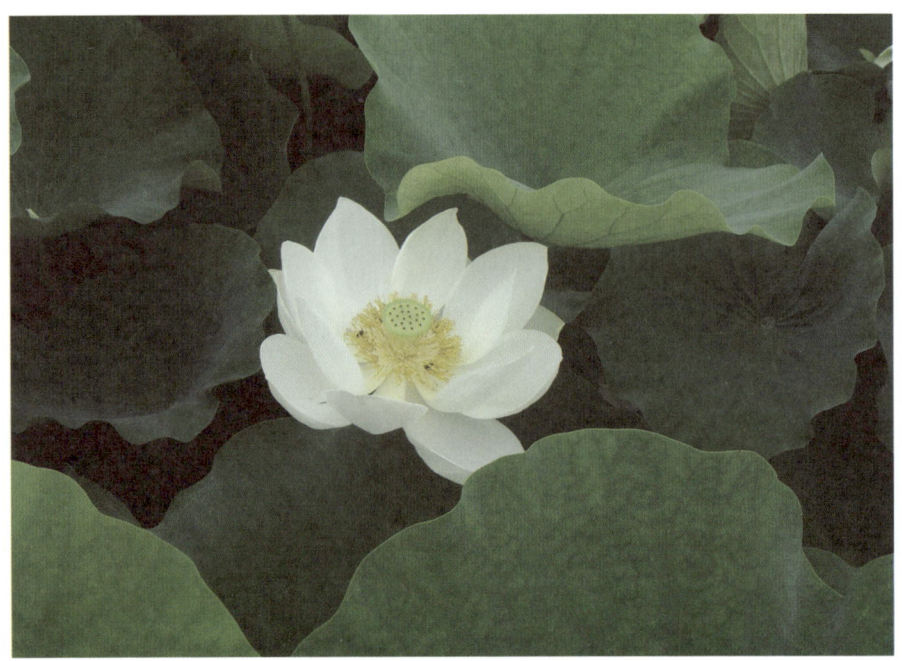

**생육상** _ 여러해살이풀 | **분포지** _ 전국 연못이나 논 | **채취** _ 7~8월연꽃, 연잎 10~11월연근 | **이용** _ 잎 · 꽃 · 뿌리 · 종자 | **먹는 방법** _ 다른 음식과 함께 조리 · 연잎밥 · 효소 · 차 | **산행 채취** _ 불가능 | **텃밭 재배** _ 불가능 | **효능** _ 자양 강장 · 혈전 용해 · 고지혈증 · 중성지방

**형태** 연꽃은 원기둥 모양의 뿌리줄기가 땅 속으로 뻗고 마디에서 뿌리를 내리고, 뿌리줄기 속에 구멍이 있다. 물 위로 나온 잎은 가운데가 움푹 들어가고 넓다.
꽃은 7~8월에 꽃대 끝에 1송이씩 흰색 또는 분홍색으로 피고, 열매는 10월에 벌집 모양이고 구멍마다 단단한 타원형의 열매가 들어 있다. 연꽃은 식용 · 약용 · 관상용으로 가치가 크다. 조림 · 된장 · 고추장 · 한약재 등으로 응용된다. 연의 줄기를 자르면 하얀

실타래가 생기는데 이것은 세포막을 구성하는 "레시틴"이 혈관 벽에 콜레스테롤이 침착하는 것을 예방해 준다.

### 식용

一. 밥을 지을 때 연잎 즙을 짜서 넣거나 연잎으로 싸서 밥을 해서 먹는다.
一. 연잎을 끓는 물에 살짝 데쳐서 나물로 무쳐 먹는다.
一. 연잎을 싸서 연밥, 연근은 식재료, 연뿌리를 얇게 썰어 장조림을 만들고 연잎이나 연근은 부침개나 칼국수나 수제비로 먹는다.
一. 여름에 잎, 늦가을에 열매와 뿌리줄기, 뿌리줄기마디는 일 년 내내 채취한다.
一. 열매는 껍질과 배아胚芽를 제거하여 햇볕에 말려서, 줄기의 마디는 볶아서, 잎은 잎자루와 가장자리를 제거한 후에 쓴다.

### 사용법

一. 여름에 연잎을 따서 잘게 부수어 항아리에 넣고 설탕을 녹인 시럽 30%를 붓고 100일 이상 발효를 시킨다.
一. 백련은 7월에 꽃봉오리가 활짝 피기 전에 따서 신문이나 호일로 감싸 냉동 보관했다가 꺼내 따뜻한 물을 우려내 차茶로 마시면 좋다. 홍련은 차로 먹지 않는다.

### 금기

一. 변이 굳은 때는 쓰지 않는다, 생것을 먹으면 헛배가 불러 속이 메슥메슥해진다.

**번식법** _ 씨앗으로 번식한다.

**한방**

잎을 "하엽荷葉", 뿌리줄기 마디를 "우절藕節", 뿌리줄기를 "우藕", 열매 및 종자를 "연자蓮子"라 부른다. 자양, 강장이나 어혈, 대하증에 다른 약재와 처방한다.

# 도꼬마리 국화과 _ Xanthium strumarium

**한약명** : 창이자蒼耳子 / **다른 이름** : 되꼬리 · 도깨비열매 · 되꼬마리 · 도둑놈가시

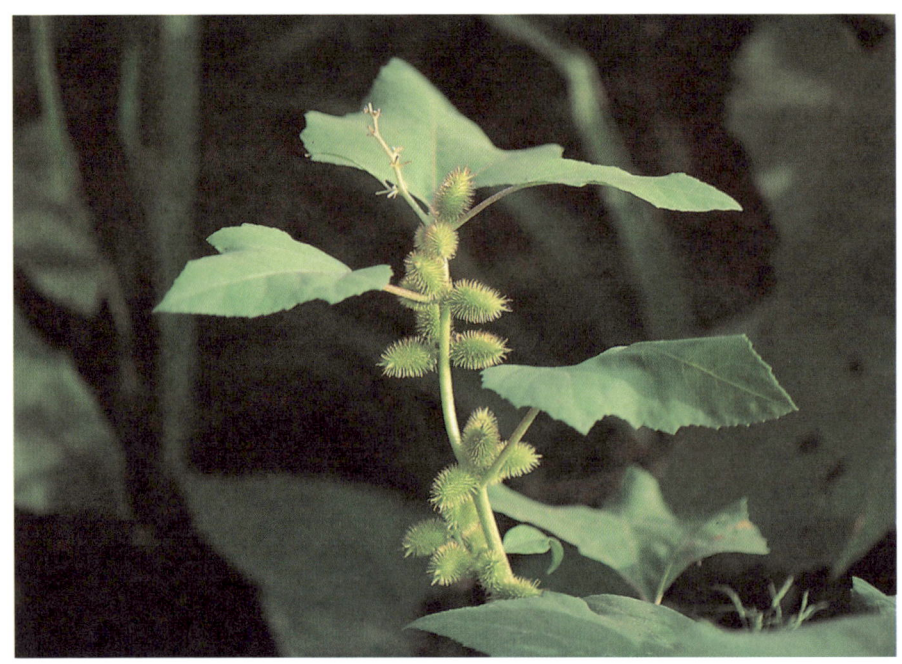

**생육상** _ 한해살이풀 | **분포지** _ 길가나 들 | **채취** _ 9~10월 | **이용** _ 잎 · 열매 | **먹는 방법** _ 무침 · 효소 | **산행 채취** _ 가능 | **텃밭 재배** _ 가능 | **효능** _ 두통 · 치통 · 피부 소양증 · 축농증

**형태** 도꼬마리는 높이가 1~1.5m 정도이고, 잎은 줄기에서 어긋나고, 얕게 3갈래로 갈라지고 가장자리는 거친 톱니 모양이며 뒷면에 3개의 잎맥이 있고, 전체에 억센 털이 있고 잎자루가 길고 줄기가 곧게 선다.

꽃은 8~9월에 피는데 수꽃은 가지 끝에서 노란색으로 많이 피고, 암꽃은 잎 겨드랑이에 2~3송이씩 녹색으로 피고, 열매는 9~10월에 타원형으로 여문다. 도꼬마리는 식용 · 약용 · 관상용으로 가치가 높다. 봄철에 어린순을 나물로 무쳐 먹었다. 한방에서 열매를 비

염에 응용한다. 민간에서 술을 끊고자 할 때는 열매를 태워 먹으면 금주에 성공한다. 국부에 생긴 염증에 고약膏藥을 만들어 환부에 붙였다.

### 식용

一. 봄에 어린순을 뜯어 끓는 물에 살짝 데쳐서 나물로 무쳐 먹는다.
一. 잎은 수시로, 가을에 종자와 뿌리를 채취하여 그늘에 말려서 쓴다.

### 사용법

一. 잎이나 열매를 채취하여 항아리에 넣고 설탕을 녹인 시럽 50%를 붓고 100일 정도 발효를 시킨다.

### 민간요법

一. 비염에는 종자+신이를 배합하여 물에 달여 하루에 3번씩 공복에 복용한다.
一. 치통에는 도꼬마리잎에 죽염을 섞어 이를 닦는다.
一. 피부 소양에는 열매를 달인 물로 환부에 바른다.
一. 풍한에 의한 두통에는 열매를 달여 차로 먹는다.
一. 모기에 물렸을 때에는 잎을 짓찧어 즙을 환부에 바른다.
一. 학질에는 가시가 있는 열매를 볶아서 가루로 낸 것을 술로 먹는다.
一. 두통에는 도꼬마리 열매+천궁+당귀를 동냥으로 배합하여 물에 달여 잠들기 전에 마신다.

**번식법** _ 씨앗으로 번식한다.

### 한방

열매를 "창이자蒼耳子"라 부른다. 비염이나 축농증, 치통에 다른 약재와 처방한다.

# 둥굴레 백합과 _ Polygonatum odoratum var, pluriflorum

**한약명** : 옥죽玉竹 / **다른 이름** : 토죽 · 황정 · 필관채

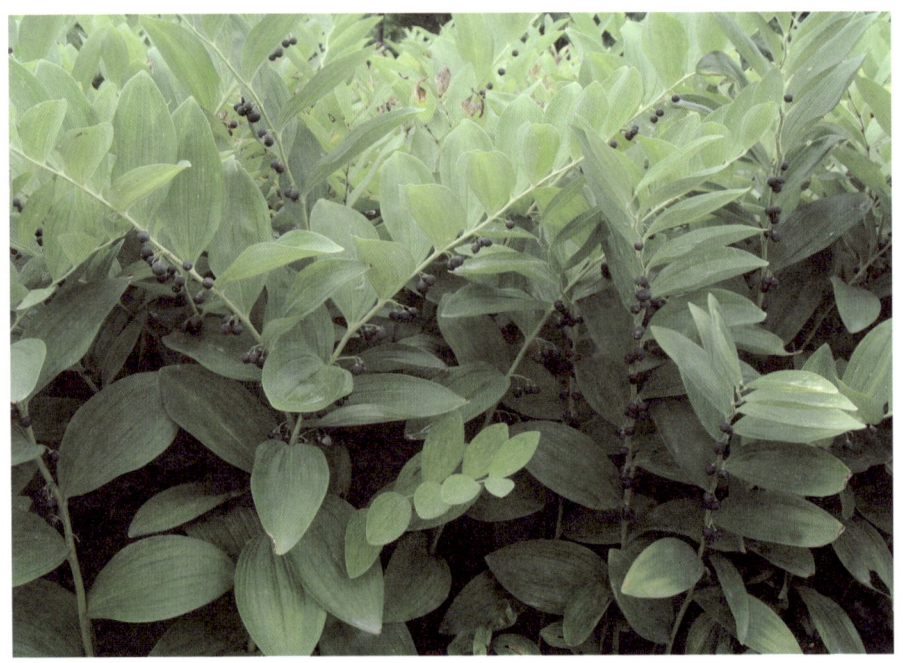

**생육상** _ 여러해살이풀 | **분포지** _ 낮은 산 속이나 밭 | **채취** _ 9~10월뿌리 | **이용** _ 어린 싹 · 뿌리 | **먹는 방법** _ 무침 · 데침 · 국거리 · 효소 · 차 · 술 · 환 | **산행 채취** _ 가능 | **텃밭 재배** _ 가능 | **효능** _ 고혈압 · 당뇨병 · 허약 체질 · 혈액 순환

**형태** 둥굴레는 높이가 30~60cm 정도이고 잎은 한쪽으로 치우쳐서 어긋나며 잎자루는 없고 뒷면에 흰빛이 있고 줄기는 처진다. 꽃은 6~7월에 긴 종 모양의 흰색 꽃이 잎 겨드랑이에 1~2송이씩 피고, 열매는 9~10월에 둥글게 여문다.

조선 시대 임금이 둥굴레의 새순을 즐겨 먹었다 하여 "옥죽玉竹", 도가道家의 선인仙人들이 밥 대신에 먹었다 하여 "선인반仙人飯", 중국의 명의名醫 화타가 옥죽玉竹을 즐겨 먹었다 하여" 신비의 풀"이라 부른다. 둥굴레는 흔히 황정이라 하여 꽃과 잎이 아름다워

관상용 · 식용 · 약용으로 가치가 높다.

## 식용

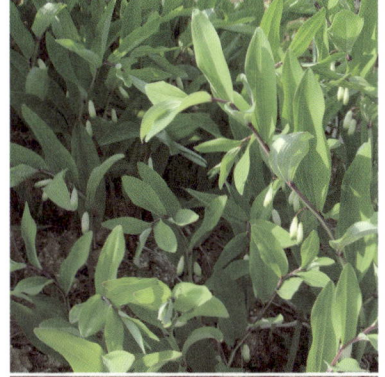

一. 봄에 새순을 따 땅 속의 흰 부분부터 잘라서 끓는 물에 살짝 데쳐 나물로 무쳐 먹는다.
一. 봄과 가을에 뿌리줄기를 채취하여 잔뿌리를 제거하고 점액이 바깥으로 삼출될 때까지 햇볕에 쬔 다음 털을 제거하고 황색이 될 때까지 말려서 쓴다.

## 사용법

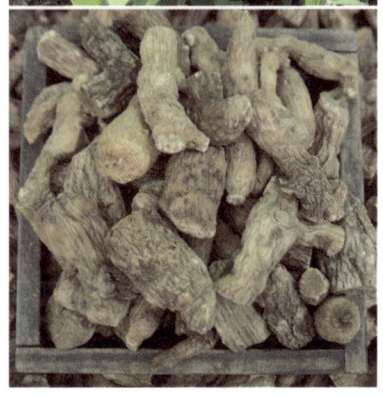

一. 가을부터 이듬해 봄까지 덩이뿌리를 캐어 잔뿌리를 제거한 후에 적당한 크기로 잘라 항아리에 넣고 설탕을 녹인 시럽 60%를 붓고 100일 이상 발효를 시킨다.
一. 가을부터 이듬해 봄까지 잔뿌리를 제거한 뒤 쪄서 말려 용기에 넣고 19도 소주를 붓고 밀봉하여 3개월 후에 먹는다.
一. 둥굴레를 햇볕에 말려 잘게 썰어 차茶로 먹거나, 가루내어 찹쌀과 배합하여 환으로 만들어 먹는다.

## 금기

一. 설사를 하는 사람, 담습으로 배가 더부룩 한 사람, 습담이 있을 때

**번식법** _ 씨앗과 포기 나누기로 번식한다. 지하경을 6cm 길이로 잘라서 모래에 묻어 두면 싹이 나오면 15cm 간격으로 이식한다.

## 한방

원기 회복에 좋고 자양, 강장에 응용한다. 뿌리줄기를 옥죽玉竹이라 부른다. 주로 당뇨병이나 고혈압, 기혈이 정체되었을 때 다른 약재와 처방한다.

# 톱풀 국화과 _ Achillea alpine

**한약명** : 일지호—枝蒿 / **다른 이름** : 가새풀 · 배얌새

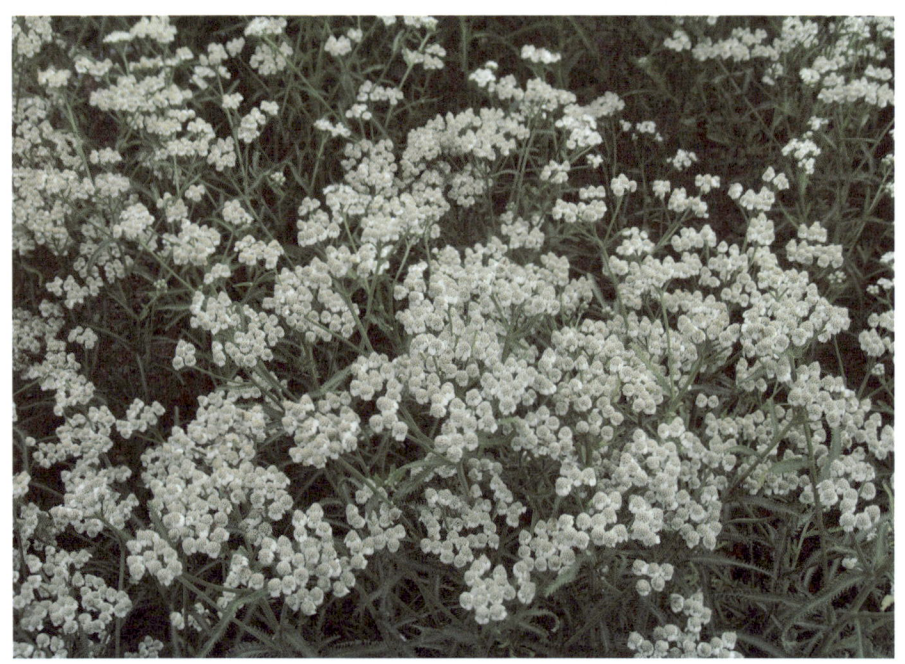

**생육상** _ 여러해살이풀 | **분포지** _ 전국 산 속 초원 | **채취** _ 봄 | **이용** _ 전초 | **먹는 방법** _ 무침 · 효소 | **산행 채취** _ 가능 | **텃밭 재배** _ 가능 | **효능** _ 류머티즘에 의한 통증 · 옹종 · 지통

**형태** 톱풀은 높이가 50~100m 정도이고, 꽃은 7~8월에 백색 또는 연한 적색으로 원줄기 끝에 피고, 열매는 수과로 여문다. 양끝이 평평하고 털이 없다.

톱풀은 풀잎의 톱니가 톱날 같다 하여 "톱풀" 이며, 한약명의 다른 이름은 "시초蓍草"라 부른다.

톱풀은 식용 · 약용 · 관상용으로 가치가 높다. 우리나라 산야에는 톱풀, 산톱풀 등 3~4종이 있는데 한 가지 이름으로 통용되어 한방에서 류머티즘에 응용한다.

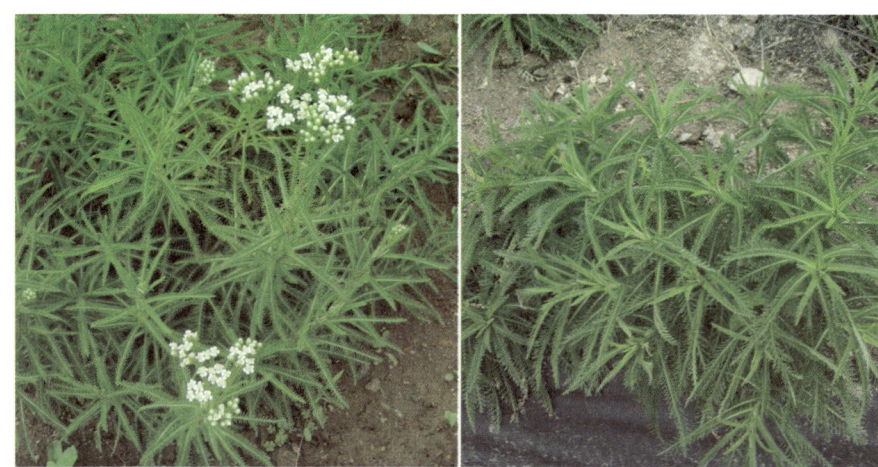

### 식용

一. 봄에 꽃이 피기 전에 전초를 뜯어 끓는 물에 살짝 데쳐서 나물로 무쳐 먹는다.

### 사용법

一. 봄에 꽃이 피기 전에 잎만을 뜯어 항아리에 넣고 설탕을 녹인 시럽 30%를 붓고 100일 이상 발효를 시킨다.

### 민간요법

一. 류머티즘에 의한 통증에는 전초 5g에 물에 달여 마신다.
一. 옹종에는 전초를 짓찧어 환부에 붙인다.

**번식법** _ 씨앗으로 번식한다.

### 한방

전초를 "일지호—枝蒿"라 부른다. 주로 류머티즘에 의한 통증, 지통 등에 다른 약재와 처방한다.

# 뚱딴지 국화과 _ Helianthus tuberosus

**한약명** : 국우菊芋 / **다른 이름** : 돼지감자 · 뚝감자 · 꼬마 해바라기

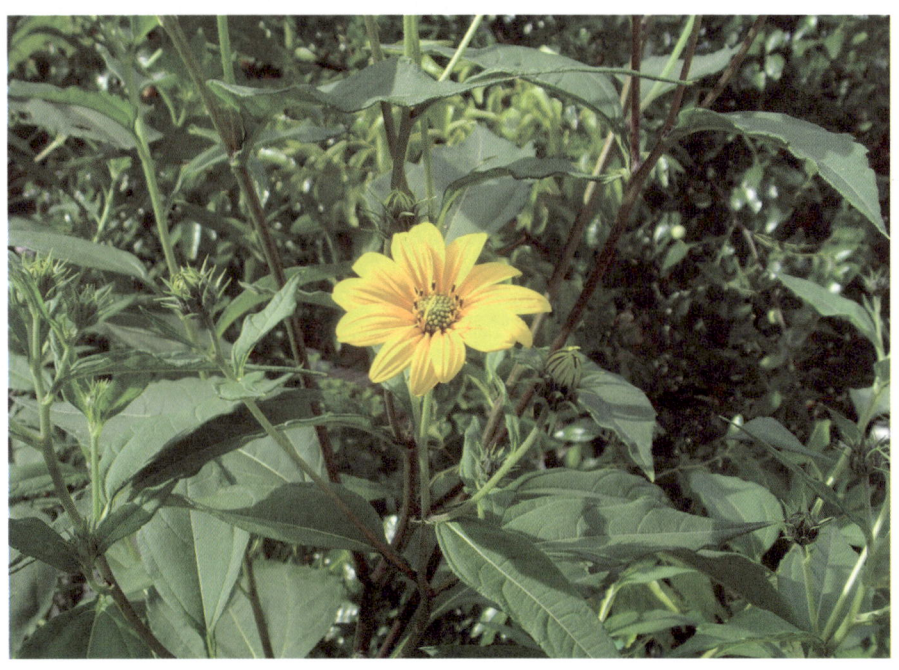

**생육상** _ 여러해살이풀 | **분포지** _ 전국 | **채취** _ 가을 | **이용** _ 잎 · 덩이 뿌리 | **먹는 방법** _ 무침 · 데침 · 장아찌 · 튀김 · 효소 · 차 | **산행 채취** _ 불가능 | **텃밭 재배** _ 가능 | **효능** _ 당뇨병 · 청열 · 골절

**형태** 뚱딴지는 높이가 1.5~2m 정도이고, 전체에 짧은 털이 있고 줄기는 곧게 자라고 가지가 갈라진다. 잎자루에 날개가 있고 잎은 줄기 밑에서 마주나고 윗부분에서는 어긋난다. 땅속줄기 끝이 굵어져 감자처럼 된다. 꽃은 8~10월에 줄기와 가지 끝에 1송이씩 노란색으로 피고, 열매는 10월에 긴 타원형으로 여문다.

우리 조상들은 뚱딴지가 감자보다 질이 떨어져 식용보다는 돼지 사료로 썼기 때문에 "돼지감자", 뿌리가 감자를 뒤룽뒤룽 매단 것처럼 이상야릇하고 생뚱맞아 "뚱딴지", 꽃이

하늘을 향해 해바라기처럼 아름답게 피기 때문에 "꼬마 바라기" 라 부른다.

뚱딴지는 식용·약용·관상용으로 가치가 높다. 땅속줄기 끝이 굵어져 감자처럼 여문다. 뚱딴지는 잎과 덩이뿌리에는 천연 인슐린insulin이 함유되어 당뇨병에 좋다.

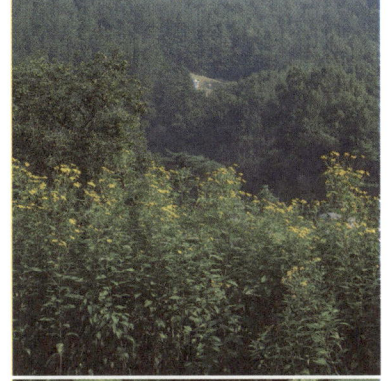

### 식용

一. 잎은 수시로, 가을에 덩이뿌리를 캐서 껍질을 벗겨서 쓴다.
一. 봄에 잎을 따서 쌈이나 깻잎처럼 양념에 재어 장아찌로 먹는다.

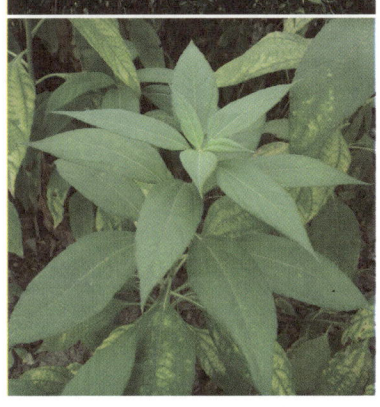

### 사용법

一. 봄에 잎을 따서 용기에 넣고 설탕을 녹인 시럽 30%를 넣거나, 뿌리덩이를 채취하여 물로 씻고 적당한 크기로 잘라서 마르기 전에 항아리에 넣고 설탕을 녹인 시럽 70%, 설탕을 100%를 붓고 100일 이상 발효시킨다.
一. 늦은 가을에 뿌리를 캐서 물로 씻고 잘게 썰어 햇볕에 말린 후에 차茶로 먹는다.

### 민간 요법

一. 당뇨병에는 덩이뿌리를 캐서 잘게 썰어 햇볕에 말려서 물에 달여서 수시로 마신다.
一. 타박상·골절상에는 잎을 채취하여 짓찧어 환부에 붙인다.

**번식법** _ 씨앗으로 번식한다.

**한방**

뿌리줄기를 국우菊芋라 부른다. 주로 당뇨병이나 골절, 열성병熱性病에 다른 약재와 처방한다.

# 만삼 초롱꽃과 _ Codonopsis Pilosula Nannf

**한약명** : 만삼蔓蔘 / **다른 이름** : 참더덕

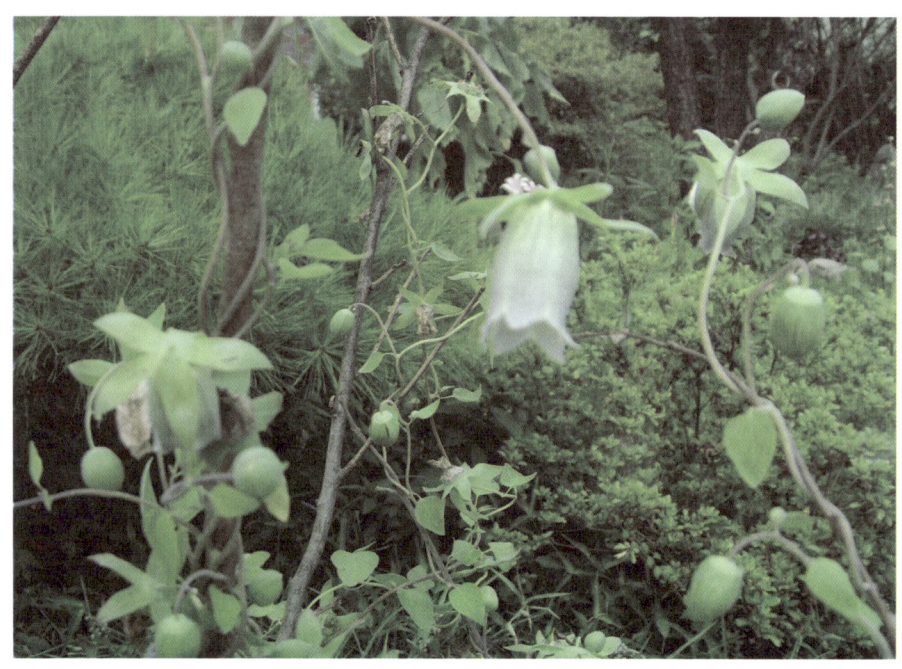

**생육상** _ 덩굴성 여러해살이풀 | **분포지** _ 지리산, 중부 지방, 북부 지방의 해발 700m 이상 깊은 산지의 숲속 | **채취** _ 봄잎 · 가을가을 | **이용** _ 어린잎 · 줄기 · 뿌리 | **먹는 방법** _ 무침 · 데침어린잎 · 줄기 · 양념구이 · 장아찌뿌리 · 차 · 환 | **산행 채취** _ 가능 | **텃밭 재배** _ 가능 | **효능** _ 기혈 허약 · 식욕부진 · 구살 · 정신 불안

**형태** 만삼은 초롱꽃과의 덩굴성 여러해살이풀로 다른 물체를 감으며 자란다. 꽃은 7~8월에 연한 녹색 바탕에 자주색이 섞인 종 모양으로 젖혀서 피고, 열매는 10월에 원추형으로 삭과가 여문다. 예부터 만삼은 더덕과 약효가 같다 하여 "참더덕" 이라 불렸다.
만삼蔓蔘은 잎과 줄기를 자르면 우윳빛의 진액이 나온다. 만삼뿌리는 방향성이 있는 삼으로 도라지 모양처럼 30cm 이상 길게 자라고 더덕보다 약간 누른 빛이 더 감돈다.

만삼은 부작용과 독성이 없어 식용·약용·관상용으로 가치가 높다. 만삼은 꽃과 줄기에서 내뿜는 향이 좋기 때문에 아파트 베란다나 집 주변에 심으면 좋다.

식용

一. 꽃과 줄기는 비빔밥에 넣어 먹는다.
一. 어린순과 뿌리를 끓는 물에 살짝 데쳐서 나물로 무쳐 먹는다.
一. 샐러드나 김밥의 재료로 쓰기도 한다.
一. 뿌리를 양념구이, 장아찌로 먹는다.

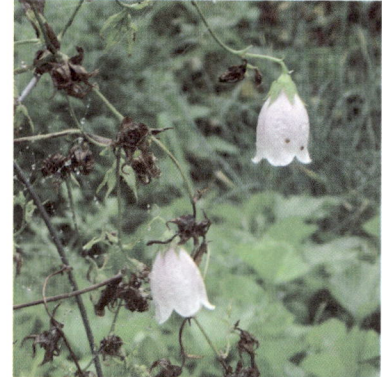

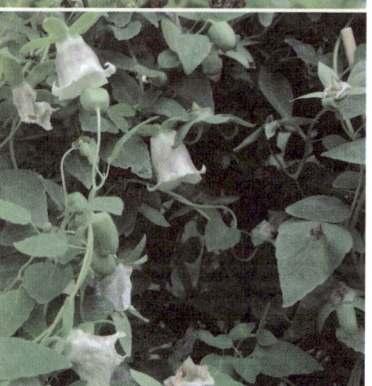

사용법

一. 만삼을 약초로 쓸 때는 잎사귀가 완전히 마른 후인 늦가을부터 입춘 전까지 채취하여 말려서 쓴다.
一. 말린 만삼 뿌리를 제분소에서 갈아 찹쌀과 배합해서 환으로 만들어 식후에 30알을 먹는다.
一. 봄에 새싹을 따서 꿀에 재어 100일 정도 두었다가 미지근한 물에 타서 차로 먹는다.

더덕과 구분법

一. 더덕에 비하여 뿌리가 곧은 모양이고, 잎에 털이 있으며, 잎자루가 길고 꽃통에 점이 없다.

**번식법** _ 씨앗으로 번식한다.

한방

뿌리를 "만삼蔓蔘"이라 부른다. 거담 작용이 있어, 주로 비위 허약·식욕 부진·신체 허약·기혈부족·천식·편도선염·인후염·거담에 다른 약재와 처방한다.

# 미역취 국화과 _ Solidago virga-aurea var. asiatica

**한약명**: 일지황화—枝黃花 / **다른 이름**: 돼지나물 · 매역취 · 개미취

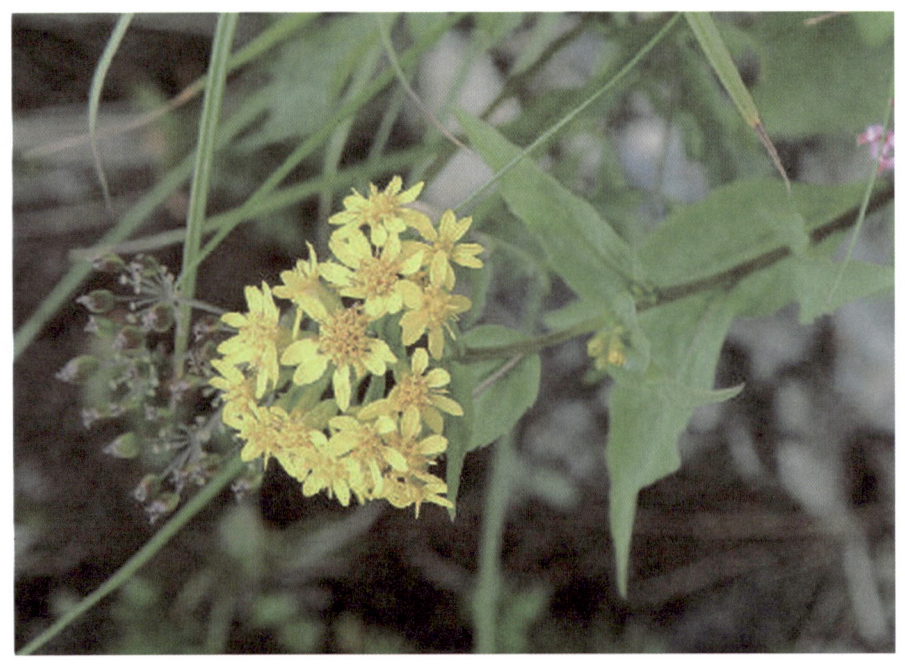

**생육상** _ 여러해살이풀 | **분포지** _ 전국의 산 | **채취** _ 여름~가을 | **이용** _ 잎 | **먹는 방법** _ 무침 · 묵나물 · 효소 | **산행 채취** _ 가능 | **텃밭 재배** _ 불가능 | **효능** _ 황달 · 감기 · 인후 종통 · 소아 경련 · 종기

**형태** 미역취는 높이가 40~80cm 정도이고, 꽃은 7~10월에 노란색으로 피고, 열매는 원통형 수과로 여문다.

미역취는 전국의 햇볕이 잘 드는 풀밭에서 자란다. 어린순이 미역처럼 미끈하다 하여 "미역취"라 부른다.

미역취의 맛은 시고 쓰고 성질이 차갑지만 식용, 약용으로 가치가 높다. 열량과 지방 함량은 낮고 비타민이 풍부하여 다이어트에 좋다. 한방에서는 전초를 황달에 응용한다.

식용

一. 여름에 꽃이 피기 전에 잎을 따서 끓는 물에 살짝 데쳐서 나물로 무쳐 먹는다.
一. 성숙한 잎을 따서 삶아 말려서 묵나물로 먹는다.
一. 미역취는 봄부터 꽃이 필 때까지 연한 순을 나물로 먹는다.
一. 볶음 · 국거리 · 튀김으로 먹는다.
一. 삶아서 말려 묵나물로 먹는다.

사용법

一. 여름에 꽃이 피기 전에 잎을 따서 항아리에 넣고 설탕을 녹인 시럽 30%를 붓고 100일 이상 발효를 시킨다.

민간 요법

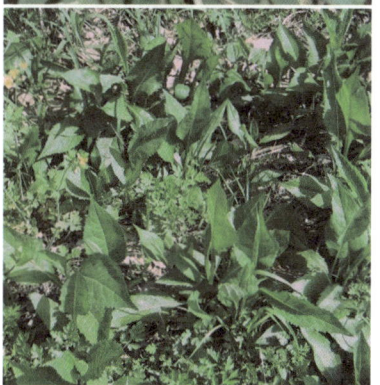

一. 황달에는 전초 10g에 물에 달여 마신다.
一. 종기에는 전초를 짓찧어 즙을 내어 환부에 바른다.

**번식법** _ 씨앗과 포기 나누기로 번식한다. 씨앗이 익으면 날아가기 전에 채종하여 비벼서 관모를 제거한 후에 직파해도 되고 다음 해 봄 4월에 뿌린다.

한방

전초를 "일지황화 一枝黃花"라 부른다. 주로 황달, 소아 경련에 다른 약재와 함께 처방한다.

# 메밀 마디풀과 _ Fagopyrum esculentum

**한약명**: 교맥蕎麥, 교맥갈 / **다른 이름**: 목맥 · 옥맥 · 교맥 · 모밀

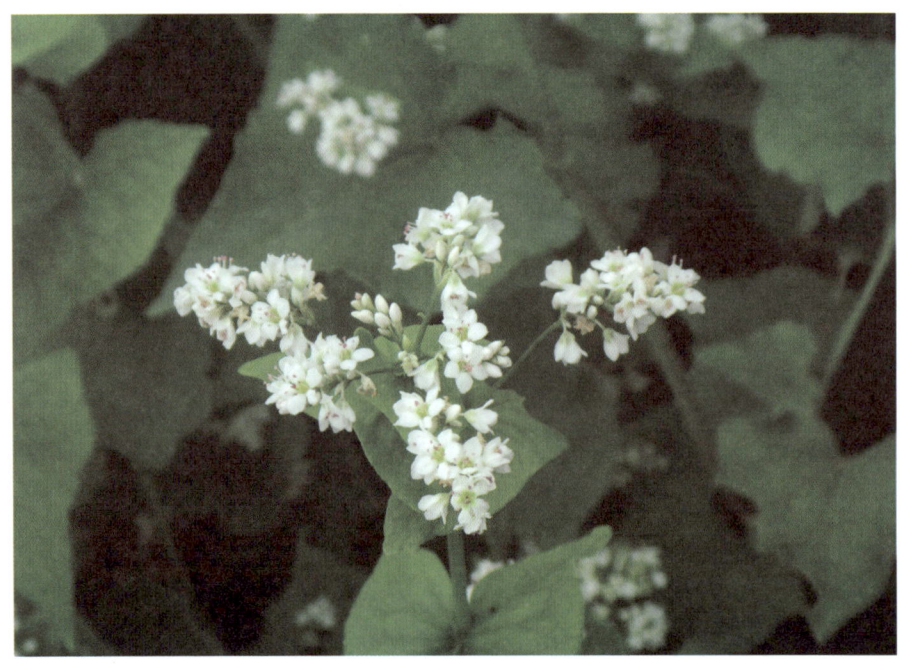

**생육상** _ 한해살이풀 | **분포지** _ 마른 땅이나 밭 | **채취** _ 10월 | **이용** _ 새순, 열매 | **먹는 방법** _ 떡 · 국수 · 전병 · 부침개 · 효소 | **산행 채취** _ 불가능 | **텃밭 재배** _ 가능 | **효능** _ 고혈압 · 당뇨병 · 부종

**형태** 메밀은 높이가 50~80cm 정도이고, 잎은 심장 모양이고 가장자리는 밋밋하고, 줄기 밑에서 잎이 마주나고 위에서는 어긋난다. 줄기 속이 비어 있고 붉은 빛을 띤다. 꽃은 7~10월에 무리를 지어 흰색 또는 분홍색으로 피고, 열매는 10월에 세모꼴의 진한 갈색이다. 메밀은 순수 토종 식물이다. 가산可山 고 이효석李孝石이 쓴 〈메밀꽃 필 무렵〉을 기리기 위해 1999년부터 해마다 '평창효석문화제'가 열리고 있다.
메밀은 식용 · 약용 · 관상용으로 가치가 높다. 메밀에는 루틴이 70배나 함유되어 있다.

새콤달콤한 맛의 메밀국수와 담백한 맛의 메밀부침 등 별미로 먹는다. 메밀은 차가운 성질이 있어 염증 부위의 발열이나 부종에 좋다.

## 식용

一. 메밀의 어린잎으로 나물로 무쳐 먹는다. 성숙한 열매를 따서 메밀묵·메밀국수·백면·전병으로 먹는다.
一. 단단한 메밀껍질을 벗기고 가루로 빻아 묵을 쑤거나 막국수를 뽑아 먹는다.
一. 메밀가루를 끓여 식히면 메밀묵이 되고, 메밀반죽을 얇게 펴 부친 다음 오이를 채 썰어 넣고 고기와 둘둘 말면 빙떡이 된다.

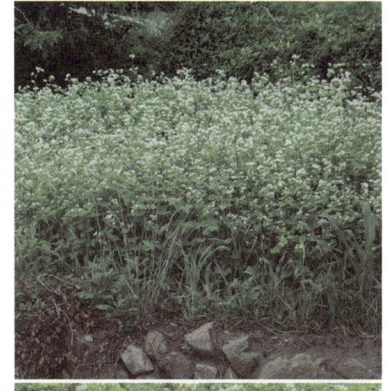

## 사용법

一. 봄에 어린순을 뜯어 항아리에 넣고 설탕을 녹인 시럽 30%를 붓고 100일 정도 발효를 시킨다.
一. 메밀을 차로 먹거나 용기에 넣고 19도 소주를 붓고 밀봉하여 3개월 후에 먹는다.

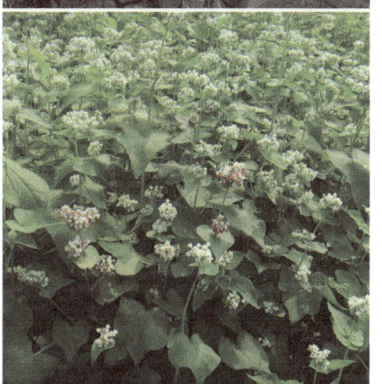

## 금기

一. 비위가 허하고 냉한 사람, 잎을 생으로 먹으면 설사를 일으킨다. 씨앗은 소화가 잘 안 되어 자주 먹으면 현기증이 생길 수 있다.

**번식법** _ 씨앗으로 번식한다.

### 한방

씨앗을 교맥蕎麥, 줄기와 잎을 교맥갈이라 부른다. 주로 고혈압이나, 당뇨병에 의한 망막증·옹종·종독·나력에 다른 약재와 처방한다.

# 목향 국화과 _ Lnula helenium

**한약명**: 목향木香 / **다른 이름**: 향초

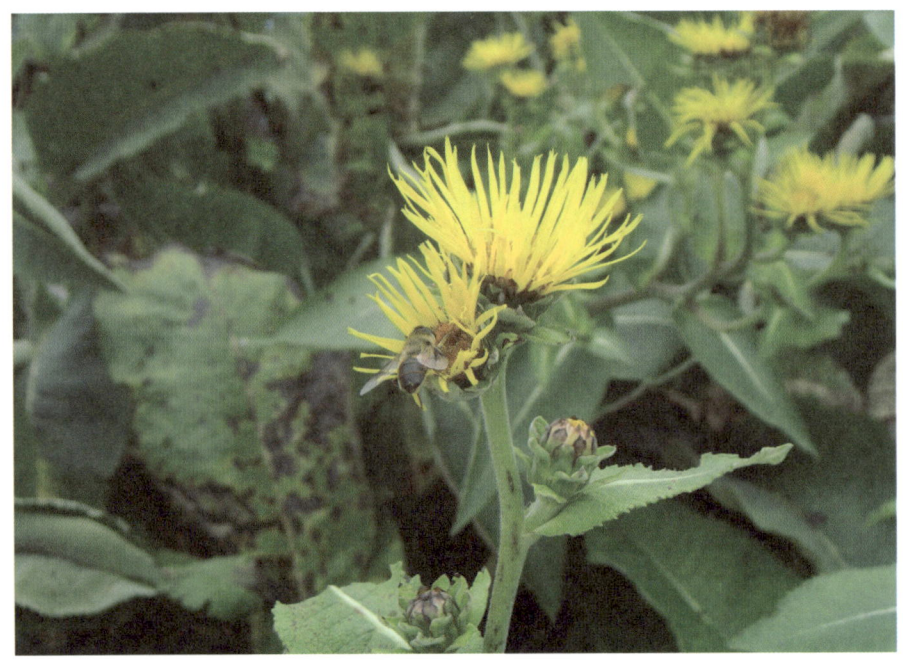

**생육상** _ 여러해살이풀 | **분포지** _ 약초로 재배하는 귀화 식물 | **채취** _ 봄 | **이용** _ 잎 | **먹는 방법** _ 무침·효소 | **산행 채취** _ 불가능 | **텃밭 재배** _ 가능 | **효능** _ 이질·구토·소변 불리·말라리아·촌충구제

**형태** 목향은 높이가 1~2m 정도이고, 꽃은 7~8월에 황색으로 피고, 열매는 연한 적갈색의 관모가 있는 수과로 여문다.
목향은 식용·약용·관상용으로 가치가 높다. 봄철에 맛과 향이 좋아 어린순은 나물로 먹는다.

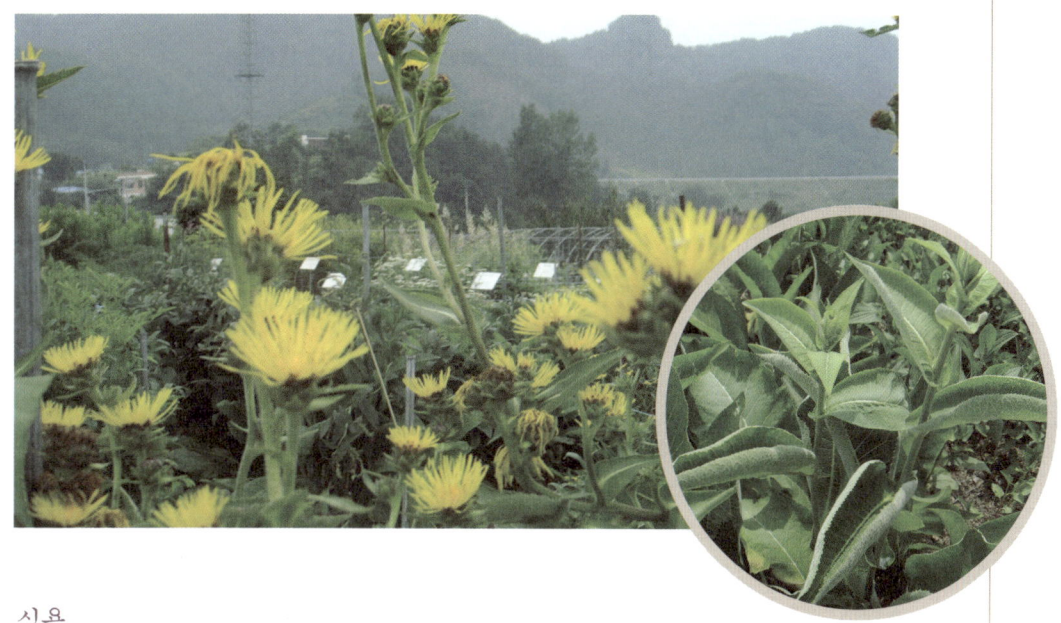

식용

一. 늦은 봄에 꽃이 피기 전에 잎을 따서 끓는 물에 살짝 데쳐서 나물로 무쳐 먹는다.

사용법

一. 늦은 봄에 어린순을 뜯어 항아리에 넣고 설탕을 녹인 시럽 30%를 붓고 100일 정도 발효를 시킨다.

민간 요법

一. 소변 불리에는 건조시킨 뿌리 10g을 달여 먹는다.

**번식법** _ 씨앗으로 번식한다.

한방

소변 불통에 응용한다. 뿌리는 "목향木香"이라 부른다. 주로 소변 불통, 설사에 다른 약재와 처방한다.

# 박 박과 _ Lagenaria leucantha

**한약명**: 호로壺蘆, 호로자壺蘆子 / **다른 이름**: 표주박 · 호로 · 박덩굴

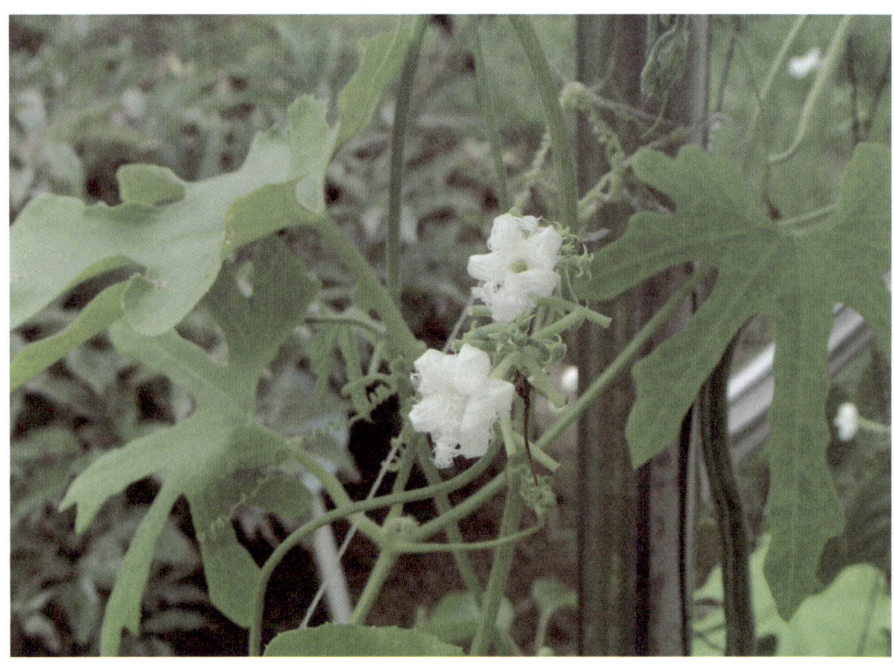

**생육상** _ 덩굴성 한해살이풀 | **분포지** _ 전국에서 재배 · 울타리 | **채취** _ 9~10월 | **이용** _ 어린잎 · 열매 | **먹는 방법** _ 무침 · 전 · 박고지 · 효소 | **산행 채취** _ 불가능 | **텃밭 재배** _ 가능 | **효능** _ 당뇨병 · 수종 · 복창 · 황달 · 이뇨 · 해독

**형태** 박은 길이가 5~10m 정도이고, 잎은 어긋나고 덩굴손과는 마주나고 넓다. 전체에 짧은 흰색 털이 있고 줄기가 변한 덩굴손으로 물체를 감고 올라간다.

꽃은 7~9월에 잎 겨드랑이에 1송이씩 흰색으로 피고, 열매는 껍질이 딱딱한 커다란 공 모양으로 여문다. 박은 독이 없어 식용 · 약용 · 관상용으로 가치가 높다. 주근깨나 기미 등이나 검은 피부를 희게 하는 데 쓴다. 조선 시대 허준이 쓴《동의보감》에서 "박은 소갈 消渴을 다스리고, 심장의 열을 제거하고, 심폐를 윤활하게 하고, 복통을 없애 준다."라

고 쓰여 있다. 박에는 섬유질이 수박의 100배, 호박의 10배, 우엉의 3배, 흰쌀보다 37배가 많고, 칼슘은 우유보다 2배가 많다.

### 식용

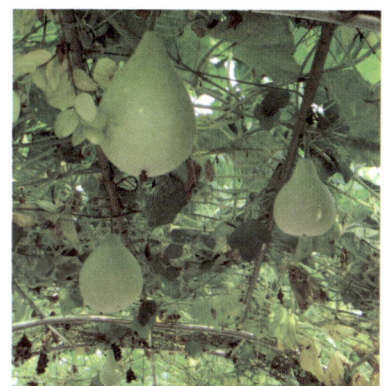

一. 봄에 새순을 따서 끓는 물에 살짝 데쳐서 나물로 무쳐 먹는다.
一. 가을에 열매를 따서 중과피中果皮를 과육으로 먹는다.
一. 어린 박은 박고지를 만들어 먹는다.

### 사용법

一. 가을에 열매를 따서 겉 껍데기를 벗겨 내고 중과피를 엄지 손가락의 2배 정도의 크기로 잘라 항아리에 넣고 설탕 100%를 붓고 100일 이상 발효를 시킨다.

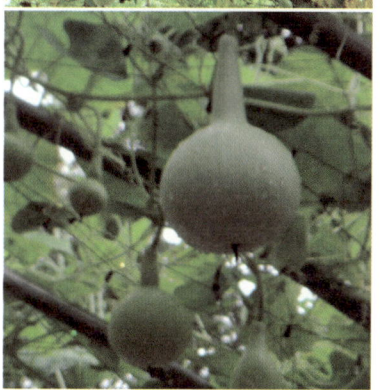

### 민간요법

一. 당뇨병에는 말린 박을 물에 달여서 하루에 3번씩 공복에 복용한다.
一. 여성 하복부 통증에는 박을 삶은 물로 환부를 씻는다.
一. 스트레스·화가 있는 사람은 박의 껍질에 댓잎을 배합하여 차茶로 먹는다.
一. 잦은 기침에는 생박에 감초를 넣고 물에 달여 먹는다.
一. 오류·게류·버섯류의 중독에는 과실의 껍질을 달여 마신다.

**번식법** _ 씨앗으로 번식한다.

### 한방

열매를 "호로壺蘆", 종자를 "호로자壺蘆子"라 부른다. 주로 당뇨병이나 황달, 치아 동통에 다른 약재와 처방한다.

# 박하 꿀풀과 _ Mentha arvensis

**한약명** : 박하薄荷 / **다른 이름** : 영생 · 번하채

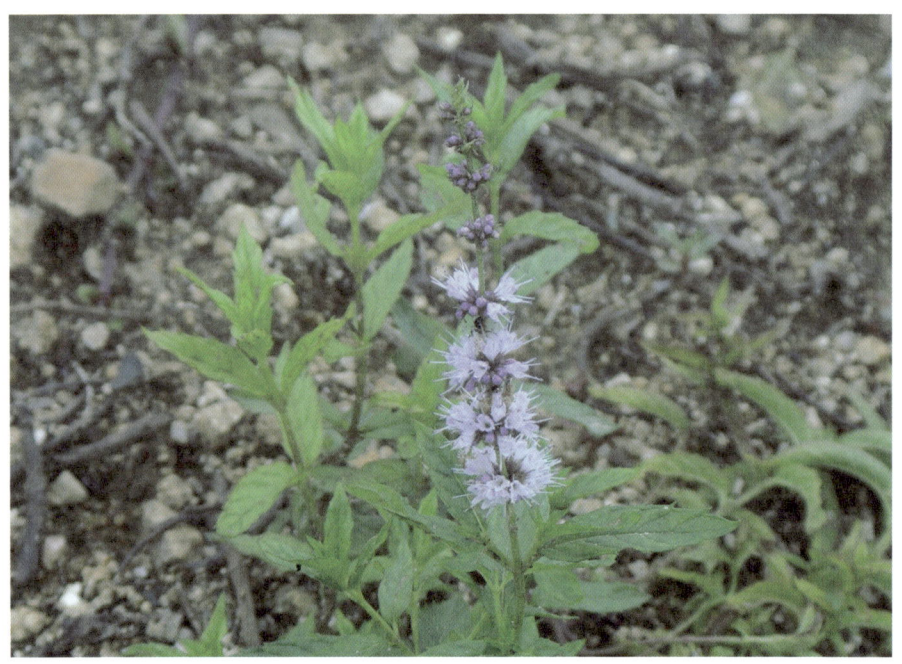

**생육상** _ 여러해살이풀 | **분포지** _ 전국의 습지나 냇가 | **채취** _ 봄 · 여름 | **이용** _ 잎 | **먹는 방법** _ 무침 · 효소 · 차 | **산행 채취** _ 가능 | **텃밭 재배** _ 가능 | **효능** _ 두통 · 인후종통 · 피부 소양 · 치통

**형태** 박하는 전체에 향기가 있고, 높이는 50cm 정도이고, 꽃은 7~9월에 연한 자줏빛으로 잎 겨드랑이에 모여 피고, 열매는 9월에 타원형 분과로 여문다.

예부터 박하薄荷는 영생永生하는 약용 식물로 알려져 있다. 잎 속에는 휘발성 즙이 함유되어 있어 입 안을 환하게 한다.

박하는 식용 · 약용 · 공업용으로 쓴다. 박하는 주로 소화를 돕는다. 장내 가스를 없애주고, 담즙 분비를 촉진시키고, 항생 효과가 있는 것으로 밝혀졌다.

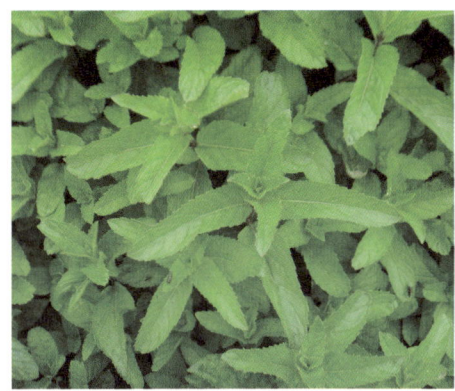 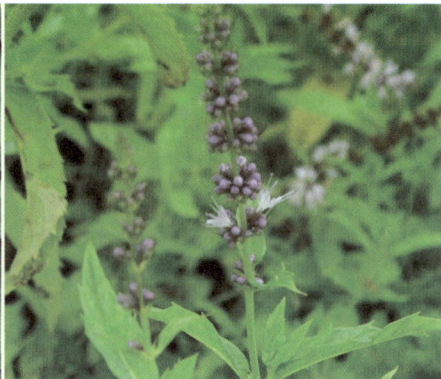

### 식용

一. 봄에 잎을 따서 끓는 물에 살짝 데쳐서 나물로 무쳐 먹는다.

### 사용법

一. 봄부터 여름까지 전초를 뜯어 항아리에 넣고 설탕을 녹인 시럽 30%를 붓고 100일 이상 발효를 시킨다.
一. 박하는 오랜 시간 끓이면 약효가 떨어진다.

### 민간 요법

一. 피부 소양증에는 전초를 짓찧어 즙을 내어 환부에 바른다.
一. 구취에는 전초를 입 안에 넣고 가글을 한다.

### 금기

一. 땀이 많이 나는 데 쓰지 않는다.

**번식법** _ 씨앗으로 번식한다.

#### 한방

전초를 "박하薄荷"라 부른다. 주로 두통·인후 종통·피부 소양 등에 다른 약재와 처방한다.

# 섬초롱꽃 초롱꽃과 _ Campanula punctata

**한약명** : 자반풍령초紫斑風鈴草 / **다른 이름** : 풍령초

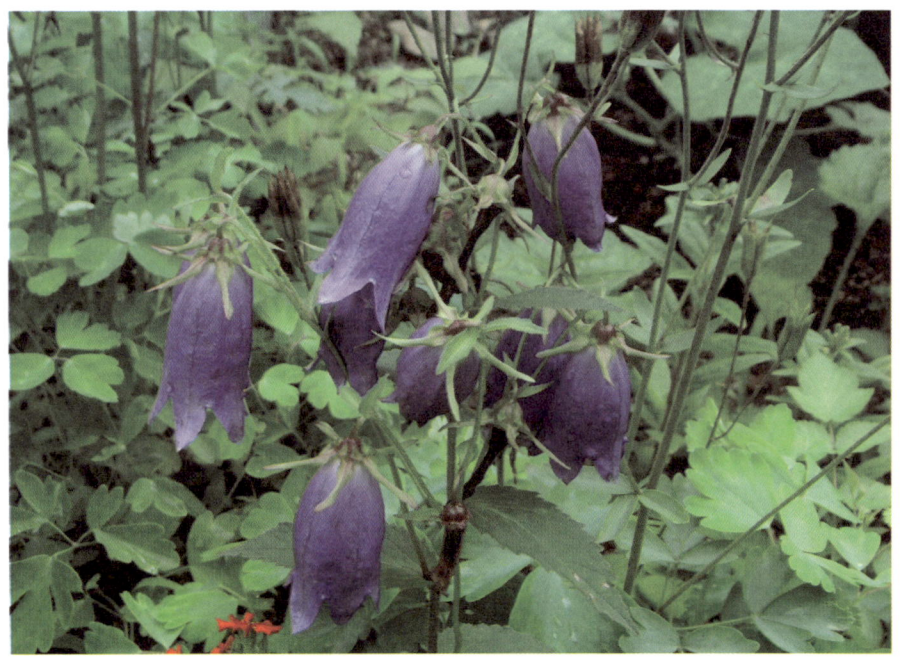

**생육상**_ 여러해살이풀 | **분포지**_ 전국의 산과 들 풀밭 | **채취**_ 봄 | **이용**_ 잎 | **먹는 방법**_ 무침, 효소 | **산행 채취**_ 불가능 | **텃밭 재배**_ 가능 | **효능**_ 청열·지통·해독·인후염·두통

**형태** 섬초롱꽃은 높이가 40~100cm 정도이고, 꽃은 6~8월에 백색 또는 연한 홍자색으로 피고, 수술은 5개이고 암술은 1개이다. 우리 산야에는 초롱꽃과 구별하기가 쉽지 않은 섬초롱꽃과 금강초롱꽃 등이 있다.

종들이 줄줄이 매달려 있는 듯한 초롱꽃·금강초롱·섬초롱꽃·자주꽃방망이가 있는데, 금강초롱꽃은 금강산에서 처음 발견되었고, 섬초롱꽃은 울릉도에서만 자생하고, 초롱꽃은 초롱불을 켜는 초롱을 닮아서 이런 이름이 붙여졌다.

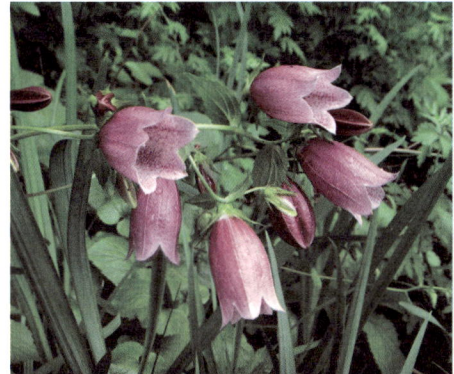 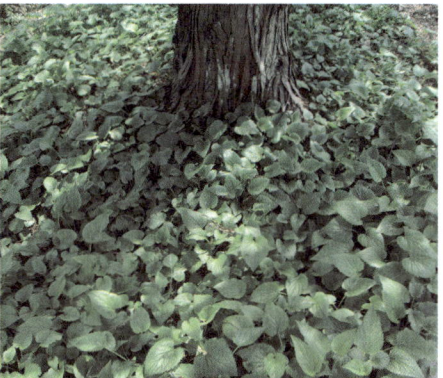

섬초롱꽃은 식용·약용·관상용으로 가치가 높다. 풀 전체에서 향이 난다. 섬초롱꽃은 모양과 풀잎, 줄기, 높이 그리고 꽃 색깔까지 금강초롱과 비슷하지만 꽃의 흰 부분에 얼룩진 것이 다르다. 금강초롱은 산에서 채취를 금지하고 있는 특산 식물이다.

### 식용

一. 봄에 꽃이 피기 전에 잎을 따서 쌈으로 먹거나 끓는 물에 살짝 데쳐서 나물로 무쳐 먹는다.

### 사용법

一. 봄에 꽃이 피기 전에 전초를 뜯어 항아리에 넣고 설탕을 녹인 시럽 30%를 붓고 100일 이상 발효를 시킨다.

### 민간 요법

一. 인후염에는 전초 10g을 달여 먹는다.

**번식법** _ 씨앗과 포기 나누기로 번식한다.

#### 한방

전초를 "자반풍령초紫斑風領草"이라 부른다. 주로 인후염, 지통에 다른 약재와 처방한다.

# 호장근 마디풀과 _ Reynoutria japonica

**한약명** : 호장근虎杖根 / **다른 이름** : 관절대 · 산간 · 산장 · 오불삼

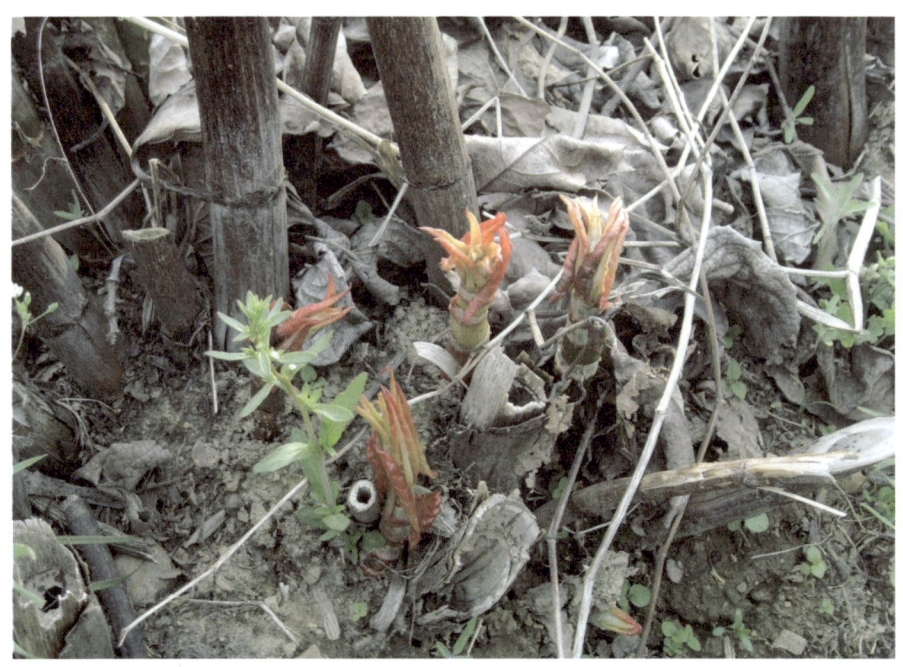

**생육상** _ 여러해살이풀 | **분포지** _ 전국의 산과 들 · 밭둑 | **채취** _ 봄새순 · 봄~가을잎과 뿌리 | **이용** _ 어린싹 · 어린 줄기 | **먹는 방법** _ 무침 · 절임 · 조림 · 효소 · 차 | **산행 채취** _ 불가능 | **텃밭재배** _ 가능 | **효능** _ 신장 질환 · 관절염 · 류머티즘 · 간염 · 이뇨 · 신경통

**형태** 호장근은 높이가 1~1.5m 정도이고, 줄기 속은 비어 있고, 어릴 때는 자줏빛 반점이 많고, 잎은 어긋나고, 달걀 모양이며 꽃은 8~9월에 흰색 암수 딴 그루로 피고, 열매는 세모진 달걀모양의 수과로 여문다.

호장근의 줄기에 호랑이 무늬가 있어 "호장虎杖", 봄에 땅 속에서 나올 때는 마치 죽순같이 올라와 대나무처럼 생겼다 하여 "관절대"라 부른다. 호장근은 독성이 없어 관상용 · 식용 · 약용으로 가치가 높다. 호장근은 혈액을 순환 개선해 어혈을 제거하기 때문에 기

혈 소통에 좋고, 사지 마비나 타박상에 좋다. 신장 질환·어혈·관절염·급성 간염에 응용된다.

## 식용

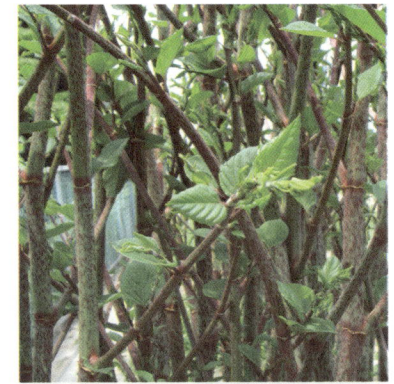

一. 봄에 땅 속에서 막 올라온 새순을 뜯어 껍질을 벗겨 쌈으로 먹거나 끓는 물에 살짝 데쳐서 나물로 무쳐 먹는다.
一. 많이 채취한 경우에는 소금절임으로 보존한다.
一. 여름철에 잎, 뿌리줄기는 수시로 채취하여 쓴다.

## 사용법

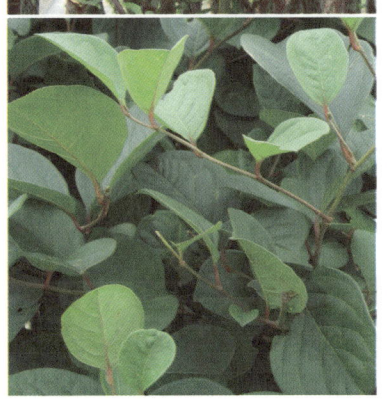

一. 봄에 새순이나 잎을 뜯어 설탕을 녹인 시럽을 30%, 가을~겨울에 뿌리를 캐서 물로 씻고 물기를 빼고 항아리에 넣고 설탕을 녹인 시럽 70%를 붓고 100일 이상 발효를 시킨다.
一. 가을~겨울에 뿌리를 캐서 물로 씻고 햇볕에 말린 후 잘게 썰어 차茶로 먹는다.

## 금기

一. 설사나 물변을 보는 사람
一. 한꺼번에 많이 먹으면 결석이 생긴다.

**번식법** _ 씨앗으로 번식한다.

### 한방

뿌리줄기를 호장虎杖, 잎을 호장엽虎杖葉으로 부른다. 주로 신장 질환이나 관절염·류머티즘·이뇨에 다른 약재와 처방한다.

# 비비추 백합과 _ Hosta longipes

**한약명** : 산옥잠화山玉簪花 / **다른 이름** : 넓은 옥잠화 · 주걱 비비추

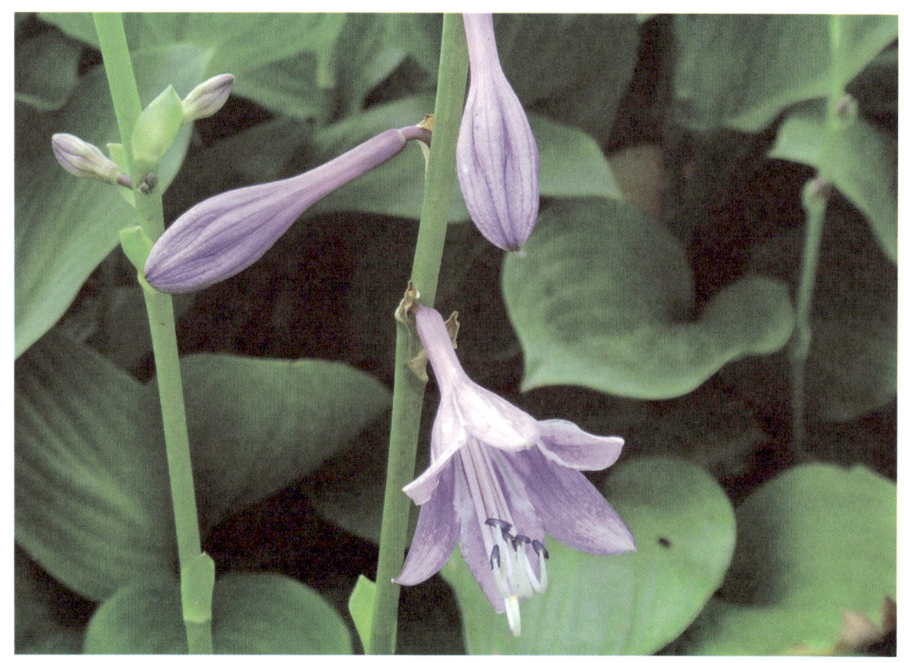

**생육상** _ 여러해살이풀 | **분포지** _ 중부 이남의 습한 평지에서부터 높은 산 | **채취** _ 봄 | **이용** _ 어린잎 | **먹는 방법** _ 무침 · 데침 · 비빔밥 · 샐러드, · 국거리 · 효소 | **산행 채취** _ 가능 | **텃밭 재배** _ 가능 | **효능** _ 건위 · 이뇨 · 강장 · 정장

**형태** 비비추는 다년생초로 잎줄기는 10~30cm 정도이고, 7~8월에 30~40cm의 긴 꽃대가 나와서 종 모양의 홍자색 꽃이 한쪽으로 몰려서 총상화서로 피고, 열매는 꽃이 진 후에 삭과로 여문다. 비비추의 잎 모양이 옥잠화와 비슷하여 혼동하기도 하지만 산나물 같지 않은 산나물이다. 우리나라에는 산옥잠화 · 참비비추 · 일월비비추 등 9종이 있다. 비비추는 비벼 먹어야 제 맛이 난다 하여 "비비추"라 부른다.

비비추는 식용, 관상용으로 가치가 높다. 연한 잎만을 먹는다. 철분과 비타민 C가 많이

함유되어 있다. 비비추는 비비면 거품이 날 때 독성이 빠져 나간다. 산나물의 쓴맛이나 떫은 맛, 억센 섬유질 등의 단점이 되는 특성이 하나도 없다. 민간에서 상처 치료에 사용했다.

### 식용

― . 봄에 죽순처럼 말려 돋아난 어린순을 따서 끓는 물에 살짝 데쳐서 나물로 무쳐 먹는다.
― . 잎줄기만 삶아서 초고추장에 찍어 먹는다.
― . 꽃봉오리는 따서 튀김으로 먹는다.
― . 국거리 · 찌갯거리 · 샐러드 · 튀김 등으로 먹는다.
― . 삶아서 말려서 묵나물로 먹는다.

### 사용법

― . 봄에 죽순처럼 말려 돋아난 잎을 뜯어 항아리에 넣고 설탕을 녹인 시럽 30%를 붓고 100일 이상 발효시킨다.

### 금기

― . 비비추에는 약긴의 독이 있기 때문에 물 속에서 비벼서 독을 제거히고 하룻밤 담근 후 먹는다.

**번식법** _ 가을에 잘 익은 씨앗을 채종하여 직파한다. 포기 나누기는 가을이나 봄에 싹트기 전에 캐어 싹을 2~3개씩 붙여 쪼개어 포기가 사이를 20cm 간격으로 심는다.

### 한방

전초를 "산옥잠화山玉簪花"라 부른다. 주로 건위 · 이뇨 · 강장 · 정장에 다른 약재와 처방한다.

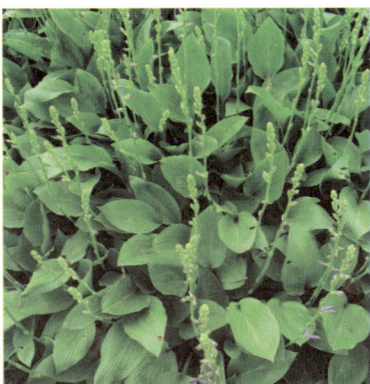
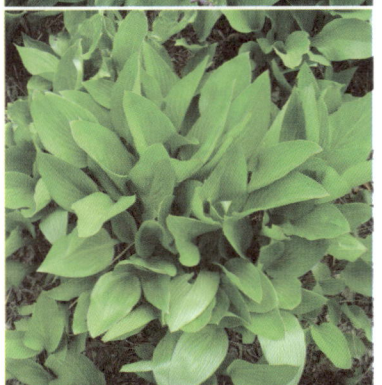

# 바디나물 미나리과_ Angelica decursiva

**한약명** : 일전호日前胡 / **다른 이름** : 일전초 · 연삼

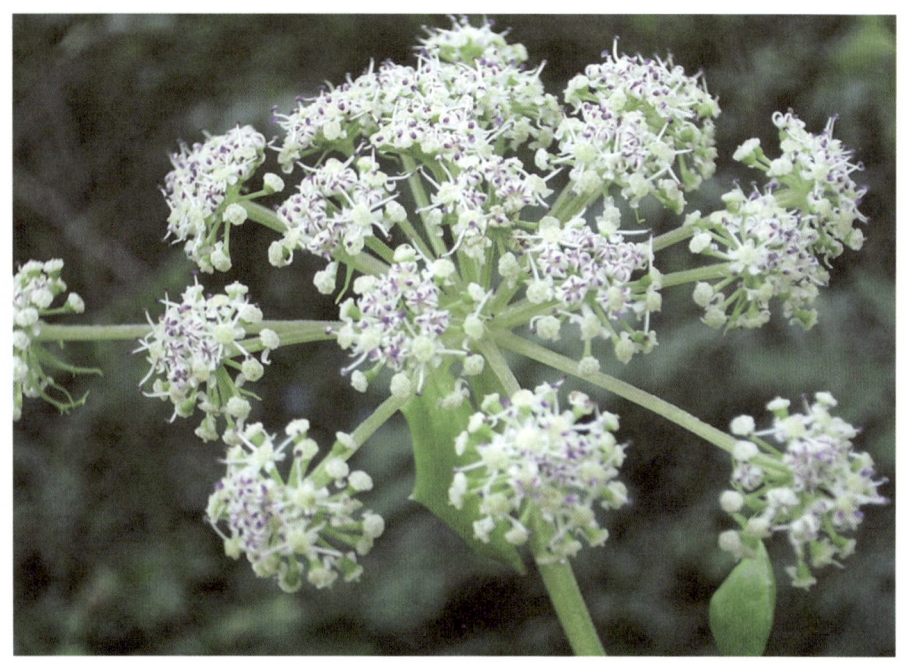

**생육상** _ 여러해살이풀 | **분포지** _ 전국의 산과 들 | **채취** _ 여름 | **이용** _ 잎, 뿌리 | **먹는 방법** _ 무침 · 장아찌 · 효소 | **산행 채취** _ 가능 | **텃밭 재배** _ 가능 | **효능** _ 청열 · 해독 · 산풍 · 소담 · 풍열두통 · 담열천 · 구역

**형태** 바디나물은 높이가 60~150cm 정도이고, 꽃은 8~9월에 자줏빛으로 피고, 열매는 타원형으로 여문다. 바디나물은 낮은 산 계곡이나 습기가 있는 들판에서 잘 자란다. 봄철에 연한 잎과 줄기를 채취하여 먹는다.

**한방**

뿌리를 "일전호日前胡"라 부른다. 주로 청열, 해독에 다른 약재와 처방한다.

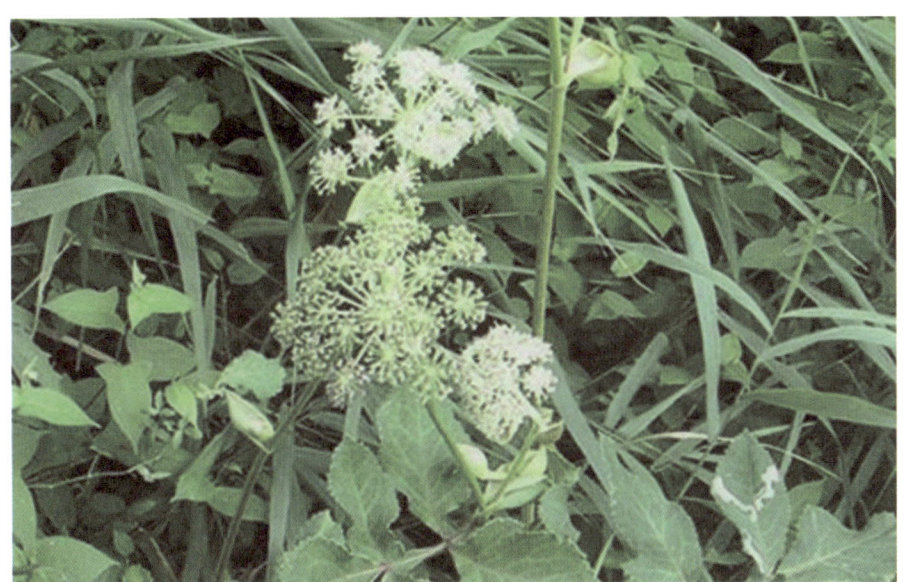

### 식용

一. 여름에 꽃이 피기 전에 잎을 뜯어 끓는 물에 살짝 데쳐서 나물로 무쳐 먹는다.
一. 봄철에 부드러운 잎과 줄기를 채취하여 먹기 좋은 크기로 잘라 된장 장아찌를 만든다.

### 사용법

一. 여름에 꽃이 피기 전에 잎을 뜯어 항아리에 넣고 설탕을 녹인 시럽 30%를 붓고 100일 이상 발효를 시킨다.

### 민간요법

一. 당뇨에는 뿌리를 장아찌로 만들어 식사할 때 반찬으로 장복한다.
一. 구역질에는 뿌리 10g을 달여 먹는다.

**번식법** _ 씨앗으로 번식한다.

# 비짜루 다년초 _ Asparagus Schoberioides

**한약명** : 용수채龍鬚菜 / **다른 이름** : 비찌개 · 밀풀 · 방울비짜루 · 남옥대

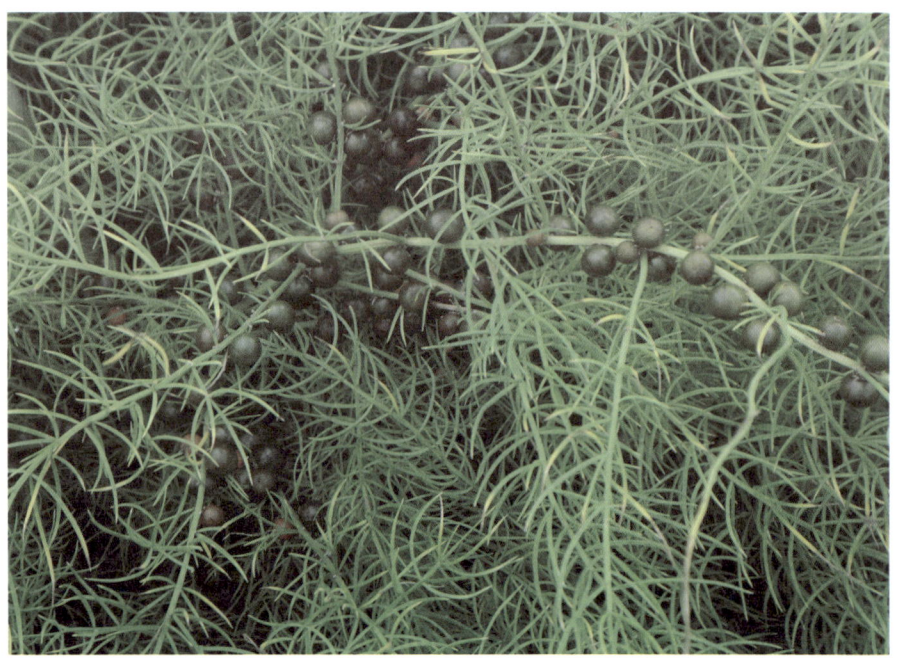

**생육상** _ 여러해살이풀 | **분포지** _ 제주도 · 중부 지방의 산기슭 | **채취** _ 봄 | **이용** _ 어린순 | **먹는 방법** _ 무침 · 묵나물 · 효소 | **산행 채취** _ 가능 | **텃밭 재배** _ 가능 | **효능** _ 기관지염 · 해수 · 천식 · 가래

**형태** 비짜루의 줄기는 50cm~1m씩 자라고, 꽃은 5~6월에 담녹색으로 피고, 열매는 둥근 장과로 여문다. 우리 조상들은 봄이면 "비찌개나물"의 어린순을 뜯어 먹었다. 경상도에서는 "밀풀"이라 하여 산나물로 먹는다.

비짜루는 식용, 약용으로 가치가 높다. 약초로 쓸 때는 뿌리줄기와 열매를 채취하여 햇볕에 말려서 쓴다. 약리 실험에서 지혈 작용, 이뇨 작용이 있는 것으로 밝혀졌다.

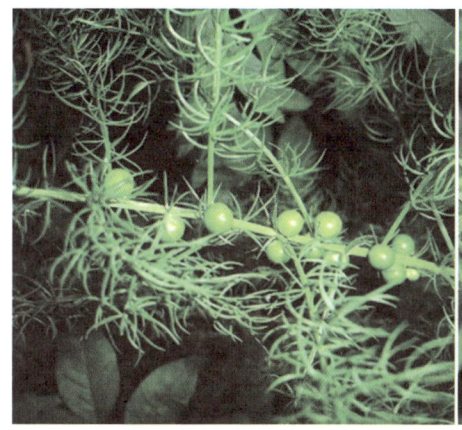 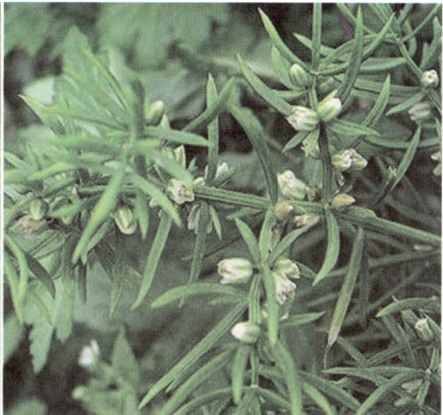

식용

一. 봄에 어린순을 따서 끓는 물에 살짝 데쳐서 나물로 무쳐 먹는다.
一. 국거리 · 볶음 · 샐러드로 먹는다.
一. 삶아서 묵나물로 먹는다.

사용법

一. 봄에 잎만을 뜯어 항아리에 넣고 설탕을 녹인 시럽 30%를 붓고 100일 이상 발효를 시킨다.

**번식법** 씨앗을 발아 촉진시키기 위하여 하룻 동안 물에 불린 후 3~4월경에 1~2m 너비의 파종상을 만들고 20~30cm의 이랑 너머로 줄 뿌림한다.

**한방**

뿌리줄기를 "용수채龍鬚菜"라 부른다. 주로 해수 · 천식 · 가래에 다른 약재와 함께 처방한다.

# 바위취 범의귀과 _ Saxifraga stolonifera

**한약명** : 호이초虎耳草 / **다른 이름** : 호이 · 톱바위취

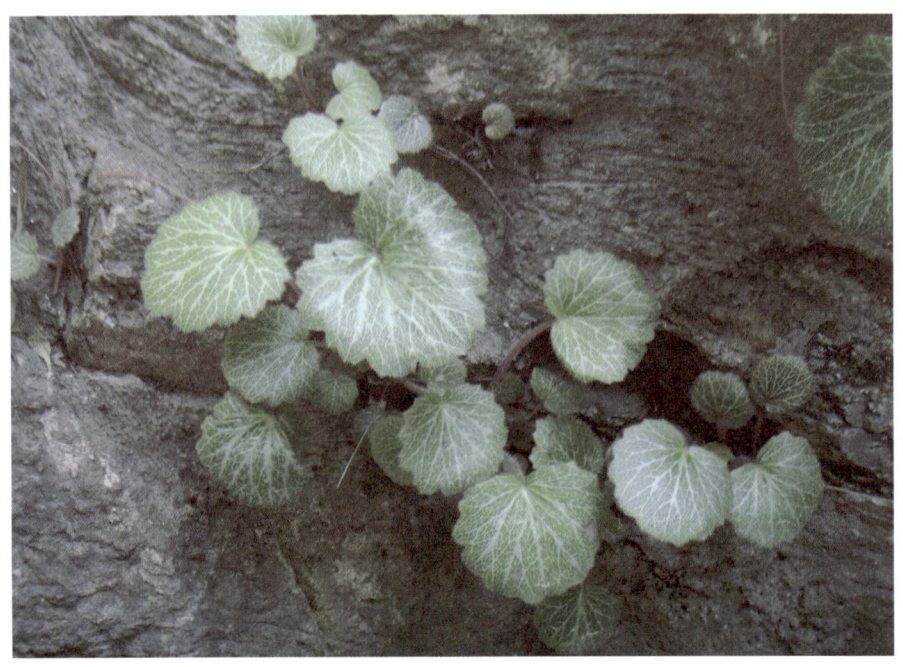

**생육상** _ 여러해살이풀 | **분포지** _ 전국의 산 바위 주변 | **채취** _ 봄 | **이용** _ 잎 | **먹는 방법** _ 쌈 · 무침 · 튀김 · 효소 | **산행 채취** _ 가능 | **텃밭 재배** _ 가능 | **효능** _ 중이염 · 해수 토혈 · 치질 · 습진 · 중이염

**형태** 바위취는 높이가 50cm 정도이고, 전체에 털이 있고, 잎은 둥그스름하고 연한 흰색 무늬가 있고, 뒷면은 붉은 빛을 띠고, 뿌리줄기에서 잎이 뭉쳐 나고 잎자루가 길다. 꽃은 5월에 흰색으로 피고, 열매는 6월에 달걀 모양으로 여문다.

전국의 산 바위 곁이나 습지에서 군락을 이루며 자란다. 바위취는 식용 · 약용 · 관상용으로 가치가 높다. 봄철에 잎은 산나물로 먹기도 하지만 순백의 꽃이 필 때는 아름답다. 잎에 상처가 없고 부드러워 보이는 것을 뿌리가 뽑히지 않도록 따서 먹는다.

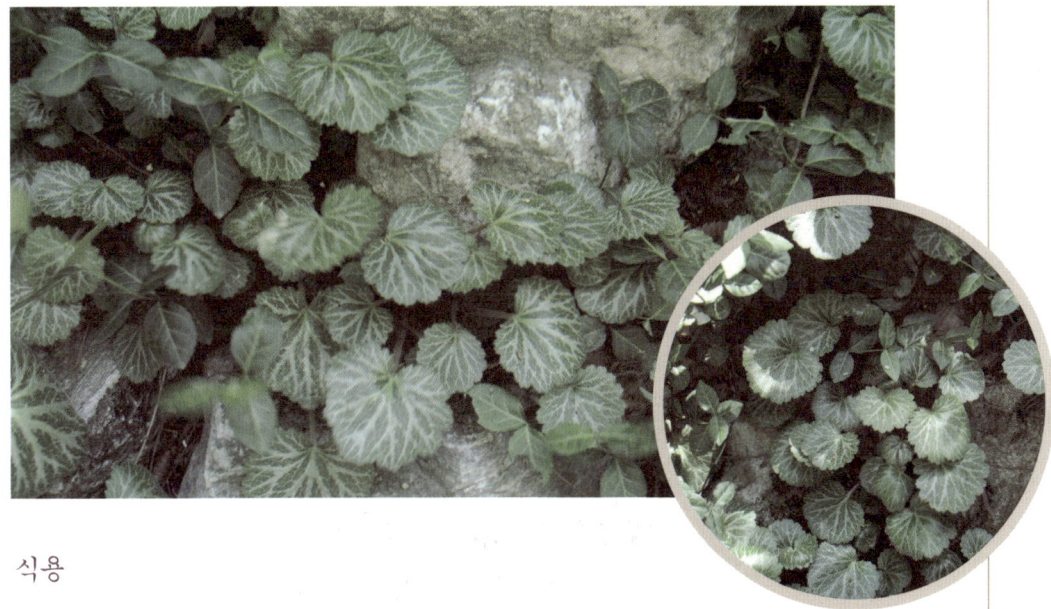

### 식용

一. 봄에 꽃이 피기 전에 잎을 뜯어 쌈으로 먹는다.
一. 봄에 꽃이 피기 전에 잎을 뜯어 끓는 물에 살짝 데쳐서 나물로 무쳐 먹는다.
一. 날잎에 얇게 옷을 입혀 중온의 기름에 시간을 가지고 맛있게 튀겨 먹는다.

### 사용법

一. 봄에 꽃이 피기 전에 잎만을 뜯어 항아리에 넣고 설탕을 녹인 시럽 30%를 붓고 100일 이상 발효를 시킨다.

### 민간요법

一. 해수 토혈에는 전초 15g을 달여 먹는다.
一. 습진과 치질에는 전초를 짓찧어 환부에 바른다.

**번식법** _ 씨앗과 포기 나누기로 번식한다.

### 한방

전초를 "호이초虎耳草"라 부른다. 주로 중이염, 해수 토혈에 다른 약재와 함께 처방한다.

# 배초향 꿀풀과 _ Agastache rugosa

**한약명** : 곽향藿香 / 곽향로 / **다른 이름** : 방아잎 · 깨나물 · 방애잎 · 중개풀

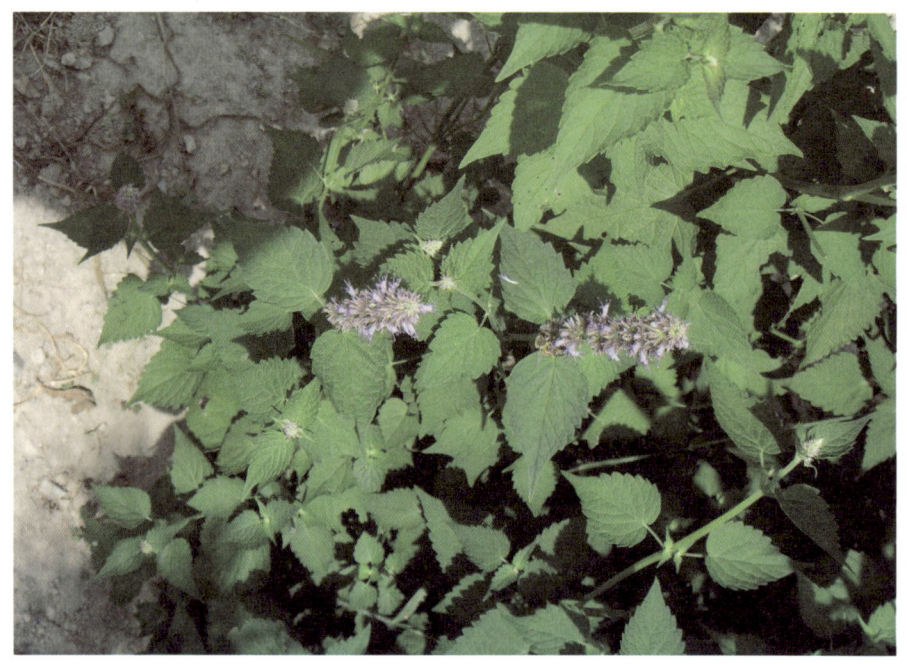

**생육상** _ 여러해살이풀 | **분포지** _ 전국의 산과 들 | **채취** _ 봄~여름 | **이용** _ 잎 | **먹는 방법** _ 무침 · 효소 | **산행 채취** _ 가능 | **텃밭 재배** _ 가능 | **효능** _ 두통 · 감기 · 복통 · 토사 · 구취

**형태** 배초향은 높이가 1~2m 정도이고, 꽃은 7~9월에 원줄기 끝에 자줏빛으로 피고, 열매는 달걀 모양의 분과로 여문다.

배초향은 식용 · 약용 · 관상용으로 가치가 높다. 배초향의 쌉쌀한 맛과 향기를 이용하여 비린내를 없애고 식용할 때는 "방앗잎"이라 부르고 생선회나 생선매운탕에 곁들여 먹는다. 그냥 나물로 이용할 때는 "깨나물"로 불렀다.

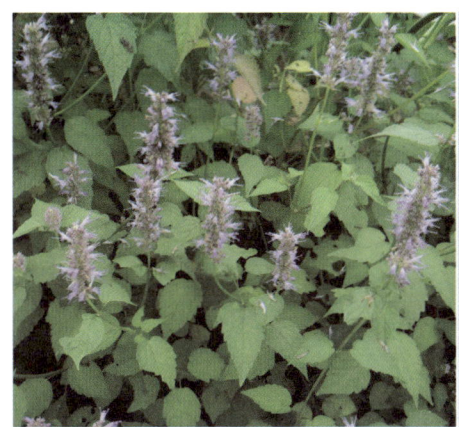 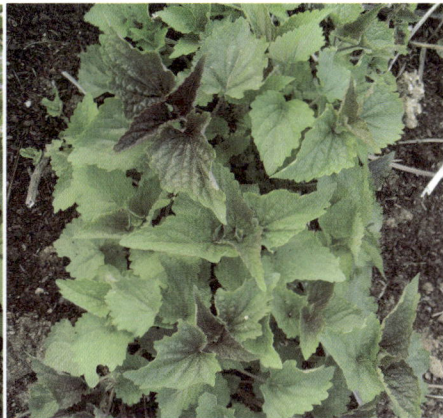

### 식용

一. 배초향의 쓴맛을 제거할 때는 소금물에 데쳐서 1시간 정도 찬물에 담가 우려낸다.
一. 초고추장에 찍어 먹는다.
一. 볶음·튀김·국거리·생선매운탕에 넣어 먹는다.

### 사용법

一. 봄에 꽃이 피기 전에 잎만을 뜯어 항아리에 넣고 설탕을 녹인 시럽 30%를 붓고 100일 이상 발효를 시킨다.

### 민간요법

一. 감기에 의한 두통에는 전초 10g을 달여 먹는다.
一. 구취에는 전초를 달인 물로 양치질을 한다.

**번식법** _ 가을에 씨앗이 익으면 채종하여 간수했다가 4월에 들깨 뿌리듯 뿌린다.

### 한방

**한방**에서는 전초를 "곽향藿香", 줄기나 잎을 증류해서 얻은 방향수를 "곽향로"라 부른다. 주로 감기에 의한 두통, 토사 등에 다른 약재와 처방한다.

# 백선 운향과 _ Dictamnus dasycarpus

**한약명**: 백선피白鮮皮 / **다른 이름**: 검화풀, 백양선, 봉삼, 봉황삼

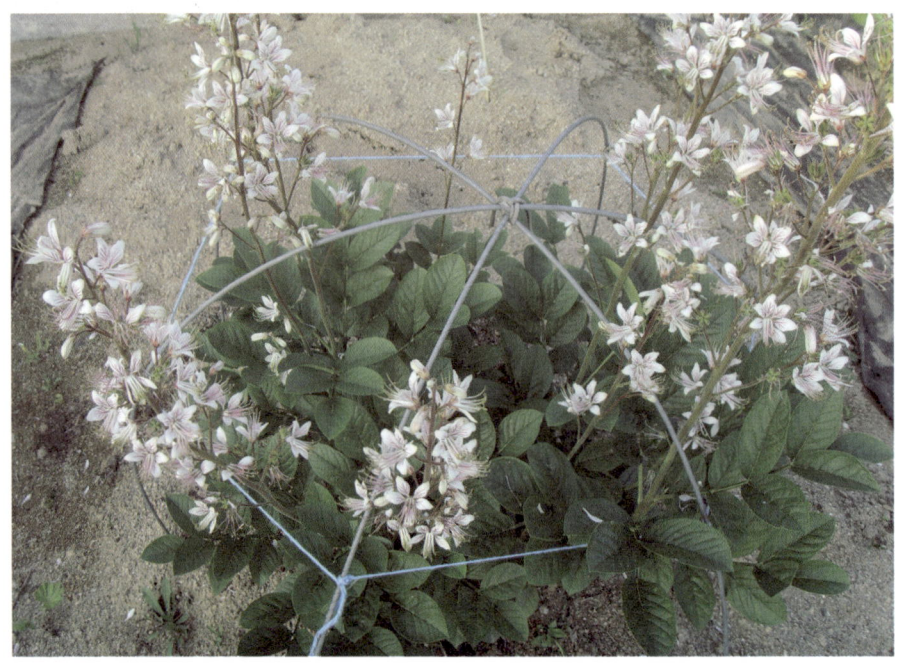

**생육상** _ 여러해살이풀 | **분포지** _ 제주를 제외한 전국의 산기슭 | **채취** _ 봄 | **이용** _ 전초·뿌리 | **먹는 방법** _ 무침·효소 | **산행 채취** _ 가능 | **텃밭 재배** _ 가능 | **효능** _ 황달·류머티즘에 의한 통증·피부 습진·옴

**형태** 백선은 높이가 90cm 정도이고, 꽃은 5~6월에 ' 원줄기 끝에 총상 꽃차례로 피고, 열매는 삭과로 여문다. 백선의 뿌리껍질에서 양¥의 냄새가 난다고 하여 "백양선," 산삼보다 효능이 좋다 하여 "봉황삼" 이라 부른다.

백선의 맛은 쓰고 성질은 차갑지만 식용·약용·관상용으로 가치가 높다. 봄부터 가을까지 뿌리를 캐서 속의 딱딱한 부분을 제거한 후 햇볕에 말려서 쓴다.

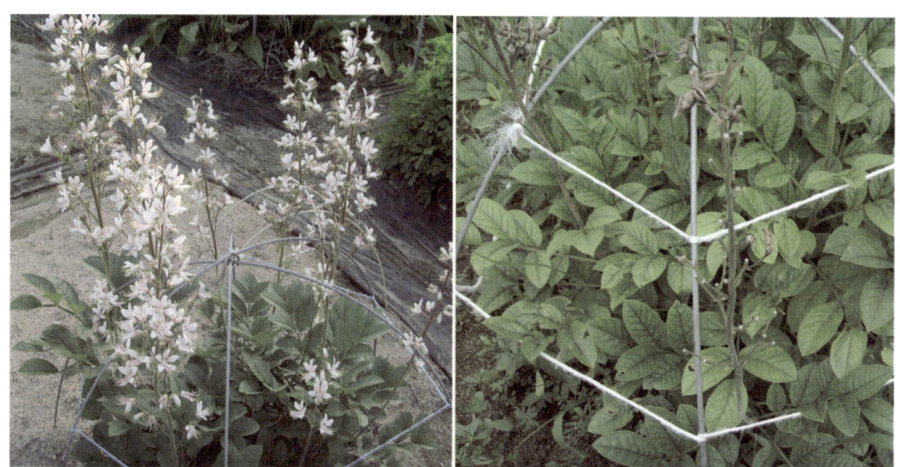

### 식용

一. 봄에 꽃이 피기 전에 잎을 뜯어 끓는 물에 살짝 데쳐서 나물로 무쳐 먹는다.

### 사용법

一. 봄에 꽃이 피기 전에 잎만을 뜯어 항아리에 넣고 설탕을 녹인 시럽 30%를 붓고 100일 이상 발효를 시킨다.

### 민간 요법

一. 류머티즘에 의한 통증에는 뿌리 껍질 15g을 달여 먹는다.
一. 피부 습진이나 옴에는 뿌리를 달인 물로 목욕을 한다.

**번식법** _ 씨앗으로 번식한다.

### 한방

뿌리를 "백선피白鮮皮"라 부른다. 주로 류머티즘에 의한 통증, 황달 등에 다른 약재와 함께 처방한다.

# 수영 여뀌과 _ Rumex acetosa

**한약명**: 산모엽酸模葉, 산모酸模 / **다른 이름**: 괴승애 · 괴싱아 · 산모 · 시금초 · 신검초

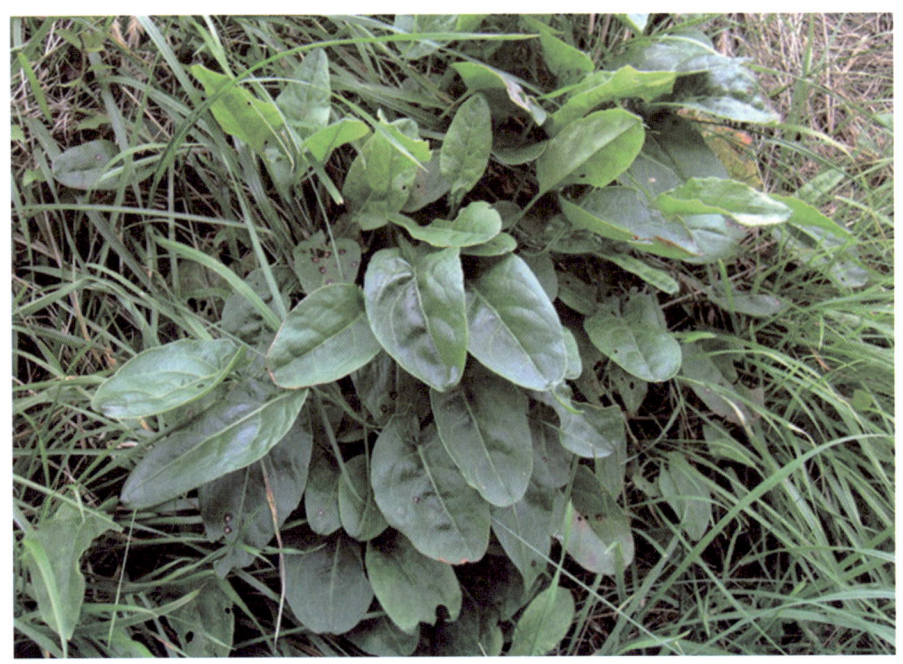

**생육상** _ 여러해살이풀 | **분포지** _ 전국의 산과 들, 풀밭 | **채취** _ 봄 | **이용** _ 어린잎 · 어린 줄기 · 뿌리 | **먹는 방법** _ 무침 · 데침 · 절임 · 효소 | **산행 채취** _ 가능 | **텃밭 재배** _ 가능 | **효능** _ 창종 · 창독 · 이뇨 · 소변 불통 · 악창 · 옴

**형태** 수영은 높이가 30~60cm 정도이고, 꽃잎이 없이 꽃은 5~6월에 피고, 열매는 세모진 타원형으로 여문다. 수영의 잎의 생김새가 시금치와 비슷하다 하여 "시금초", 잎의 맛이 시기 때문에 "신검초"라 부른다.

맛은 시큼하지만 옛날부터 즐겨 먹는 나물로 식용, 약용으로 가치가 높다. 옛날 먹을 것이 귀했을 때 봄에는 어린 줄기의 껍질을 벗겨서 생으로 씹어 먹었다. 겨울에는 서리를 맞은 잎을 따서 먹기도 했다.

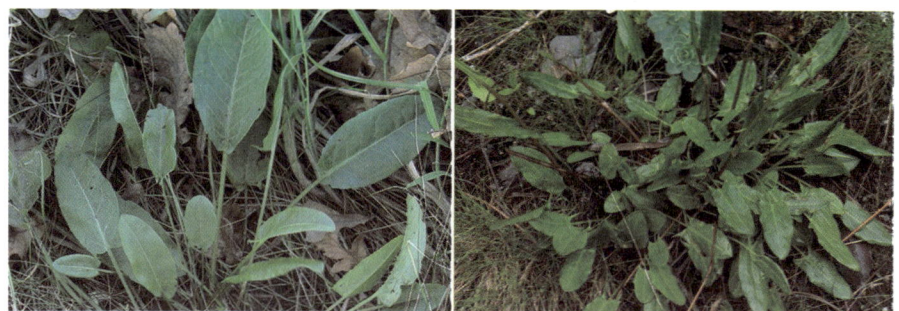

## 식용

一. 봄에 꽃이 피기 전에 잎만을 따서 끓는 물에 살짝 데쳐서 나물로 무쳐 먹는다.
一. 날것을 그대로 양념무침을 하거나 소금에 절여 먹는다.

## 사용법

一. 봄에 꽃이 피기 전에 잎만을 뜯어 항아리에 넣고 설탕을 녹인 시럽 30%를 붓고 100일 이상 발효를 시킨다.

## 민간요법

一. 악창・창독・옴에는 잎을 달여 목욕을 한다.
一. 소변 불통에는 뿌리 15g을 달여 먹는다.

## 금기

一. 수산蓚酸을 많이 함유하고 있어 한 번에 많이 먹으면 결석이 생긴다.

**번식법** _ 씨앗으로 번식한다.

## 한방

잎을 "산모엽酸模葉", 뿌리를 "산모酸模"라 부른다. 주로 창종・창독・이뇨・소변 불통 등에 다른 약재와 처방한다.

# 오이풀 장미과 _ Sanguisorba officinalis

**한약명**: 지유地楡 / **다른 이름**: 외순나물 · 산오이풀

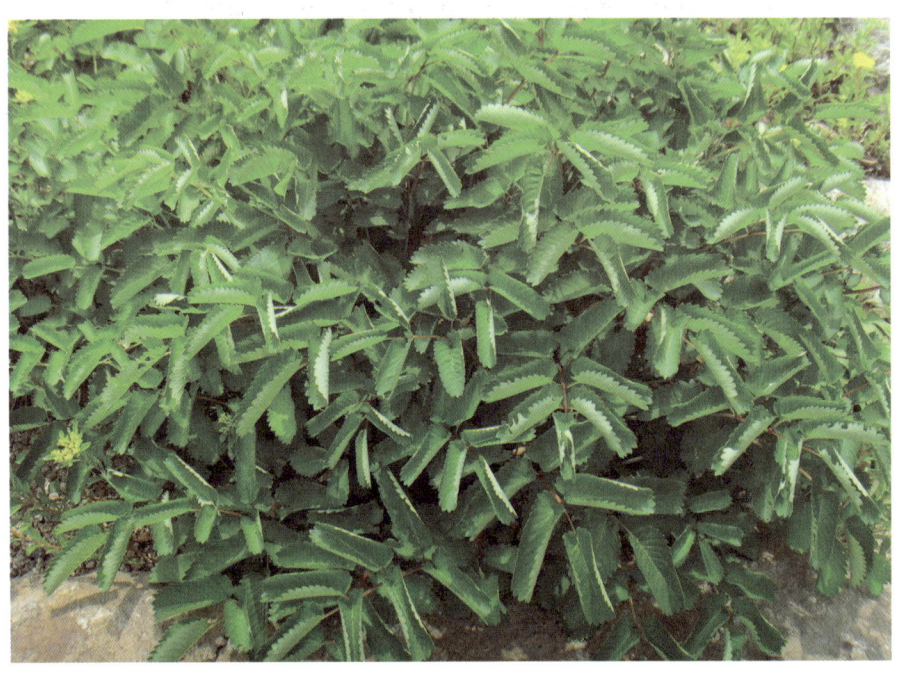

**생육상** _ 여러해살이풀 | **분포지** _ 산과 들, 풀밭 | **채취** _ 가을 | **이용** _ 잎 | **먹는 방법** _ 무침 · 효소 · 차 | **산행 채취** _ 가능 | **텃밭 재배** _ 가능 | **효능** _ 습진 · 화상 · 토혈 · 치루

**형태** 오이풀은 높이가 1m 정도이고, 잎을 자르거나 비비면 오이 냄새가 나고, 뿌리에서 나온 잎은 깃꼴겹잎이고 타원형의 작은 잎이 5~11개 달리고 가장자리는 톱니 모양이며 줄기는 곧게 자라고 윗부분에서 갈라진다. 꽃은 6~9월에 원통 모양의 홍자색으로 피고, 열매는 9~10월에 수과로 달걀 모양의 날개가 있다.

오이풀의 어린 줄기와 잎을 꺾어 손바닥으로 비비면 상큼한 오이 냄새가 나기 때문에 "오이풀"이라 부른다.

### 식용

一. 이른 봄에 잎을 따서 끓는 물에 살짝 데쳐서 나물로 무쳐 먹는다.
一. 쓴맛이 강하여 끓은 물에 데친 후에 찬물에 우려낸다.
一. 뿌리는 밥을 지을 때 넣는다.

### 사용법

一. 가을에 뿌리를 채취하여 물로 씻고 물기를 뺀 다음 적당한 크기로 잘라 항아리에 넣고 설탕을 녹인 시럽 100%를 붓고 100일 이상 발효시킨다.
一. 가을에 뿌리줄기를 채취하여 물로 씻고 햇볕에 말려 차茶로 먹는다.

### 민간요법

一. 습진에는 뿌리를 달인 물로 환부를 씻는다.
一. 화상에는 전초를 채취하여 짓찧어 즙을 바른다.
一. 토혈·비출혈에는 뿌리를 채취하여 물에 달여 마신다.
一. 치질에는 전초를 짓찧어 즙을 내서 환부에 붙이거나 오이풀을 쪄서 수증기로 환부를 씨거나 물로 달여서 마신다.

**번식법**_ 씨앗과 포기 나누기로 번식한다.

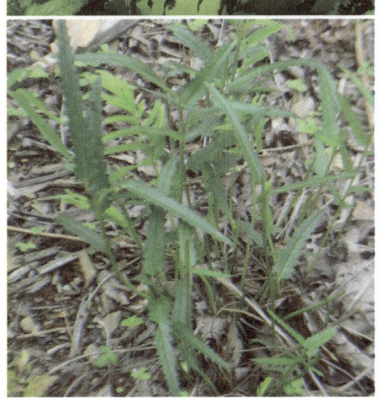

### 한방

뿌리는 고질적인 습진에 응용하고, 민간에서 설사를 할 때나 옻나무의 독을 해독할 때 쓴다. 뿌리줄기를 "지유地楡"라 부른다. 주로 고질 습진이나 화상, 치루에 다른 약재와 처방한다.

# 옥잠화 백합과 _ Hosta plantaginea Aschers

**한약명** : 옥잠화근玉簪花根 / **다른 이름** : 옥잠 · 옥포화 · 백학선 · 옥춘봉 · 토옥잠

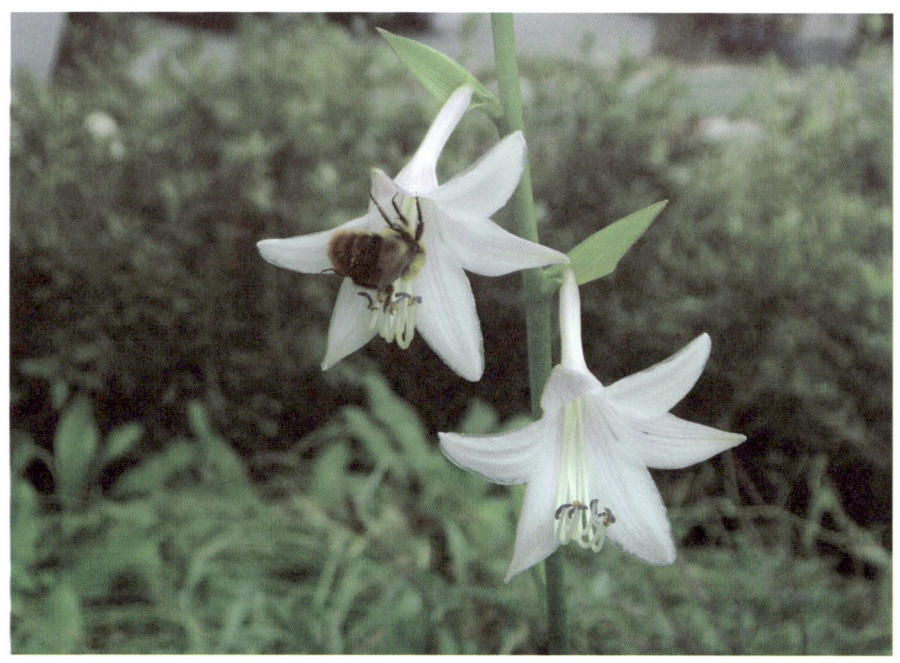

| **생육상** _ 여러해살이풀 | **분포지** _ 전국에서 재배 | **채취** _ 봄 | **이용** _ 어린잎 | **먹는 방법** _ 데침 · 효소 | **산행 채취** _ 불가능 | **텃밭 재배** _ 가능 | **효능** _ 해독 · 소종 · 지혈 · 나력 · 인종

**형태** 옥잠화는 삼각상 원추형으로 길이는 6.5cm 이고 꽃은 8월에 백색으로 피고, 열매는 삭과로 여문다. 우리나라 전역에서 자란다. 옥잠화는 한여름에 더위가 기승을 부릴 무렵 길쭉한 꽃대가 아름답고 비녀처럼 생겼다 하여 "옥잠화玉簪花"라 부른다.
꽃은 아침에 피고 해가 지면 오므라든다. 비녀옥잠, 주름잎옥잠 등이 있지만 모두 관상용으로 인기가 높다. 옥잠화는 식용 · 약용 · 관상용으로 가치가 높다. 어린잎과 잎자루는 나물로 쓰고 벌이 좋아해 양봉 농가에 큰 도움을 준다.

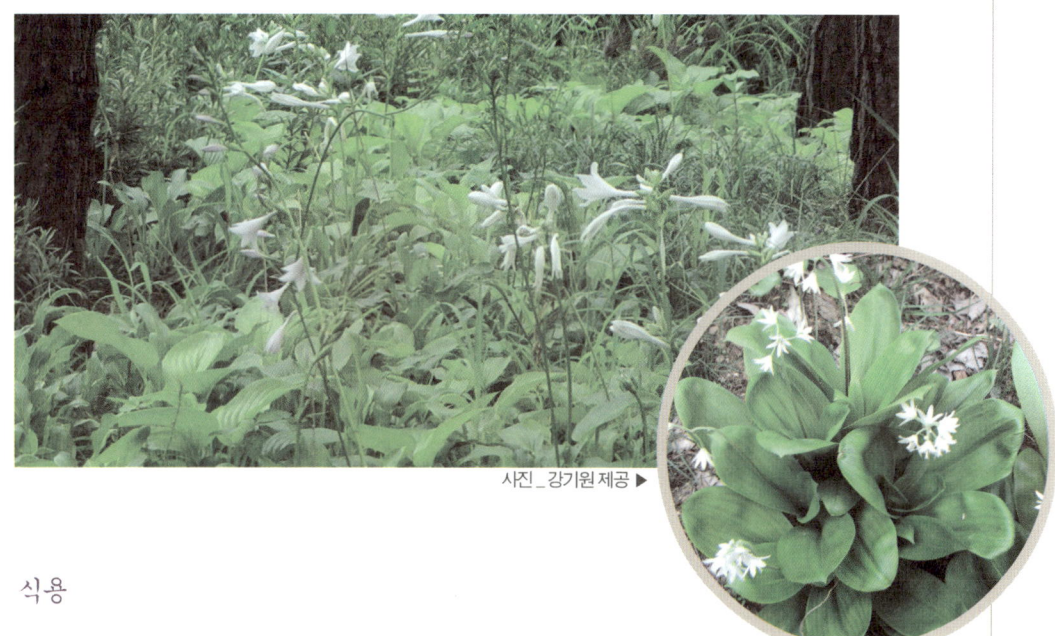

사진_강기원 제공 ▶

식용

一. 봄에 꽃이 피기 전에 연한 잎을 따서 끓는 물에 살짝 데쳐서 나물로 무쳐 먹는다.

사용법

一. 봄에 꽃이 피기 전에 연한 잎을 따서 항아리에 넣고 설탕을 녹인 시럽 30%를 붓고 100일 이상 발효를 시킨다.

민간요법

一. 목에 가시가 걸렸을 때는 뿌리를 20g을 달여 먹는다.
一. 나력에는 뿌리 10g를 달여 먹거나 잎을 짓찧어 즙을 내어 환부에 바른다.

**번식법** _ 씨앗과 포기 나누기로 번식한다.

한방

뿌리를 "옥잠화근玉簪花根"이라 부른다. 주로 나력, 소종에 다른 약재와 처방한다.

# 고들빼기 국화과 _ Ixeris sonchifolia

**한약명** : 황화채黃花菜, 약사초藥師草 / **다른 이름** : 쓴나물 · 애기벌줄

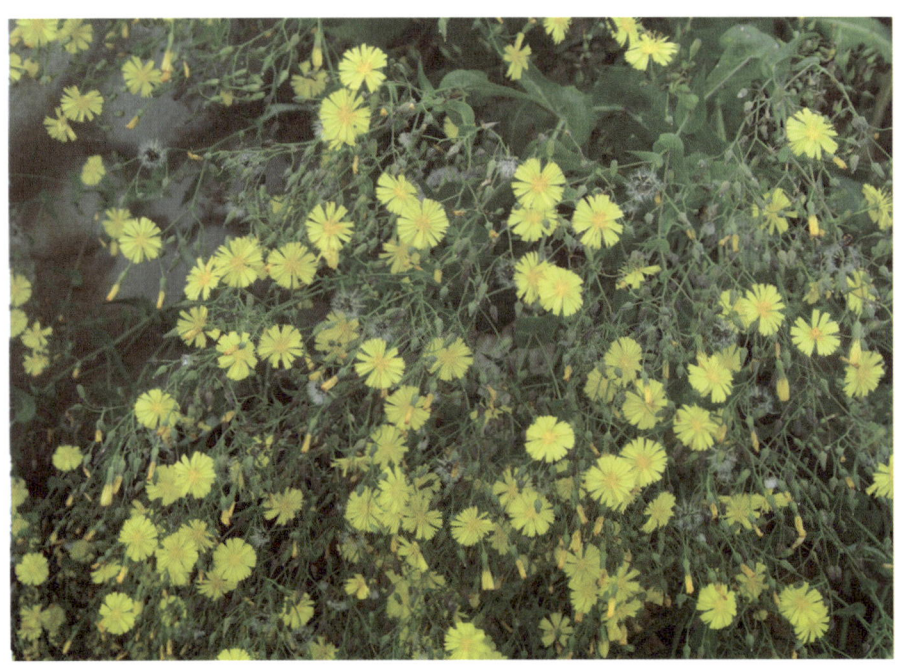

**생육상** _ 두해살이풀 | **분포지** _ 중부 이남의 산과 들 | **채취** _ 여름 | **이용** _ 잎, 뿌리 | **먹는 방법** _ 무침 · 김치 · 효소 | **산행 채취** _ 가능 | **텃밭 재배** _ 가능 | **효능** _ 청열 · 해독 · 이질 · 장염 · 두통 · 치창

**형태** 고들빼기는 높이가 60cm 정도이고, 꽃은 7~9월에 연노란색 또는 백색으로 피고, 열매는 가을에 흰 관모가 달려 수과로 여문다.

고들빼기는 왕고들빼기, 가는 잎 고들빼기, 이고들빼기 등이 있다. 최근 전라도에서는 고들빼기로 김치를 담가 별미로 각광을 받고 있다.

고들빼기는 알칼리성 식품으로서 산성 체질을 개선해 준다. 쓴맛은 봄에 춘곤증을 이기고 입맛을 돋우고 건위 소화제의 역할도 한다.

고들빼기 어린싹에는 섬유질이 적고 단백질·
탄수화물·회분·지방 등의 성분이 많다. 잎
을 자르면 독이 없는 흰 유즙이 나온다.

### 식용

一. 봄에 고들빼기를 뿌리째 뽑아서 쌀뜨물이
 나 소금물에 1주일 정도 우려서 쓴맛을 제
 거한 한 후에 갖은 양념으로 버무려 김치를
 담근다.
一. 봄에 성장 초기에는 전체를 캐서 나물로 무
 쳐 먹는다.
一. 성장 후에는 뿌리만 채취해서 김치로 담가
 먹는다.

### 사용법

一. 봄에 연한 잎을 따서 항아리에 넣고 설탕을
 녹인 시럽 30%를 붓고 100일 이상 발효를
 시킨다.

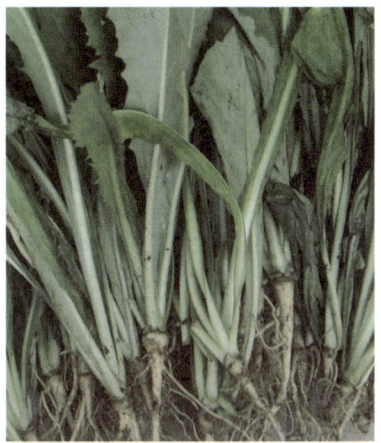
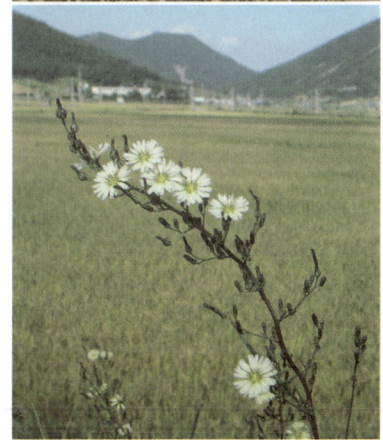

사진_강기원제공

### 구분

一. 고들빼기잎은 씀바귀보다 5배 이상 넓고 둥글지만 씀바귀는 잎이 가늘고 뾰쪽하고
 뿌리는 한두 개 정도로 통통하고 잔뿌리가 많다.

**번식법**_가을에 열매가 날아가기 전에 털어 솜털관모을 비벼서 제거한 후 직파한다. 건
 조하지 않게 저장했다가 봄에 일찍 뿌린다.

### 한방

잎을 "황화채黃花菜"라 부른다. 주로 충수염, 장염 등에 다른 약재와 처방한다.

# 우산나물 국화과 _ Syneilesis palmata

**한약명** : 토아산 / **다른 이름** : 꼬깔나물

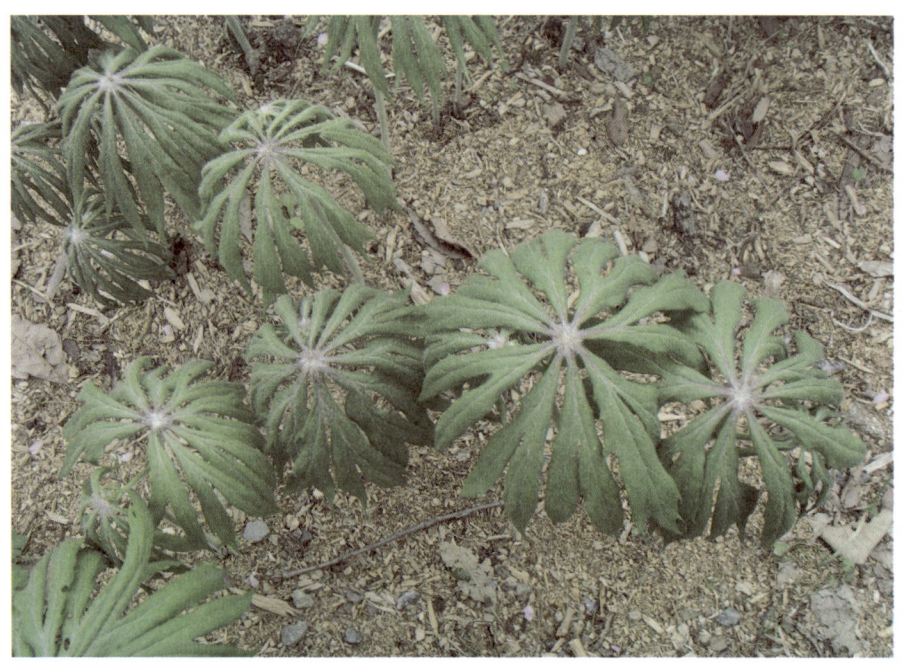

**생육상** _ 여러해살이풀 | **분포지** _ 전국의 산 숲속 | **채취** _ 봄 | **이용** _ 어린잎·어린 줄기 | **먹는 방법** _ 무침·데침·묵나물·차 | **산행 채취** _ 가능 | **텃밭 재배** _ 가능 | **효능** _ 관절동통·옹종·타박상·해독·지통

**형태** 우산나물은 높이가 70~120cm 정도이고, 꽃은 7~9월에 피고, 열매는 수과로 여문다. 우산나물에는 참나물처럼 향긋하면서 독특한 향기가 난다.
옛날부터 우리 조상들은 우산나물을 즐겨 먹었다. 우산나물의 잎이 퍼지기 전의 모양이 우산을 펼친 모양 같아 "산갓나물" 이라 부른다. 봄이 되면 가랑잎 사이에서 자란다. 잎이 나기 시작하면 이름 그대로 찢어진 우산 모양이다.

## 식용

一. 봄에 선모로 덮인 어린싹의 줄기 밑 부분에서 자연스럽게 툭 꺾이는 부분을 따서 끓는 물에 살짝 데쳐서 나물로 무쳐 먹는다.
一. 본잎이 5~6장 나올 때까지 연한 부분을 따서 생채 · 볶음 · 국거리 · 찌갯거리 · 샐러드 · 튀김으로 먹는다.
一. 삶아서 말려 묵나물로 먹는다.

## 사용법

一. 봄에 연한 잎을 따서 항아리에 넣고 설탕을 녹인 시럽 30%를 붓고 100일 이상 발효를 시킨다.

## 민간 요법

一. 관절 동통에는 전초 15g을 물에 달여 먹는다.
一. 옹종 · 타박상에는 전초를 짓찧어 즙을 내어 환부에 바른다.

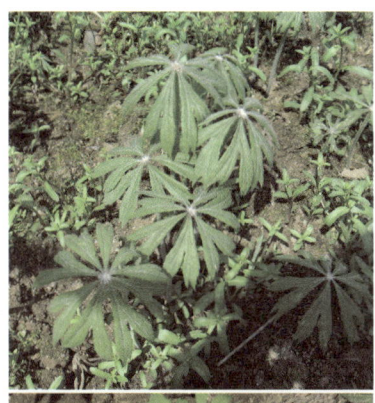

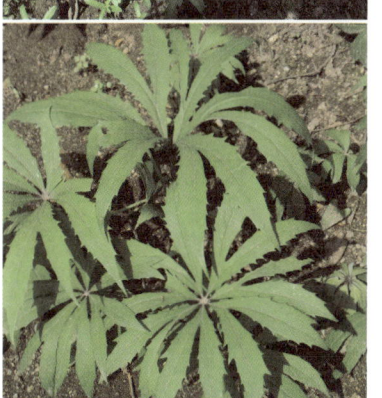

**번식법**_가을에 열매가 익을 때 채종하여 직파한다. 포기 나누기는 3~4월에 싹이 움직이기 시작할 때 포기를 꺼내어 싹을 1개씩 붙여서 쪼개어 정식한다.

### 한방

전초를 "토아산"이라 부른다. 주로 관절 동통, 옹종에 다른 약재와 처방한다.

# 우엉 국화과 _ Arctium lappa

**한약명**: 우방자牛蒡, 우방근, 악실, 우방경엽 / **다른 이름**: 우채 · 우력대 · 악실 · 우편채

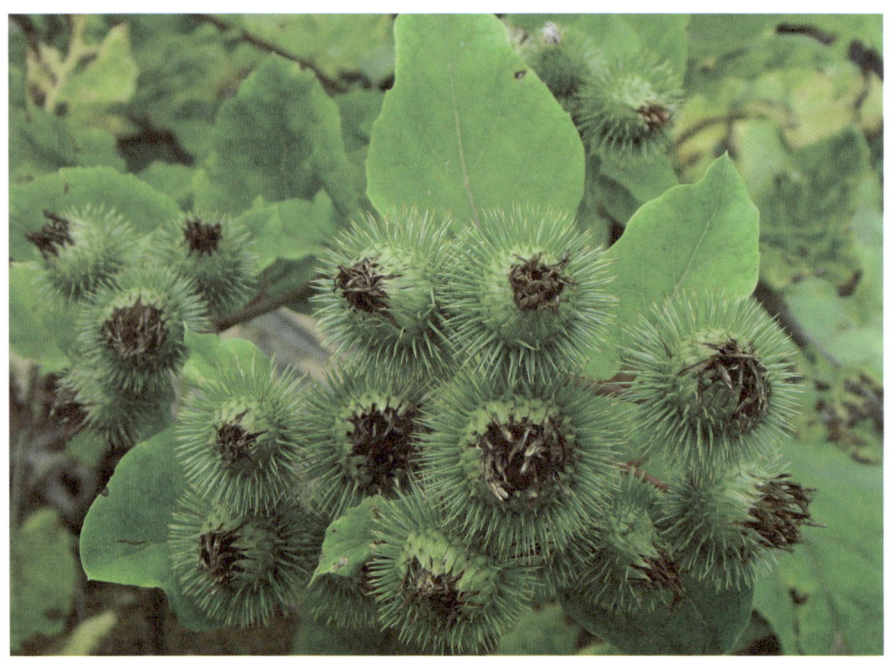

**생육상** _ 두해살이풀 | **분포지** _ 전국 재배 | **채취** _ 봄~여름 | **이용** _ 잎 · 뿌리 | **먹는 방법** _ 무침 · 양념구이 · 효소 | **산행 채취** _ 불가능 | **텃밭 재배** _ 가능 | **효능** _ 당뇨병 · 통증 · 골다공증 · 피부병

**형태** 우엉은 높이가 1.5m 정도까지 자라고, 꽃은 관상화로 7월에 갈색으로 핀다. 우엉의 뿌리는 한겨울 추운 눈보라와 영하 30도가 넘어도 살아남을 정도로 생명력이 강하다. 예부터 우엉의 잎과 뿌리를 소牛의 먹이로 썼기 때문에 "우채牛菜", 소가 우엉을 먹으면 힘을 낼 수 있다 하여 "우력대牛力大"라 부른다.
우엉은 성질이 따뜻하고 맛은 달며 독이 없어 식용, 약용으로 가치가 높다. 인슐린insulin인 이눌린inulin 성분이 있어 혈당치를 떨어뜨린다.

우엉은 알칼리성 식품으로 열량이 적고 섬유질이 풍부하여 다이어트에 좋다.
단백질, 탄수화물·칼슘·칼륨·인·당질·카로틴·비타민 C와 D·아연·마그네슘·구리 같은 미네날 성분이 함유되어 있다.

### 식용

一. 나물로 무쳐 먹는다.
一. 우엉의 뿌리를 껍질을 벗겨 내고 강판에 갈아 우유나 요구르트를 타서 먹는다.

### 사용법

一. 봄에 연한 잎을 따서 항아리에 넣고 설탕을 녹인 시럽 30%를 붓고 100일 이상 발효를 시킨다.

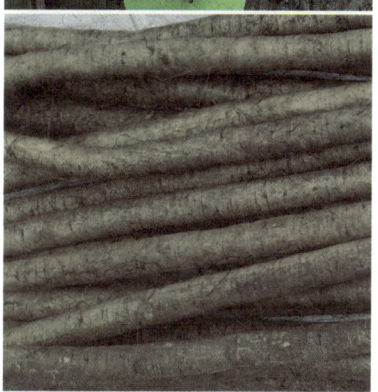

### 민간요법

一. 피부병·종기에는 잎을 짓찧어 환부에 붙인다.
一. 변비에는 뿌리를 간판에 갈아 즙을 내서 먹는다.
一. 벌레에 물렸을 때 잎을 짓찧어 즙을 내서 환부에 바른다.
一. 안면 신경 마비에는 우엉 열매 30g | 구릿대 뿌리10g | 물 1리터를 약한 불로 1시간 달여 하루에 3번씩 먹는다.

**번식법** _ 씨앗으로 번식한다.

### 한방

열매를 "우방자牛蒡子", 뿌리를 "우방근牛蒡根" 또는 악실惡實, 줄기를 "우방경엽牛蒡莖葉"이라 부른다. 주로 폐·기침·가래·인후염에 다른 약재와 처방한다.

# 원추리 백합과 _ Hemeroccallis fulva

**한약명**: 훤초근, 금침채金針菜 / **다른 이름**: 넓나물 · 넘나물 · 의남초 · 망우초 · 훤채

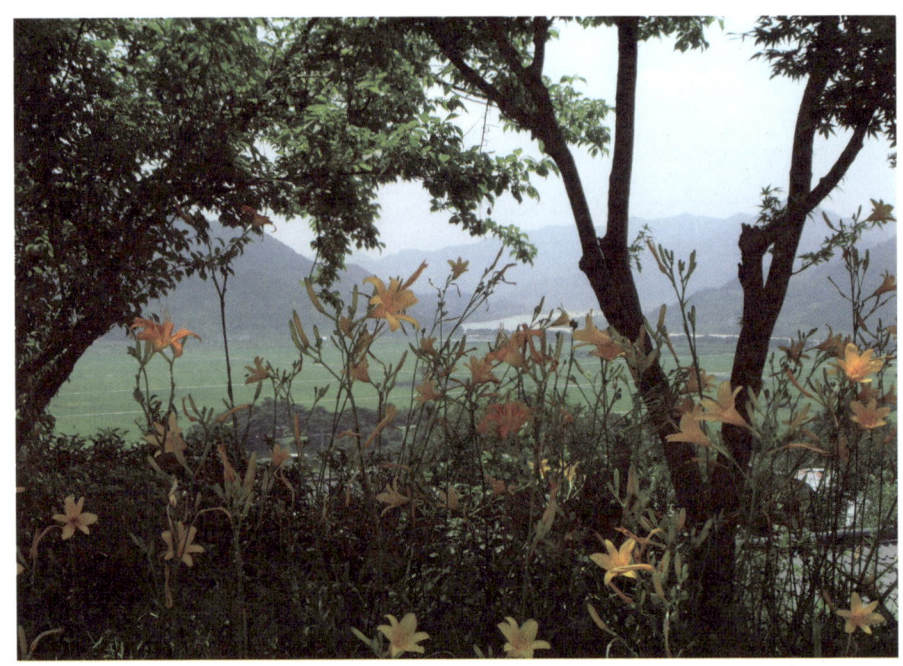

**생육상** _ 여러해살이풀 | **분포지** _ 전국의 산기슭 양지 | **채취** _ 봄 | **이용** _ 어린 싹 | **먹는 방법** _ 무침 · 데침 · 국거리 · 효소 · 술 | **산행 채취** _ 가능 | **텃밭 재배** _ 가능 | **효능** _ 황달 · 이뇨 · 진해 · 해열 · 진통 · 유옹

**형태** 원추리의 잎은 마주나고 서로 얼싸안는다. 꽃은 여름에 10~13cm 등황색으로 피고, 통부의 길이는 1~2cm이며, 바깥 꽃 덮이는 긴 타원형이고 끝이 둔하며 너비는 3~3.5cm로 가장자리가 막질이다.

원추리는 전국의 산과 들에서 군락을 이루고 핀다. 옛날부터 원추리는 시름을 잊게 해 준다고 해서 중국의 고사를 인용하여 "훤채萱菜" 또는 "망우초忘憂草"라 부른다. 원추리에는 단백질 · 포도당 · 서당 · 지방 · 회분 · 비타민 · 무기질 등 영양소가 풍부하다.

## 식용

一. 잎이 부채 모양으로 핀 어린순을 손가락에 끼고 땅 속의 밑동부터 비틀어 딴다.
一. 봄에 10~15cm 정도 되는 어린순을 따서 끓는 물에 살짝 데쳐서 나물로 무쳐 먹는다.
一. 뿌리쪽 하얀 부분이 파처럼 끈적이며 된장으로 무쳐 먹는다.
一. 볶음 · 국거리 · 튀김으로 먹는다.
一. 삶아서 말려 묵나물로 먹는다.
一. 원추리는 성장할수록 독성이 생기기 때문에 어린 새싹만 나물로 먹거나 완전히 익혀 먹는다.

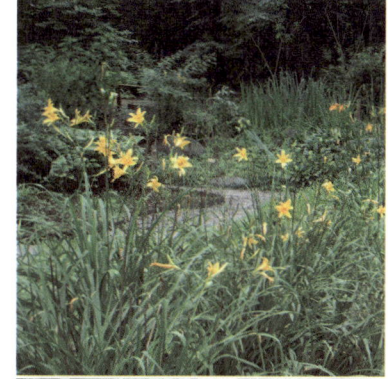

## 사용법

一. 봄에 어린 싹을 따서 항아리에 넣고 설탕을 녹인 시럽 30%를 붓고 100일 이상 발효를 시킨다.
一. 꽃을 따서 말린 후 용기에 담아 소주를 붓고 3개월 후에 먹는다.

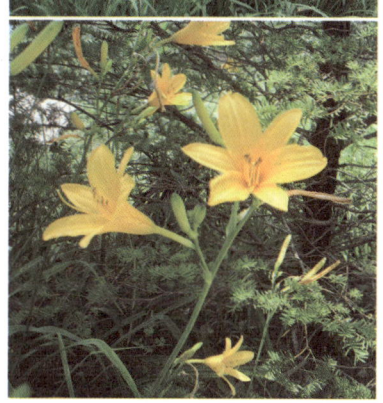

## 금기

. 뿌리를 과량 사용하면 시력이 상할 염려가 있으므로 말린 것은 40g을 초과하면 안 된다.

**번식법** _ 가을에 씨앗을 따서 직파하든가 저장했다가 봄에 뿌린다.

## 한방

뿌리를 "훤초근", 꽃 부분을 "금침채金針菜"라 부른다. 주로 황달, 혈변 등에 다른 약재와 처방한다.

# 윤판나물 백합과 _ Disporum sessile

**한약명** : 석죽근石竹根 / **다른 이름** : 큰가지애기나리

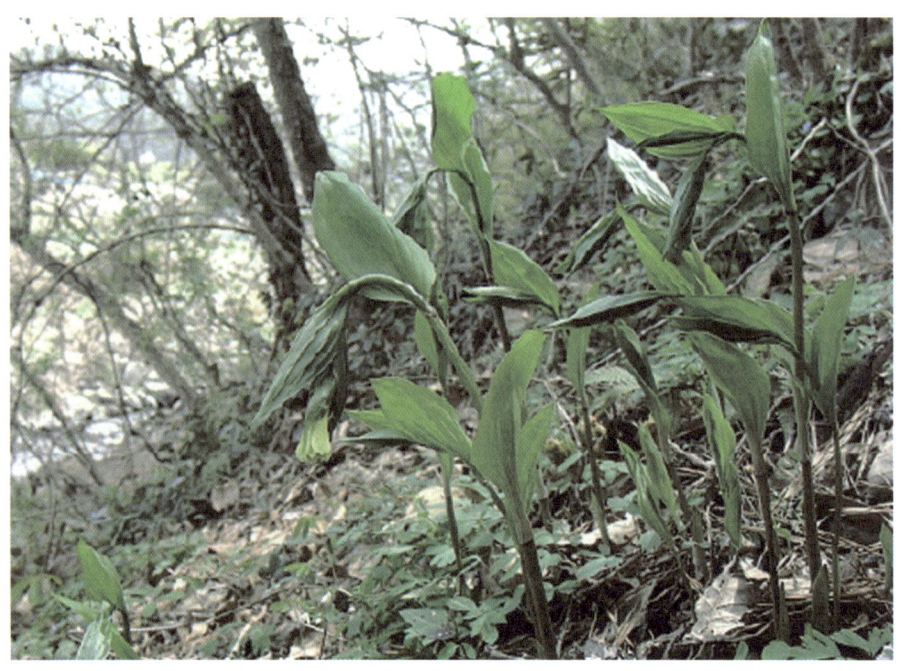

**생육상** _ 여러해살이풀 | **분포지** _ 전국의 산 | **채취** _ 봄 | **이용** _ 어린 싹 | **먹는 방법** _ 무침 · 데침 · 효소 | **산행 채취** _ 가능 | **텃밭 재배** _ 가능 | **효능** _ 폐결핵 · 폐기종 · 장염 · 대장 출혈 · 치질

**형태** 윤판나물은 높이가 30~60cm 정도이고, 꽃은 4~6월에 황색으로 피고, 열매는 둥글게 장과로 여문다.
윤판나물은 봄에 어린싹이 돋아날 때 애기나리와 흡사해 "큰가지애기나리", 지리산 주변 방언인 '귀틀집'인 '윤판집'과 생김새가 닮아 "윤판나물"이라 부른다. 윤판나물은 식용 · 역용 · 관상용으로 가치가 높다.
옛날부터 어린순을 산채로 먹었다. 울릉도, 제주도 남부의 산 속 구릉지의 수림 밑이나

그늘진 초원에 자생하기 때문에 흔한 나물은 아니다. 대부분 진황정·둥굴레·애기나리들과 섞어서 자생한다.

## 식용

一. 봄에 어린싹을 뜯어 소금물에 삶은 뒤 우려낸 후 끓는 물에 살짝 데쳐서 나물로 무쳐 먹는다.
一. 국거리나 기름에 볶아 먹는다.

## 사용법

一. 봄에 어린 싹을 따서 항아리에 넣고 설탕을 녹인 시럽 30%를 붓고 100일 이상 발효를 시킨다.

## 민간요법

一. 치질에는 잎을 짓찧어 즙을 내서 환부에 붙인다.
一. 폐기종에는 뿌리줄기 30g을 물에 달여서 먹는다.

## 금기

一. 한꺼번에 많이 먹으면 설사를 한다.

**번식법** _가을에 익은 씨앗을 채종하여 과육을 물에 씻어 제거한 후 직파한다. 줄 뿌림이나 흩뿌림한다.

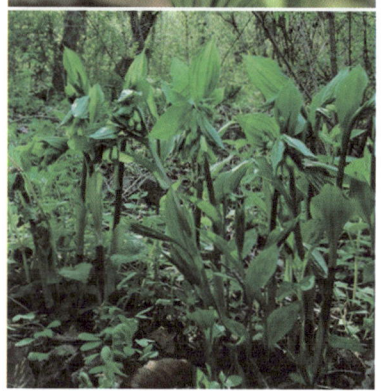

### 한방

뿌리를 "석죽근石竹根"이라 부른다. 주로 폐결핵·폐기종·장염에 다른 약재와 처방한다.

# 얼레지 백합과 _ Erythronium japonicum Deccaisne

**한약명** : 차전엽산자고 / **다른 이름** : 가재무릇

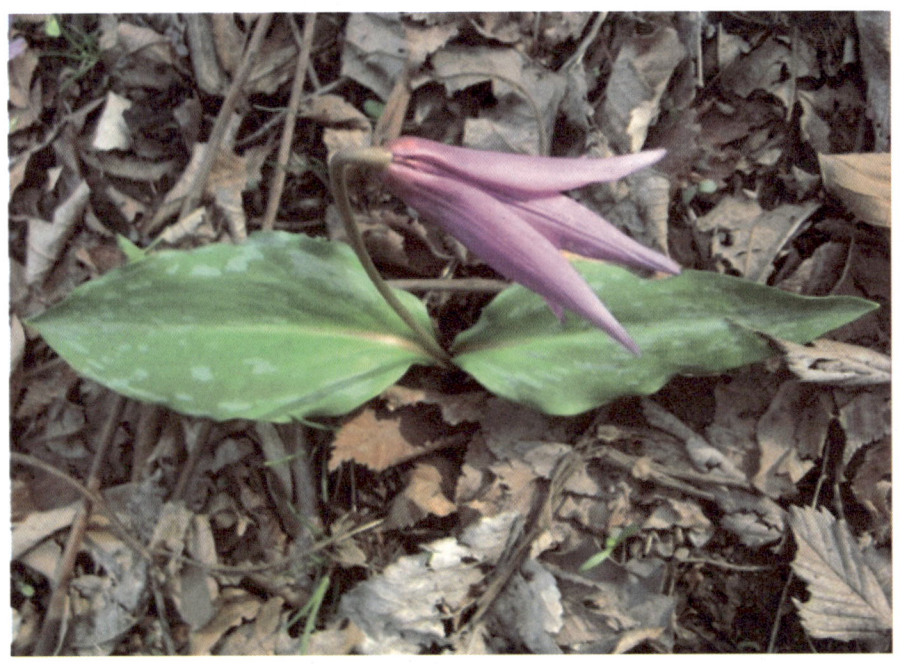

**생육상**_ 여러해살이풀 | **분포지**_ 전국의 산기슭 비옥한 땅 | **채취**_ 봄 | **이용**_ 전체 | **먹는 방법**_ 무침·국거리·비빔밥·효소·환약 | **산행 채취**_ 가능 | **텃밭 재배**_ 불가능 | **효능**_ 위장병·구토·화상·변비·감기·설사·이질·복통

형태 얼레지의 비늘줄기는 한쪽으로 굽은 바늘 모양이고 길이는 6cm, 지름은 1cm 가량이다. 잎은 보통 2개이나 드물게 3개가 달려 있다. 꽃은 4~5월에 밑을 향해 피고, 열매는 넓은 타원형으로 여문다.

얼레지는 잎에 얼룩덜룩한 반점이 얼룩져 있어 "얼레지"라 부른다. 모양과는 달리 육질의 부드러운 잎과 녹말질이 많은 뿌리를 먹는 이른 봄의 산나물이다. 얼레지는 씨에서 자라 꽃이 필 때까지 7~8년이 걸리는 것으로 알려져 있다. 땅 속의 길쭉한 비늘줄기에서

긴 타원 모양의 잎이 2장 나온다. 얼레지의 녹말 함유량은 인경의 40~50%여서 어린이나 노약자에게 좋다. 얼레지는 나물 못지않게 뿌리의 녹말을 귀하게 여겼다.

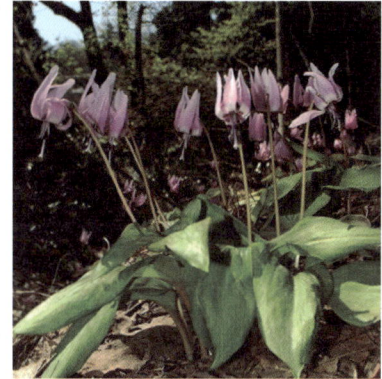

### 식용

一. 봄에 꽃·꽃봉오리·어린잎·비늘줄기 전체를 뽑아 하룻밤 물 속에 담가 소량의 독을 제거한 후에 끓는 물에 살짝 데쳐서 나물로 무쳐 먹는다.
一. 볶음·튀김·국거리·찌갯거리·비빔밥·조림·정과로 먹는다.

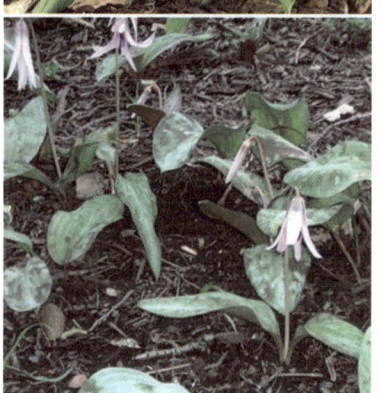

### 사용법

一. 봄에 잎이 달린 비늘줄기를 따서 항아리에 넣고 설탕을 녹인 시럽 30%를 붓고 100일 이상 발효시킨다.
一. 얼레지 굳은 녹말로 환약을 만든다.

### 녹말 만들기

一. 얼레지의 지상부가 말라 죽기 직전인 6월말경에 캐서 껍질을 벗긴 뒤 강판에 갈아 자루에 넣고 주물러 여과시켜 그 물을 가라앉혀 침전된 녹말을 몇 차례 물을 갈아 주며 우려낸 뒤 녹말을 만든다.

**번식법** _ 씨앗과 분구로 번식한다. 7월 이후에는 지상부가 사그라지기 때문에 씨가 익으면 떨어지기 전에 채종하여 직파한다.

### 한방

비늘줄기를 "차전엽산자고"라 부른다. 위장병, 구토에 다른 약재와 처방한다.

# 이질풀 쥐손이풀과 _ Geranium thunbergii

**한약명**: 현초玄草 / **다른 이름**: 오엽초 · 태양화 · 노학초 · 노관초

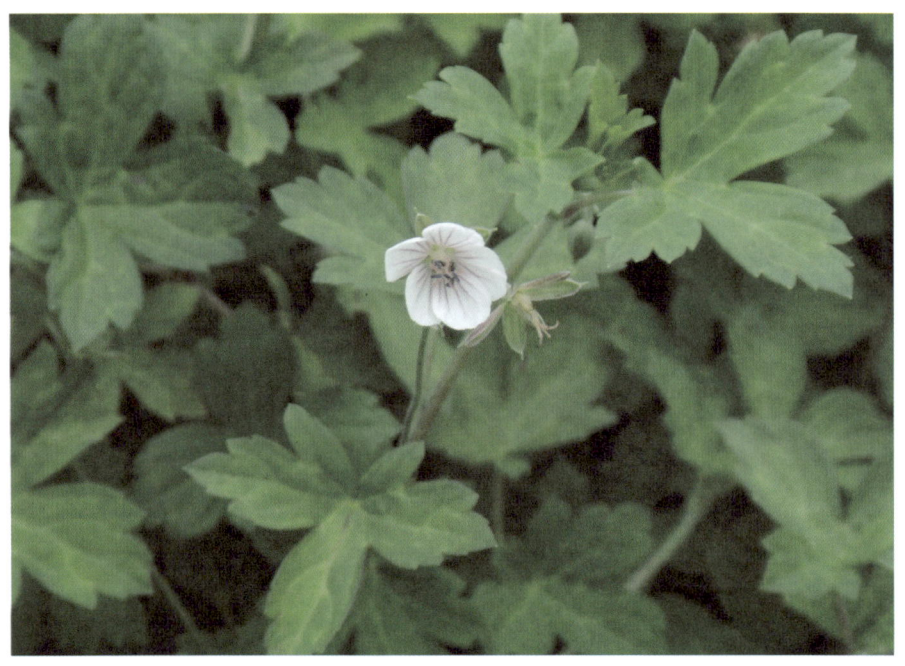

**생육상** _ 여러해살이풀 | **분포지** _ 산과 들, 풀밭 | **채취** _ 10월 | **이용** _ 잎 | **먹는 방법** _ 무침 · 효소 | **산행 채취** _ 가능 | **텃밭 재배** _ 가능 | **효능** _ 장염 · 이질 · 풍습 동통 · 구련 마목 · 질타

**형태** 이질풀은 높이가 30~50cm 정도이고, 잎은 3~5 갈래로 갈라진 손바닥 모양으로 마주나고, 가장자리는 톱니 모양이고, 줄기는 비스듬히 자라고 전체에 긴 털이 있다. 꽃은 8~9월에 잎 겨드랑이에서 나온 꽃대에 분홍색 또는 흰색으로 피고, 열매는 9~10월에 기둥 모양으로 여문다. 예부터 이질병을 잘 낫게 한다 하여 "이질풀", 다른 이름으로 "현초現草" · "노학초老鶴草" · "관근貫筋" · "공등公藤"이라 부른다.
이질풀은 식용, 약용으로 가치가 높다. 부인병으로 고생하는 사람, 불임 여성이 복용하

면 임신이 된다는 속설이 있다. 설사를 진정시
킬 때는 이질풀을 채취하여 말려서 달여 먹었
고, 여성이 차茶처럼 상복하면 장腸의 연동 운
동이 잘 되어 변비에 좋다.

### 식용

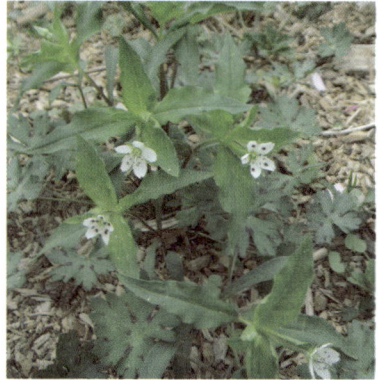

— 가을에 잎을 채취하여 그늘에 말려서 쓴다.
— 봄에 잎을 채취하여 끓는 물에 살짝 데쳐서
 나물로 무쳐 먹는다.

### 사용법

— 봄에 이질풀 전체를 채취하여 물로 씻고 물
 기를 뺀 다음 항아리에 넣고 설탕이나 시럽
 30%를 붓고 100일 정도 발효를 시킨다.

### 민간요법

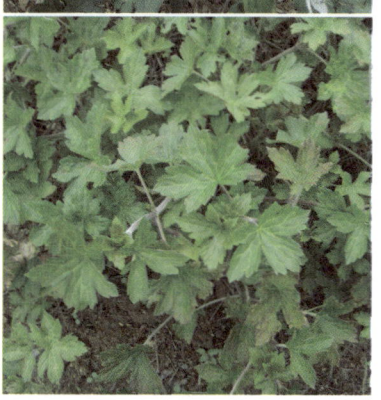

— 설사에는 이질풀 10g을 채취하여 물에 달여서 마신다.
— 급성 장염에는 이질풀 20g을 채취하여 하루 3번씩 공복에 복용한다.
— 복통에는 이질풀을 채취하여 물로 씻고 물에 달여 하루 3번씩 마신다.
— 유행성 감기에는 봄에 채취하여 15g을 물에 달여서 공복에 마신다.
— 어린이가 허약할 때는 이질풀 10g ㅣ 효결명 10g을 1회씩 장복한다.
— 변비에는 이질풀을 채취하여 물에 달여 마신다.
— 구련마목에는 이질풀로 효소를 담가 찬물에 희석해서 꾸준히 공복에 마신다.

**번식법** _ 씨앗과 포기 나누기로 번식한다.

### 한방

전초를 "현초玄草"라 부른다. 주로 장염이나 설사, 복통에 다른 약재와 처방한다.

# 조팝나물 장미과 _ Spiraea prunifolia

**한약명** : 목상산木常山 / **다른 이름** : 홑조팝나무 · 꼬리조팝나무

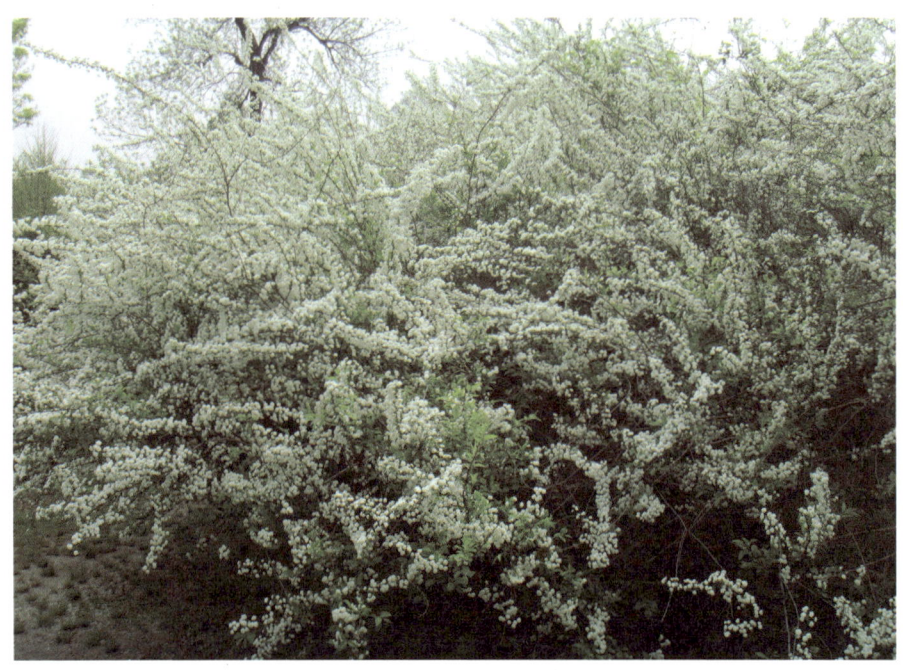

**생육상** _ 갈잎떨기나무 | **분포지** _ 전국의 산기슭의 양지바른 곳 | **채취** _봄 | **이용** _ 어린싹 | **먹는 방법** _ 무침 · 데침 · 효소 | **산행 채취** _ 가능 | **텃밭 재배** _ 가능 | **효능** _ 해열 · 인후 종통 · 학질 · 신경통 · 설사 · 대하

**형태** 조팝나무는 높이가 1.5~2m 정도이고, 꽃은 4~5월에 백색으로 피고, 열매는 9월에 골돌로 여문다.

옛날 사람들은 조팝나무의 가지에서 봄에 돋아나는 어린순을 따서 먹었는데 잎이 연하고 담백해서 나물로 즐겨 먹었다.

조팝나무는 관상용 · 식용 · 약용으로 가치가 높다. 비타민 C가 풍부한 영양가 높은 산채다. 한방에서 뿌리를 인후 종통에 응용하고 민간에서는 줄기를 해열제로 이용한다.

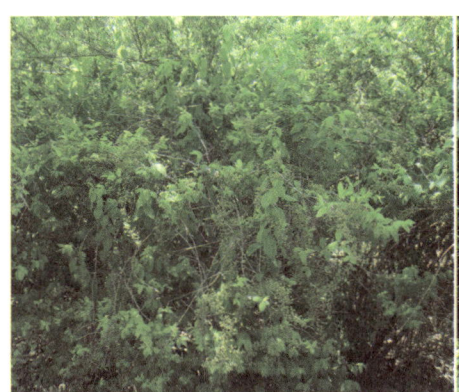
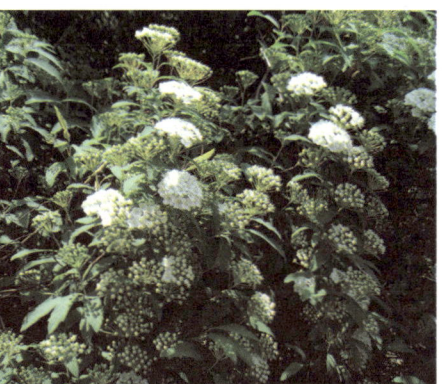

### 식용

一. 조팝나무 어린순을 따서 끓는 물에 살짝 데쳐서 나물로 무쳐 먹는다.
一. 기름에 볶아 먹거나 튀김으로 먹는다.

### 사용법

一. 봄에 꽃이 피기 전에 어린순을 따서 항아리에 넣고 설탕이나 시럽 30%를 붓고 100일 정도 발효를 시킨다.

### 민간요법

一. 신경통에는 뿌리 30g+반변련 5g+금은화 5g에 물 1,000ml를 넣고 달여 아침 저녁 식전에 복용한다.
一. 대하에는 뿌리를 달인 물로 음부를 씻는다.

**번식법** _ 씨앗과 꺾꽂이, 포기 나누기로 한다. 봄에 싹트기 전 3월에 지난해 자란 충실한 가지를 15cm 길이로 잘라 밭에 꽂는다.

### 한방

뿌리를 "목상산木常山"이라 부른다. 주로 인후 종통·학질·신경통·설사·대하

# 짚신나물 장미과_Aqrimonia pilosa

**한약명** : 선학초仙鶴草, **용아초근**龍芽草根 / 다른 이름 : 산짚신나물

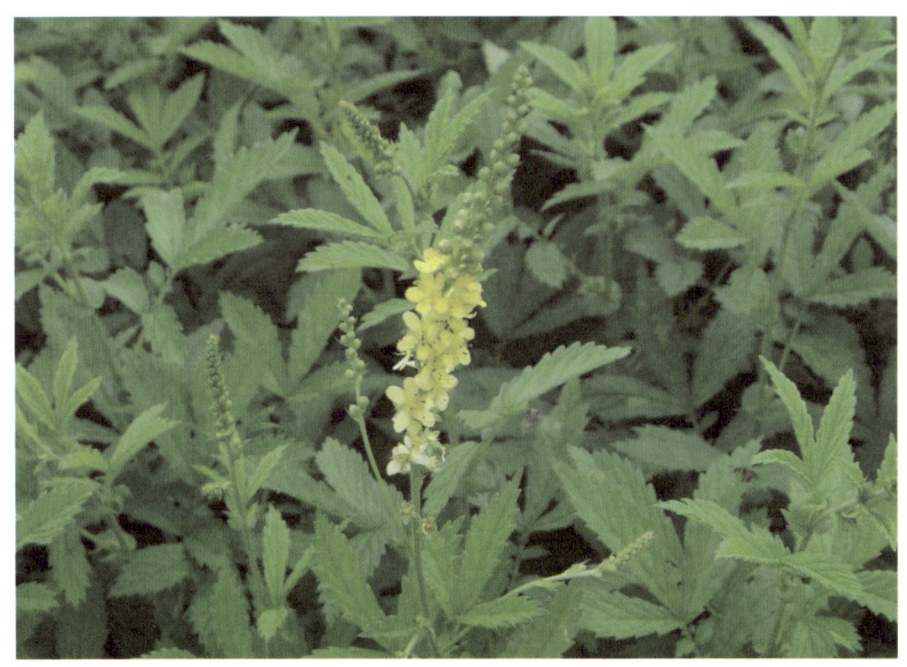

**생육상** _ 여러해살이풀 | **분포지** _ 전국의 산과 들 | **채취** _ 봄~여름 | **이용** _ 잎 | **먹는 방법** _ 무침·데침·샐러드·볶음·효소 | **산행 채취** _ 가능 | **텃밭 재배** _ 가능 | **효능** _ 폐결핵에 의한 각혈·토혈·혈뇨·혈변·위궤양 출혈·옹종·무월경

**형태** 짚신나물은 높이가 30~100cm 정도이고, 꽃은 6~8월에 줄기와 가지 끝에 총상꽃차례로 달리고, 열매는 꽃받침에 싸여 수과로 여문다.

짚신나물은 잎이 학을 닮았다 하여 "선학초仙鶴草", 뿌리가 상징성 동물인 용과 흡사하다 하여 "용아초근龍芽草根"이라 부른다.

짚신나물은 "식용·약용·관상용으로 가치가 높다. 봄철에 산나물로 먹는다. 한방에서는 잎과 뿌리를 무월경에 응용한다.

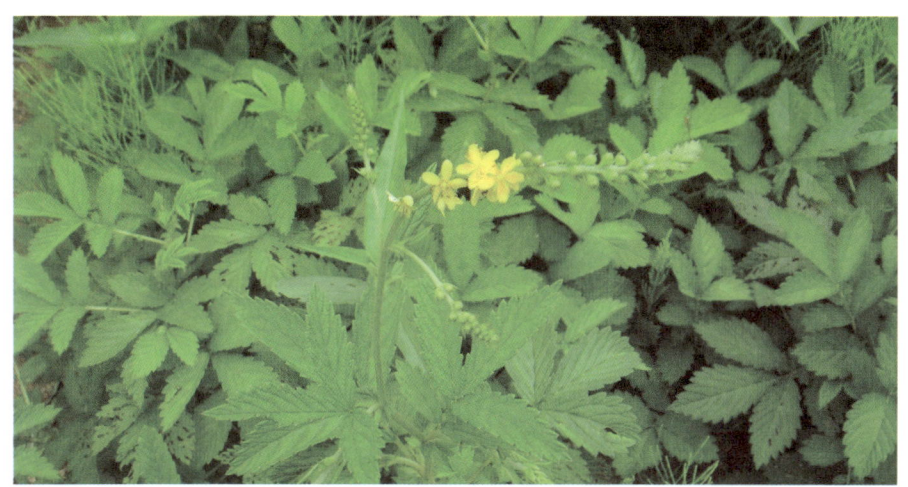

### 식용

一. 봄에 꽃이 피기 전에 잎을 따서 끓는 물에 살짝 데쳐서 나물로 무쳐 먹는다.
一. 볶음·샐러드·튀김으로 먹는다.

### 사용법

一. 봄에 꽃이 피기 전에 어린순을 따서 항아리에 넣고 설탕이나 시럽 30%를 붓고 100일 정도 발효시킨다.

### 민간요법

一. 옹종에는 전초를 짓찧어 환부에 붙인다.
一. 무월경에는 전초와 뿌리 15g을 물에 달여 먹는다.

**번식법** _ 씨앗으로 번식한다.

### 한방

전초를 "선학초仙鶴草", 뿌리를 "용아초근龍芽草根"이라 부른다. 주로 폐결핵에 의한 각혈, 위궤양 출혈, 무월경에 다른 약재와 처방한다.

# 질경이 질경이과 _ Plantago asiatica

**한약명** : 차전자車前子 / **다른 이름** : 차전초 · 부이 · 길장구 · 차과로초

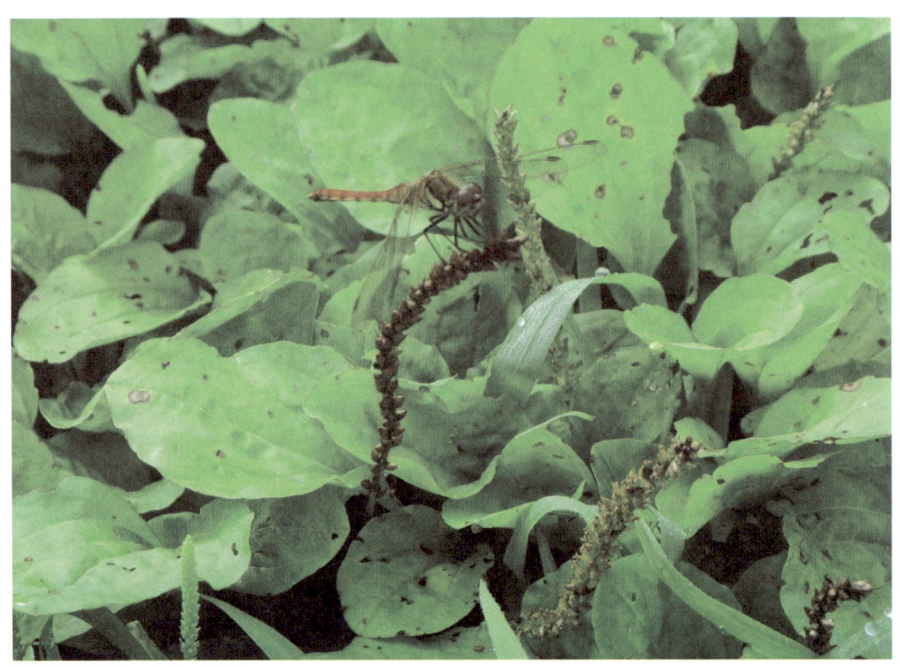

**생육상** _ 한해살이풀 | **분포지** _ 전국의 길가나 들, 밭둑 | **채취** _ 봄~여름 | **이용** _ 어린 잎 · 줄기 | **먹는 방법** _ 무침 · 데침 · 효소 | **산행 채취** _ 가능 | **텃밭 재배** _ 가능 | **효능** _ 소변 불통 · 신장염 · 방광염 · 간염 · 요도염 · 전립선염 · 월경 과다 · 빈혈

**형태** 질경이의 높이는 5~15cm 정도이고, 잎은 뿌리에서부터 뭉쳐 나고 잎자루가 길고 가장자리는 물결 모양이다. 꽃은 6~8월에 잎 사이에서 나온 꽃대에 흰색으로 피고, 열매는 삭과로 익으면 옆으로 갈라지면서 뚜껑이 열리고 6~8개의 흑색 열매가 나온다. 예부터 질경이는 우마차가 지나간 바퀴에 눌려도 잘 자란다 하여 "차전초車前草"라 부를 정도로 생명력이 강하다. 새싹과 꽃이 거의 동시에 나온다.

차전자는 독이 없어 식용과 약용으로 가치가 높다. 차전자는 체내에 쌓여 있는 노폐물을

혈액으로 운반하여 배설시키고, 소변을 잘 보게 한다. 최근 중국에서는 씨앗에 다른 약재를 배합하여 위암 치료제로 쓰고 있다.

### 식용

一. 봄에 잎과 줄기가 다 자라지 않았을 때 뜯어 끓는 물에 살짝 데쳐 나물로 무쳐 먹는다.
一. 고추장이나 쌈장에 싸서 먹는다.
一. 국거리·부침개·고기를 먹을 때 잎으로 즙을 내서 발라서 먹는다.
一. 잎은 수시로, 여름과 가을에 종자를 채취해서 쓴다.

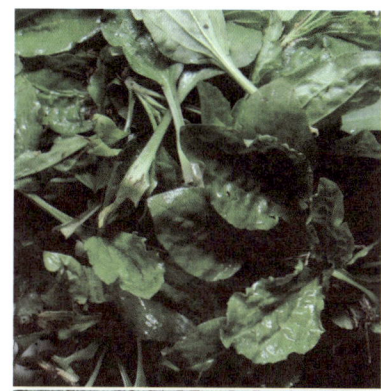

### 사용법

一. 봄에 꽃이 피기 전에 잎을 따서 물로 씻고 물기를 빼고 용기나 항아리에 넣고 설탕을 녹인 시럽 30%를 붓고 100일 이상 발효를 시킨다.

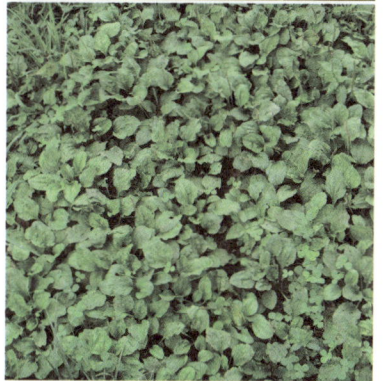

### 민간요법

一. 심한 피로에는 질경이잎을 채취하여 물로 씻고 생으로 5장을 먹는다.
一. 위염에는 질경이씨를 채취하여 하루 10g을 물에 달여서 마신다.
一. 늑막염에는 봄에 질경이잎을 채취하여 소금에 비벼서 가슴과 등에 붙인다.
一. 눈 다래끼가 생겼을 때는 질경이잎을 불에 달구어 눈꺼풀에 붙인다.

**번식법** _ 씨앗으로 번식한다.

### 한방

씨앗을 차전자車前子, 잎을 차전車前이라 부른다. 주로 소변 불통이나 황달, 대하에 다른 약재와 처방한다.

# 씀바귀 국화과 _ Lxeris dentata

**한약명** : 황과채黃瓜菜 / **다른 이름** : 씹배나물 · 씀바구 · 고채 · 쓴나물

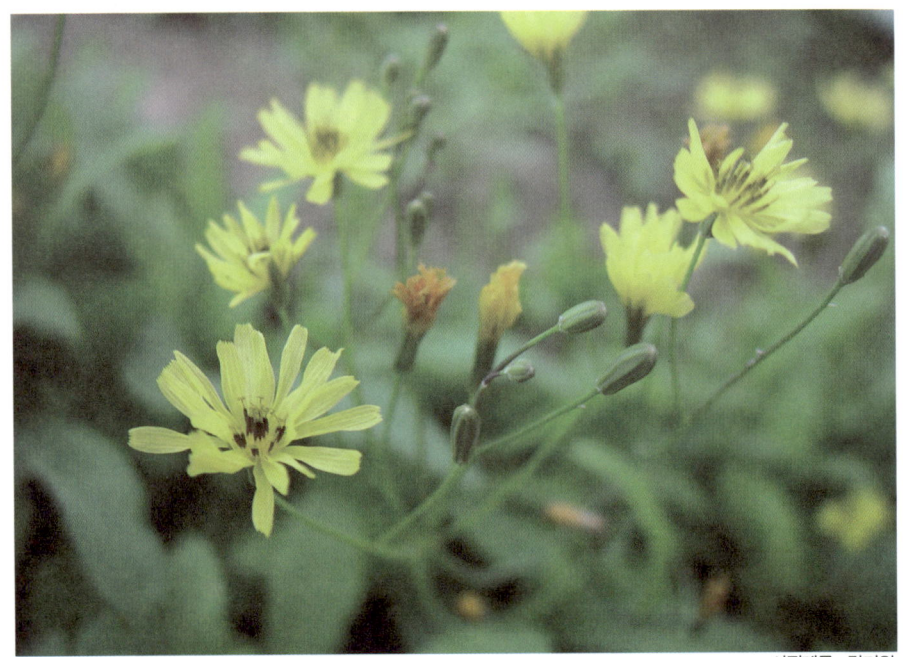

사진제공 _ 강기원

**생육상** _ 여러해살이풀 | **분포지** _ 전국 산지 경사면 밭둑 | **제철** _ 봄~여름호박잎, 애호박 · 가을늦은 호박 | **이용** _ 전체어릴 때 | **먹는 방법** _ 쌈 · 무침 · 술 | **산행 채취** _ 가능 | **텃밭 재배** _ 가능 | **효능** _ 황달 · 부종 · 유집불통

형태  씀바귀는 높이가 25~50cm 정도이고, 줄기 윗부분에서 가지가 갈라지고 줄기나 잎을 자르면 흰색 즙이 나온다. 뿌리에서 잎이 뭉쳐 나고 줄기에서 긴 타원형의 잎이 어긋나고 가장자리는 톱니 모양이다. 전체에 쓴맛이 있다. 꽃은 5~7월에 가지나 줄기 끝에 노란색 또는 흰색으로 피고, 열매는 6월에 검은 색으로 여문다.

씀바귀는 대표적인 봄나물이다. 쓴맛이 있어 "고채苦菜", 다른 이름으로 "씹배나물" 이라 부른다. 흰색 꽃이 피는 것을 흰씀바귀, 노란색 꽃이 피는 것을 꽃씀바귀라 부른다.

중국의 이시진이 쓴 《본초강목》에서 "봄철에 씀바귀 나물을 많이 먹으면 여름에 더위를 먹지 않는다. 씀바귀는 오장의 사기邪氣와 내열內熱을 없애고 심신心身을 편하게 하여 악창惡瘡을 다스린다."라고 쓰여 있다.

### 식용

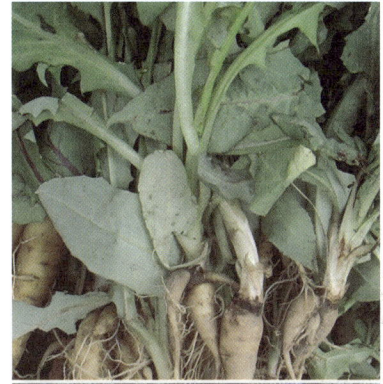

一. 봄에 뿌리째 캐서 끓는 물에 살짝 데쳐서 나물로 무쳐 먹는다.
一. 쓴맛이 부담스러우면 찬물에 오랫동안 우려내어 먹는다.
一. 초여름에 잎과 뿌리를 채취하여 쓴다.

### 사용법

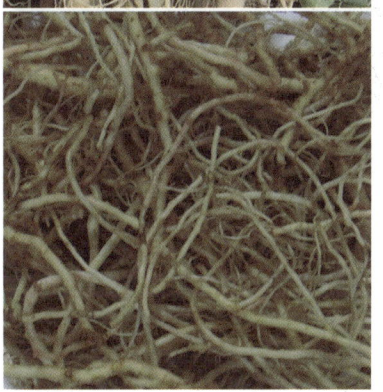

一. 씀바귀를 통째로 채취하여 물로 씻고 물기를 뺀 다음 용기에 넣고 19도 소주를 붓고 밀봉하여 3개월 후에 마신다.

### 민간 요법

一. 만성 위염에는 봄에 씀바귀잎과 줄기 10g을 채취하여 물에 달여서 마신다.
一. 음낭 습진에는 뿌리를 짓찧어 즙을 환부에 바른다.
一. 요로결석에는 잎을 물에 달여 하루에 3번씩 공복에 복용한다.
一. 독충에 물렸을 때에는 잎을 짓찧어 즙을 환부에 바른다.
一. 사마귀에는 씀바귀의 잎이나 줄기에서 나오는 흰 즙액을 바른다.

**번식법**_ 씨앗으로 번식한다.

### 한방

전초를 황과채黃瓜菜라 부른다. 주로 요로결석이나 음낭 습진·폐렴·골절에 다른 약재와 처방한다.

# 냉이 십자화과과 _ Capsella bursa- pastoris

**한약명**: 제채薺菜 / **다른 이름**: 나생이 · 나승게 · 구룬초 · 지인채

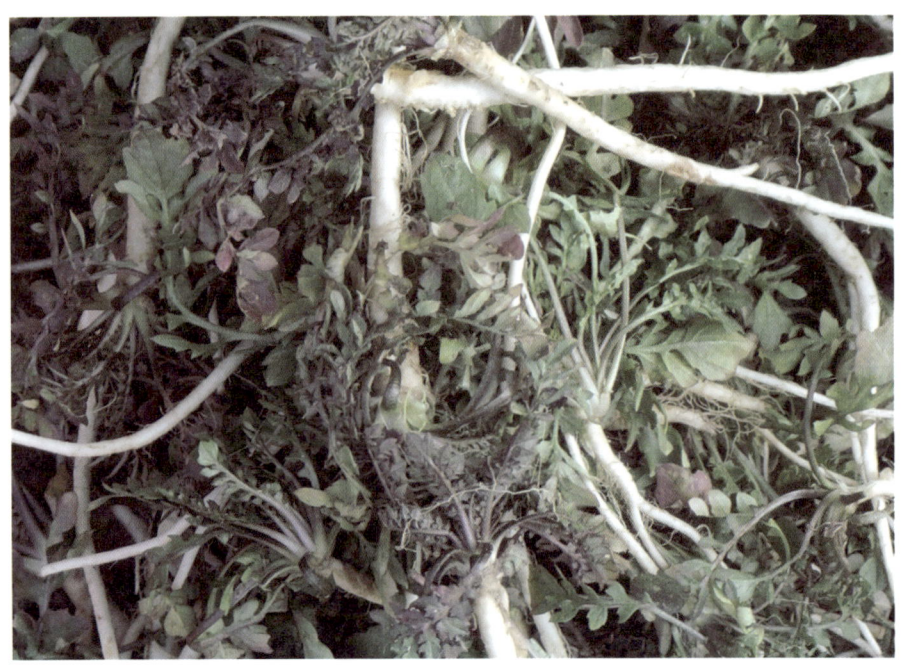

**생육상** _ 두해해살이풀 | **분포지** _ 들이나 빈 터 · 풀밭 | **제철** _ 1~3월 | **이용** _ 어린잎 · 어린줄기 · 뿌리 | **먹는 방법** _ 무침 · 국거리 · 찌개거리 · 죽 · 효소 | **산행 채취** _ 가능 | **텃밭 재배** _ 가능 | **효능** _ 항암 · 시력 보호 · 황달 · 부종 · 유집 불통

**형태** 냉이는 높이가 10~20cm 정도이고, 뿌리에서 나온 잎은 깃꼴로 깊게 갈라지고 줄기에서는 타원형의 잎이 어긋난다. 첫해에는 가을에 뿌리에서 잎이 나와 방석처럼 퍼지고, 이듬해 봄에 줄기가 길게 자란다.

전체에 털이 있고, 쌉쌀한 맛과 향기가 난다. 꽃은 5~6월에 층층으로 올라가며 흰색으로 피고, 열매는 6~7월에 납작하게 여문다. 겨울 한파를 이겨 낸 냉이는 뿌리가 실하고 향이 진하고 맛도 좋다. 봄나물 하면 가장 먼저 떠오르는 것이 냉이다. 봄철에 들판

밭·논둑·지천에서 나는 대표적인 나물이다.
냉이는 식용, 약용으로 가치가 높다.
냉이의 푸른 잎에는 비타민 A가 풍부해 눈에 좋고, 비타민 $B_2$가 풍부해 원기 회복에 좋고, 칼슘과 철분도 풍부해 어린이나 임산부에 좋다. 뿌리의 콜린 성분은 간에 도움을 줘 숙취에 좋다.

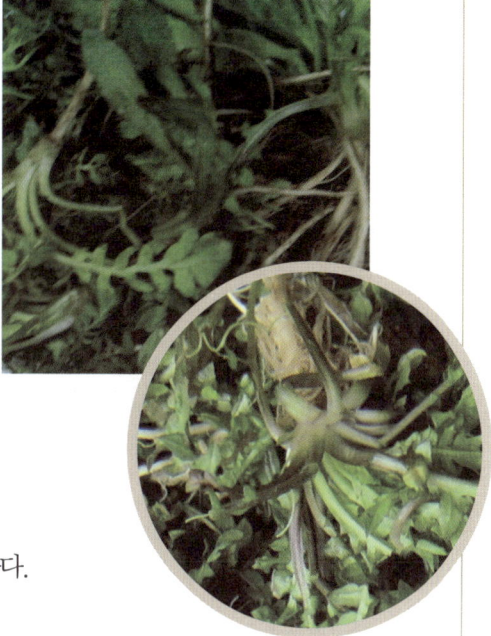

### 식용

ㅡ. 봄에 잎을 채취하여 끓는 물에 살짝 데쳐 된장을 넣고 버무려 먹는다.
ㅡ. 냉이는 채취 즉시 먹어야 좋다.
ㅡ. 냉이국은 뿌리째 넣어 먹는다.
ㅡ. 봄에 잎을 뜯어 나물·된장국·죽·김치로 먹는다.

### 사용법

ㅡ. 봄에 잎을 뜯어 항아리에 넣고 설탕을 녹인 시럽 30%를 붓고 100일 이상 발효를 시킨다.

### 고르는 방법과 보관 방법

ㅡ. 잎과 줄기가 작고 부드럽고 잔털이 많지 않고 뿌리가 곧아야 한다. 잎은 선명한 녹색을 띠고 뿌리가 탄력이 있는 것.
ㅡ. 냉이는 구입한 즉시 바로 요리해서 먹는다. 냉장고에 보관할 때는 흙이 묻은 상태에서 키친 타월로 싸서 냉장고의 채소실에 보관한다.

**번식법** _ 씨앗으로 번식한다.

### 한방

뿌리가 달린 전초를 제채薺菜라 부른다. 주로 월경 과다, 이질·혈변·토혈에 다른 약재와 처방한다.

# 접시꽃 아욱과 _ Althaea rosea

**한약명** : 촉규묘蜀葵苗, 촉규근蜀葵根, 촉규화蜀葵花 / **다른 이름** : 칙금잔·촉기근·호규근·촉규자

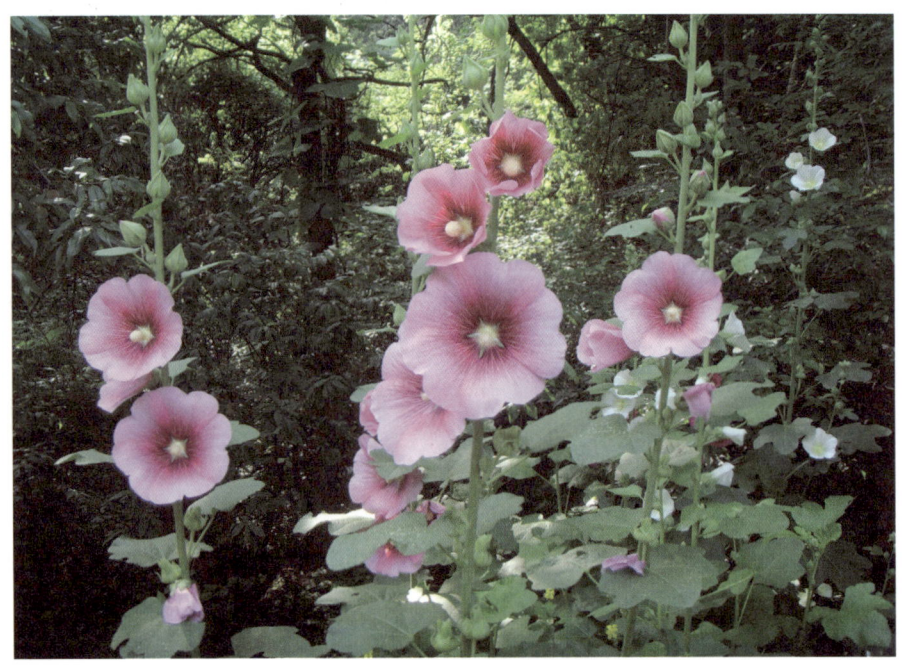

**생육상** _ 두해살이풀 | **분포지** _ 전국의 산·마을 근처 | **채취** _ 봄 | **이용** _ 어린잎 | **먹는 방법** _ 무침·데침·효소 | **산행 채취** _ 가능 | **텃밭 재배** _ 가능 | **효능** _ 백대하·종기·창종·토혈·냉증

**형태** 접시꽃은 높이가 2~2.5m 정도이고 잎은 어긋나고, 가장자리가 톱니처럼 5~7 갈래로 갈라진 손바닥 모양이고, 잎자루는 길고 줄기는 원기둥 모양으로 곧게 자라고 털이 있다. 꽃은 6~8월에 잎 겨드랑이에서 위로 올라가며 붉은 색·노란색·흰색·분홍색으로 피고, 열매는 9월에 접시처럼 둥글넓적하게 여문다.

접시꽃은 식용·약용·관상용으로 가치가 높다. 꽃이 피기 전에 잎을 따서 끓는 물에 살짝 데쳐서 나물이나 국거리로 먹는다. 약초로 쓸 때는 꽃과 뿌리를 채취하여 말려서 쓴

다. 뿌리는 윤활 작용이 있어서 점막염의 자극을 완화해 준다. 꽃은 부인의 냉증이나 백대하에 쓴다. 민간에서는 뜨거운 물이나 불에 데었을 때 꽃을 기름에 개어서 발랐고, 소변 불통이나 변비에 썼다.

### 식용

一. 꽃이 피기 전에 어린싹을 뜯어 끓는 물에 살짝 데쳐서 나물로 무쳐 먹는다.
一. 아욱처럼 된장국에 넣어 먹는다.

### 사용법

一. 봄에 잎을 뜯어 항아리에 넣고 설탕 시럽 30%를 붓고 100일 이상 발효를 시킨다.

### 민간 요법

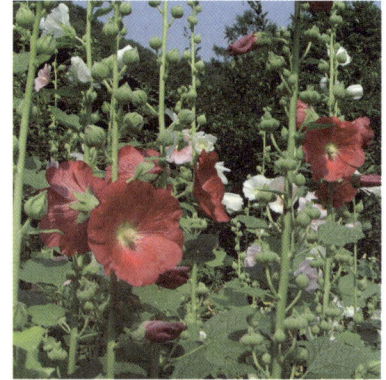

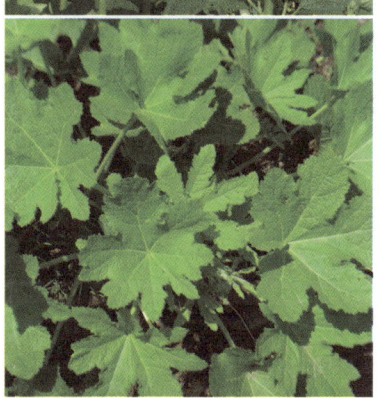

一. 대하증에는 접시꽃의 뿌리를 캐서 물로 씻고 20g을 삶아서 하루 3번씩 공복에 복용한다. 접시꽃 뿌리는 임상 실험에서 미생물의 성장을 억제시키고, 살균 효과가 있는 것으로 밝혀졌다.
一. 종기에는 접시꽃 뿌리를 캐서 물로 씻고 물에 달여서 하루에 3번씩 공복에 복용한다.
一. 창종·금창金瘡에는 뿌리를 짓찧어 즙을 내서 환부에 바른다.
一. 혈액 순환·대소변을 잘 소통하게 할 때에는 접시꽃의 꽃봉오리를 따서 말려 차茶로 꾸준히 마신다.

**번식법** _ 씨앗으로 번식한다.

### 한방

꽃을 촉규화蜀葵花, 잎과 줄기를 촉규묘蜀葵苗, 뿌리를 촉규근蜀葵根이라 부른다. 주로 백대하나 종기·창종·토혈에 다른 약재와 처방한다.

# 피마자 대극과 _ Ricinus communis

**한약명** : 피마자, 피마근, 피마엽 / **다른 이름** : 아주까리 · 피마 · 양황두 · 홍피마

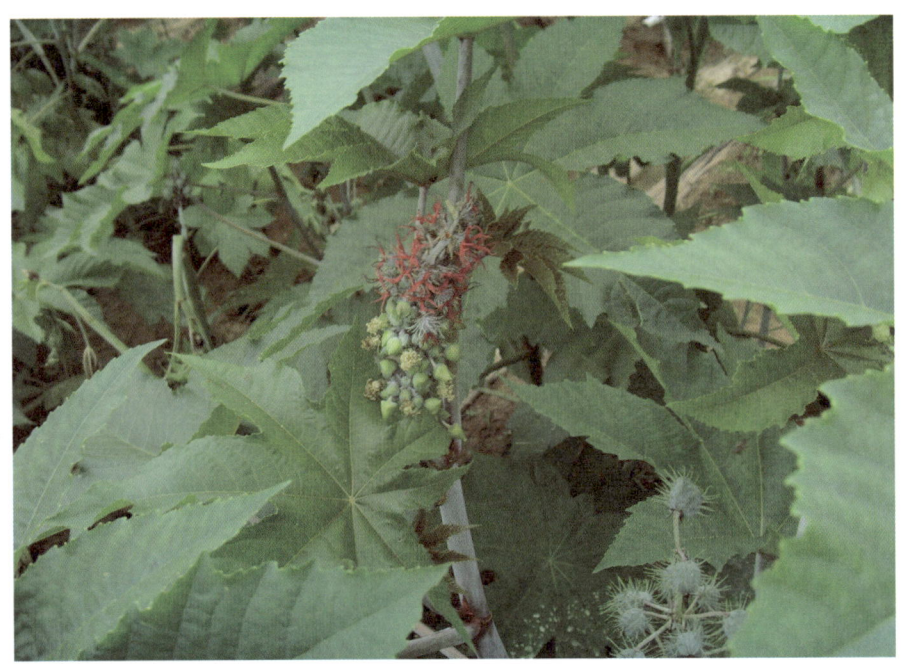

**생육상** _ 한해살이풀 | **분포지** _ 밭 | **채취** _ 10월 | **이용** _ 어린싹 · 종자 | **먹는 방법** _ 무침 · 묵나물 · 기름 · 효소 · 환 | **산행 채취** _ 불가능 | **텃밭 재배** _ 가능 | **효능** _ 나력 · 옹저종독 · 류머티즘 · 해수 · 담천

**형태** 피마자는 높이가 2~3m 정도이고, 꽃은 8~9월에 원줄기 끝에 수꽃은 밑부분에, 암꽃은 윗부분에 연한 노란색으로 피고, 열매는 10월에 삭과로 여문다.
열매에는 반점이 있다. 피마자의 맛은 달고 맵고 성질은 담백하여 설사를 일으키고 부기를 가라앉힐 때 썼다. 피마자는 식용, 약용으로 가치가 높다. 봄에 어린싹을 쓰고 가을에 성숙된 열매를 따서 겉껍질을 제거하고 햇볕에 말려서 쓴다.

### 식용

一. 늦봄에 어린싹을 따서 끓는 물에 살짝 데쳐서 나물이나 무침으로 먹는다.
一. 눈엽은 기름에 볶아서 뿌리는 고기와 함께 삶아서 먹거나 열매는 기름을 짜서 먹는다.
一. 가을에 잎과 종자를, 수시로 뿌리를 채취하여 말려서 쓴다.

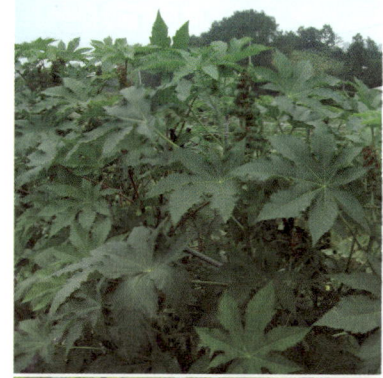

### 사용법

一. 여름에 잎을 뜯어 항아리에 넣고 설탕 시럽 30%를 붓고 100일 이상 발효시킨다.
一. 종자를 가루내어 찹쌀과 배합하여 환으로 만들어 식후에 30알 정도 먹는다.

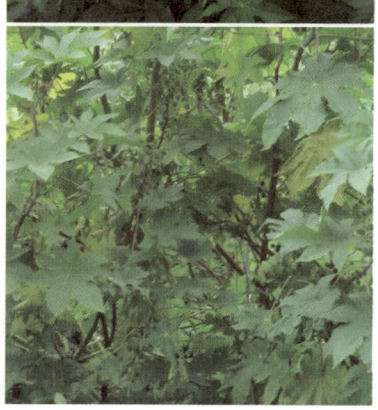

### 민간요법

一. 외이염에는 피마자 기름 2~3 방울을 귓구멍에 떨어뜨리고 탈지면으로 덮어 준다.
一. 모든 체증에는 피마자 기름을 달여 티스푼으로 한 잔 마신다.
一. 치통에는 피마자 열매를 불에 구워서 아픈 이에 물고 잔다.

### 금기

一. 독성이 강해 몸의 다른 곳에 쓴다.
一. 기름은 부작용 위험이 있어 한 번에 많이 먹지 않는다.

**번식법** _ 씨앗으로 번식한다.

### 한방

씨앗을 피마자, 뿌리를 피마근, 잎을 피마엽, 기름을 피마유라 부른다. 주로 나력이나 옹저 종독癰疽腫毒 · 류머티즘 · 해수 담천에 다른 약재와 처방한다.

# 한삼 덩굴 뽕나무과 _ Humulus scandens

**한약명** : 율초, 율초과수 / **다른 이름** : 껄껄이풀 · 노호등 · 범삼덩굴

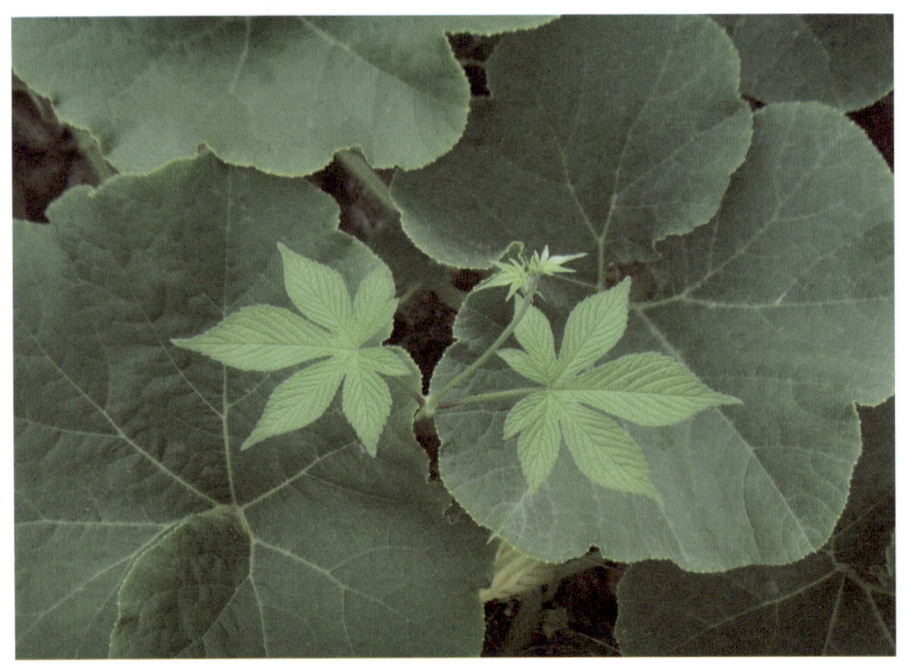

**생육상** _ 덩굴성 한해살이풀 | **분포지** _ 전국의 들이나 낮은 산기슭 | **채취** _ 봄 | **이용** _ 잎 | **먹는 방법** _ 무침 · 생즙 · 효소 | **산행 채취** _ 가능 | **텃밭 재배** _ 가능 | **효능** _ 이뇨 · 청열 · 이질 · 폐병 · 치질

**형태** 한삼 덩굴은 다른 물체를 감고 자라는 덩굴성 한해살이풀로 꽃은 암수 딴그루로 5~6월에 잎 겨드랑이에서 피고, 열매는 편구형 수과로 여문다.
한삼 덩굴은 잎과 줄기 전체에 잔가시가 있어 살갗을 스치면 몹시 껄끄러워 "껄껄이" 라 부른다.
한삼 덩굴의 맛은 달고 성질이 차가워 식용, 약용으로 가치가 높다. 한방에서는 전초를 이뇨에 응용하고 민간에서는 열을 내릴 때나 해독할 때 썼다.

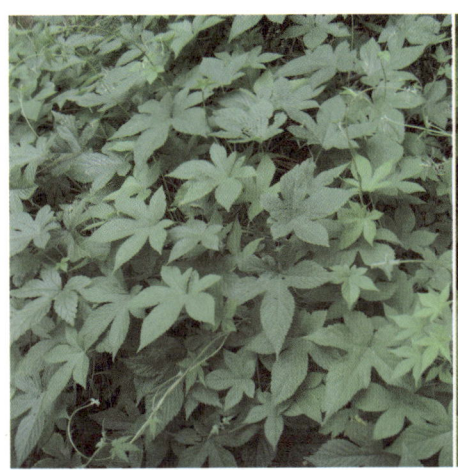 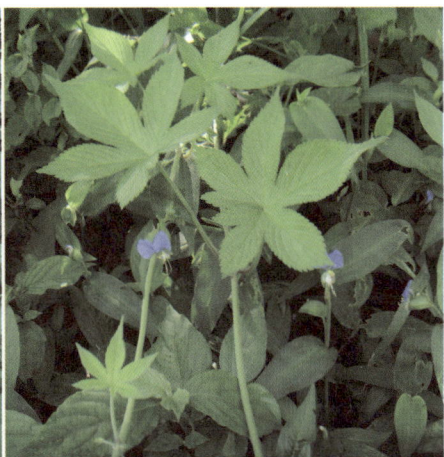

## 식용

一. 봄에 잎을 따서 끓는 물에 살짝 데쳐서 나물로 무쳐 먹는다.
一. 잎을 채취하여 강판에 갈아 생즙으로 먹는다.

## 사용법

一. 봄에 잎을 뜯어 항아리에 넣고 설탕을 녹인 시럽 30%를 붓고 100일 이상 발효를 시킨다.

## 민간요법

一. 이질・설사에는 잎을 짓찧어 즙을 내서 환부에 붙인다.
一. 폐병에는 전초 또는 과수 15g을 물에 달여 먹는다.

**번식법** _ 씨앗으로 번식한다.

### 한방

전초를 "율초", 과수를 "율초과수"라 부른다. 주로 이뇨, 폐렴에 다른 약재와 처방한다.

# 함초 명아주과 _ Salicornia herbacea

**한약명**: 통퉁마디鹹草 / **다른 이름**: 신초 · 복초 · 염초 · 신풀

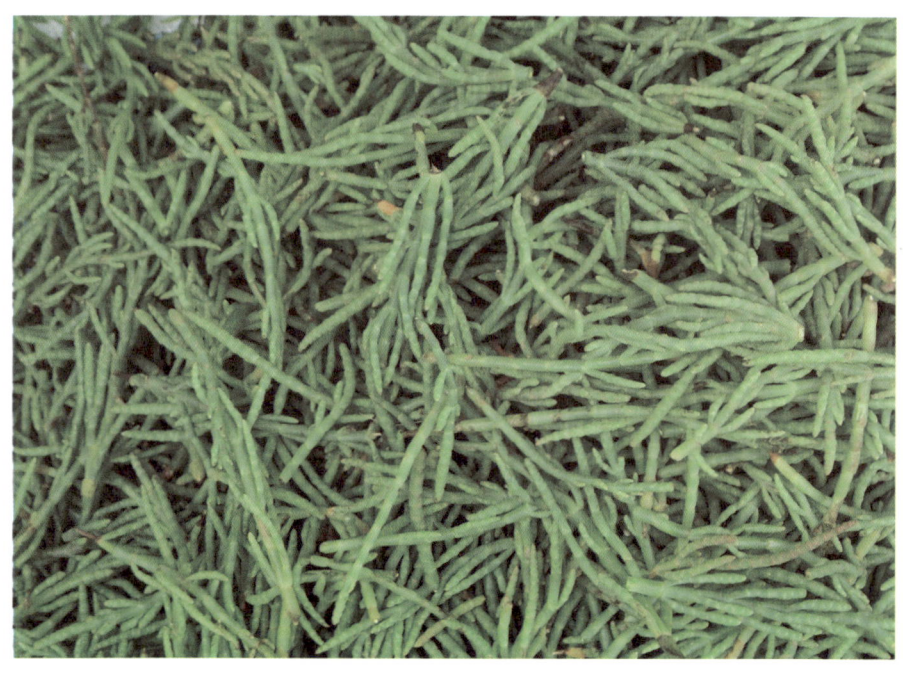

**생육상** _ 한해살이풀 | **분포지** _ 서해안이나 남해안 바닷가 갯벌 | **채취** _ 봄~가을 | **이용** _ 생초 · 줄기 | **먹는 방법** _ 무침 · 김치 · 효소 · 술 · 환 | **산행 채취** _ 불가능 | **텃밭 재배** _ 불가능 | **효능** _ 숙변 제거 · 비만 · 면역력 향상 · 당뇨병

**형태** 함초의 높이는 10~30cm 정도이고 전체가 녹색이고 가을에 붉은 빛을 띄는 자주색으로 변한다. 잎은 없고 두꺼운 줄기에 가지가 마주나고 마디가 퉁퉁하게 튀어나온다. 꽃은 4월에 녹색, 6월에 노란색, 8~9월에 붉은 색, 10월에는 갈색으로 변하고, 마디 사이 오목한 곳에서 3송이씩 피고, 열매는 10월에 납작한 달걀 모양으로 여문다.
함초鹹草는 "갯벌의 산삼"이란 애칭을 가지고 있다. 바다 갯벌에서 자생하기 때문에 "갯벌의 산삼", 잎이 없기 때문에 "퉁퉁마디"라 부른다.

함초는 독성이 없어 식용, 약초로 가치가 높다. 하루에 1~2번 바닷물이 들고 나는 곳에서 4~10월까지 채취가 가능하고 마디줄기 · 뿌리 · 생초를 모두 쓸 수 있다.

4월에 녹색, 6월에 노란색, 8~9월에 붉은 색, 10월에 갈색일 때 통째로 채취하여 그늘에 말려서 쓴다.

### 식용

一. 4월부터 10월까지 함초, 줄기를 채취하여 물로 씻은 후에 나물로 무쳐 먹는다.
一. 4월부터 10월까지 생초, 줄기를 채취하여 물로 씻은 후에 함초김치를 담가 먹는다.
一. 함초를 가루를 내어 양념으로 쓴다.
一. 함초를 달인 육수를 이용하여 수제비 · 칼국수 · 냉면으로 만들어 먹는다.

### 사용법

一. 함초를 물로 씻고 물기를 뺀 다음 용기나 항아리에 넣고 설탕을 녹인 시럽 30%를 붓고 100일 이상 발효를 시킨다.
一. 함초를 채취하여 물로 씻은 후 물기를 뺀 다음 용기에 넣고 술을 붓고 3개월 후에 먹거나 잠쌀과 배합하여 환으로 만든다.

**번식법** _ 씨앗으로 번식한다.

### 한방

마디를 퉁퉁마디라 부른다. 주로 숙변 제거와 당뇨병, 소화 불량에 다른 약재와 처방한다.

# 현삼 현삼과 _ Scrophularia buergeriana

**한약명**: 현삼玄蔘 / **다른 이름**: 원삼·흑삼

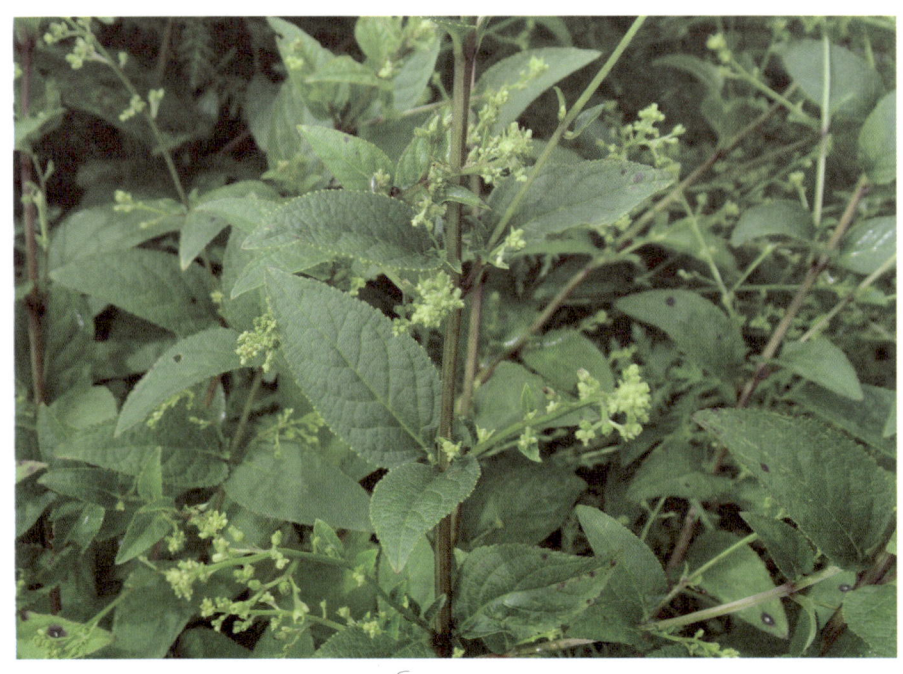

**생육상** _ 한해살이풀 | **분포지** _ 전국의 산지나 밭 | **채취** _ 가을 | **이용** _ 잎 | **먹는 방법** _ 무침·효소 | **산행 채취** _ 가능 | **텃밭 재배** _ 가능 | **효능** _ 목이 마른 증세·고혈압·편도선염·연주창

**형태** 현삼은 높이가 60~100cm 정도이고, 줄기는 사각형, 털이 없고, 잎은 대생, 긴 난형, 끝이 뾰쪽하며, 꽃은 8~9월에 원줄기 끝에 취산화서 황록색으로 피고, 열매는 가을에 삭과로 달걀 모양으로 여문다. 예부터 열을 내리게 하고 부은 것을 가라앉히는 데 썼다. 약효는 비슷한 큰개현삼·토현삼·섬현삼이 있다.

현삼의 맛은 쓰고 달며 성질은 차갑지만 식용, 약용으로 가치가 높다. 가을에 뿌리를 캐어 줄기와 잔뿌리를 제거한 후에 물로 씻고 증기에 쪄서 햇볕에 말려서 쓴다.

### 식용

一. 봄에 잎을 따서 끓는 물에 살짝 데쳐 나물로 무쳐 먹는다.

### 사용법

一. 봄에는 잎을 따서 항아리에 넣고 설탕이나 시럽 30%, 가을에는 뿌리를 채취하여 물로 씻고 물기를 뺀 다음 적당한 크기로 잘라 항아리에 넣고 설탕이나 시럽 100%를 붓고 100일 정도 발효를 시킨다.

### 민간 요법

一. 축농증에는 뿌리를 캐서 물로 씻고 햇볕에 말려 가루를 내어 코 안에 넣는다. 현삼은 혈압을 내리고 염증을 삭힌다.
一. 옹종에는 잎을 채취하여 짓찧어 즙을 내서 환부에 바른다.
一. 나력에는 뿌리를 캐서 잘게 썰어 물에 달여 하루에 3번씩 공복에 복용한다.
一. 인후 종통·토혈에는 생잎이나 생뿌리를 짓찧어 즙을 내서 마신다.

### 금기

一. 비위 한습에는 쓰지 않는다.

**번식법** _ 씨앗으로 번식한다.

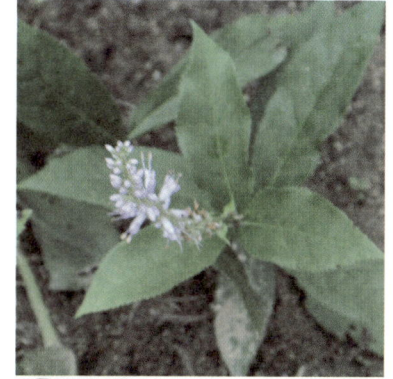

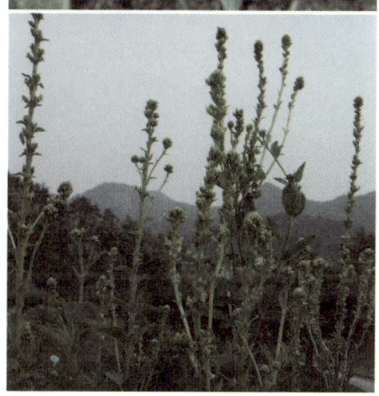

### 한방

뿌리를 "현삼玄蔘"이라 부른다. 주로 옹종이나 나력, 인후 종통에 다른 약재와 처방한다.

# 고마리 여뀌과 _ Persicarria thunbergii

**한약명** : 수마료水磨蓼 / **다른 이름** : 고만이

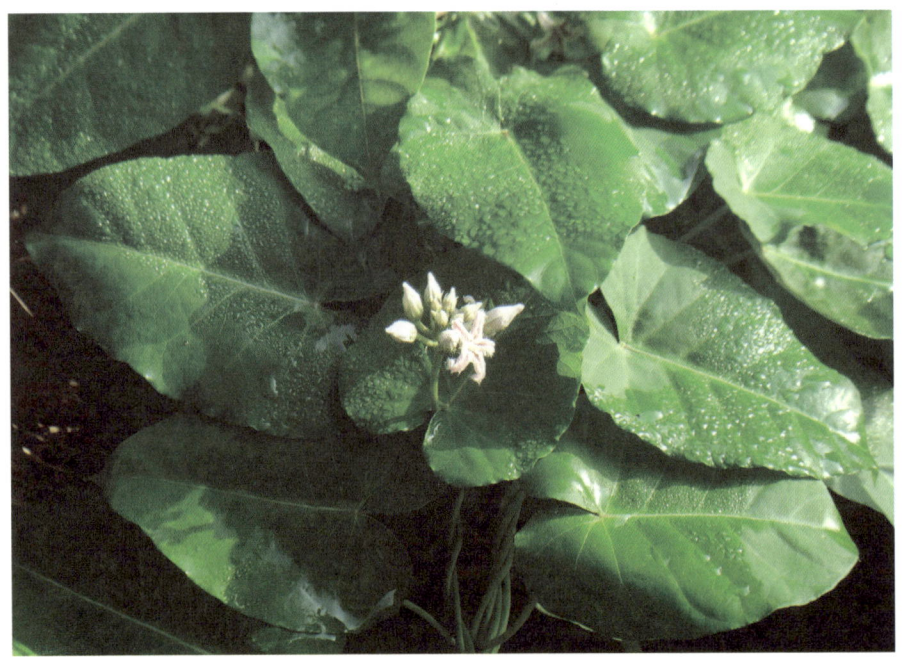

**생육상** _ 덩굴성 한해살이풀 | **분포지** _ 논의 둑이나 물가 | **채취** _ 여름 | **이용** _ 잎 | **먹는 방법** _ 무침·효소 | **산행 채취** _ 불가능 | **텃밭 재배** _ 불가능 | **효능** _ 류머티즘·지혈

**형태** 고마리는 군락으로 자라고 꽃은 8~9월에 가지 끝에 10~20개씩 뭉쳐서 피고, 열매는 세모진 달걀 모양의 수과로 여문다.

고마리는 습기가 있는 곳에서 군락을 이루고 자란다. 고마리는 식용, 약용으로 가치가 높다. 꽃은 차로 잎은 나물로 먹는다.

**한방** 전초를 "수마료水磨蓼"라 부른다. 주로 류머티즘, 지혈에 다른 약재와 함께 처방한다.

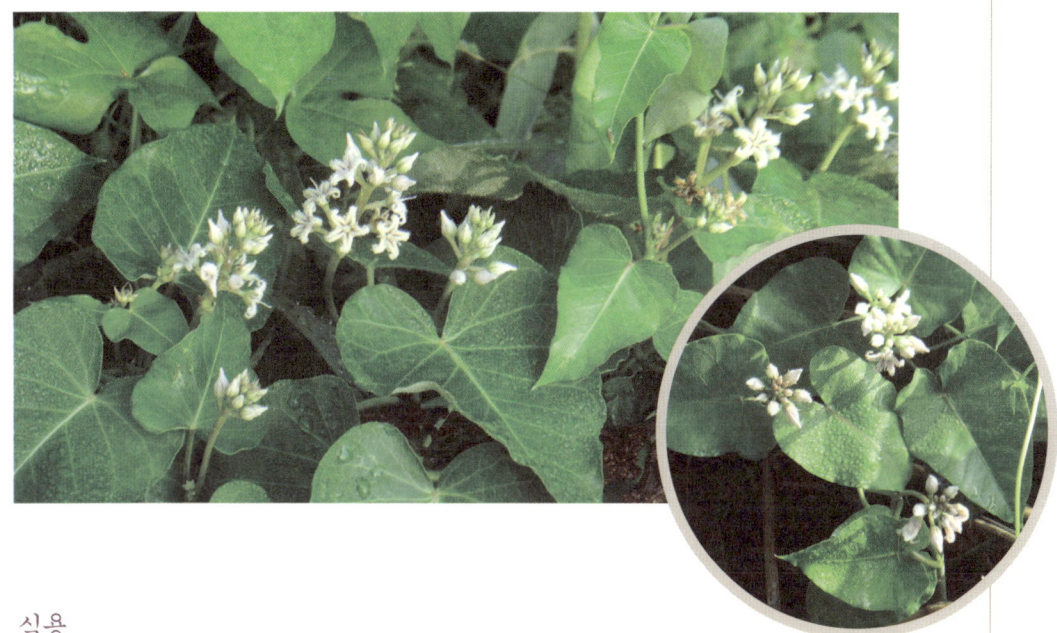

### 식용

一. 여름에 꽃이 피기 전에 잎을 따서 끓는 물에 살짝 데쳐서 나물로 무쳐 먹는다.
一. 봄에 꽃과 꽃봉오리를 따서 먹는다.

### 사용법

一. 여름에 꽃이 피기 전에 잎을 채취하여 항아리에 넣고 설탕을 녹인 시럽 30%를 붓고 100일 이상 발효를 시킨다.
一. 봄에 막 개화하는 고마리꽃을 봉오리째 채취하여 물에 씻고 손질하여 그늘에 말려 끓는 물에 꽃 5~8개를 넣고 우려서 마신다.

### 민간요법

一. 류머티즘에는 전초 10g을 물에 달여 먹는다.
一. 상처를 입어 피가 날 때는 잎을 짓찧어 환부에 붙인다.

**번식법** _ 씨앗으로 번식한다.

# 노루오줌 범의귀과 _ Astilbe rubra

**한약명** : 적소마赤小麻 또는 적승마赤升麻 / **다른 이름** : 노루풀

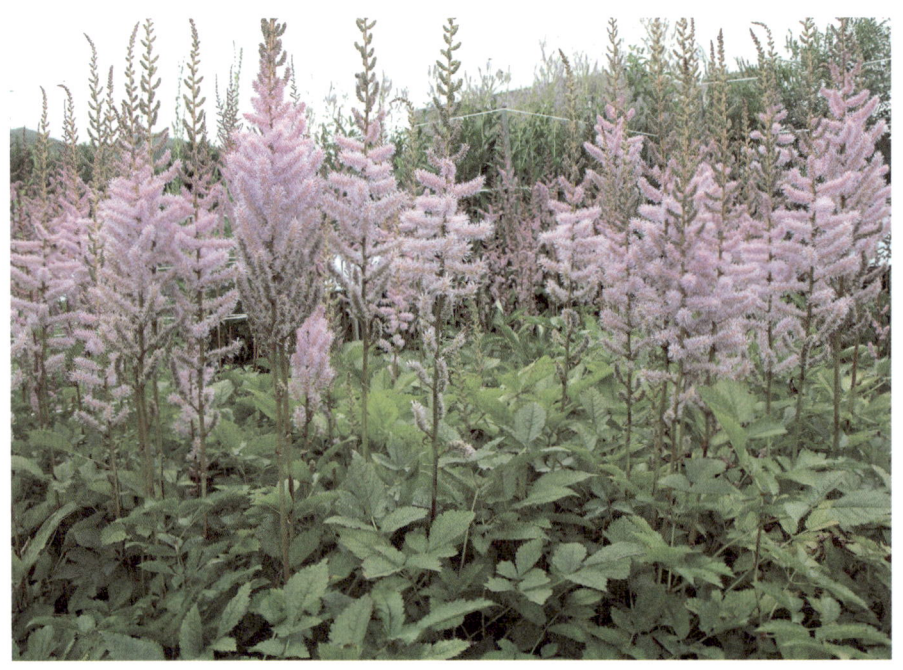

생육상 _ 여러해살이풀 | 분포지 _ 전국의 산 | 채취 _ 봄 | 이용 _ 잎 | 먹는 방법 _ 데침 · 무침 · 효소 | 산행 채취 _ 가능 | 텃밭 재배 _ 가능 | 효능 _ 관절통 · 위통 · 수술 후 동통 · 타박상 · 해독

**형태** 노루오줌은 높이가 30~70cm 정도이고, 꽃은 홍자색으로 7~8월에 피고, 열매는 삭과로 여문다.
노루오줌의 굵은 뿌리줄기에서 역한 누린내가 난다 하여 "노루오줌" 이라 부른다. 노루오줌의 맛은 쓰고 성질은 서늘하지만 식용, 약용으로 가치가 높다.

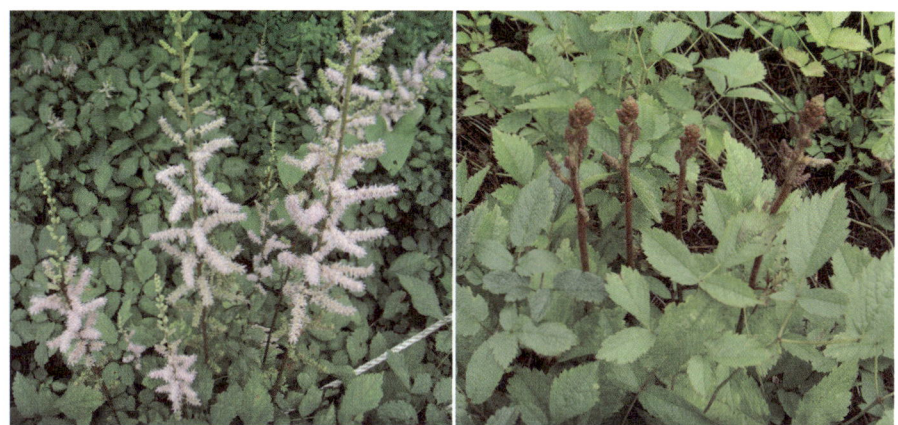

### 식용

一. 봄에 꽃이 피기 전에 어린잎을 따서 끓는 물에 살짝 데쳐서 나물로 무쳐 먹는다.
一. 끓는 물에 데친 후 오래토록 찬물에 담가 충분히 우려 낸다.

### 사용법

一. 여름에 꽃이 피기 전에 잎을 채취하여 항아리에 넣고 설탕을 녹인 시럽 30%를 붓고 100일 이상 발효를 시킨다.

### 민간 요법

一. 관절통에는 뿌리줄기 15g을 물에 달여 먹는다.
一. 벌레에 물렸을 때는 잎을 짓찧어 환부에 바른다.

**번식법** _ 씨앗으로 번식한다.

### 한방

뿌리줄기를 "적소마赤小瘷" 또는 "적승마赤升瘷"라 부른다 주로 관절통·위통·수술 후 동통에 다른 약재와 처방한다.

# 까마중 가지과 _ Solanum nigrum

**한약명** : 용규龍葵 / **다른 이름** : 강태 · 깜두라지 · 가마중

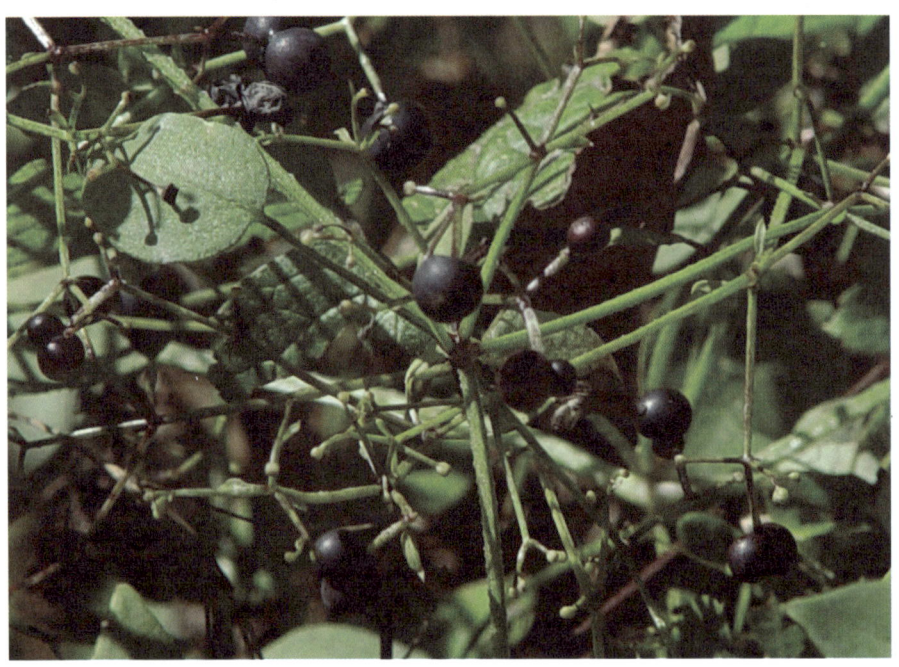

**생육상** _ 한해살이풀 | **분포지** _ 전국의 밭이나 길가 | **채취** _ 봄 | **이용** _ 잎 | **먹는 방법** _ 무침 · 효소 | **산행 채취** _ 가능 | **텃밭 재배** _ 가능 | **효능** _ 당뇨병 · 기관지염 · 신장병 · 옹종

**형태** 까마중은 높이가 20~30cm 정도이고 꽃은 5~7월에 백색으로 피고, 열매는 둥근 흑색 장과로 여문다.
까만 열매가 많이 열린다 하여 "까마중", 열매의 모양이 마치 용의 눈알 같다 하여 "용안초龍眼草"라 부른다. 까마중의 맛은 약간 쓰고 성질은 차갑지만 식용, 약용으로 가치가 높다. 여름부터 가을 사이에 까마중 지상부를 베어 햇볕에 말려서 쓴다.

식용

一. 봄에 어린잎을 따서 끓는 물에 살짝 데쳐서 나물로 무쳐 먹는다.

사용법

一. 봄에 꽃이 피기 전에 잎을 채취하여 항아리에 넣고 설탕을 녹인 시럽 30%를 붓고 100일 이상 발효를 시킨다.

민간요법

一. 당뇨병과 기관지염에는 전초 20g을 물에 달여 먹는다.
一. 옹종에는 잎을 짓찧어 즙을 내서 환부에 바른다.

금기

一. 너무 많이 양을 쓰면 두통·복통·구토·설사를 일으킨다.
一. 열매에 단맛이 있는 유독 성분이 있어 어린이는 가급적 먹지 않도록 주의를 요한다.

**번식법** _ 씨앗으로 번식한다.

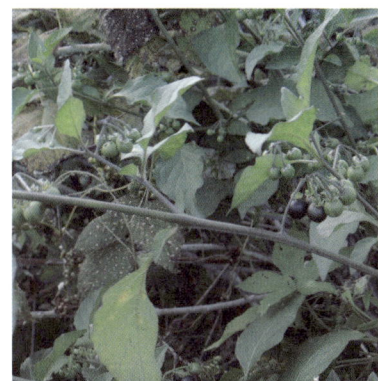

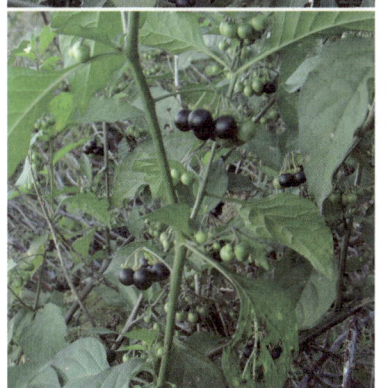

**한방**

지상부와 뿌리 말린 것을 "용규龍葵"라 부른다. 주로 당뇨병, 기관지염 등에 다른 약재와 처방한다.

# 고추나물 물레나물과 _ Hypericum erectum

**한약명**: 소연교連翹 / **다른 이름**: 지이초

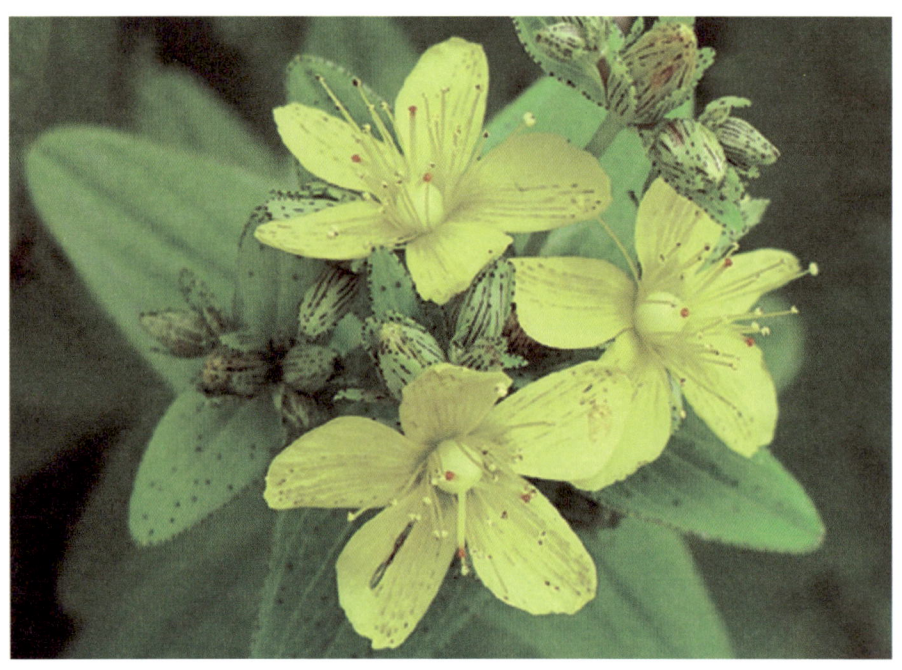

**생육상** _ 여러해살이풀 | **분포지** _ 전국의 산과 들의 습기가 있는 곳 | **채취** _ 여름 | **이용** _ 잎 | **먹는 방법** _ 무침 · 효소 | **산행 채취** _ 가능 | **텃밭 재배** _ 가능 | **효능** _ 월경 불순 · 유즙 불통 · 자궁 출혈 · 지혈

> **형태** 고추나물은 높이가 20~60cm 정도이고, 꽃은 7~8월에 가지 끝에서 노란색으로 피고, 열매는 10월에 달걀 모양의 삭과로 여문다.
> 고추나물의 맛은 맵고 성질이 평하여 식용, 약용으로 가치가 높다. 여름부터 가을까지 뿌리째 캐어 물로 씻고 햇볕에 말려서 쓴다. 약리 실험에서 향균 작용, 혈압 강하 작용이 있는 것으로 밝혀졌다.

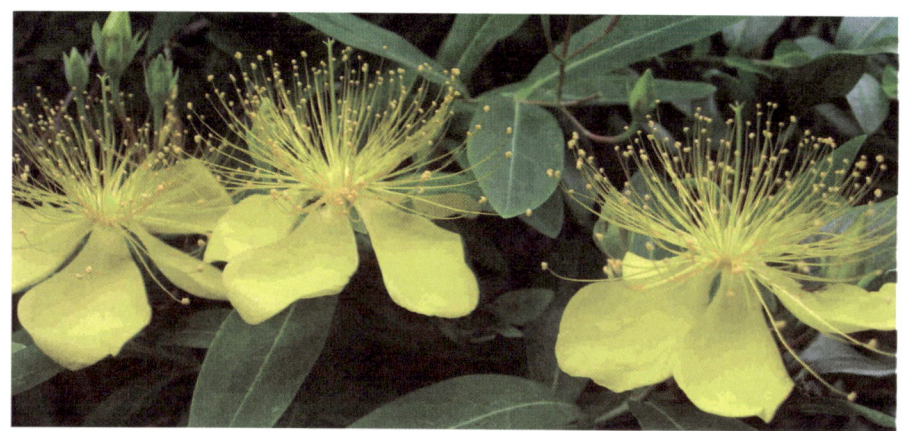

### 식용

一. 여름에 꽃이 피기 전에 잎을 채취하여 끓는 물에 살짝 데쳐서 나물로 무쳐 먹는다.

### 사용법

一. 여름에 꽃이 피기 전에 잎을 채취하여 항아리에 넣고 설탕을 녹인 시럽 30%를 붓고 100일 이상 발효를 시킨다.

### 민간요법

一. 월경 불순에는 전초 20g을 물에 달여 먹는다.
一. 유즙 불통에는 잎을 짓찧어 즙을 내서 먹는다.
一. 타박상에는 생풀을 짓찧어 환부에 붙인다.

**번식법** _ 씨앗으로 번식한다.

### 한방

전초를 여름에 채취하여 말린 것을 "소연교連翹"라 부른다. 주로 월경 불순, 유즙 불통에 다른 약재와 처방한다.

# 나문재 명아주과 _ Suaeda glauca

**한약명** : 나문재 / **다른 이름** : 갯솔나물

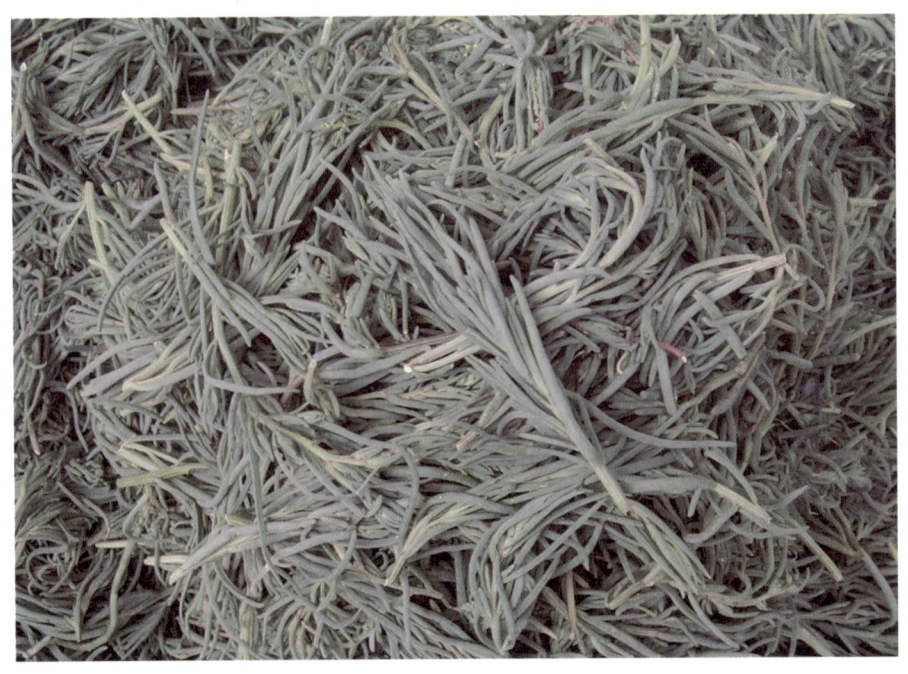

**생육상** _ 한해살이풀 | **분포지** _ 제주도 · 남해 도서 · 남해안 · 서해안 등의 갯벌 모래사장 | **채취** _ 봄~여름 | **이용** _ 잎 · 줄기 | **먹는방법** _ 무침 · 국거리 · 효소 | **산행 채취** _ 불가능 | **텃밭 재배** _ 불가능 | **효능** _ 빈혈 · 변비 · 다이어트

**형태** 나문재의 줄기는 높이가 50~100cm 정도이고, 꽃은 7~8월에 가지 끝에 녹색으로 피고, 열매는 둥굴게 포과로 여문다.
나문재는 잎이 솔잎처럼 좁고 가늘어서 "갯솔나물"이라 부른다. 해안의 갯벌 모래사장에서 나는 함초와 함께 해양성 봄나물이다.
수송나물처럼 사각거리며 씹히는 독특한 맛이 있다. 해안의 파도의 물보라가 흩어지는 곳에서도 잘 자라고 내염성耐鹽性이 강하며 가뭄에도 잘 견딘다.

나문재는 식용, 관상용으로 가치가 높다.
단백질·지방·함수탄소·무기질·인·석회·철·나트륨·비타민 등이 함유되어 있어 건강에 도움을 준다.

## 식용

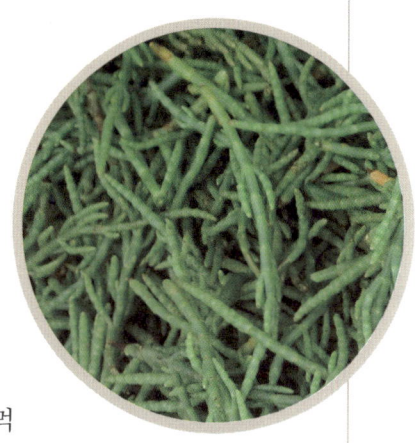

함초

一. 봄에 어린순을 채취하여 끓는 물에 살짝 데쳐서 나물로 무쳐 먹는다.
一. 국거리·찌갯거리·기름에 볶아 먹는다.
一. 나문재와 비슷한 해홍나물과 친면초도 어린순을 나물로 먹는다.

## 사용법

一. 봄에 나문재를 통째로 채취하여 항아리에 넣고 설탕을 녹인 시럽 30%를 붓고 100일 이상 발효를 시킨다.

## 민간요법

一. 다이어트에는 나물로 무쳐 먹는다.
一. 빈혈에는 나문재로 효소로 만들어 먹는다.

**번식법** _ 씨앗으로 번식하며 가을에 씨앗이 익으면 채종하여 땅에 가매장하였다가 봄에 파종한다.

### 한방

잎과 줄기를 "나문채"라 부른다. 주로 빈혈, 변비에 다른 약재와 처방한다.

# 나비나물 콩과 _ Vicia unijuga

**한약명** : 왜두채歪頭菜 / **다른 이름** : 참나비나물

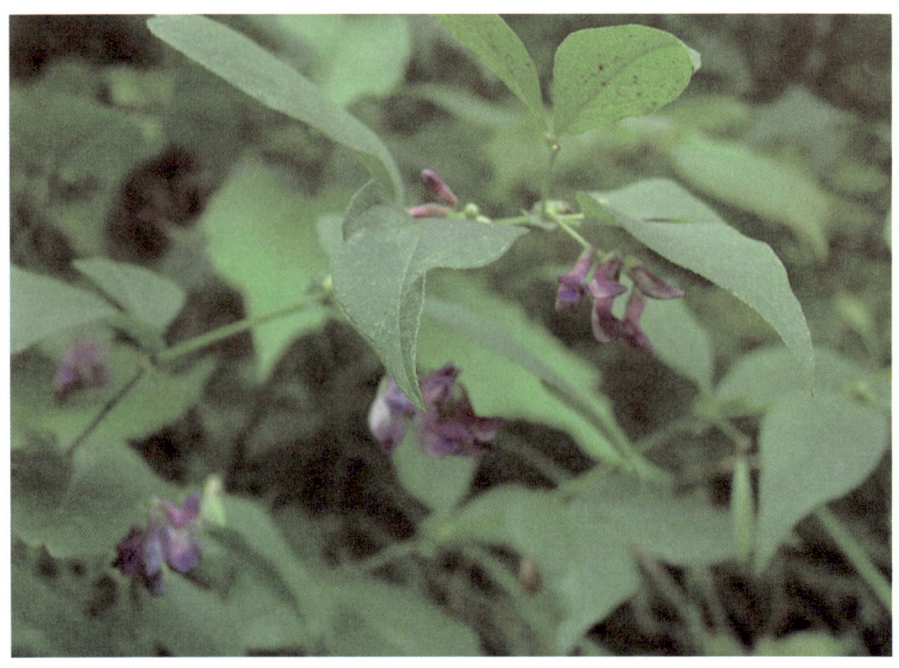

**생육상** _ 여러해살이풀 | **분포지** _ 산야의 둑·논둑·수풀가 | **채취** _ 봄 | **이용** _ 어린싹·어린 줄기 | **먹는 방법** _ 무침·데침·효소 | **산행 채취** _ 가능 | **텃밭 재배** _ 가능 | **효능** _ 고혈압·숙취·현기증·보허補虛·노상勞傷

**형태** 나비나물은 높이가 30~100cm 정도이고, 꽃은 6~8월에 홍자색으로 피고, 열매는 넓은 바늘 모양으로 여문다. 나비나물은 우리나라 각처의 산과 들에서 자란다. 콩과 식물의 과채果菜로서 열매를 식용하지만 나비나물은 떫거나 쓴맛 등 잡맛이 전혀 없기 때문에 어린순과 꽃봉오리를 나물로 이용하는 귀한 산채다.

나비나물은 알칼리성 식품으로 식용, 약용으로 가치가 높다. 나비나물을 삶을 때 팥을 삶을 때와 같은 냄새가 난다. 풋콩에 비하여 비타민 C가 5.7배나 들어 있고 단백질·지

방・무기질 등이 함유되어 건강에 도움을 준다.

식용

一. 봄에 어린 줄기 10Cm 정도를 따서 끓는 물에 살짝 데쳐서 나물로 무쳐 먹는다.
一. 국거리・찌갯거리・샐러드・기름에 볶아 먹는다.
一. 소금에 저렸다가 밑반찬으로 먹는다.
一. 삶아서 말려 묵나물로 먹는다.
一. 꽃은 튀김으로 먹는다.

사용법

一. 봄에 나비나물을 채취하여 항아리에 넣고 설탕을 녹인 시럽 30%를 붓고 100일 이상 발효를 시킨다.

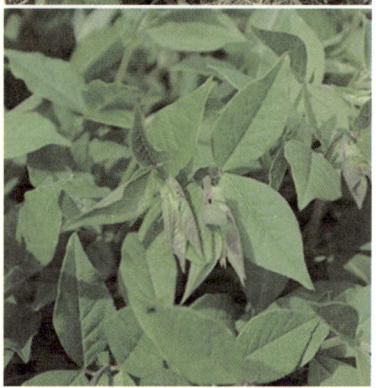

민간요법

一. 고혈압에는 전초 10g을 물에 달여 먹는다.
一. 현기증에는 햇잎 9g과 달걀을 함께 쪄서 먹는다.

금기

一. 나비나물의 열매는 먹지 않는다.

**번식법** _ 씨앗으로 번식한다.

**한방**

전초를 "왜두채歪頭菜"라 부른다. 주로 허약 체질, 현기증에 다른 약재와 처방한다.

# 인삼 두릅나무과 _ Panax ginseng

**한약명** : 인삼人蔘 / **다른 이름** : 신초 · 인신 · 인위 · 지정

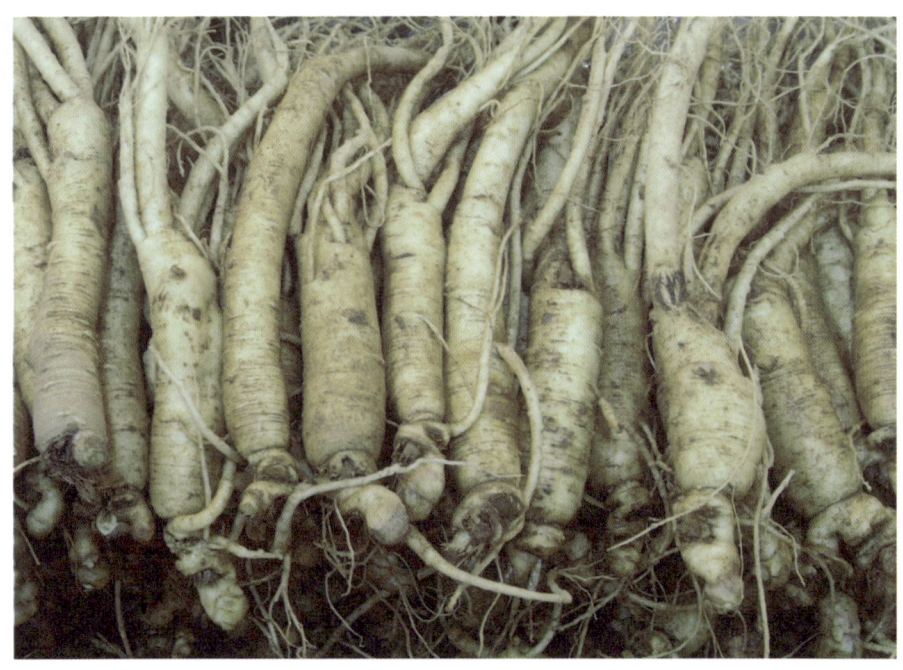

**생육상** _ 여러해살이풀 | **분포지** _ 산 경사면이나 밭반 음지 | **채취** _ 가을 | **이용** _ 잎 · 뿌리 | **먹는 방법** _ 쌈 · 무침 · 삼계탕 · 효소 · 술 | **산행 채취** _ 산삼 · 산양삼 | **텃밭 재배** _ 가능 | **효능** _ 원기 회복 · 당뇨병 · 기혈 부족

**형태** 인삼은 높이가 50~60cm 정도이고, 뿌리에서 1개의 줄기가 나와 그 끝에 3~4개의 잎자루가 돌려 나고, 한 잎자루에 3~5개의 작은 잎이 달린다. 잎은 뾰쪽하고 가장자리는 톱니 모양이다. 꽃은 4~5월에 꽃대 끝에 우산 모양으로 연한 녹색으로 피고, 열매는 9~10월에 둥글고 붉게 여문다.

### 식용

一. 가을에 뿌리를 캐어 잔뿌리를 떼어 내고 겉껍질을 칼로 긁어 말려서 쓴다.
一. 3년 미만은 삼계탕이나 정과로 먹는다.
一. 어린순을 채취하여 쌈으로 먹거나 끓는 물에 살짝 데쳐서 나물로 무쳐 먹는다.

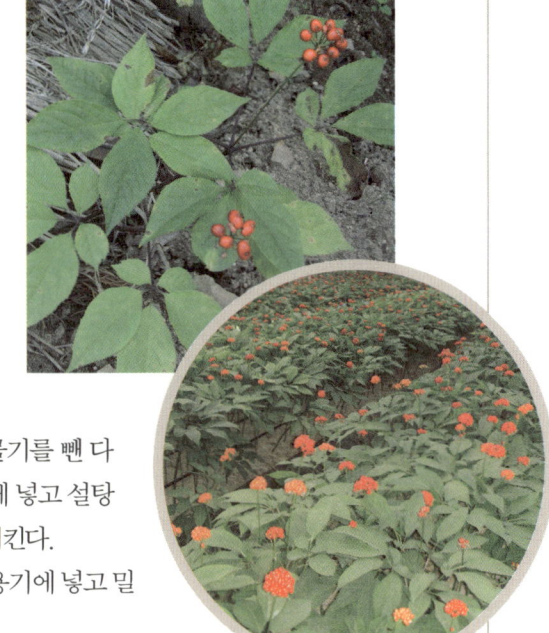

### 사용법

一. 봄에 어린잎을 따서 항아리에 넣고 설탕 시럽을 30%, 가을에 뿌리를 캐서 물로 씻고 물기를 뺀 다음 마르기 전에 적당한 크기로 잘라서 용기에 넣고 설탕을 녹인 시럽80%를 붓고 100일 이상 발효시킨다.
一. 4~6년 된 뿌리를 캐서 깨끗이 씻은 후 다음 용기에 넣고 밀봉하여 3개월 후에 먹는다.

### 구분

- 수삼水蔘 : 인삼을 물에 씻어 정선한 생것
- 당삼 : 설탕가루를 넣고 가공한 것
- 백삼白蔘 : 수삼의 껍질을 벗겨 1~2일간 햇볕에 말린 것
- 곡삼曲蔘 : 백삼을 말리는 과정에서 끝을 말아 올린 것
- 직삼直蔘 : 곧바로 펴서 말린 것
- 미삼尾蔘 : 잔뿌리를 말린 것
- 홍삼紅蔘 : 백삼을 쪄서 증기솥에서 3~5시간 쪄서 말린 것

### 금기

一. 고혈압 환자는 여로와 먹지 않는다.

**번식법** _ 씨앗으로 번식한다.

### 한방

뿌리를 인삼人蔘, 가는 뿌리를 인삼수人蔘鬚, 잎을 인삼엽人蔘葉이라 부른다. 주로 원기 회복이나 기혈 부족, 당뇨병에 다른 약재와 쓴다.

# 곤드레 Crisium setidens

**한약명** : 고려엉겅퀴 / **다른 이름** : 구멍이싹

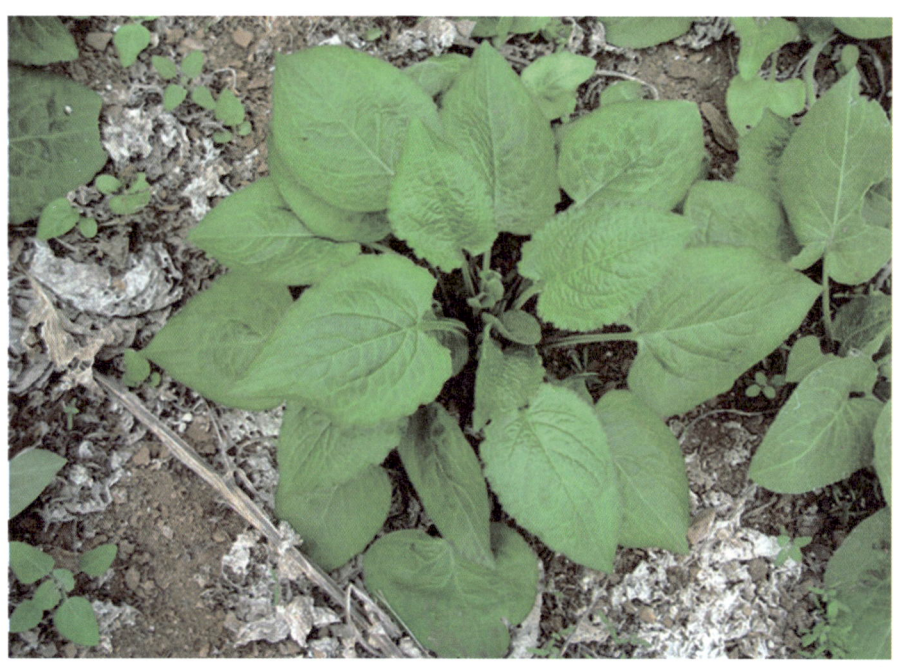

**생육상** _ 여러해살이풀 | **분포지** _ 전국의 산과 들 | **채취** _ 봄 | **이용** _ 어린 싹과 줄기 | **먹는 방법** _ 쌈·나물밥·데침·무침·묵나물·국거리·볶음·효소 | **산행 채취** _ 가능 | **텃밭재배** _ 가능 | **효능** _ 감기·부종·대하증 출혈

**형태** 곤드레의 꽃은 늦여름부터 가을까지 고려엉겅퀴는 보라색, 정영엉겅퀴는 노란색의 흰색으로 핀다. 곤드레는 옛날부터 없어서는 안 될 요긴한 산나물로 보릿고개 때 배고픔을 잊게 하는 역할을 했다.

다른 산나물에 비해서 털이 없고 연하며 부드러워 씹히는 맛이 야들야들하고 삼킬 때도 매끄럽다. 곤드레는 독이 없어 식용으로 가치가 높다. 전초를 따서 쌈·나물·묵나물로 먹는다. 약초로 쓸 때는 잎·줄기·뿌리 전체를 쓴다. 단백질·칼슘·비타민 A 등이 함

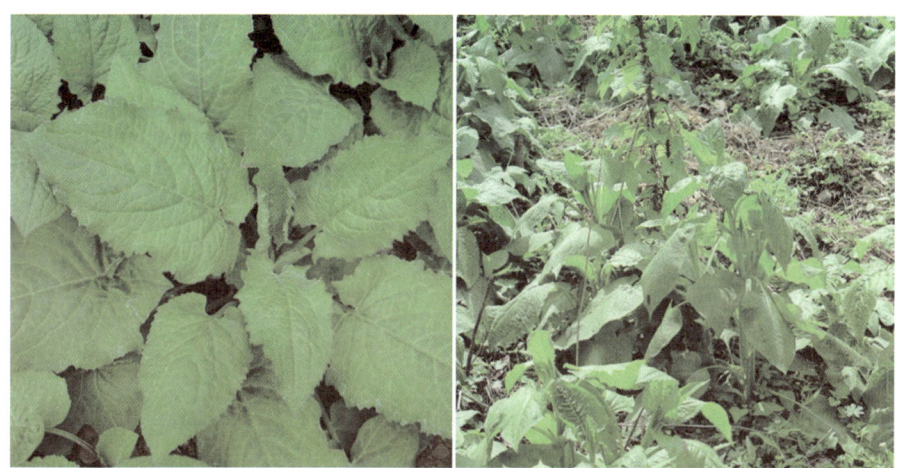

유되어 있어 건강에 도움을 준다. 7~8월까지는 쌈으로 먹을 정도로 맛이 좋고 부드럽다.

식용

一. 봄에 곤드레를 쌀과 섞어서 밥을 지어 양념장에 비벼 먹는다.
一. 봄에 어린잎을 따서 쌈으로 먹거나 끓는 물에 살짝 데쳐서 나물로 무쳐 먹는다.
一. 나물밥 · 데침 · 국거리 · 볶음로 먹는다.
一. 된장이나 간장에 장아찌로 먹는다.
一. 삶아 말려서 묵나물로 먹는다.

사용법

一. 봄에 어린잎을 따서 용기나 항아리에 넣고 설탕을 녹인 시럽 30%를 붓고 100일 이상 발효를 시킨다.

**번식법** _ 씨앗으로 번식한다.

한방

전초를 "고려엉겅퀴"라 부른다. 주로 감기 · 부종 · 대하증 출혈에 다른 약재와 처방한다.

# 모싯대 초롱꽃과 _ Adenophora remotiflora

**한약명** : 제니 / **다른 이름** : 모시나물 · 모시때 · 게로기

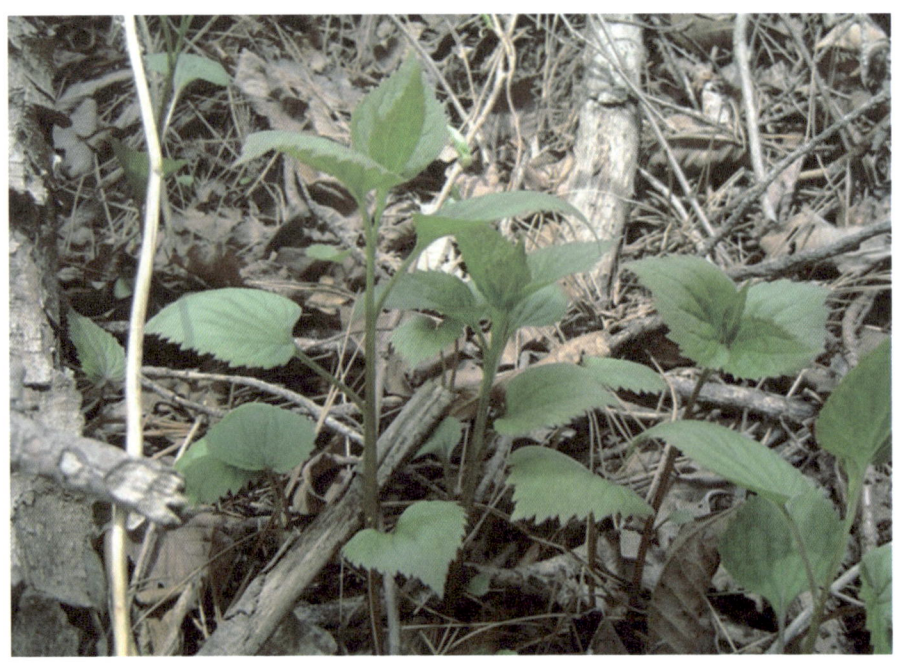

**생육상** _ 여러해살이풀 | **분포지** _ 전국의 산 숲속 | **채취** _ 봄 | **이용** _ 어린 싹 · 어린 줄기 | **먹는 방법** _ 쌈 · 무침 · 튀김 · 볶음 · 샐러드 · 효소 | **산행 채취** _ 가능 | **텃밭 재배** _ 가능 | **효능** _ 기관지염 · 종기 · 옹종 · 해독 · 청열

**형태** 모싯대는 높이가 40~100cm 정도이고 꽃은 8~9월에 자줏빛으로 피고, 암술머리가 3개로 갈라진다. 모싯대는 잎이 살구나무잎과 닮았고 뿌리는 더덕이나 잔대 같아서 중국에서는 행엽채杏葉菜, 살구를 닮은 삼이라 하여 행엽사삼杏葉沙蔘"이라 부른다. 멧돼지가 독화살을 맞으면 재빨리 모싯대 뿌리를 먹고 스스로 해독할 정도로 해독의 명약이다. 봄에 나오는 산채 중에서 쌈으로 먹을 수 있는 나물 중의 하나다. 줄기 속이 비어 있고 꺾어 보면 흰 유액이 나오는데 독이 없다.

식용

ㅡ. 봄에 어린잎과 줄기를 따서 쌈으로 먹거나
　끓는 물에 살짝 데쳐서 나물로 무쳐 먹는다.
ㅡ. 국거리·샐러드·기름에 볶음으로 먹는다.
ㅡ. 꽃을 따서 튀김으로 먹는다.
ㅡ. 뿌리는 육질이어서 쌉쌀하지만 도라지나
　더덕처럼 조리를 해서 생채구이나 삶아서
　볶음으로 먹는다.
ㅡ. 삶아 말려서 묵나물로 먹는다.

사용법

ㅡ. 봄에 어린잎을 따서 용기나 항아리에 넣고
　설탕을 녹인 시럽 30%를 붓고 100일 이상
　발효시킨다.

민간요법

ㅡ. 기관지염에는 뿌리 10g을 물에 달여 먹는다.
ㅡ. 벌레에 물렸을 때는 뿌리를 짓찧어 즙을 내서 환부에 바른다.

**번식법**_ 씨앗과 포기 나누기로 번식한다. 씨앗은 가을에 따서 모래가 다소 많이 섞인 묘
　판에 직파하든가 다음 해 봄 4월에 파종한다.

한방

뿌리를 "제니"라 부른다. 주로 거담, 해독에 다른 약재와 처방한다.

# 산갓 물레나물과 _ Cardamine komarovi

**한약명** : 산개山芥 / **다른 이름** : 는쟁이냉이 · 산개 · 산겨자 · 침채

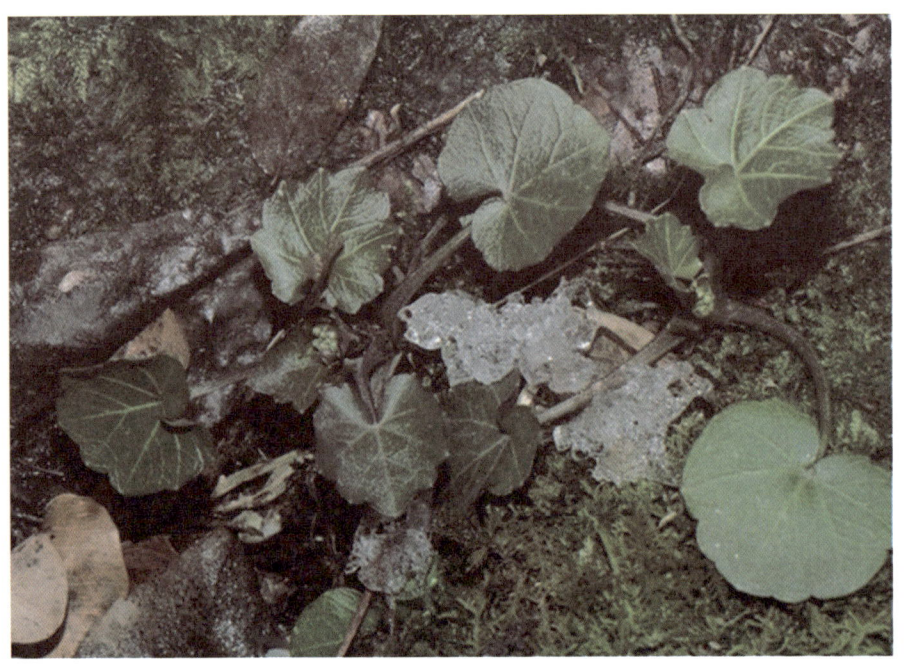

**생육상** _ 여러해살이풀 | **분포지** _ 전국 산 속 계곡 | **채취** _ 봄 | **이용** _ 잎 | **먹는 방법** _ 무침 · 물김치 · 효소 | **산행 채취** _ 가능 | **텃밭 재배** _ 가능 | **효능** _ 숙취 해소 · 식욕 부진 · 신체 허약

**형태** 산갓은 길이가 2~8cm, 폭은 1~6cm 정도이고, 꽃은 5월에 흰색으로 피고, 깊은 산의 그늘진 냇가에서 자란다. 산갓은 눈 속을 헤치고 이른 봄에 싹이 올라오는데 뿌리에서 나온 잎은 뭉쳐 나고 잎자루가 있다.

산갓은 독이 없어 식용으로 가치가 높다. 꽃이 올라오기 전에 잎을 따서 먹는다. 겨자와 비슷하게 톡 쏘는 매운맛이 있어 처음 접하는 사람들은 먹기가 힘들지만 상큼하고 개운한 맛을 아는 사람만이 먹는 별미의 산나물이다. 산갓은 초봄 눈이 녹을 때 산에서 자생

한다 하여 "산개山芥"라 부른다. 언 땅을 뚫고 초봄에 가장 먼저 나오는 산나물이다. 주로 물이 졸졸 흐르는 계곡 옆에서 자생한다. 산갓은 고추냉이처럼 상큼한 맛과 향기가 더해져 톡 쏘는 매운맛이 특징이다.

산갓은 초봄나물 중에서도 귀한 나물이었고, 경기도 6개 읍에서 움채파의 싹, 당귀 씨앗과 함께 임금님께 진상했고, 상류 사회에서 고기와 함께 먹었다. 자줏빛으로 우러난 산갓 물김치로 먹는다.

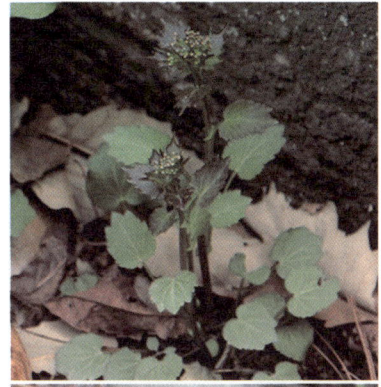

### 식용

ㅡ. 어린잎과 줄기로 물김치를 담가 먹는다.
ㅡ. 꽃이 올라오기 시작하면 잎과 줄기가 억세져서 먹을 수 없다.

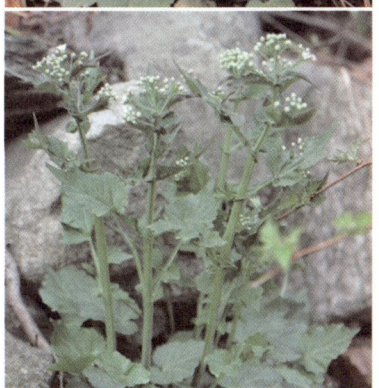

### 사용법

ㅡ. 봄에 꽃이 피기 전에 어린잎을 따서 용기나 항아리에 넣고 설탕을 녹인 시럽 30%를 붓고 100일 이상 발효를 시킨다.

### 민간 요법

ㅡ. 입맛이 없을 때는 물김치를 만들어 먹는다.
ㅡ. 춘곤증에는 산갓 김치를 담가 먹는다.

**번식법** _ 씨앗과 포기 나누기로 번식한다.

### 한방

전초를 산개라 부른다. 주로 신체 허약, 식욕 부진에 다른 약재와 처방한다.

# 참나물 미나리과 _ Pimpinella brachycarpa

**한약명**: 참채眞菜 / **다른 이름**: 반디나물·거린당이·머내지

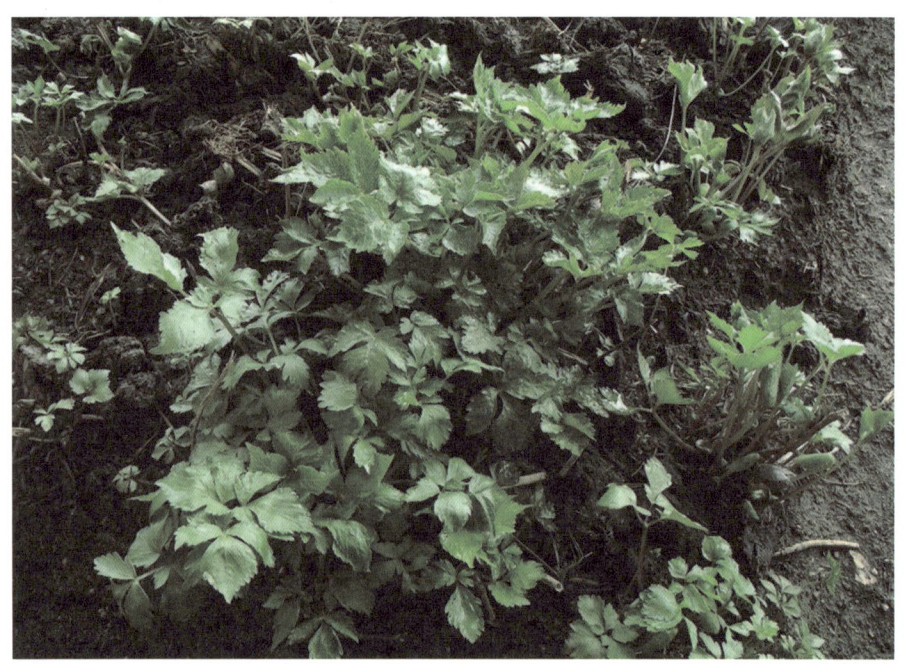

**생육상** _ 여러해살이풀 | **분포지** _ 전국의 숲속 | **채취** _ 봄 | **이용** _ 어린싹과 줄기 | **먹는 방법** _ 쌈·무침·겉절이·김치·효소 | **산행 채취** _ 가능 | **텃밭 재배** _ 가능 | **효능** _ 고혈압·중풍·신경통·백대하·지형·해열

**형태** 참나물은 높이가 50~80cm 정도이고, 전체에 털이 없다. 꽃은 4~5월에 가지 끝에 흰 잔꽃이 피고, 열매는 가을에 둥글납작하게 여문다.

참나물은 예부터 즐겨 먹어 온 수요가 많은 산나물이다. 참나물은 향채香菜의 하나로서 미나리의 향기를 합친 듯한 맛이 있으며 상쾌하면서도 독특하다.

참나물은 독이 없어 식용으로 가치가 높다. 봄철에 비타민·철분·칼슘 등이 함유되어 있어 춘곤증에는 그만이다.

유럽에서는 열매에 방향성 정유가 함유되어 있어 최유약催乳藥으로 쓰고, 일본에서는 소스와 과자의 향료로 쓴다.

식용

一. 참나물은 주로 생채나 쌈으로 먹는다.
一. 줄기가 자주색인 참나물로 김치를 담가 먹는다.
一. 봄에 잎을 따서 끓는 물에 살짝 데쳐서 나물로 무쳐 먹는다.
一. 볶음 · 튀김 · 샐러드 · 국거리로 먹는다.

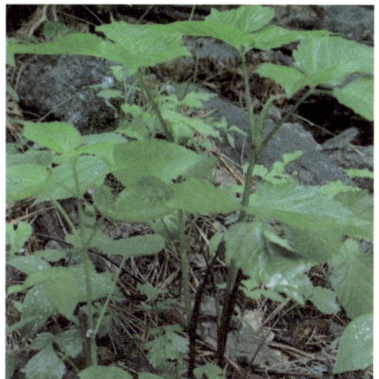

사용법

一. 봄에 꽃이 피기 전에 어린잎을 따서 용기나 항아리에 넣고 설탕을 녹인 시럽 30%를 붓고 100일 이상 발효시킨다.

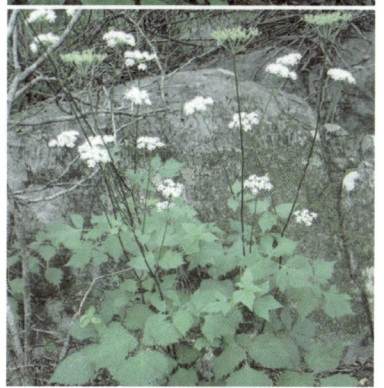

민간 요법

一. 고혈압에는 전초 10g을 물에 달여 먹는다.
一. 백대하에는 전초를 끓인 물로 음부를 씻는다.

**번식법**_ 씨앗과 포기 나누기로 번식한다. 씨가 익은 가을에 채종하여 다음 해 봄 4~5월에 뿌린다.

### 한방

전초를 "참채眞菜"라 부른다. 주로 고혈압, 신경통에 다른 약재와 처방한다.

# 박쥐나물 엉거시과_ Cacalia hastata var. orientalis

**한약명**: 과목근瓜木根 또는 팔각풍근八角風根 / **다른 이름**: 민박쥐나물 · 큰박쥐나물

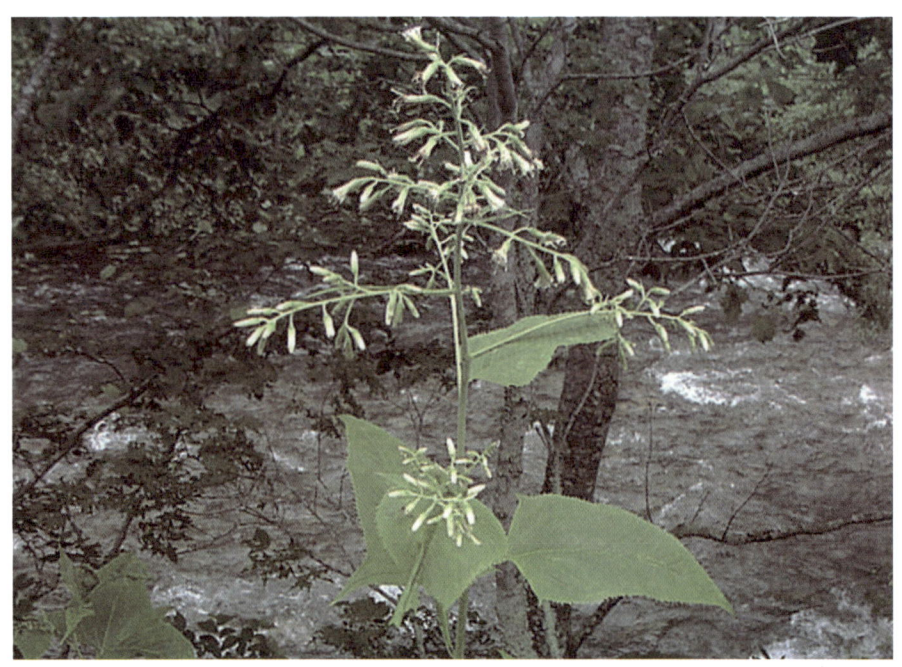

**생육상** _ 여러해살이풀 | **분포지** _ 습한 초원이나 숲속, 계곡 | **채취** _ 봄 | **이용** _ 어린잎 · 어린 줄기 | **먹는 방법** _ 무침 · 데침 · 국거리 · 효소 | **산행 채취** _ 가능 | **텃밭 재배** _ 가능 | **효능** _ 관절통 · 근육통 · 중풍 · 스태미나 강화

**형태** 박쥐나물은 군생하며 크게 자란다. 길이 25~35cm, 폭은 30~40cm 정도이고 꽃은 잎이 나기 전인 6~8월인 잎 겨드랑이에서 1~4송이가 모여 연한 노란색으로 피고, 열매는 9월에 달걀 모양의 핵과로 여문다.

박쥐나물의 세모꽃 모양이 흡사 박쥐가 날개를 펴고 날아가는 형상 같아 "박쥐나물"이라 불렀다. 박쥐나물은 여러 종류가 있으나 통틀어서 박쥐나물로 통칭되는 맛있는 고급 산나물이다. 씹히는 맛이 아삭아삭하고 쓴맛이 약하다. 봄에 30cm 정도 큰 것을 자연

스럽게 꺾어서 딴다. 박쥐나물에 약간의 독이 있으나 식용으로 가치가 높다. 봄에 나온 잎을 생으로 밥을 싸 먹는 산나물이다. 약간 씁쓸한 맛이 쑥갓 같기도 하고 샐러리 같기도 한 독특한 향기가 있다.

### 식용

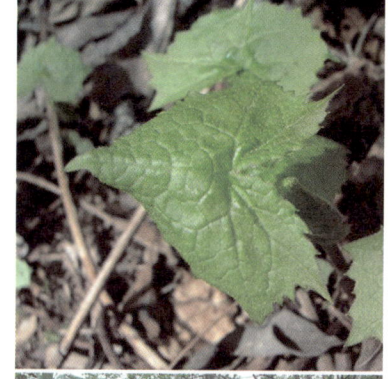

一. 봄에 30cm 정도까지 나온 잎을 생으로 밥을 싸서 먹는다.
一. 봄에 어린 싹을 끓는 물에 살짝 데쳐서 나물로 무쳐 먹는다.
一. 샐러드, 튀김으로 먹는다.
一. 양념장에 버무려 나물밥으로 먹는다.
一. 삶아 말려서 묵나물로 먹는다.

### 사용법

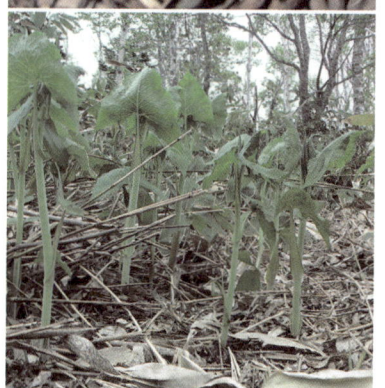

一. 봄에 어린잎을 따서 용기나 항아리에 넣고 설탕을 녹인 시럽 30%를 붓고 100일 이상 발효시킨다.
一. 말린 약재를 용기에 넣고 소주를 붓고 밀봉하여 3개월 후에 먹는다.

### 금기

一. 약간의 독성이 있어 한 번에 많이 먹지 않는다.

**번식법** _ 씨앗과 포기 나누기로 번식한다. 실생 번식은 가을에 씨앗이 익으면 채종하여 직파해도 되고 봄에 파종해도 된다.

### 한방

뿌리를 "과목근瓜木根" 또는 "팔각풍근八角風根"이라 부른다. 주로 관절통·근육통·중풍에 다른 약재와 처방한다.

# 참소리쟁이 여뀌과 _ Pumex japonicus

**한약명** : 우이대황牛耳大黃, 우이대엽牛耳大葉 / **다른 이름** : 우이초

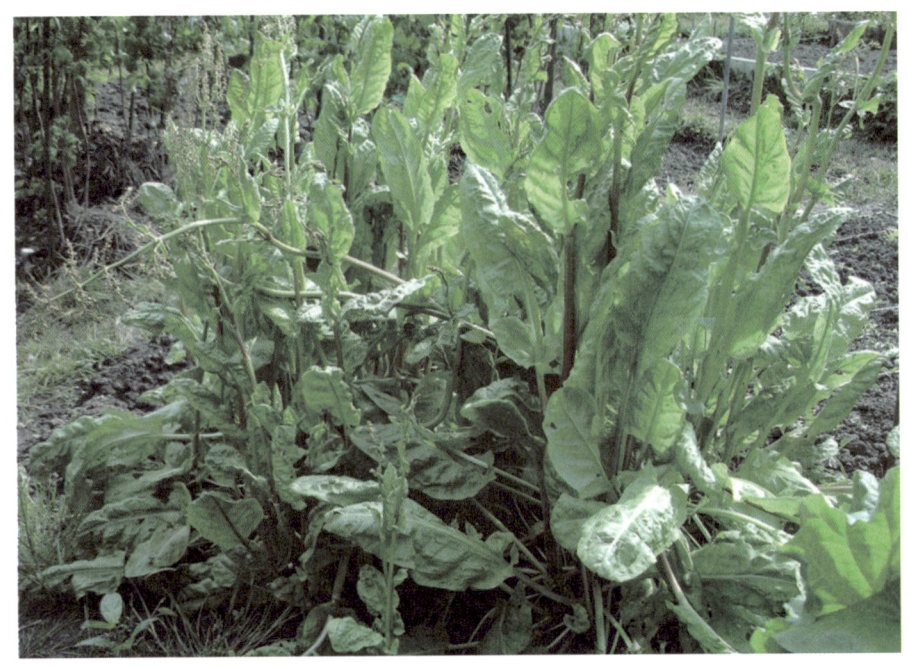

**생육상** _ 여러해살이풀 | **분포지** _ 전국의 들, 습지 | **채취** _ 봄 | **이용** _ 어린싹 | **먹는 방법** _ 무침 · 데침 · 절임 · 효소 | **산행 채취** _ 가능 | **텃밭 재배** _ 가능 | **효능** _ 간염 · 기관지염 · 변비 · 창독

**형태** 참소리쟁이는 높이가 30~80cm 정도이고, 줄기잎은 어긋나고 뿌리는 굵다. 꽃은 6~7월에 가지 끝에서 연녹색으로 피고, 열매는 수과로 세모지고 3개의 꽃 덮이로 싸이며 사마귀 같은 혹이 있다. 참소리쟁이는 강한 신맛과 점액이 있는 독특한 산나물이다. 우리 조상들은 봄에 잎의 밑동에 나온 막에 싸인 어린싹을 먹었다. 참소리쟁이는 식용, 약용으로 가치가 높다. 손으로 따면 어린싹의 점액으로 막이 벗겨져서 다루기 힘들어지므로 뿌리 밑동을 칼로 자른다.

### 식용

一. 봄에 밑동에서부터 잎을 따서 막을 제거한 후에 데쳐서 물로 헹구어 끓는 물에 살짝 데쳐서 나물로 무쳐 먹는다.
一. 절임, 볶음으로 먹는다.
一. 삶아 말려서 묵나물로 먹는다.

### 사용법

一. 봄에 밑동에서부터 어린잎을 따서 용기나 항아리에 넣고 설탕을 녹인 시럽 30%를 붓고 100일 이상 발효시킨다.

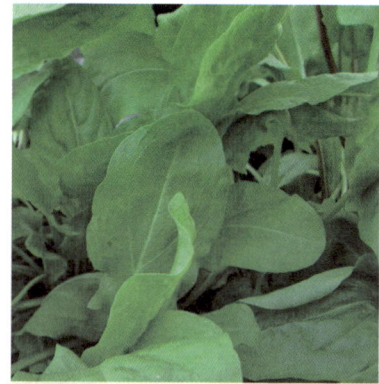

### 민간요법

一. 간염에는 뿌리 29g에 오가피 20g과 배합해서 물에 달여 먹는다.
一. 기관지염에는 뿌리 20g을 물에 달여 먹는다.
一. 창독에는 잎을 짓찧어 즙을 내서 환부에 바른다.

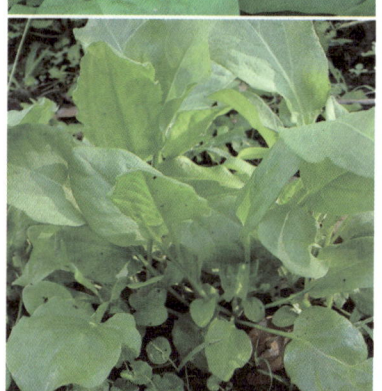

### 금기

一. 한꺼번에 많이 먹으면 담석이나 요산의 원인이 된다.

**번식법** _ 씨앗으로 번식한다.

### 한방

잎과 뿌리를 기관지염에 응용한다. 뿌리를 "우이대황牛耳大黃", 잎을 "우이대엽牛耳大葉"이라 부른다. 주로 간염, 기관지염에 다른 약재와 처방한다.

# 기린초 돌나물과 _ Sedum kamtschaticum Fischer

**한약명** : 비채費菜 / **다른 이름** : 각시기린초·넓은잎기린초

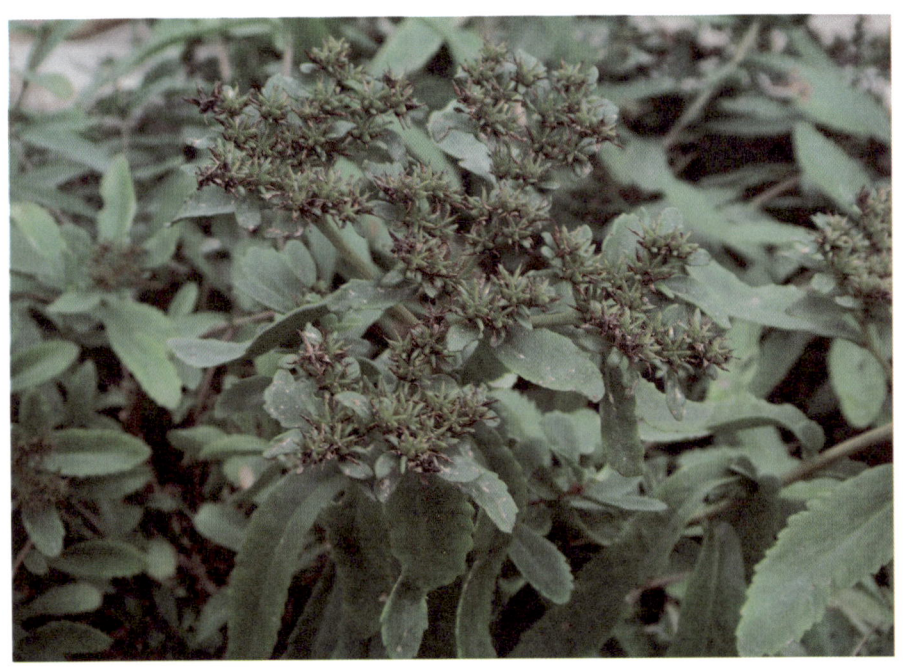

**생육상** _ 여러해살이풀 | **분포지** _ 전국의 산 바위 틈 | **채취** _ 봄 | **이용** _ 어린싹·줄기 | **먹는 방법** _ 무침·데침·효소 | **산행 채취** _ 가능 | **텃밭 재배** _ 가능 | **효능** _ 빈혈·심계·창종·타박상·토혈

형태 기린초는 높이가 20cm 정도이고, 꽃은 6~7월에 황색으로 피고, 열매는 골돌로 별 모양으로 배열하여 여문다. 기린초는 바위 틈에서 자라는 기린초와 비슷하여 이름이 붙여졌다. 기린초는 꽃이 아름답고 식용, 약용으로 가치가 높다.

봄철에 잎의 모양이 다육 식물과 같이 두툼하면서도 육질이 좋고 담백하여 나물로 먹는다. 기린초의 맛은 시고 성질은 평하여 한방에서는 잎을 빈혈에 응용한다. 생풀을 그대로 약재로 쓰기도 한다.

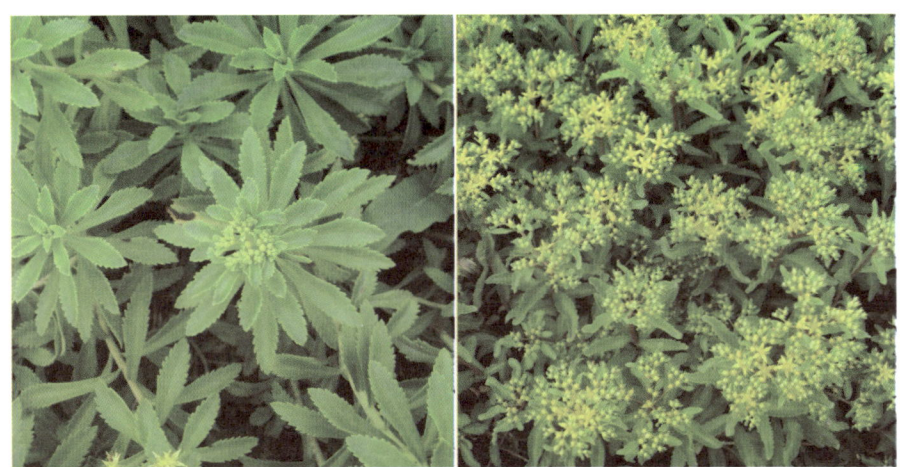

### 식용

一. 봄에 꽃이 피기 전에 어린싹과 줄기를 따서 끓는 물에 살짝 데친 후 나물로 무쳐 먹는다.

### 사용법

一. 봄에 꽃이 피기 전에 어린잎을 따서 용기나 항아리에 넣고 설탕을 녹인 시럽을 30%를 붓고 100일 이상 발효시킨다.

### 민간요법

一. 빈혈에는 전초 10g을 물에 달여 먹는다.
一. 종기나 창종에는 잎을 짓찧어 즙을 내서 환부에 바른다.

**번식법** _ 씨앗으로 번식한다.

### 한방

전초 또는 "비채費菜"라 부른다. 주로 빈혈, 심계에 다른 약재와 처방한다.

# 금불초 국화과 _ Inula britannica var. japonica

**한약명** : 선복화旋覆花, 금불초金佛草 / **다른 이름** : 금잔화 · 하국

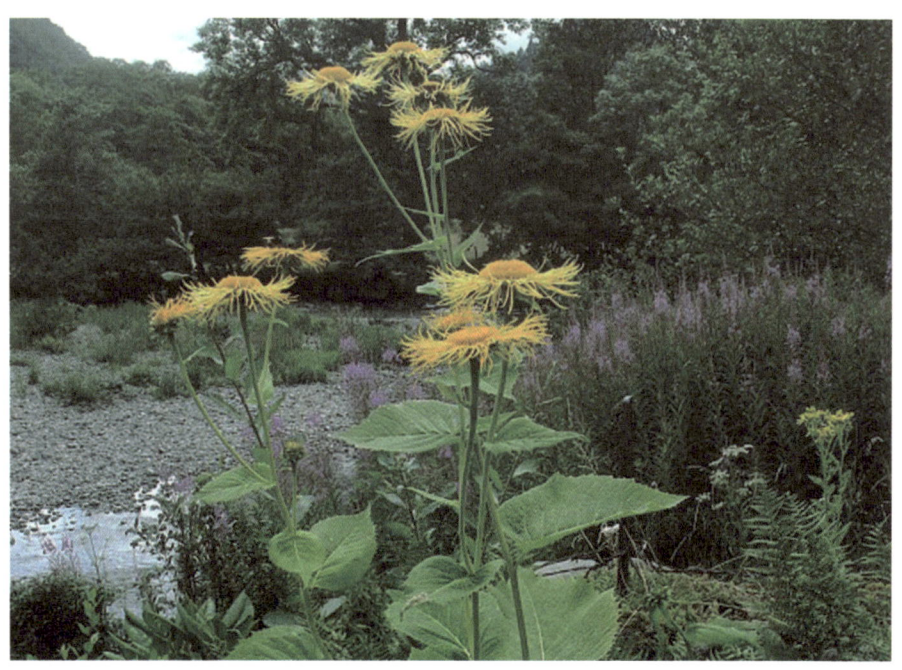

**생육상** _ 여러해살이풀 | **분포지** _ 전국의 산 · 습지 · 물가 | **채취** _ 늦은 봄 | **이용** _ 어린 잎, 줄기 | **먹는 방법** _ 데침 · 묵나물 · 된장국 · 국거리 · 효소 | **산행 채취** _ 가능 | **텃밭 재배** _ 가능 | **효능** _ 거담 · 풍한해수 · 협하창통 · 종독 · 수종

**형태** 금불초는 높이가 20~60cm 정도이고, 꽃은 7~9월에 황색으로 피고, 열매는 수과로 여문다. 금불초는 국화 모양의 황금색 꽃이 핀다 하여 "금불초金佛草", 여름에 국화 꽃처럼 핀다 하여 "하국夏菊" 이라 부른다.

금불초는 식용, 약용으로 가치가 높다. 우리 조상들은 봄에 어린잎을 따서 묵나물로 먹거나 된장국을 끓여 먹었다.

금불초는 맵고 쓴맛이 강해서 데친 다음 하루 이틀을 찬물에 우려내어 먹는다.

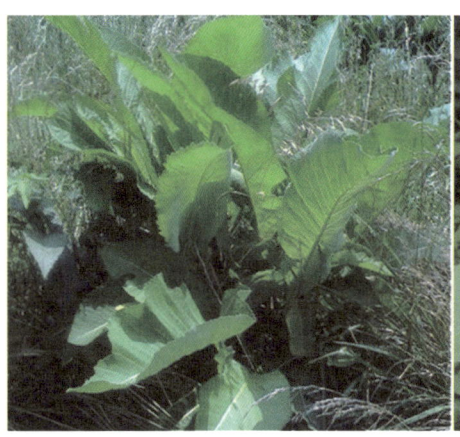
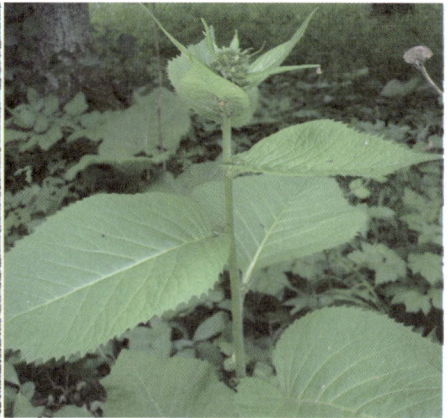

### 식용

一. 봄에 어린잎을 따서 끓는 물에 데친 후에 하루 이틀 찬물로 우려 내고 먹는다.
一. 된장국에 넣어 먹는다.
一. 삶아서 말려 묵나물로 먹는다.

### 사용법

一. 봄에 꽃이 피기 전에 어린잎을 따서 용기나 항아리에 넣고 설탕을 녹인 시럽 30%를 붓고 100일 이상 발효시킨다.

### 민간요법

一. 풍한 해수와 거담에는 꽃 또는 지상부 15g을 물에 달여 먹는다.
一. 종기나 종독에는 잎을 짓찧어 즙을 환부에 붙인다.

**번식법** _ 씨앗으로 번식한다.

### 한방

꽃을 "선복화旋覆花", 지상부를 "금불초金佛草"라 부른다. 주로 거담·풍한 해수·협하 창통에 다른 약재와 처방한다.

# 물레나물 물레나물과 _ Hypericum ascyron

**한약명** : 홍한련紅旱蓮 / **다른 이름** : 부지깽이나물

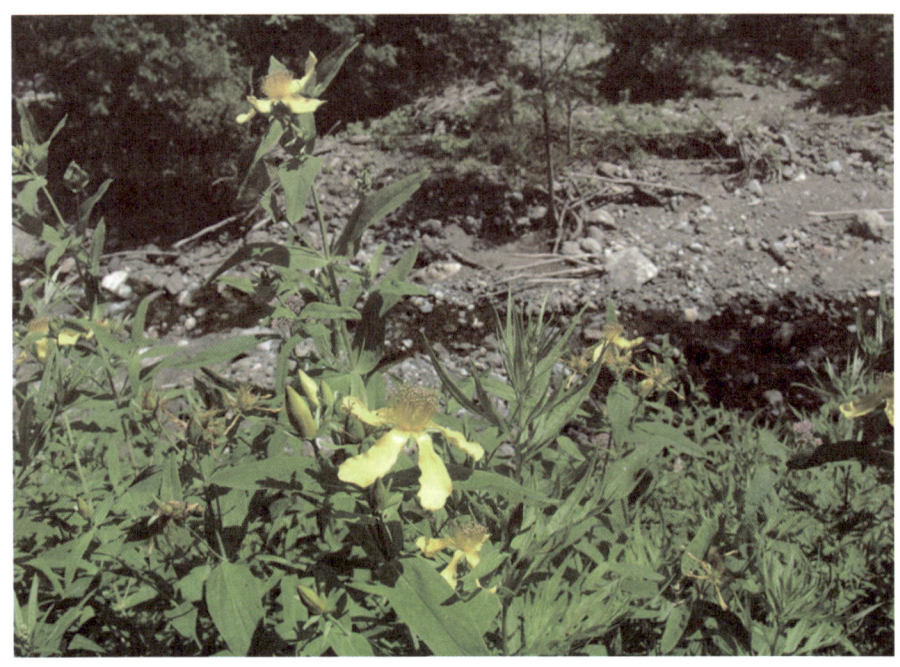

**생육상** _ 여러해살이풀 | **분포지** _ 전국의 산과 들 양지바른 곳 | **채취** _ 봄 | **이용** _ 어린잎 | **먹는 방법** _ 무침 · 데침 · 효소 | **산행 채취** _ 가능 | **텃밭 재배** _ 가능 | **효능** _ 간 기능에 의한 두통 · 고혈압 · 토혈 · 타박상 · 패독

**형태** 물레나물은 높이가 70~100cm 정도이고, 꽃은 6~8월에 가지 끝에 1개씩 지름은 4~6cm로 황색 바탕에 붉은 빛으로 피고, 열매는 달걀 모양의 삭과로 여문다.

물레나물은 이른 봄에 돋아나는 어린순이 젓가락처럼 네모진 연한 줄기에서 갸름한 잎이 마주나고 싹이 날 때는 아름답지만 나물로 먹는다.

물레나물의 맛은 약간 쓰고 성질은 차갑지만 식용 · 약용 · 관상용으로 가치가 높다. 인산 · 철분 · 무기질이 많이 함유돼 있어 건강에 도움을 준다.

서양에서는 우울증 환자 치료에 응용한다.

식용

一. 봄에 연하고 부드러운 어린순을 따서 끓는 물에 살짝 데쳐서 나물로 무쳐 먹는다.
一. 기름에 볶아서 먹는다.

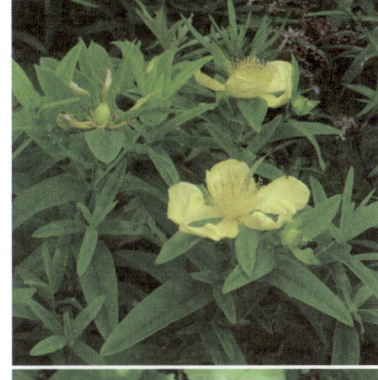

사용법

一. 봄에 꽃이 피기 전에 어린잎을 따서 용기나 항아리에 넣고 설탕을 녹인 시럽 30%를 붓고 100일 이상 발효시킨다.

민간 요법

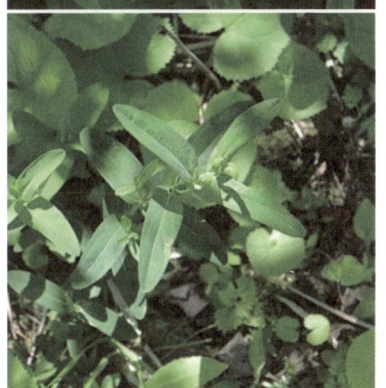

一. 간 기능 의한 두통에는 전초 10g을 물에 달여 먹는다.
一. 우울증에는 나물로 무쳐 먹는다.
一. 상처가 났을 때 생잎을 비벼서 환부에 붙인다.

**번식법** _ 씨앗으로 번식한다. 가을에 씨가 익으면 채종하여 비벼서 과피를 제거한 뒤 모래와 섞어 흩뿌림한다.

**한방**

전초를 "홍한련紅旱蓮"이라 부른다. 주로 간 기능에 의한 두통 · 토혈 · 고혈압에 다른 약재와 처방한다.

# 단풍취 장미과 _ Ainsliaea acerifolia

**한약명** : 없음 / **다른 이름** : 단풍풀

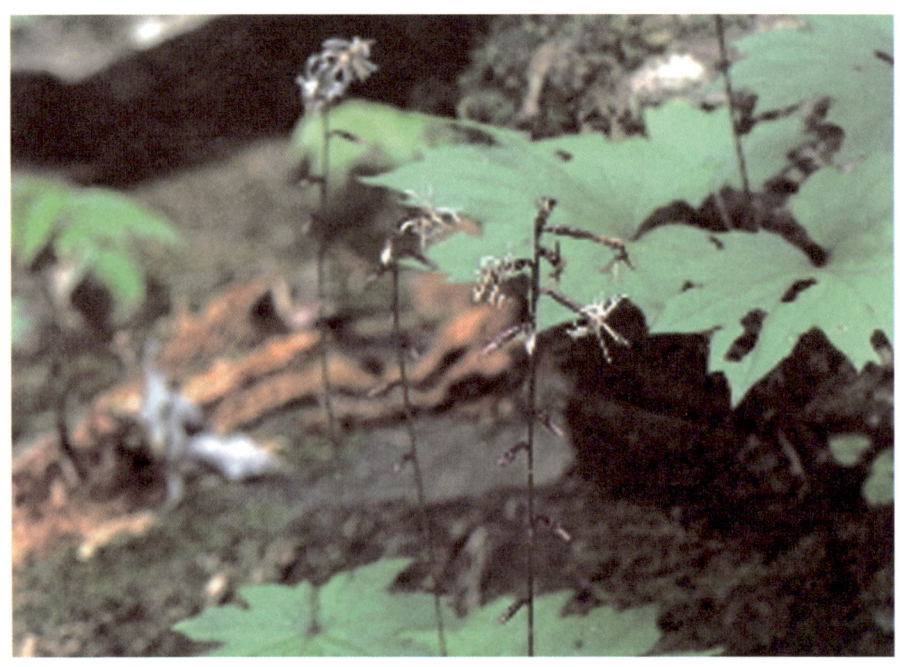

**생육상** _ 여러해살이풀 | **분포지** _ 전국 산지 | **채취** _ 봄 | **이용** _ 잎·줄기 | **먹는 방법** _ 쌈·무침·볶음·묵나물·효소 | **산행 채취** _ 가능 | **텃밭 재배** _ 가능 | **효능** _ 춘곤증·식욕 부진

**형태**  단풍취는 단풍 모양으로 전체에 긴 갈색 털이 나 있다. 길이는 8~13cm, 폭은 6~19cm 정도이고, 7~9월에 두상화가 수상으로 측생하고 열매는 수과를 맺는다. 땅속줄기를 뻗고 줄기는 곧게 서며 가지가 없이 나오는 산나물이다. 단풍취는 독이 없어 식용으로 가치가 높다. 잎이 다 피기 전에 채취하여 쌈·무침·데침·묵나물로 먹는다.

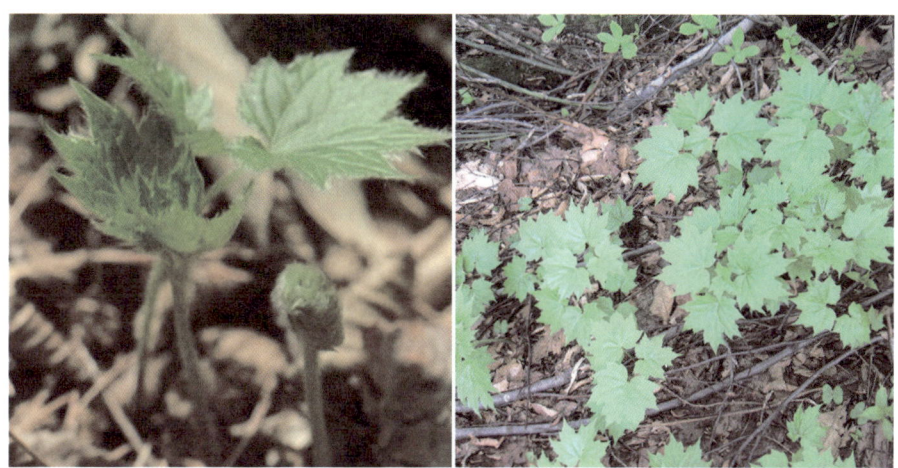

### 식용

一. 봄에 잎이 다 피기 전에 어린순을 따서 고사리처럼 끓는 물에 살짝 데쳐서 나물로 무쳐 먹는다.
一. 잎이 펴진 어린순을 딸 때는 볶아 먹는다.
一. 삶아 말려서 묵나물로 먹는다.

### 사용법

一. 봄에 잎이 펴지기 전에 잎을 따서 용기나 항아리에 넣고 설탕을 녹인 시럽 30%를 붓고 100일 이상 발효시킨다.

### 민간요법

一. 봄에 춘곤증에는 나물로 무쳐 먹는다.
一. 식욕 부진에는 쌈으로 먹는다.

**번식법** _ 씨앗으로 번식한다.

# 수리취 엉거시과 _ Synurus deltoides Nakai

**한약명** : 없음 / **다른 이름** : 수리치 · 수루치 · 개취

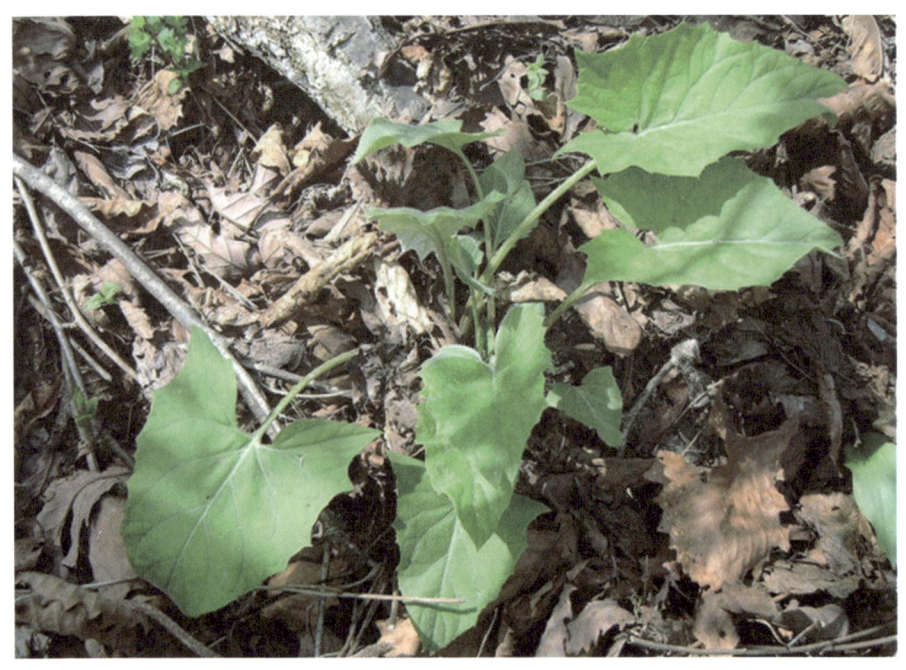

**생육상** _ 여러해살이풀 | **분포지** _ 전국의 산기슭 양지바른 곳 | **채취** _ 봄 | **이용** _ 잎 | **먹는 방법** _ 떡 · 무침 · 효소 | **산행 채취** _ 가능 | **텃밭 재배** _ 가능 | **효능** _ 촌곤증 · 식욕 부진 · 피부병

**형태** 수리취는 높이가 40~100cm 정도이고, 꽃은 9~10월에 가지 끝에 자주색으로 피고, 관모는 갈색이다.

우리 조상들은 수리취를 단오에 세시 음식으로 멥쌀가루에 수리취를 섞어 찐 수리취떡을 만들 때 함께 넣어 색깔과 향을 즐겨 먹었고 "떡취" 라는 애칭이 있다.

전기가 없던 시절에 부싯돌을 칠 때 불똥이 튀어 불이 붙도록 부싯돌에 대는 물건을 "부싯깃" 이라고 했는데 이 부싯깃은 쑥잎을 불에 볶아 곱게 비벼서 만들었다.

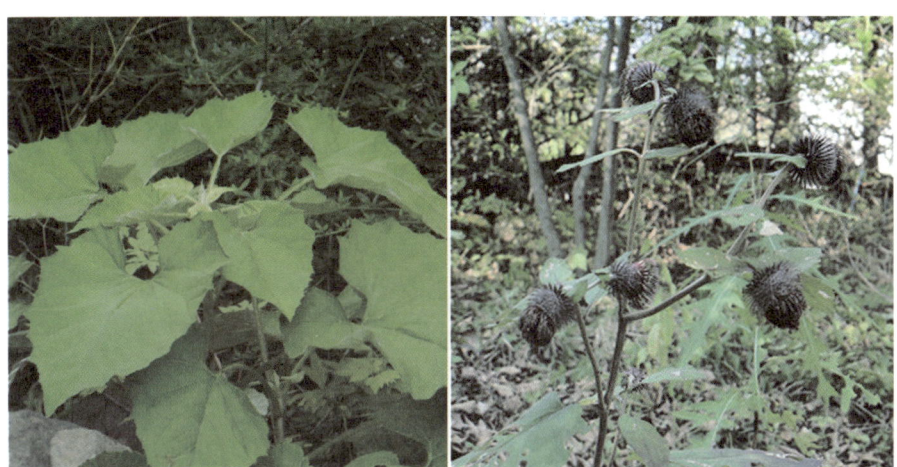

수리취는 독이 없어 식용으로 가치가 높다. 쑥과 더불어 초록색 식용 산나물이다.

식용

一. 봄에 연한 순을 따서 끓는 물에 살짝 데쳐서 나물로 무쳐 먹는다.
一. 떡·절편·개피떡·볶음·국거리·튀김으로 먹는다.
一. 삶아서 말려 묵나물로 먹는다.

사용법

一. 봄에 연한 잎을 따서 용기나 항아리에 넣고 설탕을 녹인 시럽 30%를 붓고 100일 이상 발효시킨다.

민간 요법

一. 피부병에는 말린 잎줄기를 가루로 만들어 환부에 바른다.
一. 봄에 춘곤증에는 나물로 무쳐 먹는다.

**번식법** _ 씨앗으로 번식한다. 가을에 씨앗이 익으면 채종하여 직파한다.

# 서덜취 국화과 _ Saussurea grandifolia Maxim

**한약명**: 없음 / **다른 이름**: 취말이

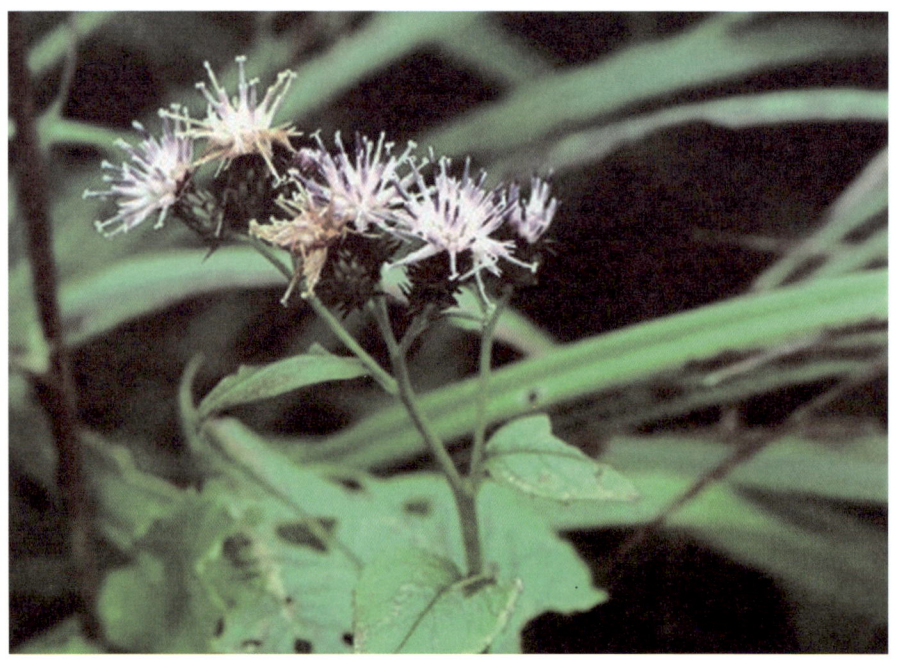

**생육상** _ 여러해살이풀 | **분포지** _ 전국 숲속 | **채취** _ 봄 | **이용** _ 잎 | **먹는 방법** _ 쌈·무침·효소 | **산행 채취** _ 가능 | **텃밭 재배** _ 가능 | **효능** _ 춘곤증·식욕 부진

**형태** 서덜취는 높이가 30~50cm, 길이는 5~12cm 정도이고 잎 뒷면은 흰빛을 띠고 잎자루에 털이 있고 잎 가장자리에 날카로운 침이 있고 잎장 끝이 길다.
꽃은 6~10월에 자색의 두 상화가 방상 화수로 핀다. 서덜취는 전국에 걸쳐 깊은 산의 습하고 비옥한 수림이나 계곡에서 자생한다. 산나물 중에서 드물게 생으로 먹을 수 있는 귀한 산나물 중 하나다.
서덜취는 독이 없어 식용으로 가치가 높다.

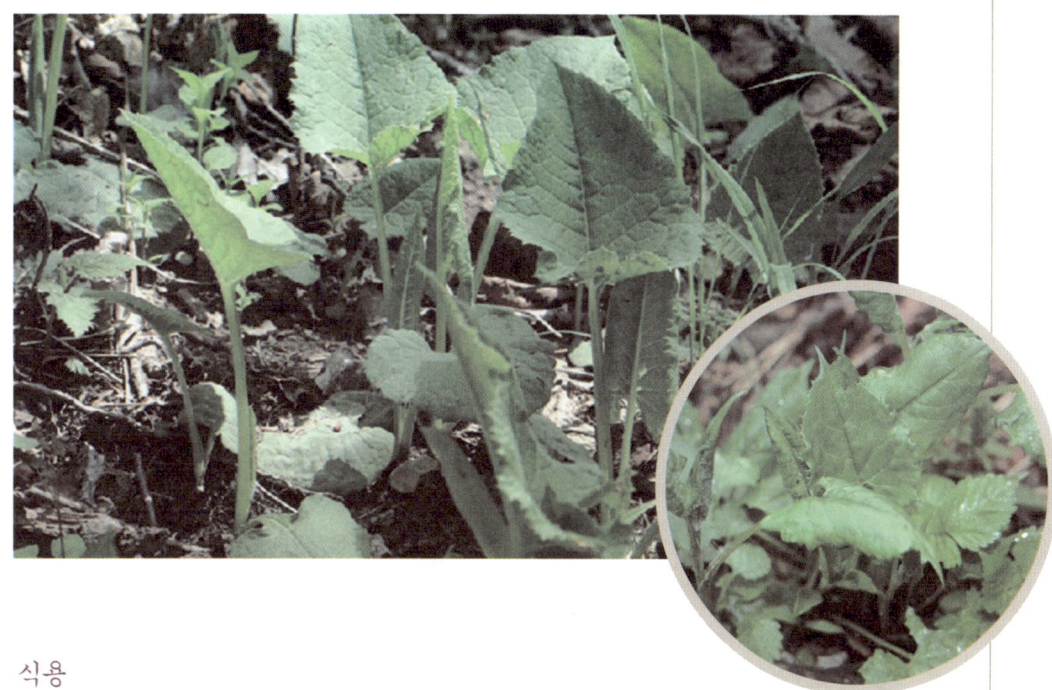

## 식용

一. 봄에 어린잎과 줄기를 따서 쌈으로 먹거나 끓는 물에 살짝 데쳐서 나물로 무쳐 먹는다.
一. 삶아서 말린 후 묵나물로 먹는다.

## 사용법

一. 봄에 연한 잎을 따서 용기나 항아리에 넣고 설탕을 녹인 시럽 30%를 붓고 100일 이상 발효시킨다.

## 민간요법

一. 봄에 춘곤증에는 나물로 무쳐 먹는다.
一. 식욕 부진에는 쌈으로 먹는다.

**번식법** _ 씨앗으로 번식한다.

# 고추냉이 십자화과 _ Wasabia japonica

**한약명**: 산유채山柚菜 / **다른 이름**: 산겨자

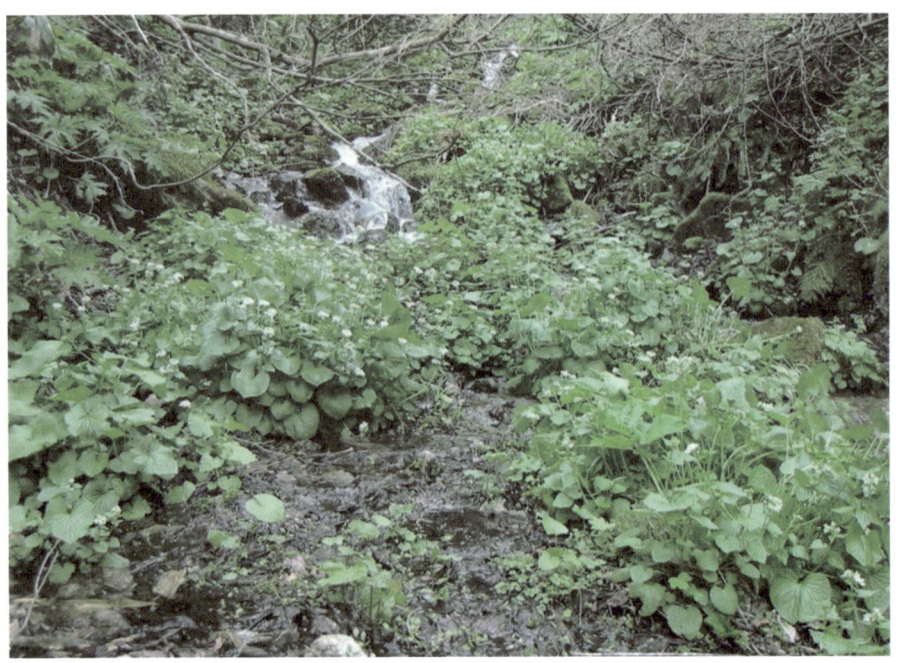

**생육상** _ 여러해살이풀 | **분포지** _ 울릉도 습기가 많은 곳 | **채취** _ 봄 | **이용** _ 잎·줄기 | **먹는 방법** _ 무침·데침·김치·효소 | **산행 채취** _ 가능 | **텃밭 재배** _ 가능 | **효능** _ 춘곤증·식욕 부진·신경통

**형태** 고추냉이는 높이가 20~40cm 정도이고, 꽃은 5~6월에 백색으로 피고, 열매는 각과로 안으로 약간 굽었고 염주 모양으로 여문다. 고추냉이는 흐르는 맑은 물가나 옹달샘 등 수질이 깨끗한 곳에서만 자생한다.

잎과 줄기에서 코끝을 찡하게 하는 매큼한 맛이 나는 울릉도에서 자생하는 우리의 토종 산나물이다. 고추냉이는 독이 없어 식용으로 가치가 높다. 봄에 포기째 김치를 담가 먹을 정도로 맛이 있다.

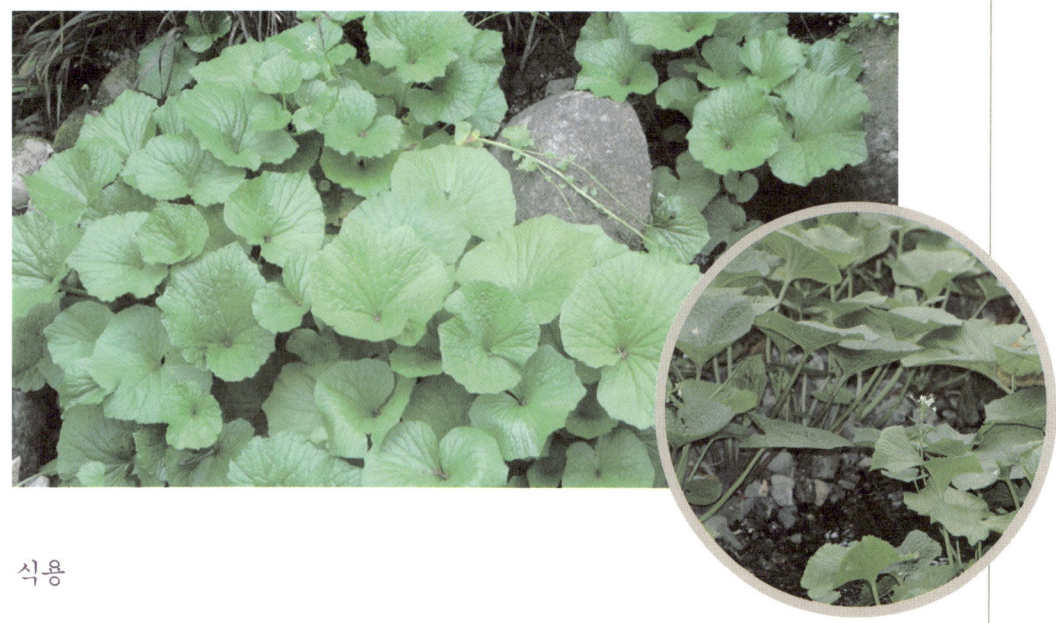

식용

一. 봄에 잎과 줄기를 따서 끓는 물에 살짝 데쳐서 나물로 무쳐 먹는다.
一. 봄에 포기째 김치를 담가 먹는다.

사용법

一. 봄에 잎과 줄기를 따서 용기나 항아리에 넣고 설탕을 녹인 시럽 30%를 붓고 100일 이상 발효시킨다.

민간 요법

一. 봄에 춘곤증에는 나물로 무쳐 먹는다.
一. 식욕 부진에는 쌈으로 먹는다.

**번식법** _ 씨앗으로 번식한다.

**한방**

뿌리를 "산유채山柚菜"라 부른다. 주로 신경통, 식욕 부진에 다른 약재와 처방한다.

# 풀솜대 백합과 _ Smilacina japonica

**한약명** : 녹약鹿藥 / **다른 이름** : 솜대, 왕솜대

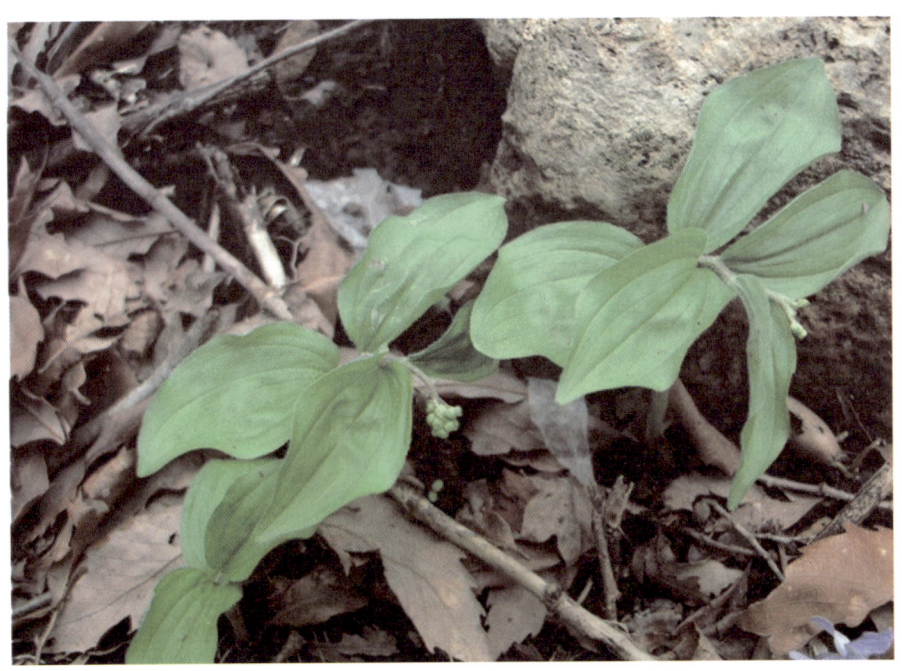

**생육상** _ 여러해살이풀 | **분포지** _ 전국의 산 숲속 | **채취** _ 봄 | **이용** _ 어린잎 · 뿌리 | **먹는 방법** _ 무침뿌리 · 데침어린잎 · 효소환 | **산행 채취** _ 가능 | **텃밭 재배** _ 가능 | **효능** _ 월경 불순 · 풍습에 의한 동통 · 두통 · 타박상 · 유옹

**형태** 풀솜대는 높이가 20~50cm 정도이고, 꽃은 5~7월에 백색으로 피고, 열매는 둥근 장과로 여문다.
풀솜대는 산지의 숲속에서 자생한다. 우리 조상들이 기근이 들었을 때 구황 식품으로 요긴하게 먹었던 산나물이다. 풀솜대는 독이 없어 식용으로 가치가 높다.

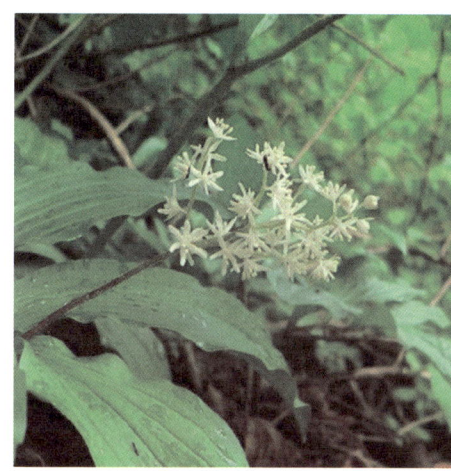
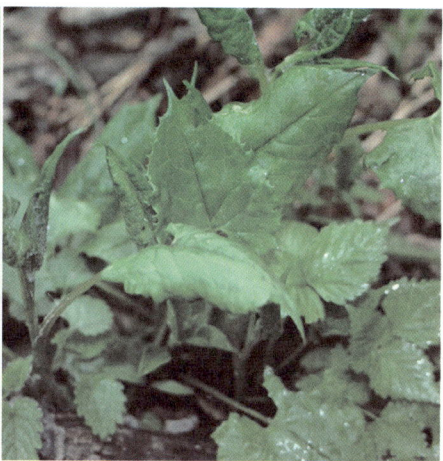

### 식용

一. 봄에 어린잎을 따서 끓는 물에 살짝 데쳐서 나물로 무쳐 먹는다.

### 사용법

一. 봄에 잎과 줄기를 따서 용기나 항아리에 넣고 설탕을 녹인 시럽 30%를 붓고 100일 이상 발효시킨다.

### 민간요법

一. 월경 불순에는 뿌리 10g을 물에 달여 먹는다.
一. 타박상에는 잎을 짓찧어 즙을 환부에 붙인다.

**번식법** _ 씨앗으로 번식한다.

### 한방

뿌리줄기를 "녹약鹿藥"이라 부른다. 주로 월경 불순, 풍습에 의한 동통에 다른 약재와 함께 처방한다.

# 여뀌 여뀌과 _ Persicaria hydropiper

**한약명**: 수료水蓼, 요실蓼實 / **다른 이름**: 이삭여뀌

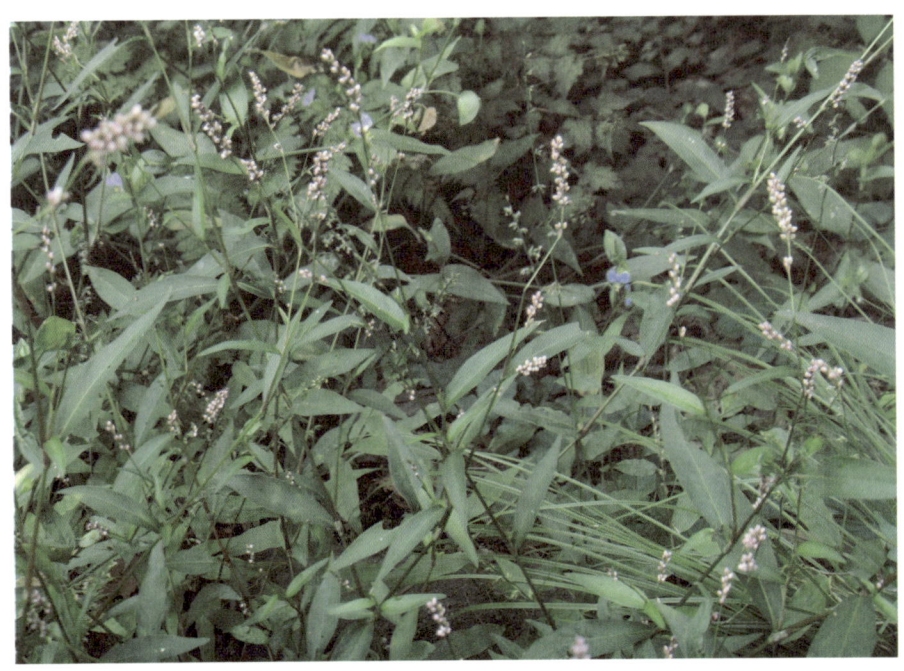

**생육상**_한해살이풀 | **분포지**_냇가나 습기 많은 곳 | **채취**_10월 | **이용**_잎 | **먹는 방법**_무침 · 효소 | **산행 채취**_가능 | **텃밭 재배**_가능 | **효능**_류머티즘 · 고혈압 · 이질 · 옹종 · 타박상

**형태** 여뀌는 높이가 40~80cm 정도이고, 잎은 어긋나고 뒷면에 점이 있고 가장자리는 밋밋하고 잎자루는 없다. 줄기는 곧게 서고 가지가 많이 갈라진다.
꽃은 6~9월에 밑으로 흰색 또는 분홍색으로 피고, 열매는 10월에 검고 납작한 달걀 모양의 꽃받침에 싸여 있다.

### 식용

一. 봄에 잎만을 따서 끓는 물에 살짝 데쳐서 나물로 무쳐 먹는다.
一. 봄에 잎, 가을에 열매, 꽃이 필 때 뿌리를 채취하여 그늘에 말려서 쓴다.

### 사용법

一. 봄에 잎, 가을에 열매, 꽃이 필 때 뿌리를 채취하여 용기나 항아리에 넣고 설탕을 녹인 시럽 30%를 붓고 100일 이상 발효시킨다.

### 민간 요법

一. 급성 위염에는 봄에 여뀌 20g을 채취하여 물에 달여서 하루에 3번씩 마신다.
一. 십이지장궤양에는 봄에 여뀌 15g을 채취하여 물에 달여서 마신다.
一. 자궁 출혈에는 잎을 달여 먹거나 짓찧어 즙을 먹는다.
一. 타박상·옹종에는 잎을 물에 달인 물로 목욕을 한다.
一. 부종에는 열매를 물에 달여 하루에 3번씩 공복에 복용한다.

### 금기

一. 임산부는 먹지 않는다. 열매를 많이 먹으면 토수吐水한다.

**번식법** _ 씨앗으로 번식한다.

### 한방

전초를 수료水蓼, 열매를 요실蓼實이라 부른다. 이질이나 류머티즘·옹종·타박상·부종에 다른 약재와 처방한다.

# 번행초 석류풀과 _ Tetragonia tetragonoides

**한약명**: 번행풀속 / **다른 이름**: 갯상추

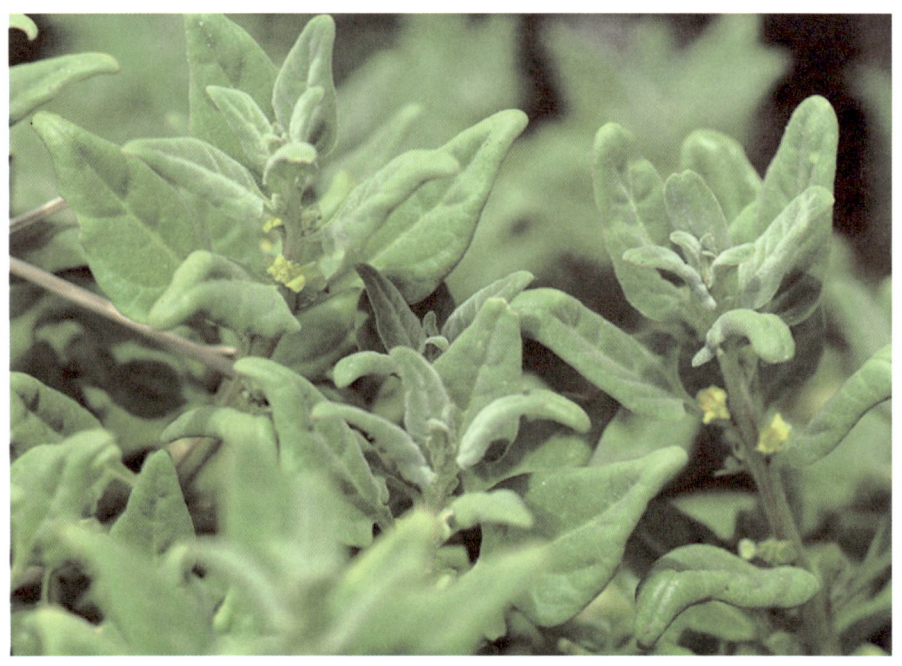

**생육상** _ 여러해살이풀 | **분포지** _ 제주 및 남쪽 바닷가 모래땅 | **채취** _ 봄~가을 | **이용** _ 어린싹·자라난 줄기의 끝 | **먹는 방법** _ 무침·튀김·조림·효소 | **산행 채취** _ 가능 | **텃밭재배** _ 가능 | **효능** _ 암·위장병·장염·폐혈병·해독·청열

**형태** 번행초는 높이가 40~60cm 정도이고 전체에 사마귀 같은 돌기가 있다. 꽃은 봄부터 겨울까지 황색으로 피고, 열매는 핵과로 여문다.

번행초는 바다에서 나는 상추라 하여 "갯상추", 시금치와 같이 먹을 수 있다 하여 "뉴질랜드 시금치"라 부른다. 모래사장 같은 사질토에서 자생하고 어촌의 돌담 사이에서 자란다. 번행초는 독이 없어 식용, 약용으로 가치가 높다. 잎 표면이 도톨도톨하지만 조리하면 매끄러워지며 씹히는 맛이 있는 봄나물로 미네랄, 비타민 A와 $B_2$가 함유돼 있어

건강에 도움을 준다.

## 식용

一. 봄부터 가을까지 잎을 채취하여 시금치처럼 생으로 먹는다.
一. 봄부터 가을까지 굳어지지 않은 순·잎·줄기를 채취하여 끓는 물에 살짝 데쳐서 나물로 무쳐 먹는다.
一. 번행초를 즙을 내서 녹즙으로 먹는다.

## 사용법

一. 봄부터 가을까지 잎을 채취하여 용기나 항아리에 넣고 설탕을 녹인 시럽 30%를 붓고 100일 이상 발효시킨다.
一. 잎줄기를 말린 후에 차로 먹는다.
一. 번행초 전체를 적당한 크기로 잘라 용기에 넣고 소주를 붓고 밀봉하여 1개월 후에 먹는다.

## 민간요법

一. 암에는 잎을 즙을 내어 녹즙으로 먹는다.
一. 고혈압에는 전초 10g을 물에 달여 먹는다.

**번식법** _ 씨앗으로 번식한다.

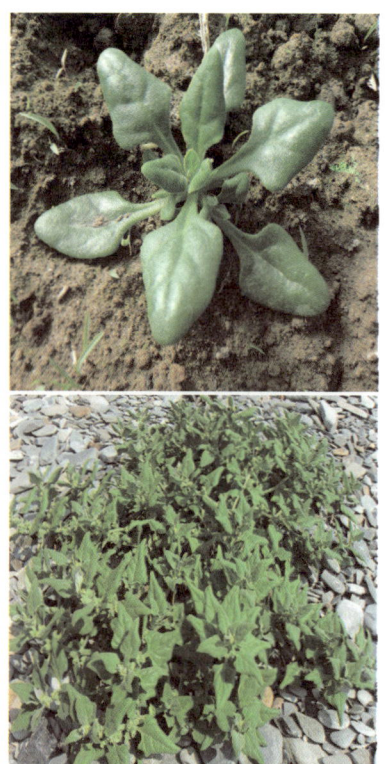

### 한방

전초를 "번행蕃杏"이라 부른다. 주로 암, 위장염에 다른 약재와 처방한다.

# 삼지구엽초 매자나무과 _ Epimedium koreanum

**한약명**: 음양곽淫羊藿 / **다른 이름**: 선령비 · 삼지초 · 선영피 · 하포목단근

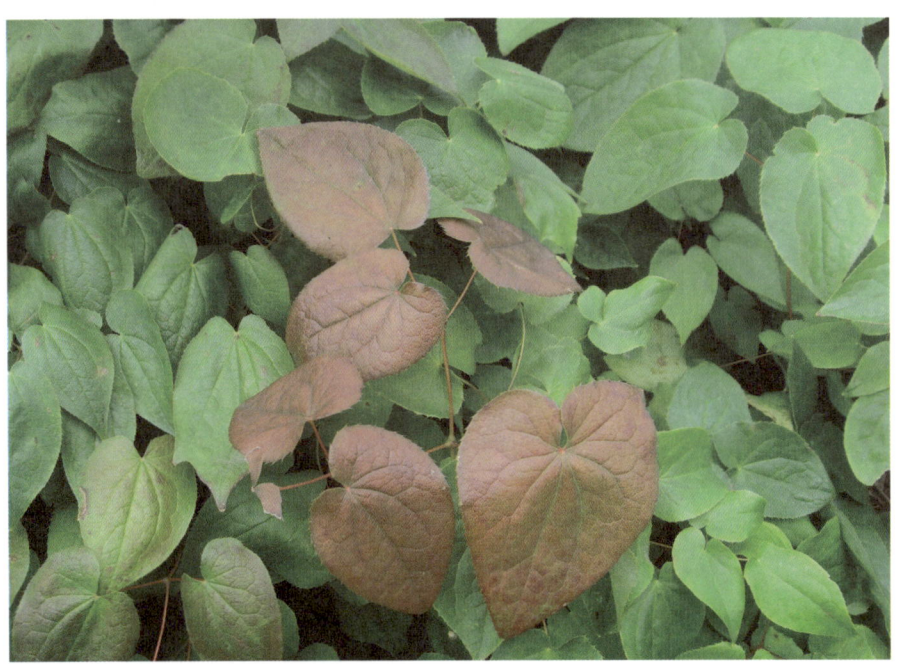

**생육상** _ 여러해살이풀 | **분포지** _ 중부 이북과 강원, 지리산 일대 | **채취** _ 봄 | **이용** _ 잎 · 뿌리 | **먹는 방법** _ 쌈 · 무침 · 효소 · 술 | **산행 채취** _ 가능 | **텃밭 재배** _ 가능 | **효능** _ 자양,강장 · 요슬 무력 · 냉증 · 고혈압 · 불임

**형태** 삼지구엽초는 높이가 30cm 정도이고, 뿌리에서 잎이 뭉쳐나고, 줄기 윗부분이 3개의 가지로 갈라지고 각각의 가지에 3개의 잎이 달리고, 줄기에 달리는 잎은 가장자리가 가시처럼 가는 톱니 모양이다. 꽃은 5월에 연한 노란색으로 밑을 향해 피고, 열매는 8월에 긴 타원형으로 여문다.

삼지구엽초를 노인이 상복하고 정력을 참지 못해 지팡이를 내던졌다 하여 "방장초", 뿌리에 음낭처럼 생긴 것이 매달려 있어서 숫양이 즐겨 먹는 풀이라 하여 "음양곽淫羊藿"

이라 부른다. 삼지구엽초는 독이 없어 식용, 약용으로 가치가 높다. "숫양 한 마리가 삼지구엽초를 먹고 암양 100마리와 교미했다"고 기록되어 있을 정도로 스태미나에 좋은 것으로 알려져 있다.

### 식용

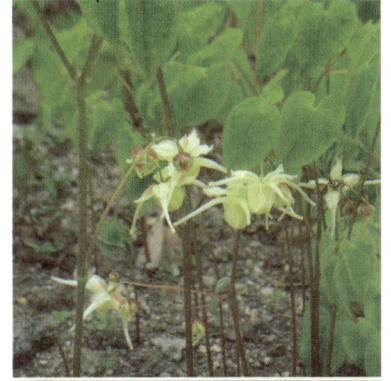

一. 잎을 생으로 먹거나, 쌈장에 찍어 먹거나 나물로 무쳐 먹는다.
一. 닭을 삶을 때 잎을 몇 개 넣어 냄새를 없애는 데 쓴다.
一. 잘게 썰어 그대로 쓰거나 술에 축여 쓴다.
一. 봄부터 여름까지 전초를 채취하여 말려서 쓴다.

### 사용법

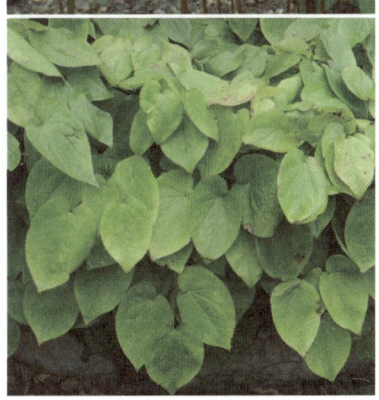

一. 잎을 채취하여 마르기 전에 용기나 항아리에 넣고 설탕을 녹인 시럽 30%를 붓고 100일 이상 발효시킨다.
一. 봄부터 가을까지 잎이나 뿌리를 채취하여 용기에 넣고 19도 소주를 붓고 밀봉하여 3개월 후에 먹는다.
一. 봄부터 가을까지 잎을 채취하여 그늘에 말려 차茶로 먹는다.

### 금기

一. 유정, 몽설이 있거나 성 기능이 높을 때는 쓰지 않는다.

**번식법** _ 씨앗과 포기 나누기로 번식한다.

### 한방

지상부를 "음양곽淫羊藿", 뿌리줄기를 "음양곽근淫羊藿根"이라 부른다. 주로 발기 부전이나 음위·불임·월경 불순에 다른 약재와 처방한다.

# 삽주 국화과 _ Atractylodes japonica

**한약명**: 창출蒼朮, 백출白朮 / **다른 이름**: 회창출 · 복창출 · 천생출 · 동출

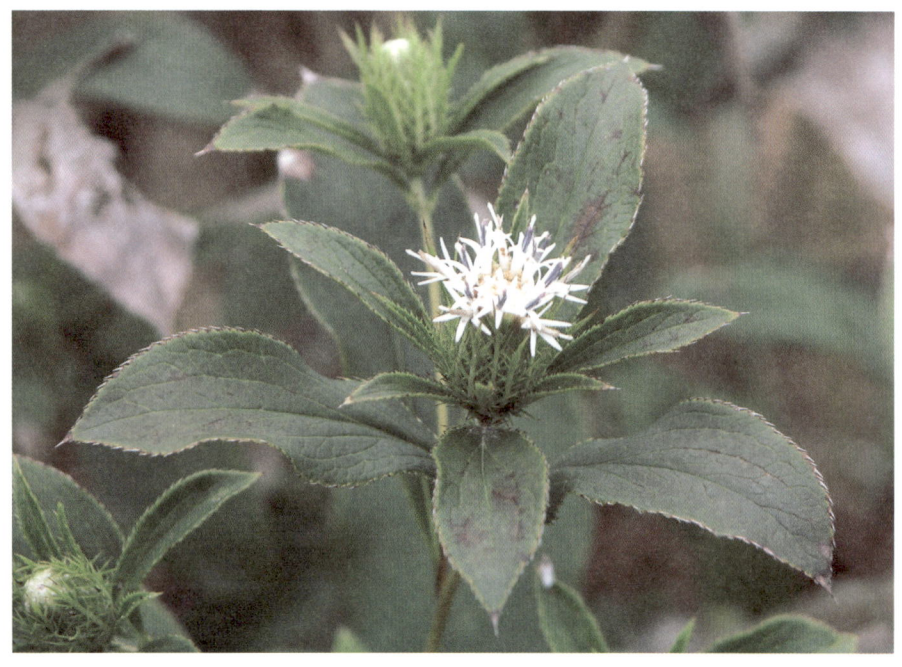

**생육상** _ 여러해살이풀 | **분포지** _ 전국의 산과 들 | **채취** _ 봄 | **이용** _ 어린싹, 뿌리 | **먹는 방법** _ 무침 · 데침 · 효소 | **산행 채취** _ 가능 | **텃밭 재배** _ 가능 | **효능** _ 소화 불량 · 만성 위장병 · 위염 · 당뇨병

형태  삽주는 높이가 30~100cm 정도이고, 뿌리에서 나온 잎은 꽃이 필 때 시들고 어긋나고, 잎자루는 없고 줄기 밑부분의 잎은 깃꼴로 깊게 갈라지지만 윗부분의 잎은 갈라지지 않는다. 줄기는 곧게 서고 윗부분에서 가지가 갈라진다.
꽃은 7~10월에 줄기 끝에서 1송이씩 흰색 또는 연한 분홍색으로 피고, 열매는 10~11월에 긴 타원형으로 여문다.
옛날부터 산의 일미는 "삽주"라는 말이 있을 정도로 귀한 산나물이었다. 삽주에는 "에

트라크리치론" 성분이 있어 한방에서 다른 약재와 사용할 때 널리 쓰인다.
삽주에는 독이 없어 식용보다는 약용으로 가치가 높다. 잘 낫지 않는 만성 위장병이나 복통 증상에 주로 쓰인다.

### 식용

一. 봄에 어린잎을 따서 쌈으로 먹거나 끓는 물에 살짝 데쳐서 나물이나 무침으로 먹는다.
一. 봄에 잎, 가을에 뿌리줄기를 채취하여 쓴다.

### 사용법

一. 봄에 어린잎을 따서 용기에 넣고 설탕을 녹인 시럽 30%, 삽주 뿌리를 채취하여 용기나 항아리에 넣고 설탕을 녹인 시럽 70%를 붓고 100일 이상 발효시킨다.
一. 가을에 뿌리를 캐서 물로 씻고 햇볕에 말려서 찹쌀과 배합해서 환으로 만들어 식후에 30~40개 먹는다.

### 구분

一. 창출은 뿌리줄기 그대로이고, 백출은 껍질인 코르크를 벗긴 것

**번식법** _ 씨앗으로 번식한다.

### 한방

뿌리줄기를 "창출蒼朮", "백출白朮"이라 부른다. 주로 소화 불량이나 발한發汗에는 창출, 지한止汗에는 백출, 위장병에 다른 약재와 처방한다.

# 천년초 선인장과 _ Opuntia humitusa

**한약명**: 천년초千年草 / **다른 이름**: 태삼 · 불로초 · 손바닥 선인장

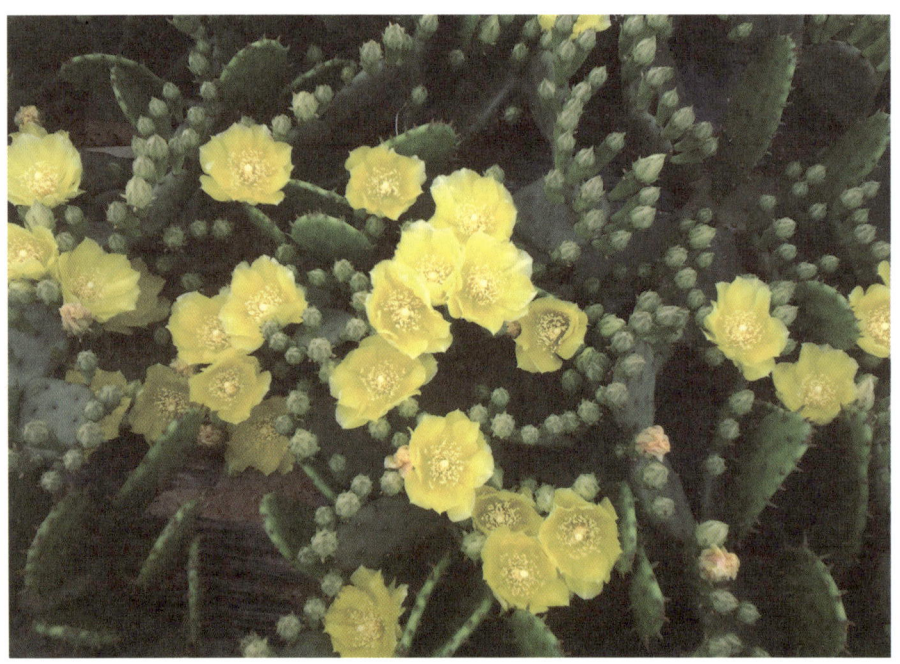

**생육상** _ 여러해살이풀 | **분포지** _ 전국의 산기슭이나 밭, 제주도 | **채취** _ 봄~겨울 | **이용** _ 잎 · 줄기 · 뿌리 | **먹는 방법** _ 냉면 · 국수 · 만두 · 효소 | **산행 채취** _ 불가능 | **텃밭 재배** _ 가능 | **효능** _ 암종 · 비염 · 변비 · 천식 · 아토피 · 고혈압 · 당뇨병 · 동맥 경화 · 골다공증

**형태** 천년초는 높이가 30cm 정도이고, 잎과 줄기에는 가는 가시가 있다. 꽃은 6월에 노란색으로 피고, 열매는 여름에 둥글게 여문다. 천년초는 40°C가 넘는 뜨거운 여름철에도, 영하 20°C의 한겨울 눈보라 속에서도 살아남는 생명력이 강하다.

우리 조상들은 천년초를 먹으면 오래 산다고 해서 불로초, 뿌리에서 인삼 냄새가 난다고 하여 "태삼太蔘", 제주도에서는 손바닥 모양을 닮았다 하여 백년초와 구분하지 않고 "손

바닥 선인장"이라 부른다. 천년초는 독성이 없고 식용·약용·관상용으로 가치가 높다. 천년초에는 자기 방어 물질인 플라보노이드가 많이 함유돼 있다. 항산화제와 칼슘·칼륨·마그네슘·철분·아미노산·비타민 C·무기질·미네날 등이 풍부하여 건강에 도움을 준다.

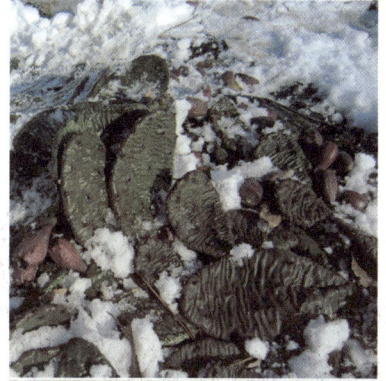

### 식용

一. 천년초 가루나 달인 육수를 음식에 넣어 먹는다.
一. 냉면·만두·국수로 먹는다.
一. 꽃이 피기 전에 잎과 줄기, 뿌리를 통째로 채취하여 햇볕에 말려서 쓴다.

### 사용법

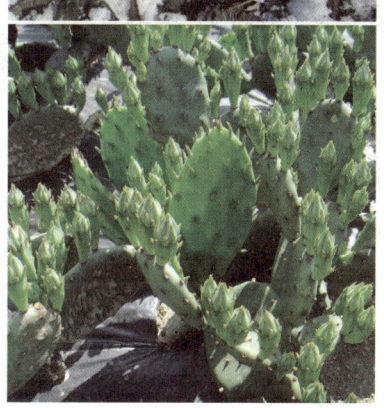

一. 천년초를 통째로 채취하여 물로 씻고 마르기 전에 적당한 크기로 잘라 용기나 항아리에 넣고 설탕을 녹인 시럽 70%를 붓고 100일 이상 발효시킨다.
一. 천년초를 통째로 채취하여 가시를 제거하지 않고 물로 씻고 물기를 뺀 다음 용기에 넣고 술을 붓고 밀봉하여 3개월 후에 먹는다.

### 민간요법

一. 살이 벤 곳이나 가려울 때는 짓찧어 환부에 바른다.
一. 기관지 천식·아토피·무좀·습진·가려움증·탈모·화상·상처·위염·장염 등에 응용한다.

**번식법** _ 씨앗과 꺾꽂이로 번식한다.

### 한방

뿌리를 "태삼太蔘"이라 부른다. 주로 암, 혈액 질환에 다른 약재와 처방한다.

# 삼백초 삼백초과 _Saururus chinensis

**한약명**: 삼백초=三白草, 뿌리를 삼백초근=三白草根 / **다른 이름**: 삼점백 · 삼백초근 · 삼엽백초 · 백화

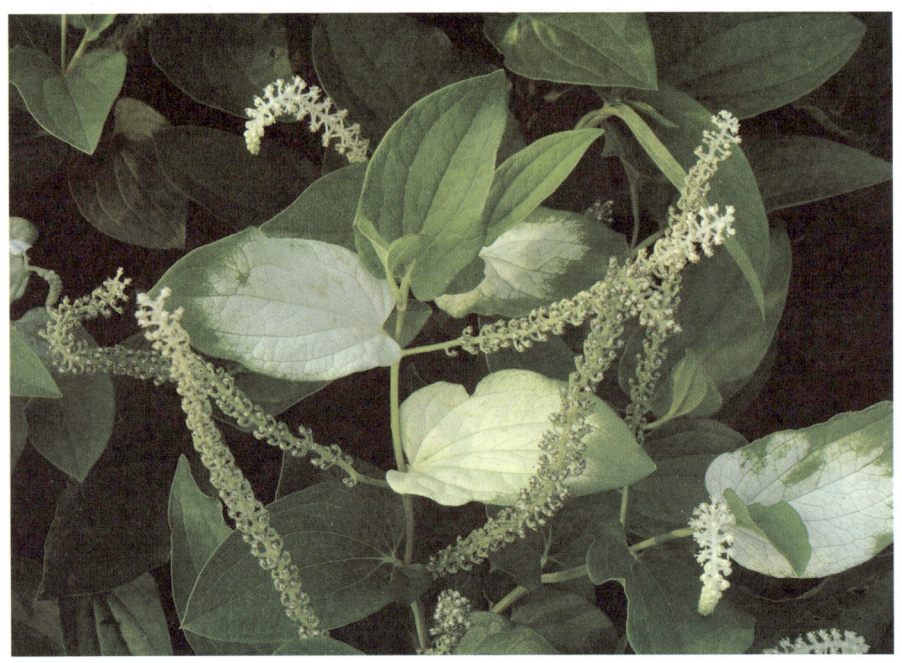

**생육상** _ 여러해살이풀 | **분포지** _ 중부 이남의 산이나 밭둑 · 울릉도 · 제주도 | **채취** _ 여름~가을 | **이용** _ 잎 | **먹는 방법** _ 무침 · 효소 | **산행 채취** _ 가능 | **텃밭 재배** _ 가능 | **효능** _ 소변 불통 · 부종 · 간염 · 고혈압 · 이뇨 · 거담

**형태** 삼백초三白草는 높이가 50~80cm 정도이고 잎은 호생하며 난형이고 밑은 심장형, 화서 밑의 2~3개의 잎은 보통 초여름에 백색으로 변한다. 꽃은 6~8월에 꽃잎이 없는 흰색으로 피고, 열매는 8월부터 둥근 장과漿果로 여문다.

삼백초는 유일하게 꽃에 꽃잎이 없다. 뿌리와 줄기는 흰색으로 꽃이 필 무렵에 잎이 세 개가 흰색이 되고, 뿌리와 잎과 줄기가 흰색이기 때문에 "삼백초"라 부른다. 삼백초는 독이 없어 식용, 약용으로 가치가 높다. 전신이 붓고 소변이 잘 나오지 않을 때 쓴다.

### 식용

一. 여름에 지상부경엽, 줄기와 잎를 채취하여 그늘에 말려서 쓴다.

### 사용법

一. 봄에 꽃이 피기 전에 잎를 채취하여 물로 씻고 물기를 뺀 다음 용기나 항아리에 넣고 설탕을 녹인 시럽 30%를 붓고 100일 이상 발효시킨다.
一. 여름에 지상부를 채취하여 그늘에 말려 차茶로 먹거나, 가루내어 찹쌀과 배합하여 환으로 만들어 먹는다.

### 민간요법

一. 전신이 붓는 부종·이뇨에는 삼백초를 물에 달여 하루에 3번 공복에 복용한다.
一. 소변이 불통할 때에는 삼백초잎을 채취하여 짓찧어 즙을 마신다.
一. 백대하에는 삼백초 달인 물로 음부를 씻는다.
一. 냉증에는 목욕탕에 삼백초+어성초를 넣고 목욕을 한다.

### 발모 촉진제 만들기

一. 삼백초 2+녹차 1+차조기 1를 배합하여 1년 정도 발효시킨 후에 머리에 뿌린다.

**번식법** _ 씨앗과 포기 나누기로 번식한다.

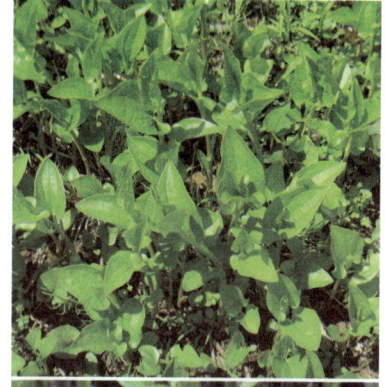

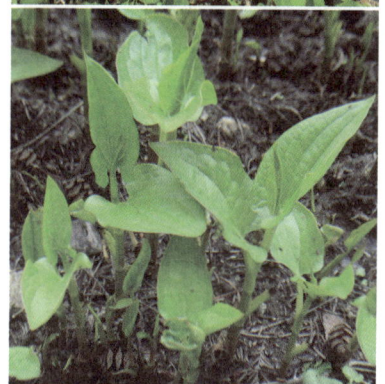

### 한방

지상부를 "삼백초三白草", 뿌리를 "삼백초근三白草根"이라 부른다. 주로 부종이나 황달, 백대하에 다른 약재와 처방한다.

# 약모밀 삼백초과 _ Houttuynia cordata

**한약명** : 어성초魚腥草 / **다른 이름** : 십약 · 잠채 · 필관채 · 즙이근

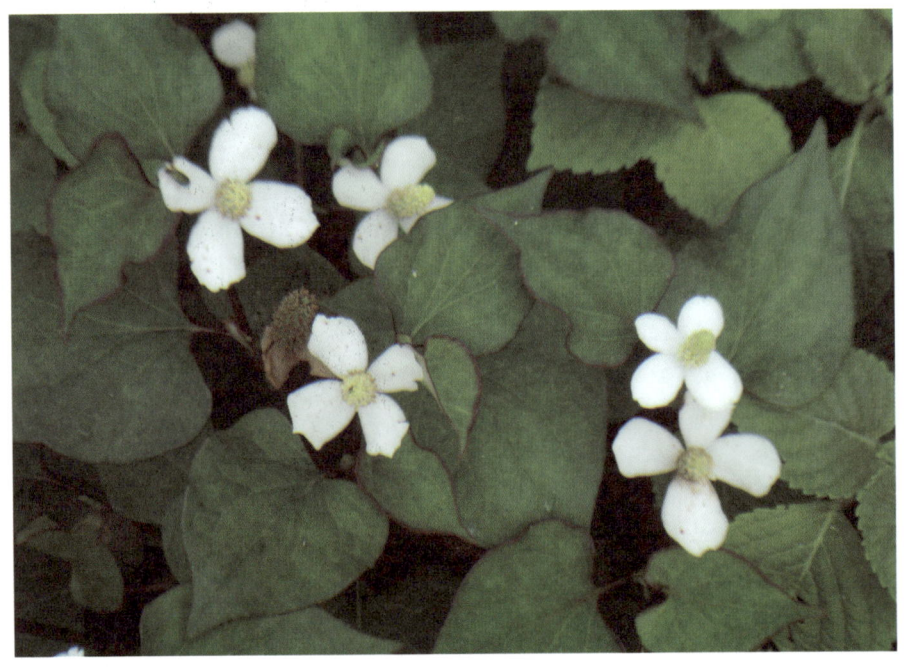

**생육상** _ 여러해살이풀 | **분포지** _ 울릉도 및 중부 지방의 낮은 습지 | **채취** _ 봄~여름 | **이용** _ 잎 | **먹는 방법** _ 무침 · 효소 | **산행 채취** _ 가능 | **텃밭 재배** _ 가능 | **효능** _ 소변 불통 · 부종 · 간염 · 고혈압 · 이뇨 · 거담

**형태** 약모밀은 높이가 50~70cm 정도이고, 잎은 어긋나고, 5~7개의 맥이 있고, 뒷면은 연한 백색이고, 잎자루는 밑부분이 약간 흘어져 줄기를 감싼다. 잎 전체에서 비린내가 나고 땅속줄기는 희고 곧게 선다. 꽃은 5~6월에 이삭 꽃차례를 이루고 흰색으로 피고 꽃잎은 없다. 열매는 8~9월에 삭과로 여문다.

약모밀 전체에서 생선 비린내가 난다고 하여 "어성초魚腥草"라 부른다. 옛날부터 어성초는 십약十藥이라 하여 10가지 약효가 있어 면역 기능을 증강시켜 주는 데 썼다.

약모밀은 독이 없어 식용보다는 약용으로 가치가 높다.
모세 혈관이 확장되어 혈류량을 증가시켜 혈액 순환을 원활하게 한다.
여름에 땀을 많이 흘리는 사람은 어성초魚腥草 잎을 그늘에 말려서 물에 끓여 꿀을 타서 차茶로 먹었다.

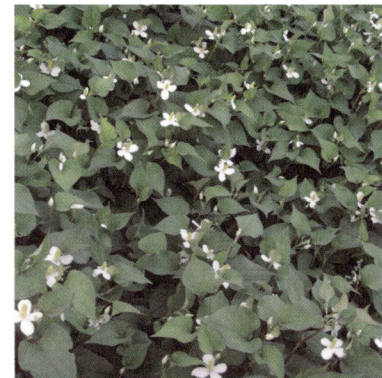

### 식용

一. 봄에 잎을 뜯어 고추장이나 쌈장에 싸서 먹거나, 끓는 물에 살짝 데쳐 나물로 무쳐 먹는다.
一. 국·부침개·고기를 먹을 잎을 즙을 내어 발라서 먹는다.
一. 여름과 가을에 뿌리가 달린 전초를 채취하여 말려서 쓴다.

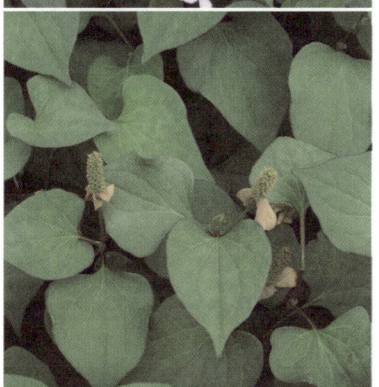

### 사용법

一. 봄에서 여름에 잎을 따서 물에 씻고 물기를 뺀 다음 용기나 항아리에 넣고 설탕을 녹인 시럽 30%를 붓고 100일 이상 발효시킨다.

**번식법** _ 씨앗과 포기 나누기로 번식한다.

### 한방

뿌리가 달린 전초를 "어성초魚腥草"라 부른다. 주로 폐 질환이나 인후염, 피부염에 다른 약재와 처방하여 쓴다.

# 강황 생강과 _ Curcuma aromatica

**한약명** : 강황薑黃 / **다른 이름** : 울금

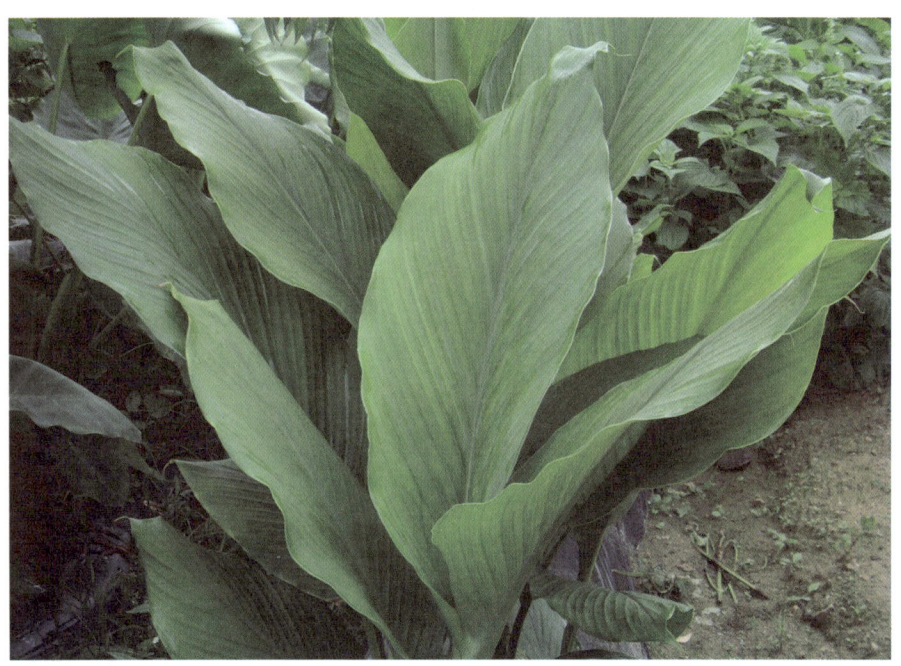

**생육상** _ 여러해살이풀 | **분포지** _ 남부 지방 · 밭 | **채취** _ 봄~여름잎, 가을뿌리 | **이용** _ 잎, 뿌리 | **먹는 방법** _ 무침 · 효소 · 차 | **산행 채취** _ 가능 | **텃밭 재배** _ 가능 | **효능** _ 치매 · 당뇨병 · 심장 질환 · 노화 예방

**형태** 강황은 높이가 50~70cm 정도이고 꽃은 6~7월에 황갈색으로 피고 열매는 여름에 여문다. 강황은 뿌리가 노란색이어서 '황금 식품', '식물성 웅담' 이라는 애칭이 있다. 강황은 독성이 없어 식용과 약용으로 가치가 높다. 강황에 함유된 커큐민curcumin은 플라보노이드가 강력한 항산화 물질이기 때문에 세포의 산화를 방지하고 인체의 노화를 촉진하는 활성산소를 제거해 준다.

인도인은 강황의 주재료인 카레를 매일 먹기 때문에 치매 발생률이 세계에서 가장 낮고,

암 발병률은 미국인의 1/7 수준이다.

### 식용

一. 덩이뿌리를 가루내어 카레로 만들어 감자와 당근을 넣고 다양하게 먹는다.
一. 봄~여름에 잎을 채취하여 썰어서 끓는 물에 살짝 데쳐서 나물로 무쳐 먹는다.

### 사용법

一. 가을에는 뿌리를 깨어 씻고 물기를 뺀 다음 적당한 크기로 잘라 용기나 항아리에 넣고 설탕을 녹인 시럽 70%를 붓고 100일 이상 발효시킨다.
一. 가을에 뿌리를 캐서 햇볕에 말려 가루내어 카레를 만들어 먹거나 잘게 썰어 차茶로 먹는다.

### 민간 요법

一. 치매 예방에는 식사를 할 때마다 커큐민이 많이 함유된 카레를 먹는다.
一. 부스럼에는 강황을 달인 물로 환부를 씻는다.
一. 치질에는 강황을 짓찧어 즙을 내서 환부에 붙인다.
一. 비만에는 강황을 달인 물을 장복한다. 강황에 들어 있는 효소는 몸 속의 지방을 분해하여 준다.

**번식법** _ 씨앗으로 번식한다.

### 한방

뿌리를 "강황薑黃"이라 부른다. 주로 당뇨병이나 치매 예방, 동맥 경화에 다른 약재와 함께 처방한다.

# 개똥쑥 국화과 _ Artemisia annua

**한약명**: 황화호黃花蒿 / **다른 이름**: 진잎쑥 · 개땅숙 · 인진호

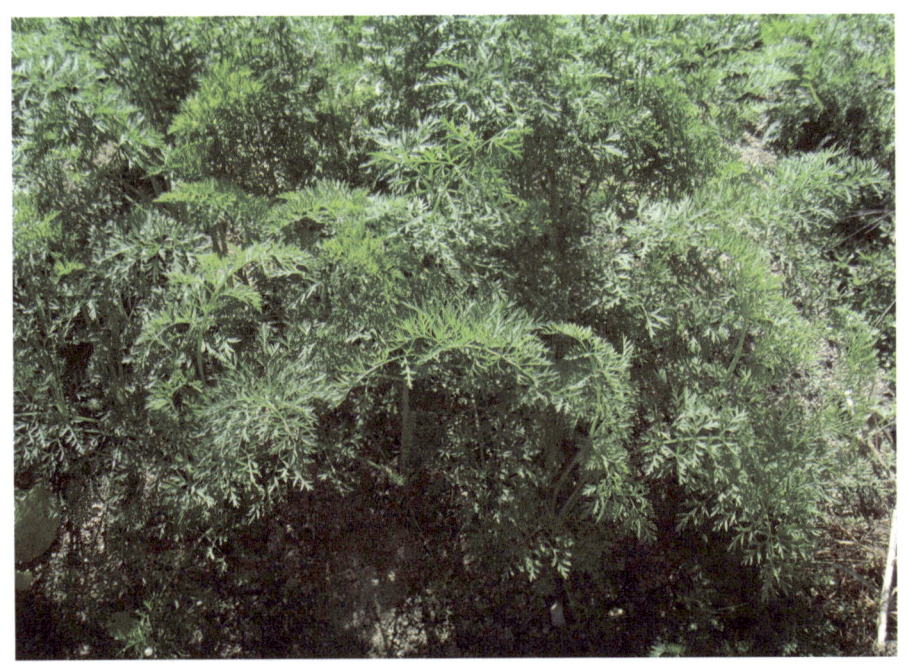

**생육상** _ 여러해살이풀 | **분포지** _ 전국의 산기슭이나 밭둑 | **채취** _ 봄 | **이용** _ 잎 | **먹는 방법** _ 무침 · 국거리 · 효소 · 환 | **산행 채취** _ 가능 | **텃밭 재배** _ 가능 | **효능** _ 암 · 학질 · 냉증 · 혈액 순환

**형태** 개똥쑥은 높이가 1~1.5m 정도이고, 전체에 털이 없고 특이한 향이 있다. 개똥쑥을 뜯어서 손으로 비벼 보면 마치 개똥 같은 냄새가 난다 하여 개똥쑥이라 부른다. 꽃은 6~8월에 녹황색으로 피고, 열매는 수과로 여문다.

2008년 미국 워싱턴대학 연구팀이 " 개똥쑥이 암 환자에게 부작용은 최소화하면서 항암 효과는 1,000배 이상 높은 항암제로 기대된다 "고 발표한 이후 2015년 중국에서 개똥쑥을 연구하여 노벨의학상을 공동 수상하여 주목을 받았다.

개똥쑥은 항암 효과는 물론 당뇨나 고혈압 등 성인병에 약효가 있다는 소문이 퍼져나가면서 무차별하게 채취를 당하고 있다.

## 식용

一. 봄에 어린잎을 따서 된장에 넣어 먹는다.
一. 쑥처럼 갈아서 떡으로 먹거나 그늘에 말려서 차로 먹는다.

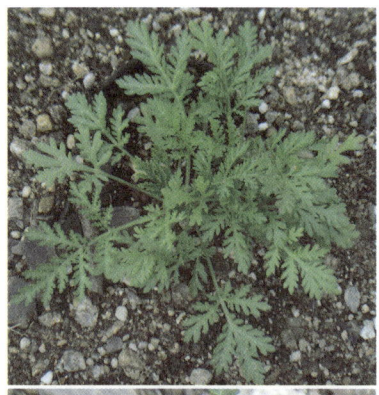

## 사용법

一. 전초와 줄기를 따서 마르기 전에 채취하여 적당한 크기로 잘라 용기나 항아리에 넣고 설탕을 녹인 시럽 30%를 붓고 100일 이상 발효시킨다.
一. 전초와 줄기를 따서 적당한 크기로 잘라 말린 후에 가루를 내어 찹쌀과 배합하여 환을 만든다.

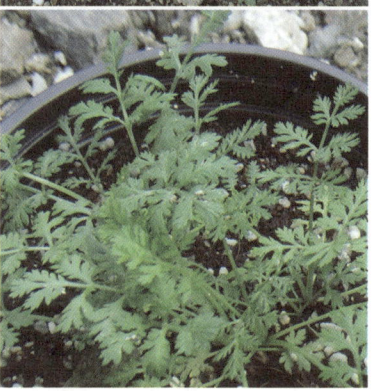

## 금기

一. 개똥쑥은 약성이 강하기 때문에 한꺼번에 많이 먹으면 안 된다.

**번식법** _ 씨앗과 포기 나누기로 번식한다.

### 한방

전초를 "황화호黃花蒿"라 부른다. 주로 암이나 학질·부스럼·옴에 다른 약재와 처방한다.

# 익모초 꿀풀과 _ Leonurus sibiricus

**한약명** : 익모초益母草 / **다른 이름** : 충위자 · 세엽익모초 · 곤초 · 야고초

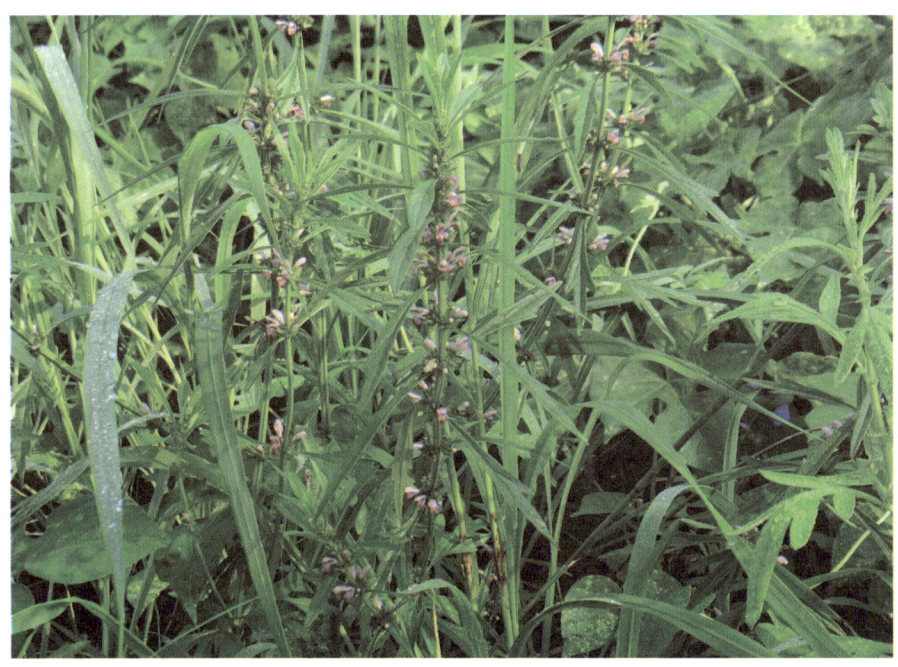

**생육상** _ 두해살이풀 | **분포지** _ 전국의 산지와 들과 밭둑 | **채취** _ 6월잎, 9~10월잎과 줄기 | **이용** _ 전초 | **먹는 방법** _ 무침 · 떡 · 국거리 · 효소 · 환 | **산행 채취** _ 가능 | **텃밭 재배** _ 가능 | **효능** _ 부인과 질환 · 냉중 · 생리가 없을 때 · 생리통 · 이뇨 · 부종 · 대하증

**형태** 익모초는 높이가 1~1.5m 정도이고, 전체에 흰색 털이 있고, 줄기를 자른 면은 사각형이고, 뿌리에서 둥근 잎이 마주나며 위로 갈수록 깃꼴로 갈라진다. 꽃은 6~9월에 연한 홍자색 꽃이 줄기 윗부분의 잎 겨드랑이에 몇 송이씩 층층으로 피고, 열매는 9~10월에 넓은 달걀 모양으로 여문다.

옛날부터 익모초益母草는 여성에게 좋은 풀이라 하여 "익모益母", 죽을 사람을 살릴 수 있다는 "환혼단"이라는 애칭이 있다.

익모초는 독이 없어 식용과 약용으로 가치가 높다. 잎은 쓰고 방향성이, 서늘한 성질이 있어 혈액 순환을 도와 어혈瘀血에 쓴다.

### 식용

一. 초여름에 잎을 채취하여 그물망에 보관하고 된장을 넣어 먹는다.
一. 식욕 부진으로 입맛이 없을 때 줄기를 채취하여 생즙을 내서 먹는다.

### 사용법

一. 꽃이 피기 전에 자루째 채취하여 작두로 적당한 크기로 잘라서 용기나 항아리에 넣고 설탕 50%를 붓고 100일 이상 발효시킨다.
一. 익모초를 그늘에 말린 후 가루내어 찹쌀과 배합해서 환으로 먹는다.

### 민간 요법

一. 소화 불량에는 익모초를 짓찧어 생즙을 내어 한 컵씩 공복에 마신다.
一. 산후에 복통이 심할 때는 익모초 15g을 물에 달여서 하루에 3번씩 공복에 복용한다.
一. 불임증에는 익모초를 채취하여 그늘에 말려서 가루내어 찹쌀과 배합하여 환을 만들어 하루에 3번씩 식후에 30개씩 먹는다.
一. 난산 예방 · 산후 조리 · 식욕 부진에는 익모초를 채취하여 짓찧어 생즙을 복용한다.

**번식법** _ 씨앗으로 번식한다.

### 한방

전초를 "익모초益母草", 열매를 "충위자"라 부른다. 주로 부인과 질환이나 월경 불순 · 산후 어혈 · 생리통 · 냉증에 다른 약재와 처방한다.

# 하눌타리 박과 _ Tricbosantbes kirilowii

**한약명**: 천화분天花粉 / **다른 이름**: 괄루인 · 괄루자 · 단설 · 화분

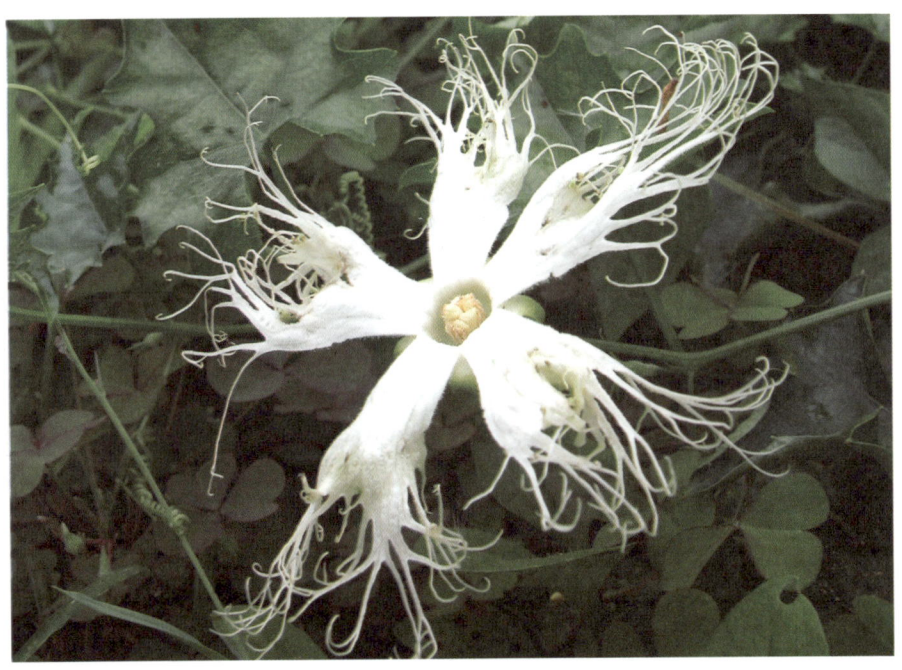

**생육상** _ 덩굴성 여러해살이풀 | **분포지** _ 중부 이남의 산 밑과 들 | **채취** _ 10월열매 · 가을~봄뿌리 | **이용** _ 잎 · 뿌리 | **먹는 방법** _ 무침 · 효소 | **산행 채취** _ 가능 | **텃밭 재배** _ 가능 | **효능** _ 뿌리당뇨병 · 구갈 · 종자천식 · 해수

**형태** 하눌타리는 길이가 1~3m 정도이고, 잎은 어긋나고 둥글며 손바닥처럼 5~7개로 갈라지고 거친 톱니가 있고, 밑은 심장형으로 양면에 털이 있고 고구마 같은 덩이뿌리가 있다. 꽃은 암수 딴 그루로 7~8월에 흰색으로 피고, 열매는 장과로 여문다.
하눌타리는 다른 물체에 잘 감겨 올라간다. 하눌타리는 하늘의 화분이라 하여 "천화분天花粉", "하늘 수박"이라는 애칭이 있다.
하눌타리는 독성이 없어 식용, 약용으로 가치가 높다. 하눌타리에는 사포닌, 아미노산

등을 함유하고 있어, 열로 인하여 진액이 손상
되어 입 안이 마르고 혀가 건조하여 갈증을 동
반한 가슴이 답답한 증상에 쓴다.

### 식용

一. 봄에 어린순을 따서 끓는 물에 살짝 데쳐서
나물로 무쳐 먹는다.

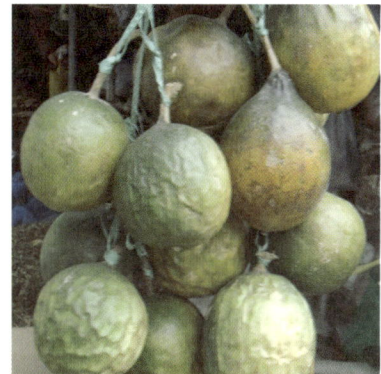

### 사용법

一. 열매를 따서 적당한 크기로 잘라서 마르기
전에 용기나 항아리에 넣고 설탕을 녹인 시
럽 70%, 설탕 100%를 붓고 100일 이상 발
효시킨다.
一. 가을에 뿌리를 캐서 물로 씻고 잘게 썰어 햇
볕에 말린 후에 차茶로 먹는다.

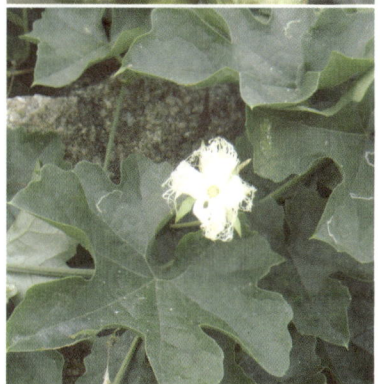

### 민간 요법

一. 당뇨·황달에는 하눌타리씨 20g을 달여서 하루에 3번씩 공복에 복용한다.
一. 모유가 부족할 때는 하눌타리 뿌리를 캐서 물로 씻고 10g을 물에 달여서 복용한다.
一. 천식에는 열매를 달여 하루에 3번씩 공복에 복용한다.
一. 피부가 튼 데·동상에는 열매를 짓찧어 초醋에 타서 환부에 바른다.
一. 땀띠·습진·부스럼에는 뿌리에서 전분을 빼낸 천화분을 환부에 바른다.

**번식법** _ 씨앗으로 번식한다.

### 한방

열매를 "괄루括樓", 뿌리를 "천화분天花粉", 열매를 "괄루인括樓仁"이라 부른다. 주로 당뇨병이
나 황달·담열 해수에 다른 약재와 처방한다.

# 와송 돌나물과 _ Orostachys japonicus

**한약명**: 와송瓦松 / **다른 이름**: 와연화 · 지붕지기 · 지부지기 · 와상

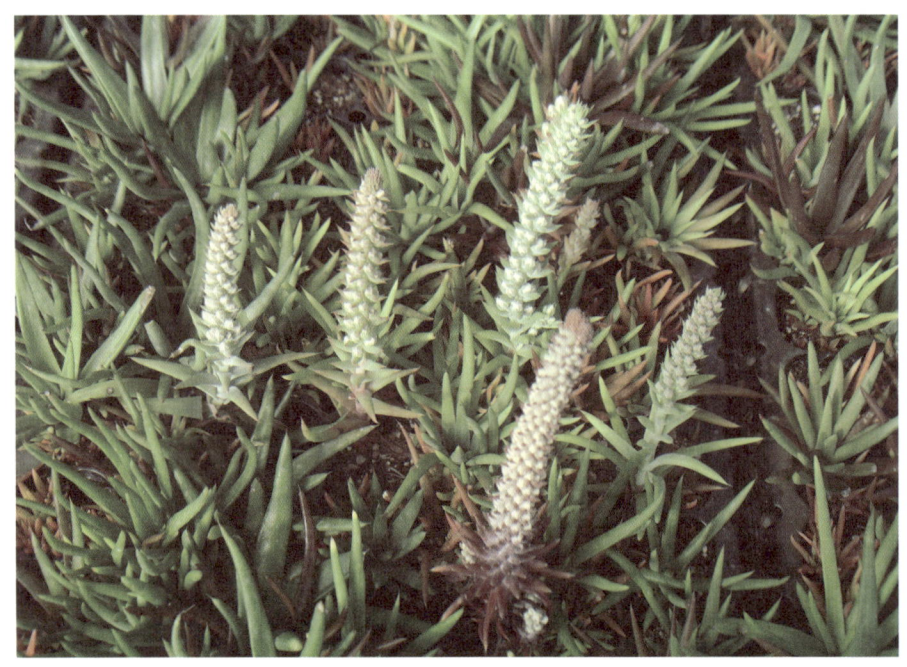

**생육상** _ 여러해살이풀 | **분포지** _ 중부 이남 · 지붕 위 · 바닷가의 바위 | **채취** _ 가을 | **이용** _ 전체 | **먹는 방법** _ 생채 · 효소 · 차 | **산행 채취** _ 불가능 | **텃밭 재배** _ 가능 | **효능** _ 암 · 간염 · 청열 해독淸熱解毒 · 이습利濕 · 통경通經 · 간염 · 폐렴

**형태** 와송은 높이가 30cm 정도이고, 뿌리에서 나온 잎은 방석처럼 퍼지고 끝이 가시처럼 뾰족하고 딱딱하다. 줄기에서는 잎자루가 없고 통통한 잎이 돌려 나고 끝은 딱딱하지않다. 전체에 물기가 많고 꽃이 피고 열매를 맺으면 죽는다.
꽃은 9월에 촘촘히 모여 탑 모양으로 흰색으로 피고, 열매는 10월에 여문다. 와송은 땅에 뿌리를 내리지 않고 주로 지붕 위의 기와나 바닷가의 바위에서 생명을 유지한다.
와송은 잎이 다닥다닥 달리며 잎자루가 없고, 꽃받침이 있다. 지붕을 지킨다 하여 "지붕

지기", 연꽃 모양과 비슷하여 "외연화"라는 애칭이 있다.
와송은 식용, 약용으로 가치가 높다. 최근에 암에 좋다 하여 대량으로 농가에서 재배를 한다.

### 식용

一. 가을에 전초를 통째로 채취하여 생채로 먹는다.

### 사용법

一. 전초와 줄기를 따서 마르기 전에 용기나 항아리에 넣고 설탕을 녹인 시럽 40%를 붓고 100일 이상 발효시킨다.
一. 가을에 채취하여 그늘에 말려서 적당한 크기로 잘라 꿀을 타서 차茶로 먹는다.

### 민간요법

一. 각종 암에는 전초를 적당한 크기로 잘라 물에 달여 하루에 3번씩 공복에 복용한다.
一. 습진·치질에는 전초를 짓찧어 즙을 내어 환부에 붙인다.
一. 화상에는 전초를 물에 달인 물로 환부에 바른다.
一. 간염에는 전초를 짓찧어 생즙을 내서 먹는다.
一. 지혈·토혈에는 전초를 채취하여 그늘에 말려 치로 먹거나 효소를 담기 물에 희석해서 먹는다.

**번식법** _ 씨앗으로 번식한다.

### 한방

전초를 "와송瓦松"이라 부른다. 주로 암이나 간염, 습진에 다른 약재와 처방한다.

# 잔대 초롱과 _ Adenophora triphylla

**한약명** : 사삼沙蔘 / **다른 이름** : 딱주 · 지모 · 백사삼

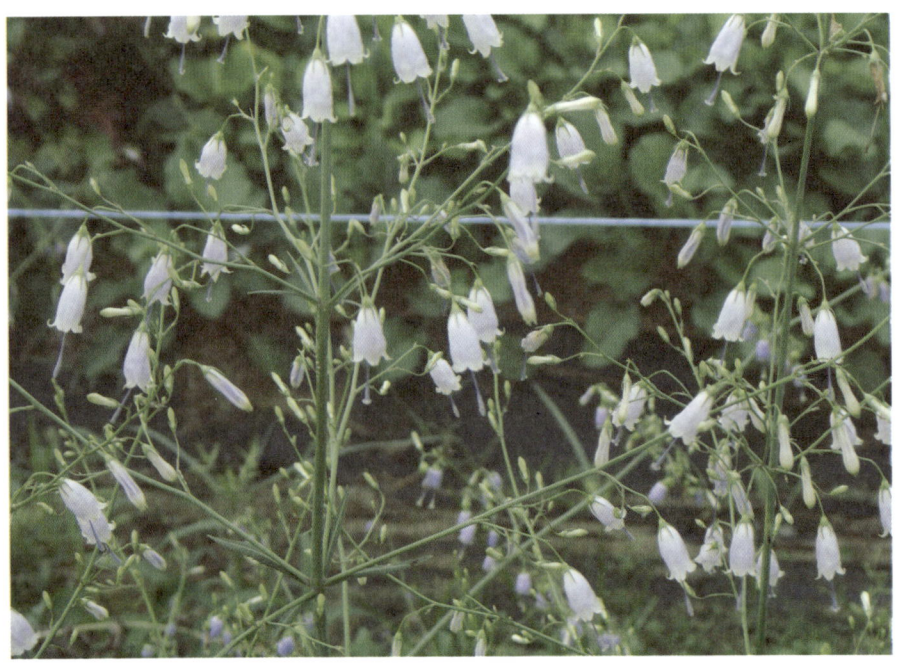

**생육상** _ 여러해살이풀 | **분포지** _ 전국의 산지 | **채취** _ 봄~가을 | **이용** _ 어린 싹, 뿌리 | **먹는 방법** _ 무침 · 김치 · 볶음 · 효소 · 술 | **산행 채취** _ 가능 | **텃밭 재배** _ 가능 | **효능** _ 니코틴 제거 · 알코올 해독

**형태** 잔대는 높이가 70~120cm 정도이고, 전체에 잔털이 있고, 잎은 줄기에 달리고 가장자리가 톱니 모양으로 돌려 나고, 뿌리에서 잎자루가 길고 둥근 잎이 나와 꽃이 필 때 말라 죽고, 잎이나 줄기를 자르면 흰 즙이 나온다. 꽃은 7~9월에 줄기 윗부분에 종 모양의 연한 보라색으로 피고, 열매는 10월에 술잔 모양으로 여문다.

우리나라에서 자생하는 잔대는 40여 종에 이르고, 인삼 · 현삼 · 단삼 · 고삼과 더불어 5대 삼에 속한다. 옛날부터 "딱주"라고 불렀고, 뿌리는 인삼과 비슷한 약효가 있어 "사

삼沙蔘"이라는 애칭을 가지고 있다.
잔대는 알칼리성 식품으로 독이 없어 식용과 약용으로 가치가 높다. 도라지와 달리 그냥 생으로 씹어 먹는다. 새순에는 탄수화물·섬유소·지질·칼슘·인·철·비타민 $B_1$·비타민 $B_2$·비타민 C·나이아신 등이 풍부하다.

### 식용

一. 봄에 잎을 그대로 된장에 찍어 먹거나 어린 잎을 따서 끓는 물에 살짝 데쳐서 나물로 무쳐 먹거나
一. 잎은 요리 솜씨에 따라 국거리·무침·조림·튀김·국·부침·구이로 먹는다.
一. 생뿌리는 껍질을 벗겨 버리고 소금에 비벼 씻어 유즙을 제거한 후 구이·생채·장아찌로 썰어서 말렸다가 다시 물에 불려서 조리해 먹는다.
一. 삶아 말려서 묵나물로 먹는다.

### 사용법

一. 잎을 따서 용기에 넣고 설탕을 녹인 시럽 30%를 붓고 100일 이상 발효를 시킨다.
一. 잎을 말려 물에 달여 차茶나 먹거나 뿌리를 용기에 넣고 술을 붓고 밀봉하여 3개월 후에 먹는다.
一. 잔대를 차로 끓여 마시면 담배의 니코틴을 제거하고, 음주로 인한 간의 해독을 푸는 데 효과를 볼 수 있다.

**번식법**_ 씨앗으로 번식한다.

### 한방

뿌리를 "사삼沙蔘"이라 부른다. 주로 거담이나 진해·고혈압·인후통에 다른 약재와 함께 처방한다.

# 작약 작약과 _ Paeonia lactiflora Pallas

**한약명** : 주작약酒芍藥, 초작약焦芍藥, **다른 이름** : 개삼 · 산작약

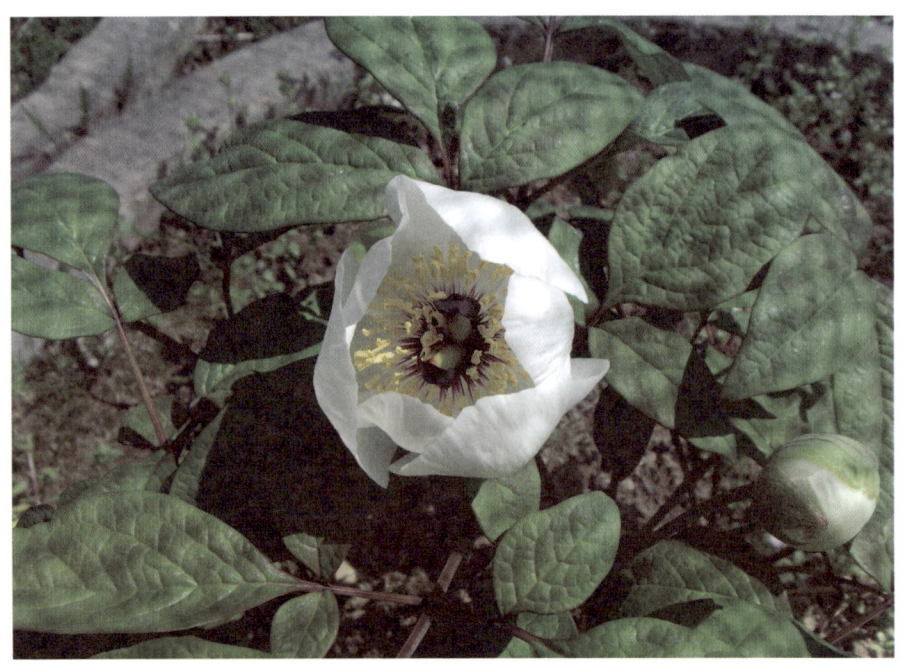

**생육상** _ 여러해살이풀 | **분포지** _ 전국의 깊은 산이나 밭 | **채취** _ 봄 | **이용** _ 어린순 · 뿌리 | **먹는 방법** _ 데침 · 효소 | **산행 채취** _ 가능 | **텃밭 재배** _ 가능 | **효능** _ 여성의 월경기나 산후병 · 위경련 · 복부의 경련성 통증

**형태** 작약은 높이가 50~80cm 정도이고, 꽃은 5~6월에 백색 또는 적색으로 줄기 끝에 피고, 열매는 골돌로 내봉선으로 터진다.
작약은 화중지왕花中之王, 즉 꽃 중의 왕이다. 조선 후기 민화에 단골로 등장하고, 왕가의 하연賀宴을 비롯하여 서민의 혼례복이나 신방의 병풍에 치장하였다.
작약은 식용 · 약용 · 관상용으로 가치가 높다. 일체의 여성병과 산전 산후에 쓴다. 작약은 단독으로 쓰지 않고 당귀나 숙지황 등 다른 보혈제와 가미해서 써야 효과를 볼 수

있다. 작약의 뿌리는 약용으로 쓴다. 약재로 쓸 때는 외피를 벗겨 낸 백작약은 보혈補血이나 혈허血虛로 인한 모든 증상, 외피를 벗긴 적작약은 청열青熱에 쓴다.

식용

一. 봄에 어린잎을 따서 끓는 물에 살짝 데쳐서 나물로 무쳐 먹는다.

사용법

一. 봄에 어린순을 따서 항아리에 넣고 설탕을 녹인 시럽 30%를 붓고 100일 이상 발효시킨다.

민간 요법

一. 월경 불순에는 뿌리 10g을 물에 달여 먹는다.
一. 현기증에는 환이나 산제로 만들어 먹는다.

금기

一. 작약의 뿌리는 약간의 독이 있어 한꺼번에 많이 먹지 않는다.

**번식법** _ 씨앗으로 번식한다.

처방

막걸리를 뿌려 볶은 것을 "주작약酒芍藥", 강한 불로 황색이 되도록 볶은 다음 찬물을 뿌려 꺼낸 뒤 햇볕에 말린 것을 "초작약焦芍藥"이라 부른다. 주로 월경 불순, 현기증에 다른 약재와 처방한다.

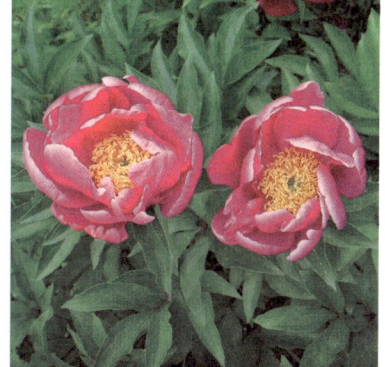
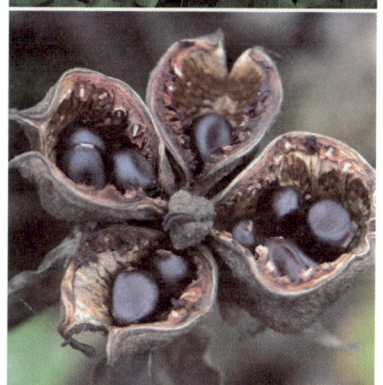

# 지치 지치과의_Lithospermum erythrorhizon

**한약명**: 자근紫根 / **다른 이름**: 칙금잔·촉기근·호규근

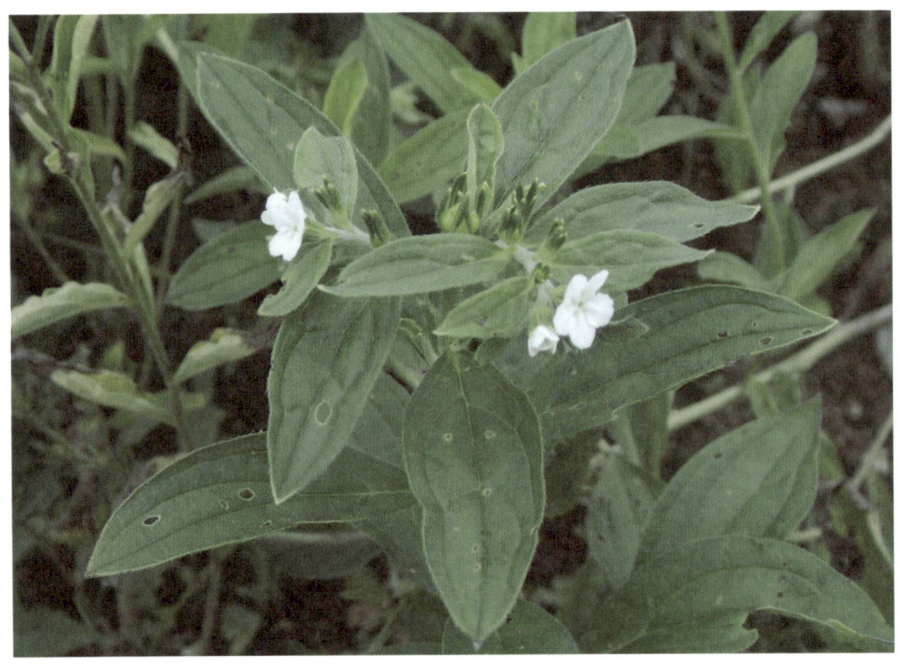

**생육상** _ 여러해살이풀 | **분포지** _ 전국의 깊은 산 속·밭 | **채취** _ 봄잎, 가을~겨울뿌리 | **이용** _ 잎·뿌리 | **먹는 방법** _ 무침·효소·술·환 | **산행 채취** _ 가능 | **텃밭 재배** _ 가능 | **효능** _ 관절염·냉증·불면증·간염·당뇨병

**형태**  지치는 높이가 30~70cm 정도이고, 줄기는 곧게 서고, 줄기와 잎은 털이 있고, 뿌리가 땅 속 깊이 들어가고, 굵고 자주색이다. 꽃은 5~6월에 줄기와 가지 끝에 흰색으로 피고, 열매는 7월에 회색의 소견과로 여문다.

도교에서 지치는 불로장생을 추구하는 불로초로 꼽는다. 뿌리가 자줏빛에 가까운 붉은 색이기 때문에 "자초紫草"라고 부른다.

지치는 독이 없어 식용·약용·공업용으로 가치가 높다. 최근 관절염에 효능이 있는 것

으로 밝혀졌고, 냉증, 불면증에 좋다. 면역력을 억제시키는 물질인 시코틴을 함유하고 있어 혈관염, 염증에 효과를 보인다.

## 식용

一. 봄에 꽃이 피기 전에 잎을 뜯어 끓는 물에 살짝 나물로 먹는다.
一. 가을에 뿌리를 채취하여 쓴다.

## 사용법

一. 뿌리를 캐서 물로 씻지 않고 소주로 분무하여 칫솔로 흙을 제거한 후에 마르기 전에 적당한 크기로 잘라 용기나 항아리에 넣고 설탕을 녹인 시럽 80%를 붓고 100일 이상 발효시킨다.
一. 뿌리를 캐서 소주를 분무하여 칫솔로 흙을 제거한 뒤 그늘에 말려서 가루를 내어 물에 타서 먹거나, 찹쌀과 배합하여 환으로 만들어 먹는다.

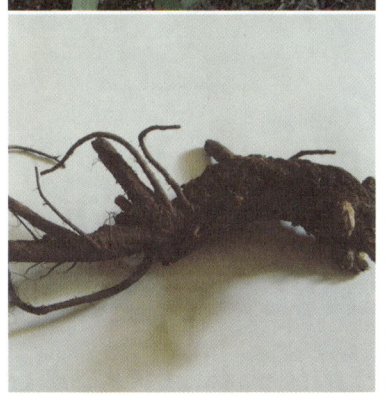

## 민간요법

一. 불면증에는 뿌리를 19도 소주로 담가 취침 전에 한두 잔을 마신다.
一. 창상에는 뿌리로 고약을 만들어 환처에 붙인다.
一. 화상에는 뿌리를 달인 물을 환부에 바른다.
一. 황달에는 지치로 효소를 담가 공복에 3번씩 먹는다.

**번식법** _ 씨앗과 포기 나누기로 번식한다.

### 한방

뿌리를 "자근紫根"이라 부른다. 주로 불면증이나 냉증, 관절염에 다른 약재와 처방한다.

# 참나리 백합과 _ Lilium lancifolium THUNB

**한약명**: 백합百合 / **다른 이름**: 나리 · 알나리 · 땅개나리 · 권단 · 홍백합 · 당나리

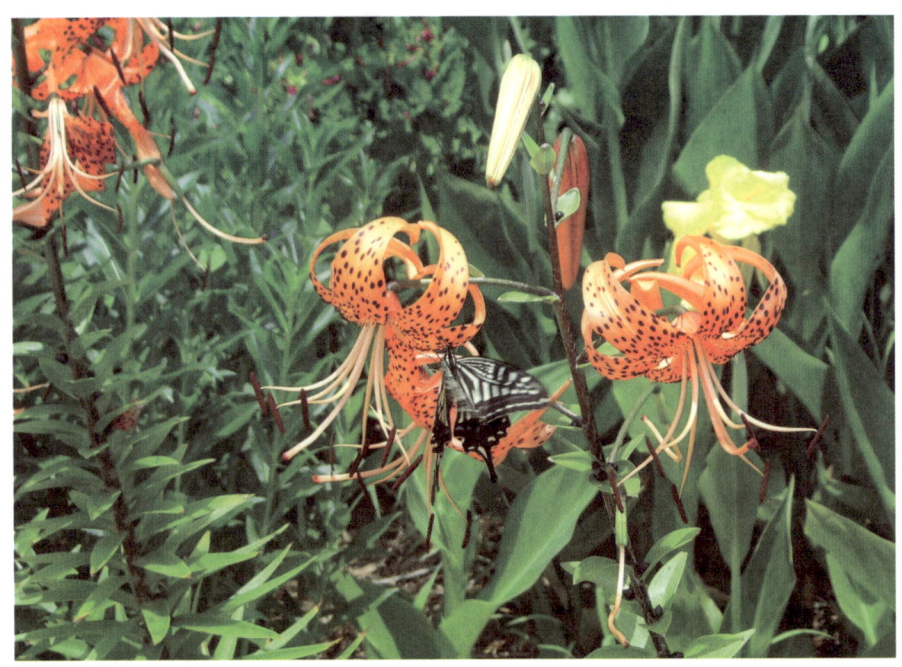

**생육상** _ 여러해살이풀 | **분포지** _ 전국의 산야 | **채취** _ 봄 | **이용** _ 잎, 뿌리 | **먹는 방법** _ 무침 · 술 | **산행 채취** _ 가능 | **텃밭 재배** _ 가능 | **효능** _ 갱년기 · 잦은 기침 · 천식 · 해수 · 불면증

**형태** 참나리는 높이가 30~100m 정도이고, 7~8월이면 꽃송이가 달리고, 꽃에 검은 빛이 도는 자주색 반점이 많은 호랑 무늬를 이룬다. 꽃잎은 뒤로 젖혀 길며 나팔처럼 벌어진다. 열매는 긴 타원형의 삭과로 여문다. 꽃이 아래를 향하면 참나리, 하늘을 향해 피면 하늘나리, 옆을 향해 피면 말나리, 중나리다.

예부터 참나리꽃은 풍요와 순결을 상징하였다. 나리꽃이 많이 피는 해에는 풍년이 든다는 속설을 믿어 해마다 봄이면, 나리꽃이 피는 것을 보고 그 해의 기상을 점쳤다. 꽃이 많

이 피면 그 해에는 장마의 피해가 없고 풍년이 들 것이라고 믿었다. 구근에는 단백질·지방·인·석회·철·무기질·비타민 C가, 비늘줄기에는 전분과 단백질·녹말·아스코르브산이, 잎에는 사포닌·플라보노이드·알칼로이드가 함유되어 있다.

### 식용

一. 어린순은 끓는 물에 살짝 데쳐서 나물로 무쳐 먹는다. 뿌리는 쪄서 먹는다.
一. 죽·국수·밥·국·조림·볶음으로 먹는다.

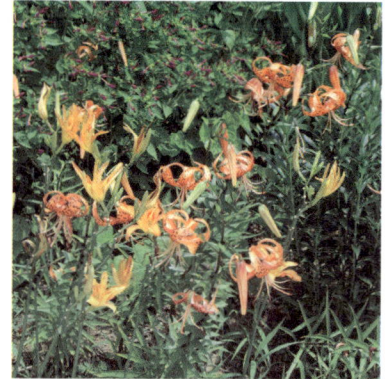

### 사용법

一. 참나리 꽃을 따서 용기에 넣고 소주를 붓고 밀봉하여 3개월 후에 먹는다.
一. 약초로 쓸 때는 이른 봄이나 늦가을에 비늘줄기를 캐서 물로 씻은 후 끓는 물에 잠깐 담근 후 건져 내거나 찐 뒤에 햇볕에 말려서 쓴다.

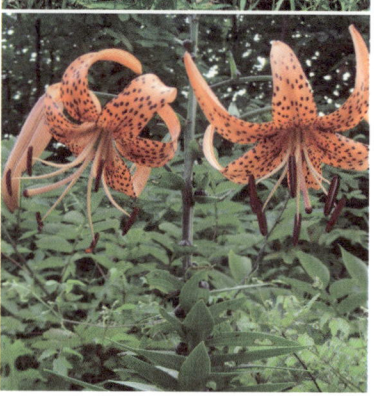

### 민간요법

一. 종기가 곪기 시작하는 때에는 뿌리와 함께 줄기를 쓰기도 한다.
一. 다리 삔 데와 종기·거담祛痰·쇠붙이로 인한 창상創傷의 치료에 쓰인다.

**번식법** _ 자연 분구, 인편꽂이 등으로 번식시킨다. 자연 분구는 잎이 누렇게 된 늦가을에 구근을 파 보면 옆에 자구새끼가 생겼으므로 이것을 따서 독립시켜 가을에 심는다.

### 한방

뿌리를 "백합근百合根"이라 부른다. 주로 폐를 다스릴 때, 마음을 안정시키면서 정신을 가라앉힐 때 다른 약재와 처방한다.

# 참당귀 미나리과 _ Angelica gigas Nakai

**한약명**: 토당귀土當歸 / **다른 이름**: 당귀 · 조선당귀 · 한당귀

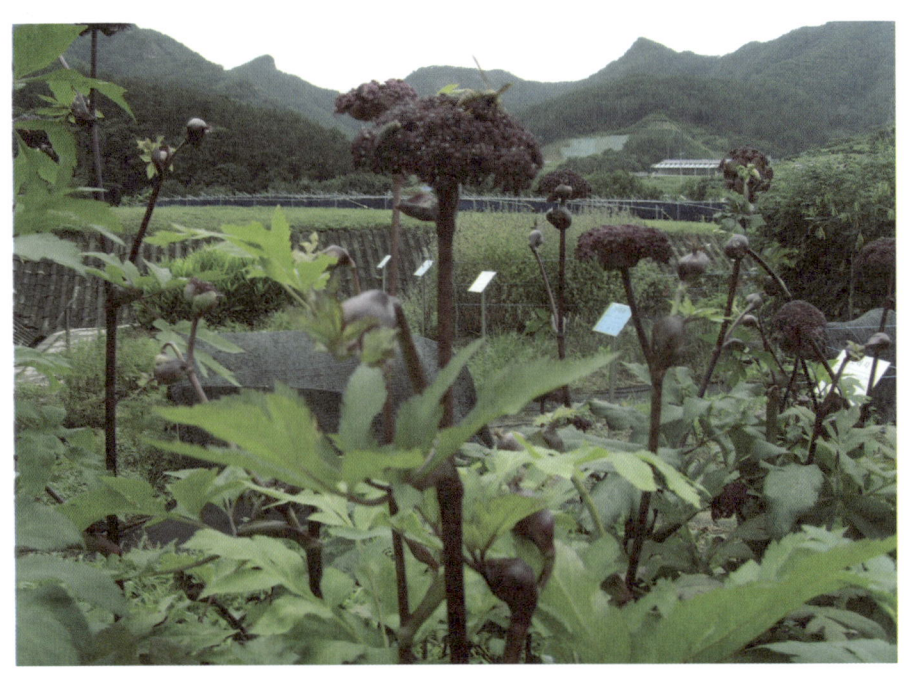

**생육상** _ 여러해살이풀 | **분포지** _ 경남 · 경북 · 강원도 깊은 산골 | **채취** _ 봄 | **이용** _ 잎 · 뿌리 | **먹는 방법** _ 무침 · 효소 | **산행 채취** _ 가능 | **텃밭 재배** _ 가능 | **효능** _ 고혈압 · 관절통 · 두통 · 변비 · 월경 불순 · 복통

**형태** 참당귀는 높이가 1~2m 정도이고, 꽃은 8~9월에 가지 끝에서 자주색으로 피고, 열매는 타원형의 분과로 여문다. 옛날부터 향기와 단맛이 있는 산나물이다. 옛날에는 당귀를 겨울에 움파처럼 움 속에 묻어서 재배하여 은비녀같이 나오는 순을 따서 김치를 담갔고 꿀에 찍어 먹는 풍습이 있었다.

당귀는 독성이 없어 식용, 약용으로 가치가 높다. 당귀는 부인병의 묘약으로 산후의 보혈에 쓴다. 당분 · 비타민 $A_1$ · $B_{1,2}$ · E · 인 등이 풍부하게 함유되어 있다.

### 식용

一. 봄에 어린순을 뜯어 끓는 물에 살짝 데쳐서 나물로 무쳐 먹거나 쌈으로 먹는다.
一. 뿌리를 말려서 가루내어 다식을 만들어 먹는다.
一. 봄에 잎, 가을에 뿌리를 캐서 줄기와 잔뿌리를 잘라 버리고 물에 깨끗이 씻은 다음 햇볕에 말려서 쓴다.

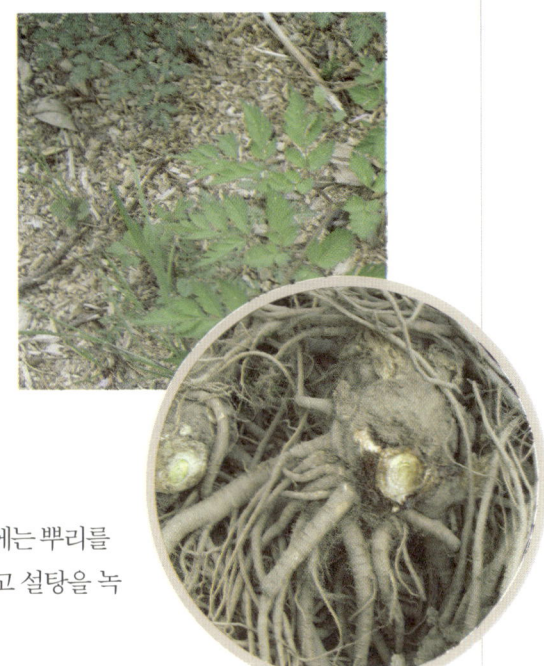

### 사용법

一. 봄에 잎을 따서 설탕을 녹인 시럽 30%, 가을에는 뿌리를 캐어 물로 씻고 물기를 뺀 다음 항아리에 넣고 설탕을 녹인 시럽 70%를 붓고 100일 이상 발효시킨다.

### 민간요법

一. 빈혈에는 뿌리 10g을 물에 달여서 하루에 3번씩 공복에 복용한다.
一. 생리 불순에는 뿌리 20g을 캐서 물로 씻고 적당한 크기로 잘라 물에 달여서 하루에 3번씩 복용하거나 달인 물로 하체를 세척한다.
一. 피부를 윤택하게 하고자 할 때는 뿌리를 달인 물로 목욕을 한다.

**번식법** _ 씨앗으로 번식한다.

### 한방

뿌리를 "토당귀土當歸"라 부른다. 주로 관절통, 고혈압에 다른 약재와 처방한다.

# 마 마과 _ Dioscorea bacaisne

**한약명** : 산약山藥 산약등山藥藤 · 주아珠芽 · 풍차아風車兒 / **다른 이름** : 산우 · 서여 · 야산두 · 산약등

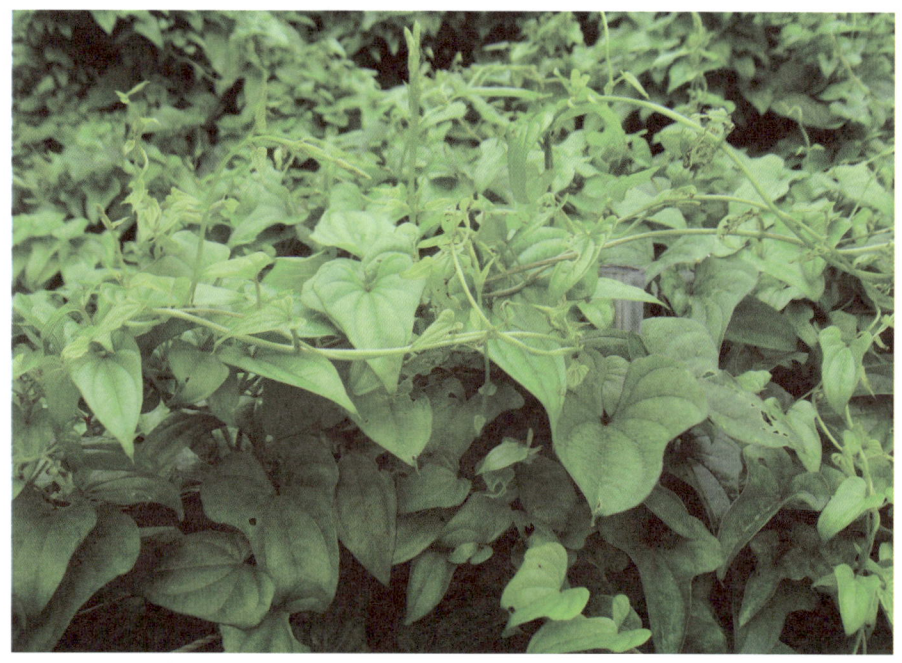

**생육상** _ 덩굴성 여러해살이풀 | **분포지** _ 전국의 산 | **채취** _ 봄 | **이용** _ 잎, 열매 | **먹는 방법** _ 무침 · 효소 | **산행 채취** _ 가능 | **텃밭 재배** _ 가능 | **효능** _ 이명 · 당뇨병 · 피부 습진 · 해수 · 식욕 부진

**형태** 마는 덩굴성으로 꽃은 암수 딴 그루로 6~7월에 피고, 열매는 둥글고 삭과로 여문다. 마의는 맛은 달고 성질은 평하여 식용, 약용으로 가치가 높다. 예부터 폐와 비장을 튼튼하게 하고 설사를 멎게 하는 것으로 알려져 있다.

### 식용

一. 봄에 어린잎과 줄기를 채취하여 끓는 물에 살짝 데쳐서 나물로 무쳐 먹는다.
一. 튀김이나 전으로 먹거나, 가을에 뿌리로 죽·수제비·칼국수·구이·찜으로 먹는다.

### 사용법

一. 봄에 꽃이 피기 전에 어린잎을 따서 설탕을 녹인 시럽 30%를 항아리에 붓고 100일 이상 발효시킨다.

### 민간요법

一. 당뇨병에는 뿌리줄기 20g을 물에 달여 먹는다.
一. 요통에는 생참마를 캐서 물로 씻고 적당한 크기로 잘라서 꿀을 찍어 먹는다.
一. 등창에는 뿌리를 캐서 물로 씻고 적당한 크기로 잘라 물에 진하게 달여 마시거나 생참마를 짓찧어 환부에 바른다.
一. 이명耳鳴에는 열매를 따서 술이나 효소를 담가 찬물에 희석해서 먹는다.

### 초산약炒山藥 만들기

一. 먼저 밀기울을 뜨거운 냄비에 고루 뿌려 넣고 연기가 날 때 산약편山藥片을 넣고 담황색이 될 때까지 볶는다.

**번식법**_ 씨앗으로 번식한다.

### 한방

뿌리줄기를 "산약山藥" 또는 산약등山藥藤, 잎 겨드랑이에 달리는 열매를 "주아珠芽", 열매를 "풍차아風車兒"라 부른다. 주로 이명·당뇨병·해수·식욕 부진에 다른 약재와 처방한다.

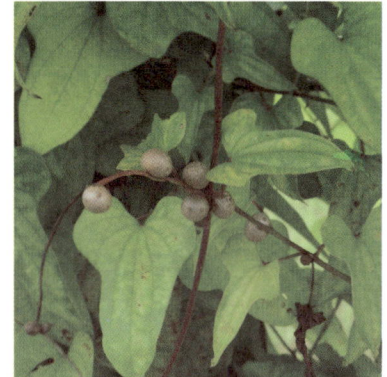
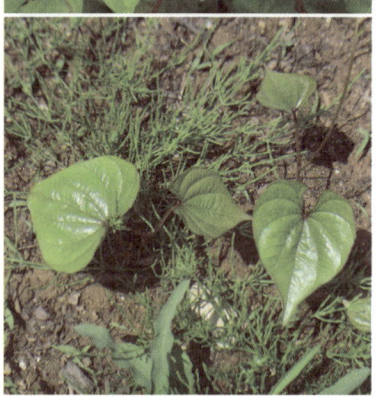

# 천궁 미나리과 _ Cnidium officinale

**한약명** : 천궁川芎 / **다른 이름** : 두궁 · 서궁 · 경궁 · 무궁

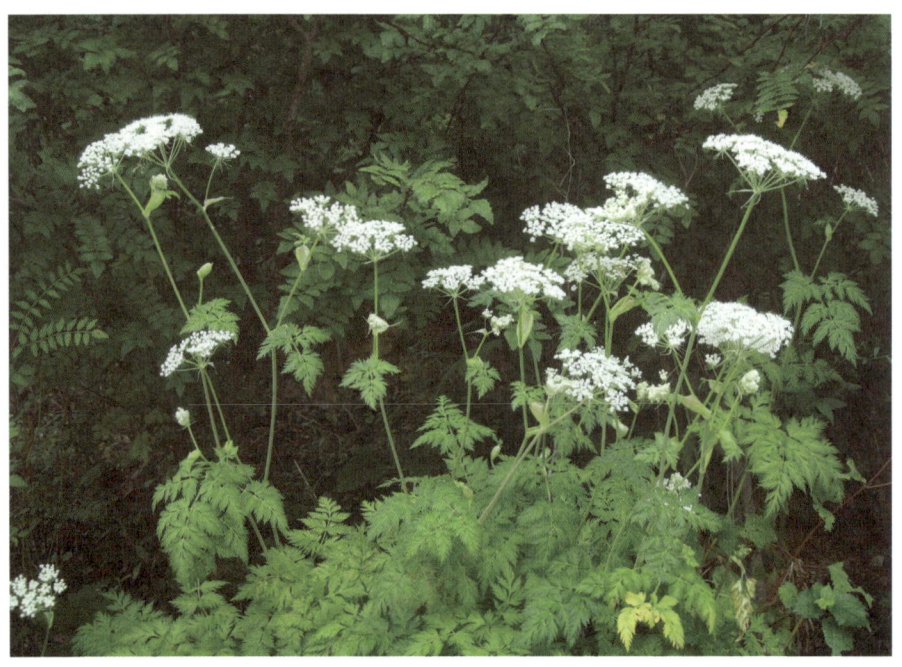

**생육상** _ 여러해살이풀 | **분포지** _ 깊은 산의 나무 밑이나 초생지, 서늘하고 보습이 잘 되는 곳 | **채취** _ 가을 | **이용** _ 잎 | **먹는 방법** _ 무침 · 효소 | **산행 채취** _ 가능 | **텃밭 재배** _ 가능 | **효능** _ 두통 · 복통 · 근육 미비 · 월경 불순 · 난산

**형태** 천궁은 높이가 30~60cm 정도이고, 잎은 호생하고 2열로 어긋나고 곧추 자라서 가지가 갈라진다. 꽃은 8월에 가지 끝과 원줄기 끝에서 흰색으로 피고, 열매는 맺지 않는다. 천궁은 독이 없어 식용, 약용으로 가치가 높다. 천궁은 향이 좋아 복분자주나 약초술에 천궁을 약간 넣는다.

### 식용

一. 봄에 잎을 따서 쌈으로 먹거나 끓는 물에 살짝 데쳐 나물로 무쳐 먹는다.

### 사용법

一. 봄부터 여름까지는 잎, 가을에는 뿌리를 채취하여 물로 씻고 물기를 뺀 다음 잘게 썰어 항아리에 넣고 설탕을 녹인 시럽을 붓고 100일 정도 발효시킨다.
一. 가을에 뿌리줄기를 수시로 채취하여 햇볕에 말려서 쓴다.

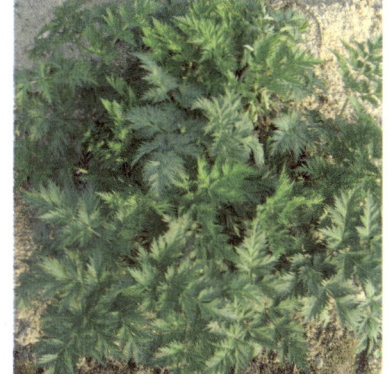

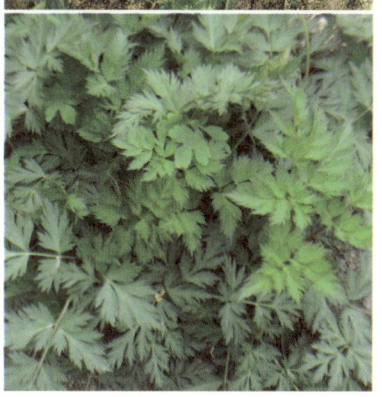

### 민간요법

一. 생리통에는 천궁 5g+당귀 5g+현호색 5g을 하루 용량으로 하여 물에 달여서 하루에 3번씩 공복에 복용한다.
一. 복통에는 생잎을 따서 짓찧어 즙을 마신다.
一. 월경 불순에는 뿌리를 채취하여 물에 씻고 잘게 썰어 물에 달여 하루에 3번씩 공복에 복용한다.
一. 한사寒邪에 의한 근육 마비에는 뿌리를 가루내어 환부에 뿌리거나 조합하여 바른다.

### 금기

一. 기氣가 허虛한 사람은 먹지 않는다.

**번식법** _ 씨앗으로 번식한다.

### 한방

뿌리줄기를 "천궁川芎"이라 부른다. 주로 월경 불순이나 난산, 한사寒邪에 의한 근육 마비, 복통에 다른 약재와 처방한다.

# 고비 고비과 _ Osmunda japonica

**한약명** : 자기紫萁 / **다른 이름** : 큰고사리

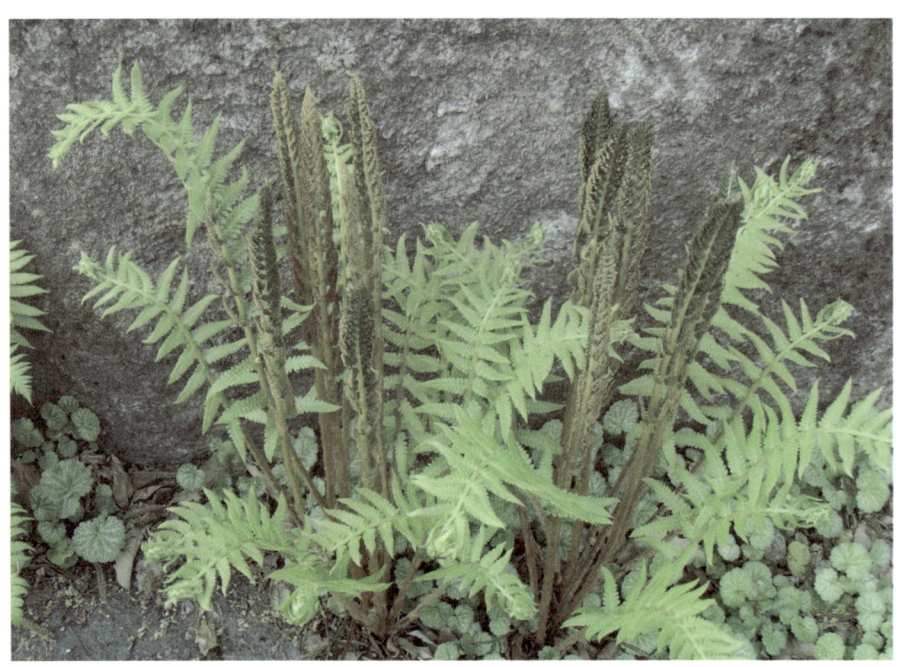

**생육상** _ 여러해살이풀 | **분포지** _ 전국 숲 가장자리 | **채취** _ 봄 | **이용** _ 어린 싹 | **먹는 방법** _ 무침 · 조림 · 묵나물 · 육개장 | **산행 채취** _ 가능 | **텃밭 재배** _ 가능 | **효능** _ 신경통 · 대하 · 해열 · 토혈 · 구충 · 혈변

**형태** 고비는 높이가 60~100m 정도이고, 잎은 2회 깃꼴겹잎이고, 깃 조각은 길이는 20~30cm이고, 생식엽은 영양엽보다 일찍 나와서 스러지고, 작은 깃 조각은 매우 좁아져서 선형으로 되며 포자낭이 밀착한다.

고비는 고사리보다 줄기가 반들거리고 윤기가 난다. 고비는 고사리같이 생겼으나 제사 때 쓰지 않는 고급 산나물이다. 고비는 떫고 쓴맛이 있어서 생채로 먹지 못한다. 고비는 영양체와 포자체가 분리되어 있는 반면 고사리는 잎 뒷면에 포자들이 붙어 있다.

고비에는 단백질·함수탄소·비타민 A·비타민 B$_2$·비타민 C·회분·니코틴산이 풍부하다.

### 식용

一. 고비를 꺾으면 될 수 있는 대로 빨리 스프레이를 뿜어 준다.
一. 볶음·튀김·잣가루와 고추장을 버무려 강회에 찍어 먹는다.
一. 삶아 말려서 묵나물로 먹는다.

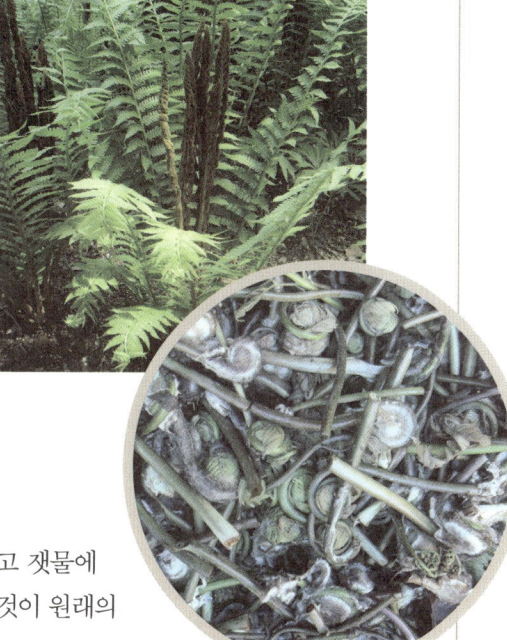

### 사용법

一. 고비는 떫고 쓴맛이 있어서 생채로 먹지 못하고 잿물에 삶아서 말렸다가 여러 번 우려낸 뒤 다시 불린 것이 원래의 크기대로 돌아오면 조리해서 먹는다.
一. 고사리처럼 육개장이나 비빔밥에 쓴다.

### 민간 요법

一. 신경통에는 뿌리줄기 10g을 물에 달여 먹는다.
一. 대하에는 뿌리줄기를 달인 물로 음부를 씻는다.

**번식법** _ 근경으로 번식시킨다.

### 한방

뿌리를 "자기紫萁"라 부른다. 주로 대하·해열·신경통에 다른 약재와 처방한다.

# 고본 미나리과 _ Ligusticum tenusissimum

**한약명**: 고본藁本 / **다른 이름**: 없음

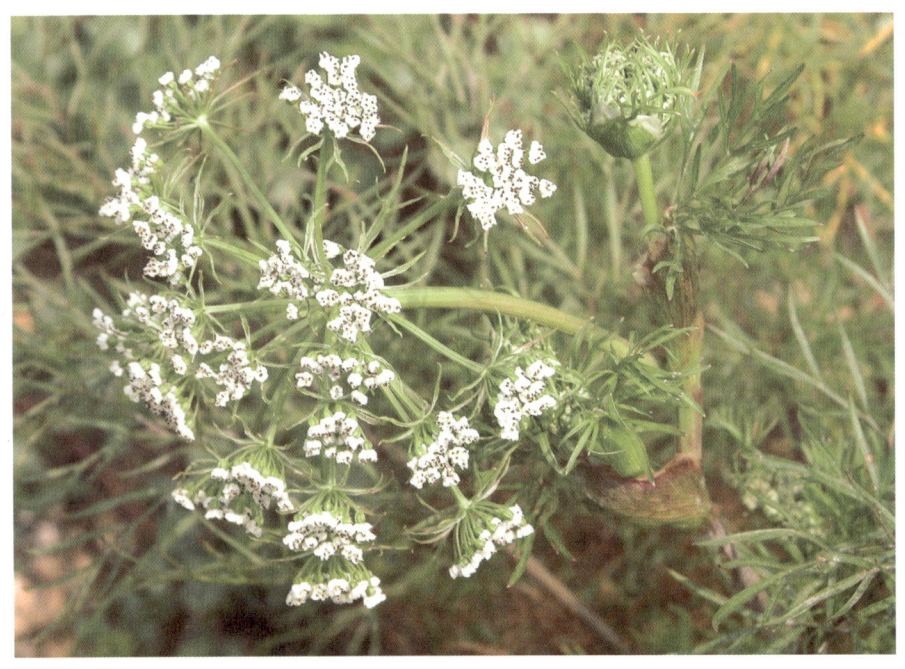

**생육상** _ 여러해살이풀 | **분포지** _ 제주도와 울릉도를 제외한 전국의 깊은 산기슭 | **채취** _ 봄 | **이용** _ 전초 | **먹는 방법** _ 무침 · 효소 | **산행 채취** _ 가능 | **텃밭 재배** _ 가능 | **효능** _ 풍한두통 · 설사 · 한습 복통

**형태** 고본은 높이가 30~80cm 정도이고, 꽃은 원줄기 끝에 8~9월에 피고, 열매는 편평한 타원형의 분과로 여문다.

고본의 맛은 맵고 성질은 따뜻하여 식용, 약용으로 가치가 높다. 뿌리를 식용하고 봄 또는 가을에 뿌리를 캐어 줄기와 잔뿌리를 다듬고 물에 씻어 햇볕에 말려서 쓴다.

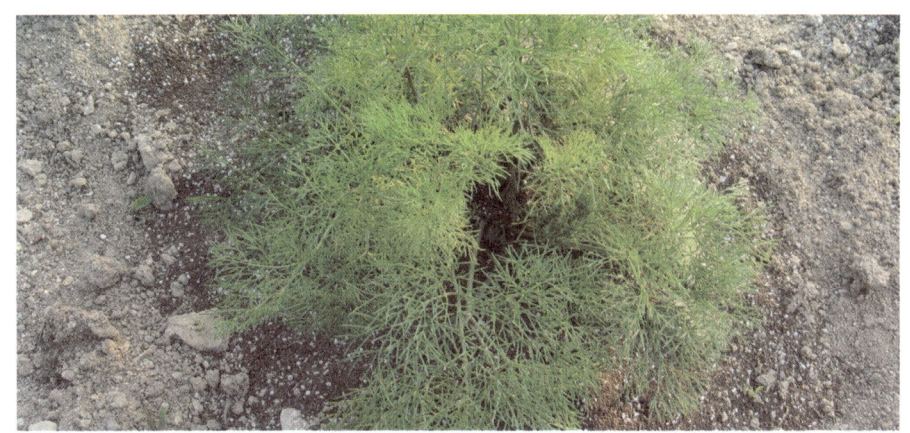

### 식용

一. 봄에 부드러운 잎과 줄기를 채취하여 끓는 물에 살짝 데쳐서 나물로 무쳐 먹는다.

### 사용법

一. 봄에 꽃이 피기 전에 전초를 따서 설탕을 녹인 시럽 30%를 항아리에 붓고 100일 이상 발효시킨다.

### 민간요법

一. 두통과 복통에는 뿌리 10g을 물에 달여 먹는다.
一. 외용外容처방으로는 달인 액으로 환부를 씻는다.

### 금기

一. 혈 부족으로 인한 두통에는 쓰지 않는다.

**번식법** _ 씨앗으로 번식한다.

#### 한방

뿌리줄기를 "고본藁本"이라 부른다. 주로 풍한 두통, 한습 복통에 다른 약재와 처방한다.

# 고삼 콩과 _ Sophora flavescens

**한약명** : 고삼苦蔘 / **다른 이름** : 도둑놈의지팡이 · 느삼 · 너삼 · 천삼

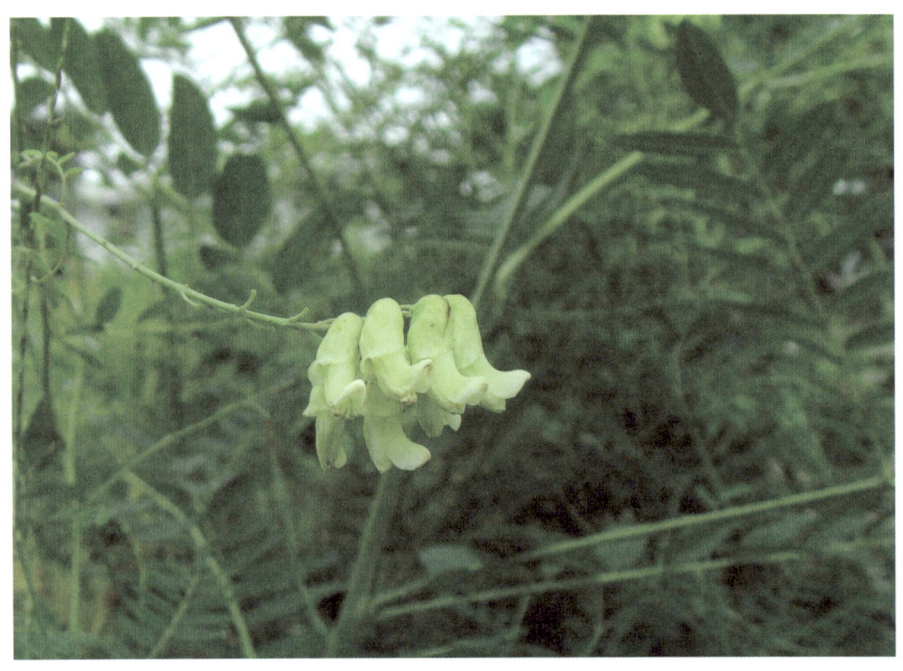

**생육상** _ 여러해살이풀 | **분포지** _ 전국의 깊은 산기슭 | **채취** _ 가을부터 이듬해 봄 | **이용** _ 꽃 · 잎 · 뿌리 | **먹는 방법** _ 차 · 튀김 · 효소 | **산행 채취** _ 가능 | **텃밭 재배** _ 가능 | **효능** _ 편도선염 · 황달 · 대하 · 편도선염 · 유방염

**형태** _ 고삼은 높이가 80~120cm 정도이고, 잎은 어긋나고 잎자루가 길고, 작은 잎이 14~40개 달리고, 줄기는 곧고 전체에 짧은 노란색 털이 있다.
꽃은 6~8월에 나비 모양으로 한쪽 방향으로 촘촘히 모여 노란색으로 피고, 열매는 9~10월에 긴 꼬뚜리로 여문다. 고삼은 전국의 산과 들에서 쉽게 찾아볼 수 있다. 고삼은 "도둑놈의 지팡이 뿌리"라는 애칭을 가지고 있다. 고삼은 맛이 쓰기 때문에 인삼과 같은 효과가 있어 고삼이라 부르고 다른 이름으로는 "너삼"이라 부른다.

고삼은 식용, 약용으로 가치가 높다. 뿌리를 말려 가루내어 환으로 만들어 위경련의 치료제로 썼고, 종기로 인한 통증에는 고삼 잎을 생즙이나 달여서 즙으로 환부를 씻었다.

### 식용

一. 봄에 꽃을 따서 차로 먹거나, 튀김으로 먹는다.

### 사용법

一. 수시로 뿌리를 채취하여 물로 씻고 물기를 뺀 다음 적당한 크기로 잘라 항아리에 넣고 설탕을 녹인 시럽 100%를 붓고 100일 정도 발효시킨다.
一. 뿌리를 수시로 채취하여 햇볕에 말려서 쓴다.

### 민간요법

一. 화상에는 잎을 짓찧어 즙을 내서 환부에 바른다.
一. 편도선염에는 뿌리를 물에 달여 하루에 3번씩 공복에 복용한다.
一. 스트레스성 위염에는 뿌리를 달여 차茶로 마신다.
一. 대하에는 뿌리를 달인 물로 음부陰部를 씻는다.
一. 비짐을 치료할 때 뿌리를 즙을 내어 환부에 바른다.

**번식법** _ 씨앗으로 번식한다.

### 한방

뿌리를 "고삼苦蔘"이라 부른다. 주로 편도선염이나 황달, 대하에 다른 약재와 처방한다.

# 큰뱀무 장미과 _ Geum aleppicum Jacq

**한약명**: 오기조양초五氣朝陽草 / **다른 이름**: 뱀무

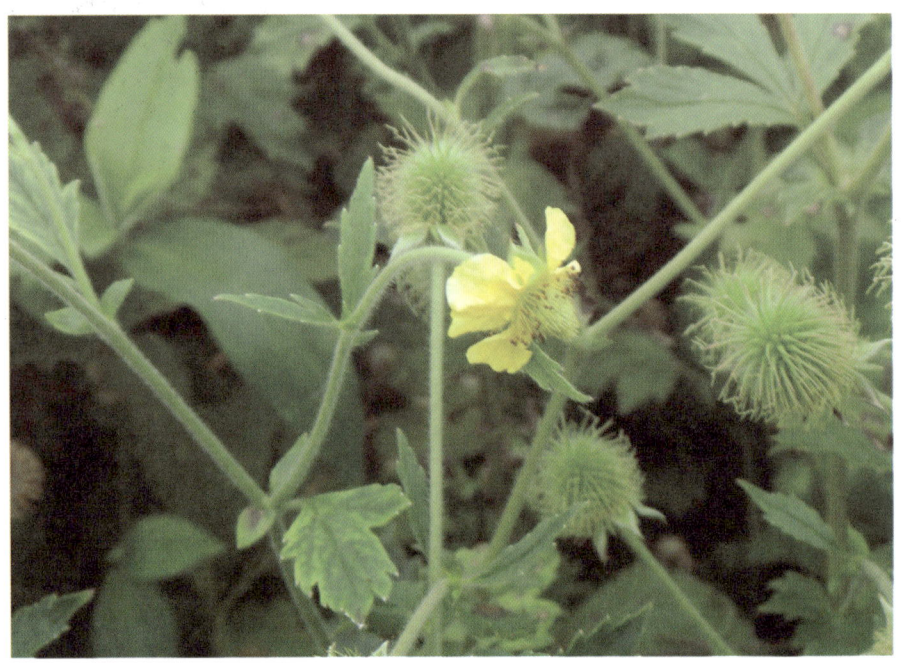

**생육상** _ 여러해살이풀 | **분포지** _ 전국의 산골짜기 | **채취** _ 봄 | **이용** _ 어린잎 | **먹는 방법** _ 쌈·데침·효소 | **산행 채취** _ 가능 | **텃밭 재배** _ 가능 | **효능** _ 나력·인통·이질·요퇴 비통·위궤양·고혈압·치질

**형태** 큰뱀무는 높이가 50~90cm 정도이고, 꽃은 6~7월에 황색으로 피고, 열매는 털이 있으며 수과로 여문다. 큰뱀무는 우리나라 울릉도와 중부 이남의 산비탈, 초원과 길가 등에서 자생하는 산나물이다.

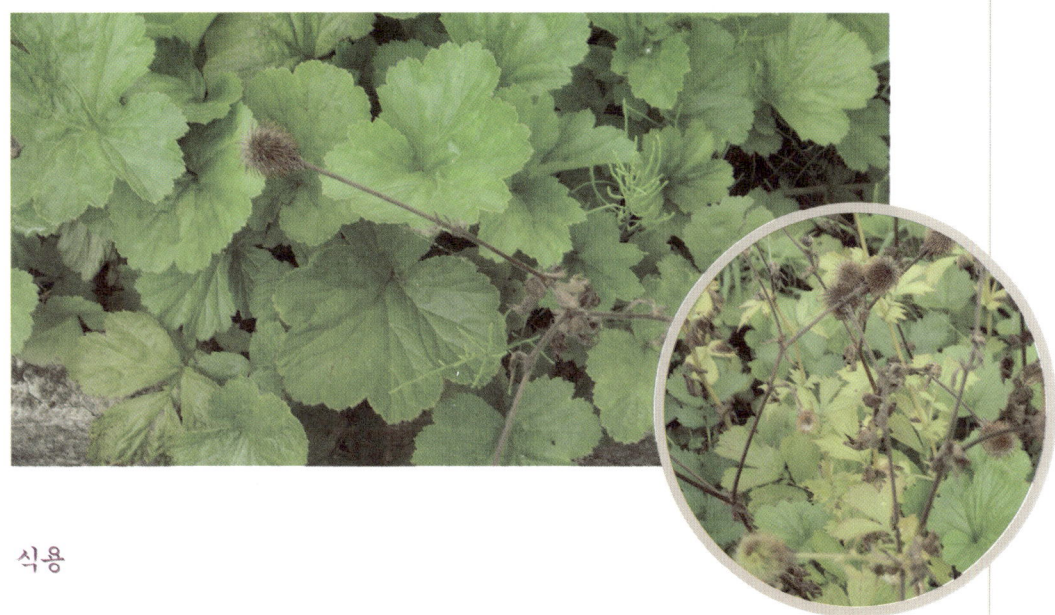

### 식용

一. 봄에 어린잎을 채취하여 끓는 물에 살짝 데쳐서 나물로 무쳐 먹는다.

### 사용법

一. 봄에 어린잎을 채취하여 물로 씻고 물기를 뺀 다음 적당한 크기로 잘라 항아리에 넣고 설탕을 녹인 시럽 30%를 붓고 100일 정도 발효시킨다.

### 민간요법

一. 고혈압에는 진초 15g을 물에 달여 먹는다.
一. 나력에는 어린잎을 짓찧어 즙을 내서 환부에 붙인다.

**번식법** _ 씨앗으로 번식한다.

### 한방

전초를 말린 것을 "오기조양초五氣朝陽草"라 부른다. 주로 나력·인통·이질·요퇴 비통에 다른 약재와 처방한다.

# 마타리 마타릿과 _ Patrinia scabiosaefolia Fisch

**한약명** : 황화패장黃畫敗醬 / **다른 이름** : 가암취 · 미역취 · 패장초

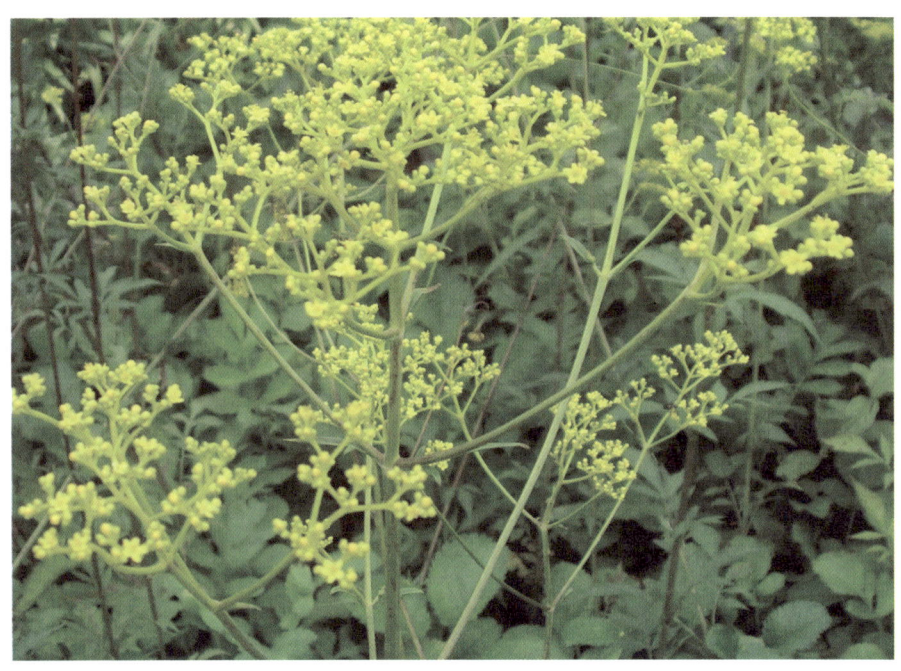

**생육상** _ 여러해살이풀 | **분포지** _ 전국의 양지바른 산기슭이나 풀밭 | **채취** _ 봄 | **이용** _ 어린싹 | **먹는 방법** _ 데침 · 효소 | **산행 채취** _ 가능 | **텃밭 재배** _ 가능 | **효능** _ 진통 · 고혈압 · 충수염 · 적백대하 · 부종 · 부인 질환

**형태** 마타리는 높이가 1~1.5m 정도이고, 꽃은 7~8월에 황색으로 피고, 열매는 타원형으로 여문다.

마타리는 가을의 대표적인 들풀로 "패장敗醬"이라는 약초로 알려져 있지만 봄에 돋아나는 어린순은 약간 쓴맛이 있으나 봄나물로 식용, 약용으로 가치가 높다.

패장이라는 말은 뿌리에서 간장이 썩는 것 같은 냄새가 난다 하여 붙여진 이름이다. 개화기에 줄기를 잘라 물에 2~3일을 꽂아 두면 액이 나오는데 이때 간장이 썩는 냄새가 난다.

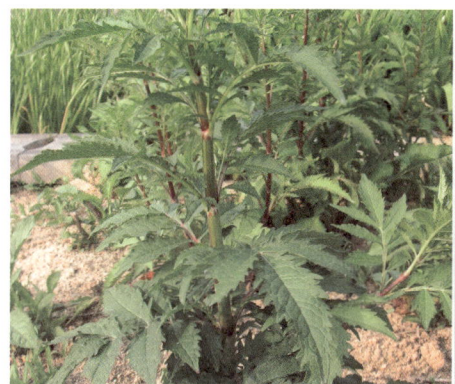
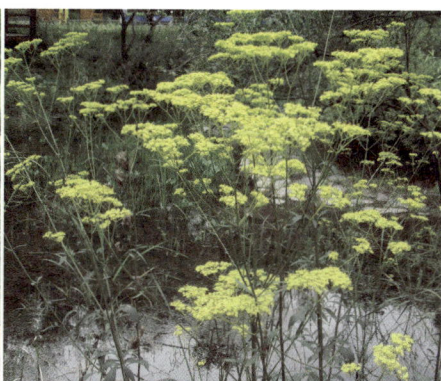

### 식용

一. 봄에 막 돋아나는 어린순을 따서 소금물에 데쳐서 물을 서너 번 갈아 가며 우려낸 후 끓는 물에 살짝 데쳐서 나물로 무쳐 먹는다.
一. 기름에 볶음 · 국거리 · 찌개거리로 먹는다.

### 사용법

一. 봄에 막 돋아나는 어린잎을 채취하여 물로 씻고 물기를 뺀 다음 적당한 크기로 잘라 항아리에 넣고 설탕을 녹인 시럽 30%를 붓고 100일 정도 발효시킨다.

### 민간요법

一. 고혈압에는 전초 15g을 물에 달여 먹는다.
一. 지혈을 할 때는 잎을 따서 짓찧어 환부에 붙인다.

**번식법** _ 씨앗과 포기 나누기로 번식한다. 실생번식은 가을에 씨가 익으면 채종하여 직파를 하든가 다음해 봄에 뿌린다.

### 한방

전초를 "황화패장黃畵敗醬"이라 부른다. 주로 부인 질환, 고혈압에 다른 약재와 처방한다.

# 비수리 콩과 _ Lespedeza cuneata

**한약명**: 야관문夜關門 / **다른 이름**: 삼엽초 · 맞추 · 백마편 · 철소파

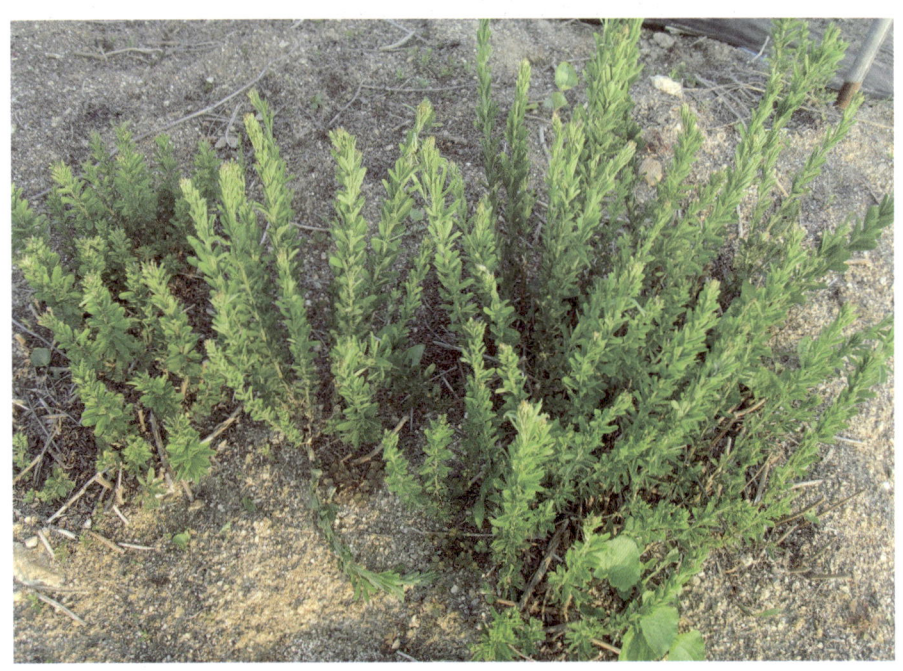

**생육상** _ 여러해살이풀 | **분포지** _ 전국의 경사면과 들 | **채취** _ 봄꽃이 피기 전, 8~9월잎, 뿌리 | **이용** _ 전초 | **먹는 방법** _ 차 · 효소 · 술 | **산행 채취** _ 가능 | **텃밭 재배** _ 가능 | **효능** _ 정력 · 유정 · 유뇨 · 시력 감퇴 · 천식 · 해수 · 원기 회복 · 백대하 · 종기

**형태** 비수리는 높이가 1m 정도이고, 잎은 호생하며 3장의 작은 잎으로 된 겹잎, 꽃은 7~8월에 잎 겨드랑이에 모여 흰색으로 피고, 열매는 10월에 둥근 협과로 여문다.
비수리는 야밤을 밝힌다 하여 "야관문夜關門", 정력에 좋다 하여 "천연 비아그라" 라는 애칭이 있다. 비수리는 독이 없어 식용, 약용으로 가치가 높다.

### 식용

一. 꽃이 피기 전에 어린잎을 뜯어 끓는 물에 살짝 데쳐서 나물로 먹는다.

### 사용법

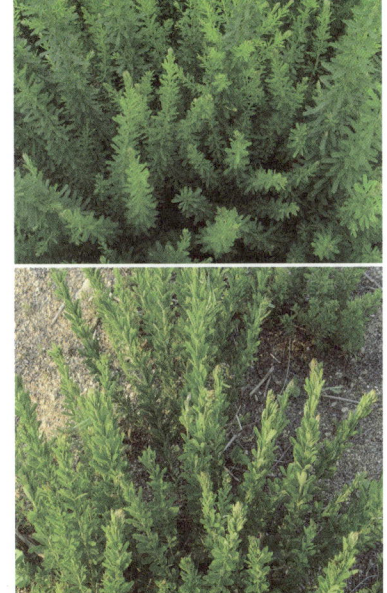

一. 꽃이 피기 전에 비수리 전체를 밑동을 잘라 채취해서 작두로 잘게 부수어 항아리에 넣고 설탕을 녹인 시럽 30%를 붓고 100일 이상 발효시킨다.
一. 뿌리가 달린 전초를 채취하여 그늘에 말려 가루내어 찹쌀과 배합해서 환으로 먹거나, 물에 우려서 먹거나 차茶로 먹는다.
一. 봄부터 가을까지 뿌리가 달린 전초를 채취하여 말려서 쓴다.

### 민간요법

一. 급성 신장염에는 봄에 꽃이 피기 전에 잎과 줄기 20g을 채취하여 물에 달여서 식사 30분 전에 마신다.
一. 정력 증강에 뿌리가 달린 전초를 채취 야관문주를 담가 소주잔으로 한두 잔 마신다.
一. 벌에 쏘였을 때는 잎과 줄기를 짓찧어 환부에 바른다.

### 금기

一. 장복하면 오히려 정력이 감퇴한다.

**번식법** _ 씨앗으로 번식한다.

**한방**

뿌리가 달린 전초를 "야관문夜關門"이라 부른다. 주로 정력이나 유정, 시력 감퇴에 다른 약재와 처방한다.

# 속단 꿀풀과 _ Phlomis umbrosa Turcz

**한약명** : 속단續斷 / **다른 이름** : 산토끼풀, 천속단

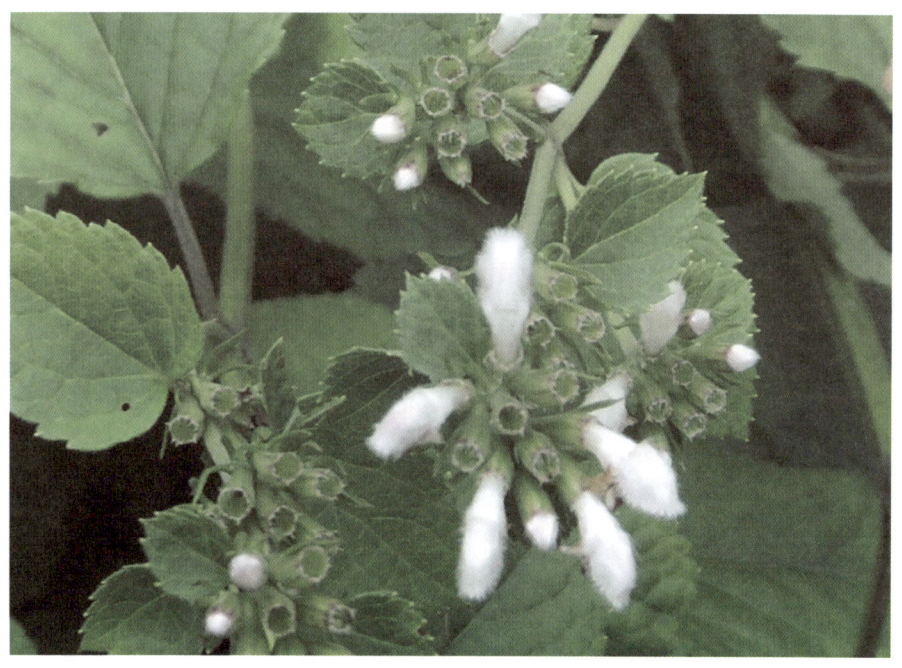

**생육상** _ 여러해살이풀 | **분포지** _ 전국의 산 | **채취** _ 봄 | **이용** _ 어린 싹 | **먹는방법** _ 데침, 효소 | **산행 채취** _ 가능 | **텃밭재배** _ 가능 | **효능** _ 감기 · 요통 · 골절 · 종기

**형태** 속단은 높이가 1m 정도이고, 꽃은 7월에 붉은 색으로 피고, 열매는 꽃받침으로 싸여 여문다. 속단은 예부터 열을 내리게 하고 종기를 치료하는 데 썼다.
속단의 맛은 떫고 성질은 평하여 식용, 약용으로 가치가 높다. 봄에 잎을 따서 나물이나 국거리로 먹었다. 골절된 뼈의 결합을 촉진하는 성분이 있다.

**한방** 뿌리를 "속단續斷"이라 부른다. 주로 대하 · 창옹 종독 · 청열 · 소종에 다른 약재와 처방한다.

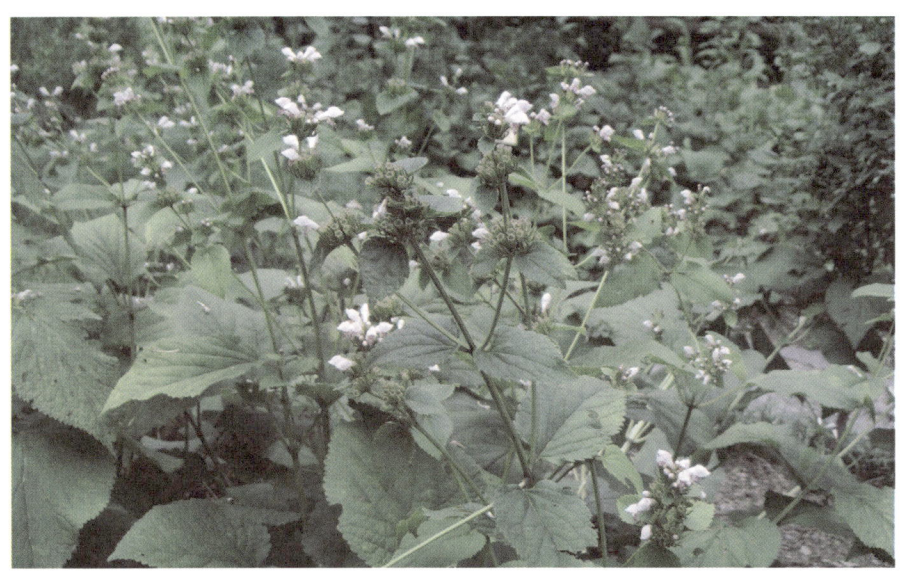

## 식용

一. 봄에 어린싹을 채취하여 끓는 물에 살짝 데쳐서 나물로 무쳐 먹는다.
一. 약간 떫은 맛이 나므로 끓는 물에 살짝 데친 후 찬물에 담가 우려낸다.

## 사용법

一. 꽃이 피기 전에 어린싹을 채취해서 항아리에 넣고 설탕을 녹인 시럽 30%를 붓고 100일 이상 발효시킨다.

## 민간요법

一. 대하에는 뿌리 10g을 물에 달여 먹는다.
一. 종기에는 짓찧어서 즙을 내어 환부에 바르거나 기름으로 개어서 환부에 붙인다.

**번식법** _ 씨앗으로 번식한다.

# 쇠뜨기 속새과 _ Equisetum arvense

**한약명**: 문형問荊 / **다른 이름**: 쇠띠 · 깨뜨기 · 즌솔 · 뱀밥 · 필두채

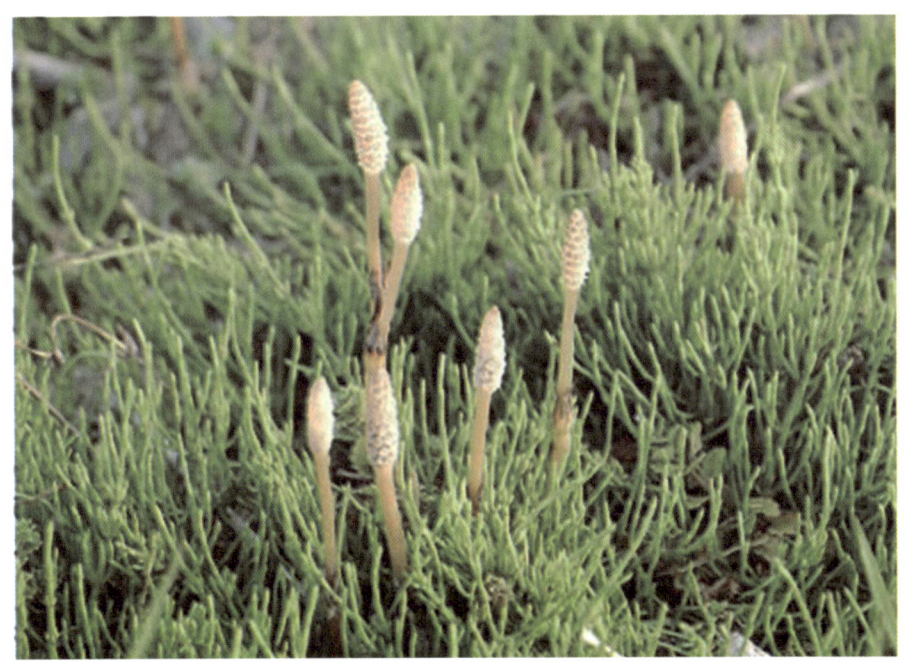

**생육상** _ 여러해살이풀 | **분포지** _ 전국 햇볕이 잘 드는 들이나 산 기슭 | **채취** _ 봄 | **이용 줄기** | **먹는 방법** _ 데침 · 효소 · 효소 · 차 · 술 | **산행 채취** _ 가능 | **텃밭 재배** _ 가능 | **효능** _ 당뇨병 · 간염 · 신장병 · 고혈압 · 관절염 · 임파선질환

**형태** 쇠뜨기는 높이가 30~40cm 정도이고, 생식줄기는 이른 봄에 나와서 끝에 뱀대가리 같은 포자낭수를 형성한다. 마디에는 비늘 같은 잎이 돌려 난다. 잎의 수는 원줄기의 능선 수와 같고 가지에는 4개의 능선이 있다.

예로부터 쇠뜨기는 소가 즐겨 먹기 때문에 잡초로 취급되었다. 최근에 미국 · 일본 · 독일 · 호주 등에서 약효의 임상실험을 통해 신비의 약초로 각광을 받고 있다. 끝 부분이 뱀의 머리를 닮아 "뱀밥"이라 이름이 붙여 졌다.

쇠뜨기는 식용·약용으로 가치가 높다. 쇠뜨기 잎은 시금치·쑥갓·우엉에 미네날이 10배가 들어 있고, 지방·단백질·탄수화물·비타민 C·인·철·석회·칼슘·마그네슘·망간·아연·유황·탄닌 등 함유되어 있어 건강에 도움을 준다.

### 식용

一. 봄에 포자주머니가 성숙되기 전에 채취하여 잎이 퇴화한 것을 벗겨버리고 끓는 물에 살짝 데쳐 나물로 무쳐 먹는다.
一. 생식할 있는 포자주머니를 채취하여 끓은 물에 30분 이상 우려낸 후 조리를 한다.
一. 생즙·샐러드·볶음·튀김·조·죽으로 먹는다.
一. 다된 밥에 쇠뜨기를 볶아서 나물밥으로 먹는다.

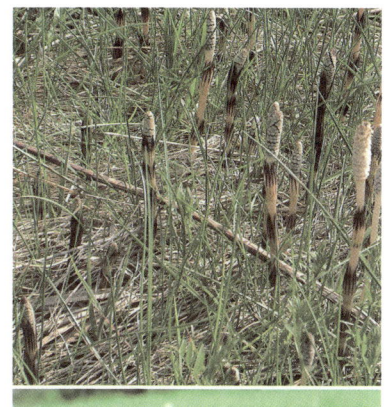

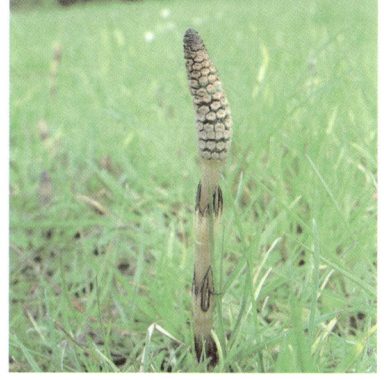

### 사용법

一. 봄에 막 나온 쇠뜨기를 뜯어 항아리에 넣고 설탕을 녹인 시럽 30%를 붓고 100일 이상 발효시킨다.
一. 봄에 막 나온 쇠뜨기를 뜯어 말려 물에 달여 차로 먹는다.
一. 봄에 쇠뜨기를 채취하여 용기에 넣고 술을 붓고 밀봉하여 3개월 후에 먹는다.

**번식법** _ 5월경 포자주머니가 부풀어 포자가 날아가기 직전에 줄기를 꺾어다 채종해보면 포자에 4개의 실이 달려있는데 얇게 직파한다.

### 한방

전초를 "문형"이라 부른다. 주로 당뇨병·간염·신장병·고혈압에 다른 약재와 처방한다.

# 용담 용담과 _ Gentiana scabra Bunge

**한약명** : 용담龍膽 / **다른 이름** : 웅담 · 초롱담

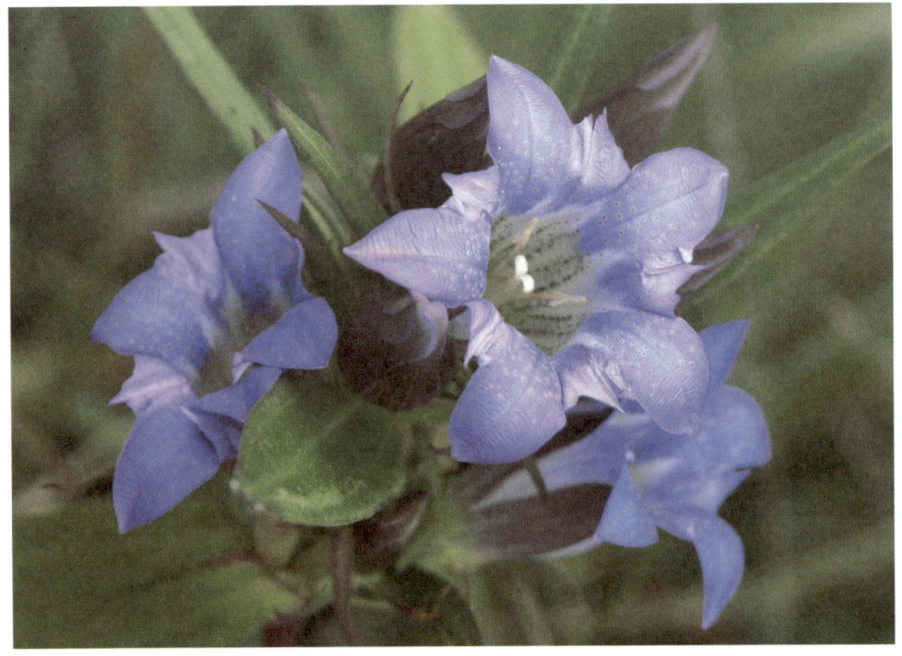

**생육상** _ 여러해살이풀 | **분포지** _ 전국의 산과 들 | **채취** _ 봄 | **이용** _ 봄 | **먹는 방법** _ 데침 · 효소 | **산행 채취** _ 가능 | **텃밭 재배** _ 가능 | **효능** _ 황달 · 인후통 · 음부 습양 · 두통

**형태** _ 용담은 높이가 20~60cm 정도이고, 꽃은 8~10월에 자줏색으로 피고, 열매는 시든 꽃통과 꽃받침이 달려 있는 상태에서 삭과로 여문다.
용담의 뿌리에서 강한 쓴맛이 용의 쓸개보다 더 쓰다 하여 "용담龍膽" 또는 "웅담熊膽"이라 부른다. 용담의 맛은 쓰고 성질은 차갑지만 식용, 약용으로 가치가 높다.

**한방**

뿌리를 "용담龍膽"이라 부른다. 주로 황달, 인후통에 다른 약재와 처방한다.

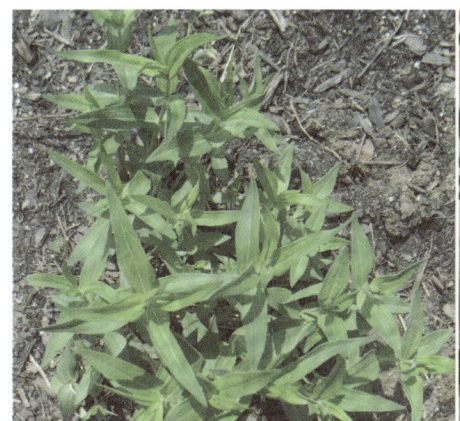
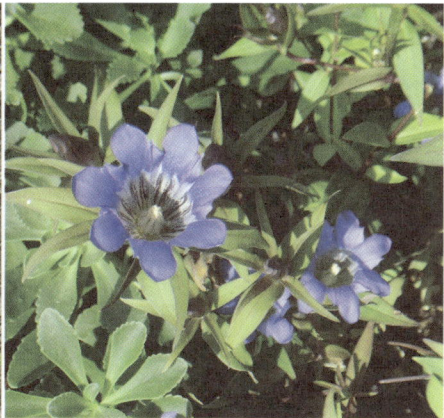

### 식용

一. 봄에 어린싹을 따서 끓는 물에 살짝 데친 후 흐르는 물에 담가 충분히 우려내고 나물로 무쳐 먹는다.

### 사용법

一. 봄에 꽃이 피기 전에 어린싹을 따서 항아리에 넣고 설탕을 녹인 시럽 30%를 붓고 100일 이상 발효시킨다.

### 민간 요법

一. 황달에는 뿌리 10g을 물에 달여 먹는다.
一. 음부 습양에는 잎과 뿌리를 달인 물로 음부를 씻는다.

### 금기

一. 원기가 부족한 사람, 땀을 흘리고 설사를 할 때는 먹지 않는다.

**번식법** _ 씨앗으로 번식한다.

# 장구채 석죽과 _ Melandryum firmum

**한약명** : 여루채女婁菜, 왕불류행王不留行 / **다른 이름** : 여루채

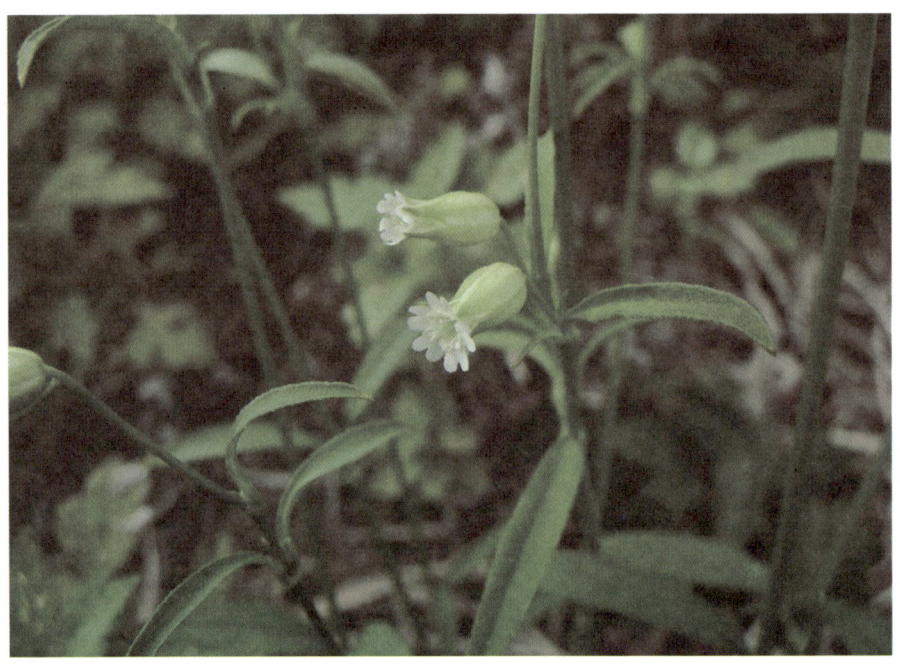

**생육상** _ 두해살이풀 | **분포지** _ 전국의 산과 들 | **채취** _ 봄 | **이용** _ 어린잎 · 줄기 | **먹는 방법** _ 무침 · 데침 · 국거리 · 효소 | **산행 채취** _ 가능 | **텃밭 재배** _ 가능 | **효능** _ 중이염 · 유즙 불통 · 월경 불순 · 무월경 · 난산 · 옹종

**형태** 장구채는 높이가 30~80cm 정도이고, 꽃은 7월에 잎 겨드랑이와 원줄기 끝에 취산 꽃차례로 층층으로 피고, 열매는 달걀 모양의 삭과로 여문다.

옛날에 왕이 사냥을 하던 중 배탈이 났을 때 이 식물을 먹고 병이 낫아 사냥을 계속하였다 하여 "왕불류행王不留行", 꽃의 모양이 장구를 닮았고 꽃자루에 달린 꽃봉오리가 장구채와 비슷하여 "장구채" 라 부른다. 장구채의 맛은 쓰고 성질은 평하여 식용, 약으로 가치가 높다. 약효는 털장구채, 오랑캐장구채와 같다.

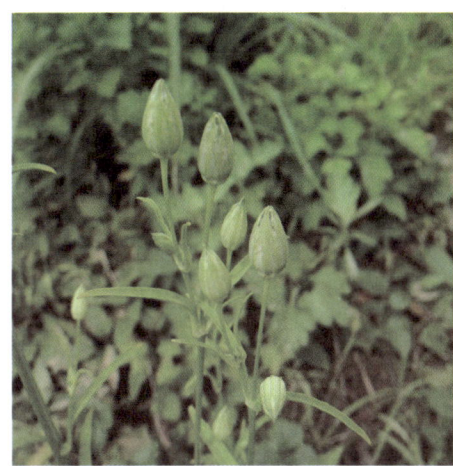
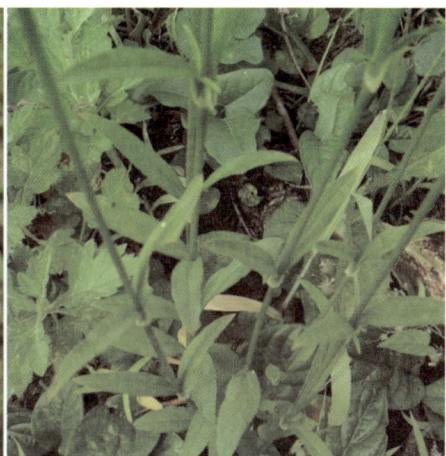

### 식용

一. 봄에 어린싹과 줄기를 채취하여 끓는 물에 살짝 데쳐서 나물로 무쳐 먹는다.

### 사용법

一. 봄에 어린싹과 줄기를 채취하여 항아리에 넣고 설탕을 녹인 시럽 30%를 붓고 100일 이상 발효시킨다.

### 민간요법

一. 황달과 중이염에는 전초 또는 씨앗 10g을 물에 달여 먹는다.
一. 옹종에는 잎을 짓찧어 즙을 내서 환부에 바른다.

**번식법** _ 씨앗으로 번식한다.

### 한방

전초를 "여루채女婁菜", 씨앗을 "왕불류행王不留行"라 부른다. 주로 중이염 · 유즙 불통 · 월경 불순 · 무월경에 다른 약재와 처방한다.

# 형개 꿀풀과 _ Schlzonepeta tenuiolia Briquet var. japonica kitagawa

**한약명** : 형개荊芥 / **다른 이름** : 형개수

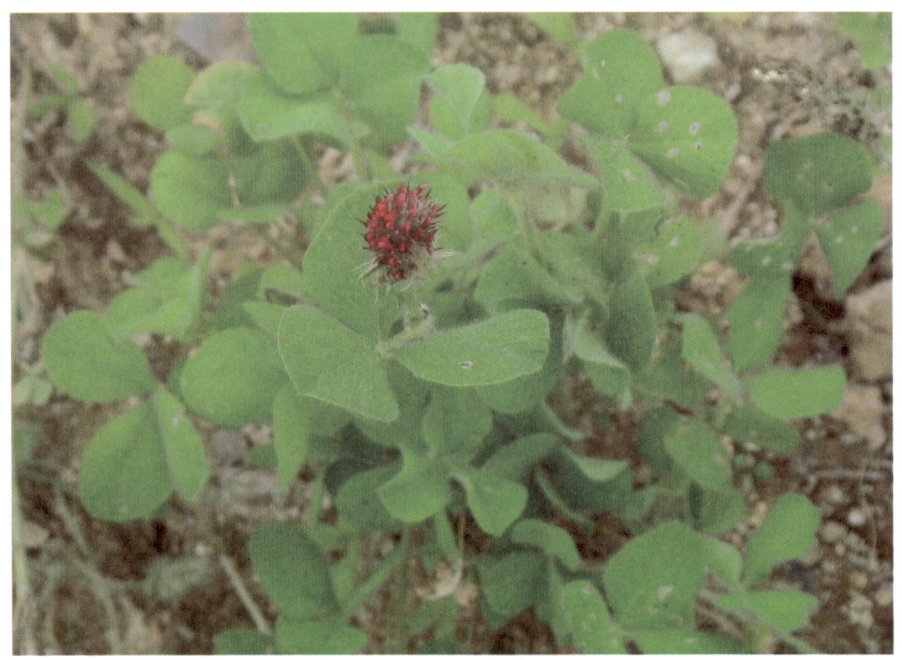

**생육상** _ 한해살이풀 | **분포지** _ 전국 재배 | **채취** _ 여름 | **이용** _ 잎 | **먹는 방법** _ 데침·효소 | **산행 채취** _ 불가능 | **텃밭 재배** _ 가능 | **효능** _ 두통·인후 종통·산후 혈훈·옹종·토혈·혈변

**형태**  형개는 높이가 60cm 정도이고, 꽃은 8-9월에 연한 보랏빛으로 피고, 열매는 달걀 모양의 분과로 여문다.

형개는 식용·약용·관상용으로 가치가 높다. 꽃이 피기 전에 어린싹을 따서 식용, 약초로 쓸 때는 꽃이 달린 이삭을 채취하여 말려서 쓴다. 형개에 함유되어 있는 정유는 기관지 확장 작용을 일으켜 천식이나 기관지염에 좋다.

약리 실험에서 해열 작용·진경 작용·향균 작용·진통 작용·항염 작용이 있는 것으

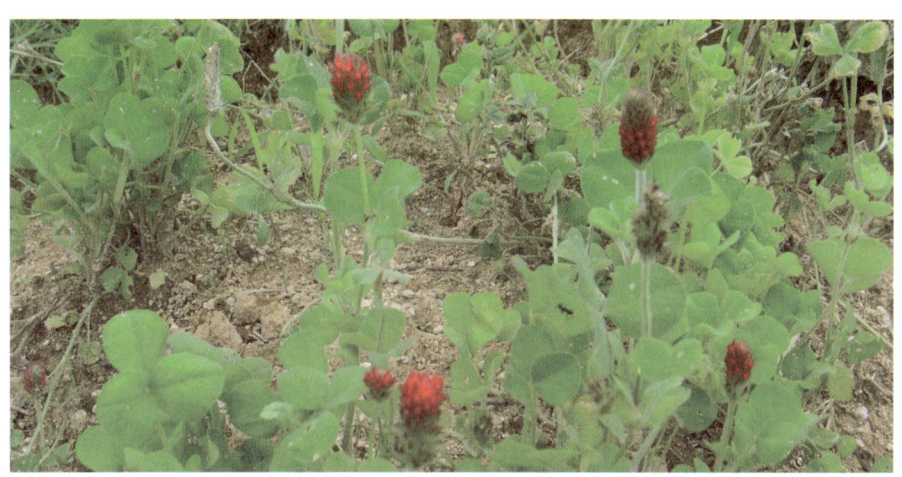

로 밝혀졌다. 민간에서는 산후에 어혈이 정체되어 나타난 어지럼증에 꽃이 달린 이삭을 30g을 볶아서 가루로 만들어 1회 6g씩 어린아이의 맑은 오줌을 타서 마셨다.

식용

一. 봄에 꽃이 피기 전에 어린싹을 채취하여 끓는 물에 살짝 데쳐서 나물로 무쳐 먹는다.

사용법

一. 봄에 어린싹과 줄기를 채취하여 항아리에 넣고 설탕을 녹인 시럽 30%를 붓고 100일 이상 발효시킨다.

민간요법

一. 두통이나 인후 종통에는 꽃이 달려 있는 전초 15g을 물에 달여 먹는다.
一. 옹종에는 전초를 짓찧어 환부에 붙인다.

**번식법** _ 씨앗으로 번식한다.

**한방**

꽃이 달려 있는 전초를 "형개荊芥"라 부른다. 주로 두통, 인후 종통에 다른 약재와 처방한다.

# 소리쟁이 여뀌과 _ Rumex crispus

**한약명** : 우이대황++耳大黃 · 우이대황엽++耳大黃葉 / 다른 이름 : 독채 · 양제 · 양제초 · 우설채 · 솔쟁이

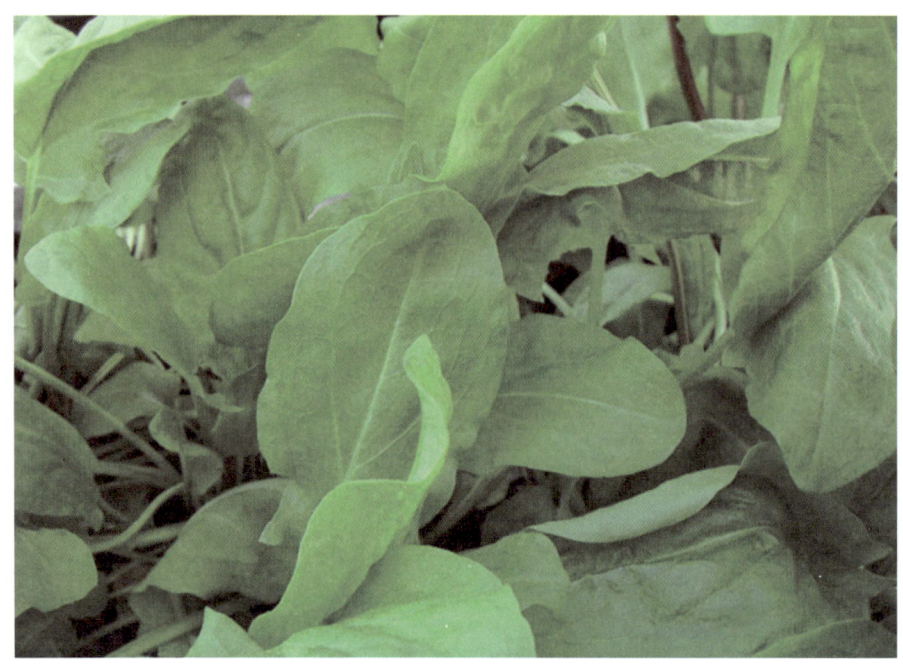

**생육상** _ 여러해살이풀 | **분포지** _ 전국의 들, 습지 | **채취** _ 봄 | **이용** _ 어린싹 | **먹는 방법** _ 무침 · 데침 · 효소 | **산행 채취** _ 가능 | **텃밭 재배** _ 가능 | **효능** _ 기관지염 · 급성 간염 · 변비 · 창독 · 토혈 · 피부병

**형태** 소리쟁이는 높이가 30~80cm 정도이고, 꽃은 6~7월에 연녹색으 로 피고, 열매는 안쪽 꽃 덮이는 넓은 달걀 모양으로 톱니가 없으며 사마귀 같은 혹이 있다. 우리 조상들은 움에 심어 놓고 싹을 베어다가 죽을 끓여 먹을 정도로 귀한 나물이었다. 소리쟁이는 독이 없어 식용 · 약용으로 가치가 높다.

소리쟁이 토장국은 예부터 전해 내려온 별미다. 소의 무릎 뼈를 푹 삶아 고운 국물에 소리쟁이와 마늘을 넣고 끓여 먹었다.

### 식용

― 봄에 어린순을 채취하여 끓는 물에 살짝 데쳐서 나물로 무쳐 먹는다.
― 볶음 · 국거리 · 초고추장에 찍어 먹는다.
― 삶아 말려서 묵나물로 먹는다.

### 사용법

― 봄에 어린싹을 채취하여 항아리에 넣고 설탕을 녹인 시럽 30%를 붓고 100일 이상 발효시킨다.
― 열매를 채취하여 가루를 내어 변비나 갱년기에 물에 타서 먹는다.

### 민간요법

― 피부병 · 알레르기 · 무좀 · 옴에는 생뿌리를 짓찧어 즙을 내서 바른다.
― 기관지염이나 급성 간염에는 뿌리 20g을 물에 달여 먹는다.

### 금기

― 소리쟁이에는 수산을 함유하고 있어 한꺼번에 많이 먹으면 결석이 생긴다.

**번식법** _ 파종은 씨앗이 익어 떨어지기 전에 채종하여 직파한다.

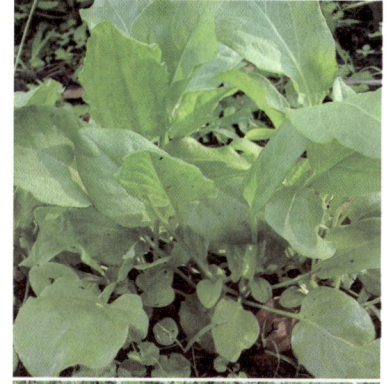

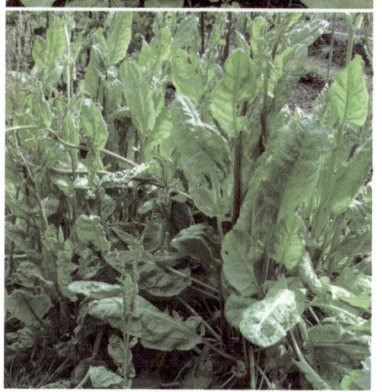

### 한방

뿌리를 "우이대황牛耳大黃", 잎을 "우이대황엽牛耳大黃葉"이라 부른다. 주로 기관지염, 급성 간염에 다른 약재와 처방한다.

# 여주 박과 _ Momordica charantia

**한약명**: 고과苦瓜 / **다른 이름**: 금여지 · 만여지 · 나포도

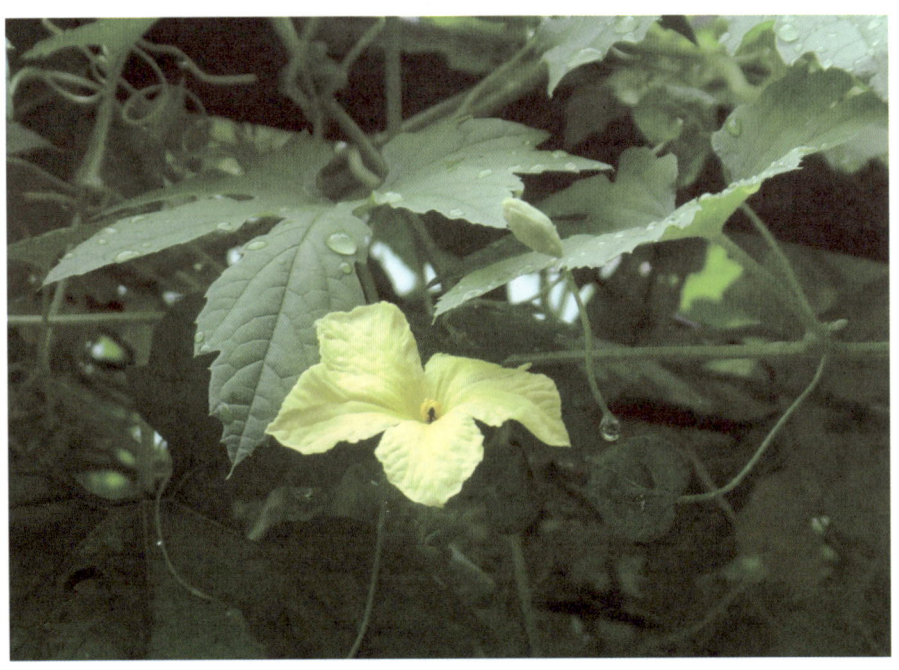

**생육상** _ 덩굴성 한해살이풀 | **분포지** _ 전국 | **채취** _ 8~9월 | **이용** _ 잎 · 열매 | **먹는 방법** _ 데침 · 효소 · 차 | **산행 채취** _ 가능 | **텃밭 재배** _ 가능 | **효능** _ 당뇨병 · 암 · 해열 · 진해 · 거담

**형태** 여주는 길이가 1~3m 정도이고, 잎은 어긋나고 끝이 5~7 갈래로 갈라진 손바닥 모양이고, 덩굴손으로 물체를 감고 올라간다. 꽃은 6~9월에 잎 겨드랑에 한 송이씩 노란색으로 피고, 열매는 9~10월에 껍질이 울퉁불퉁한 타원형으로 여문다.

여주에 함유된 카로틴은 식물성 사포닌의 일종으로 부작용이 없으며 호르몬 시스템의 정상화하고 간세포의 LDL콜레스테롤을 제거하고 인슐린의 분비를 도와 당뇨병에 좋다. 여주는 독성이 없어 관상용 · 식용 · 약용으로 가치가 크다. 여주에 함유된 폴리페놀은

강력한 항암 성분으로 이루어져 암세포의 자연사를 유도해 암의 성장과 증식을 막는다.

### 식용

一. 봄에 꽃이 피기 전에 어린잎을 채취하여 끓는 물에 살짝 데쳐서 나물로 무쳐 먹는다.
一. 가을에 성숙한 열매를 따서 과육으로 먹거나 그늘에 말려 용기에 넣고 끓여 꿀을 타서 차로 먹는다.
一. 봄에 잎, 가을에 열매를 채취하여 쓴다.

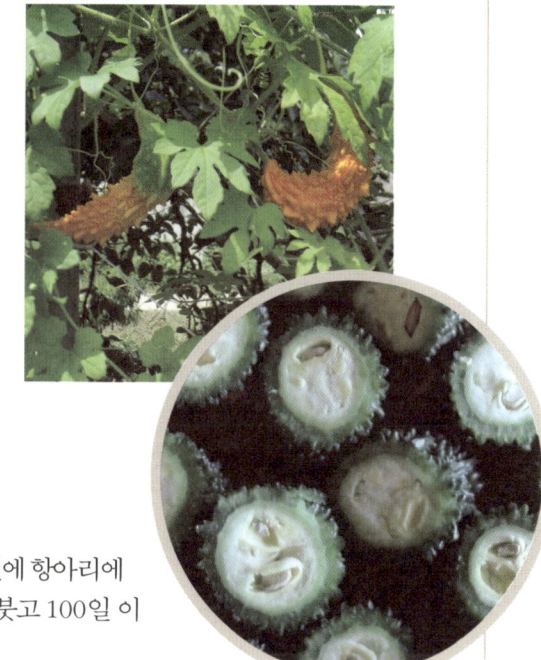

### 사용법

一. 열매를 따서 적당한 크기로 잘라서 마르기 전에 항아리에 넣고 설탕을 녹인 시럽 70%, 설탕 100%를 붓고 100일 이상 발효시킨다.

### 민간요법

一. 위장병에는 잎을 채취하여 말려 차로 마신다.
一. 간 질환에는 여주를 따서 과육을 먹는다.
一. 위 한통에는 말린 여주 5개를 물에 달여 마신다.
一. 치질에는 푸른 여주잎을 말려 가루로 만들어 쓴다.

### 금기

一. 비위가 허약한 사람, 열병 환자는 먹지 않는다.

**번식법** _ 씨앗으로 번식한다.

### 한방

잎을 "고과엽苦瓜葉", 열매 말린 것을 "고과苦瓜"라 부른다. 주로 당뇨병이나 열이 많은 증상, 갈증으로 물을 많이 마시는 증상에 다른 약재와 처방한다.

# 범꼬리 마디풀과 _ Bistorta manshuriensis

**한약명** : 권삼拳蔘 / **다른 이름** : 자삼 · 파상약 · 화두삼

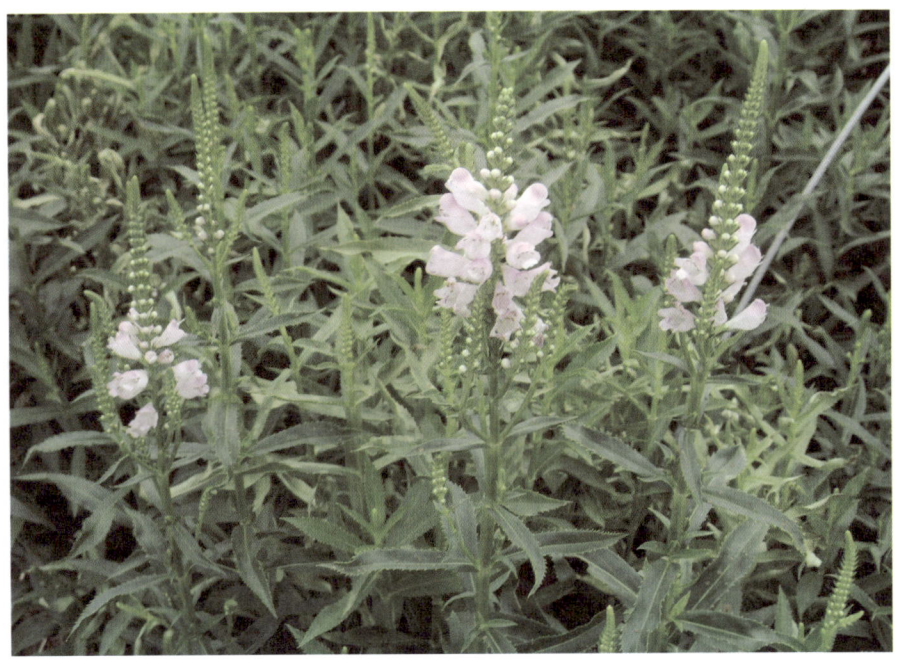

**생육상** _ 여러해살이풀 | **분포지** _ 전국의 깊은 산이나 초원 | **채취** _ 가을~봄 | **이용** _ 어린 싹 | **먹는 방법** _ 데침 · 효소 | **산행 채취** _ 가능 | **텃밭 재배** _ 가능 | **효능** _ 나력 · 구내염 · 파상풍 · 옹종

**형태** 범꼬리는 높이가 30~80cm 정도이고, 잎은 뿌리에서 뭉쳐 나거나 줄기에서 어긋나고, 긴 타원형으로 뒷면에 흰빛이 감돈다. 뿌리줄기는 굵고 짧으며 잔뿌리가 많다. 꽃은 7~8월에 긴 꽃대 끝에 원통 모양의 연한 분홍색으로 피고, 열매는 9~10월에 타원형이며 세로줄이 3개 있다.

### 식용

一. 봄에 꽃이 피기 전에 어린순을 채취하여 끓는 물에 살짝 데쳐서 나물로 무쳐 먹는다.
一. 봄에 싹이 트기 전에 뿌리줄기, 가을에는 잎이 마르기 시작할 때 캐서 씻어 말려서 쓴다.

### 사용법

一. 봄부터 가을까지 뿌리줄기를 채취하여 물로 씻고 물기를 뺀 다음 적당한 크기로 잘라 항아리에 넣고 설탕을 녹인 시럽 30%를 붓고 100일 이상 발효시킨다.

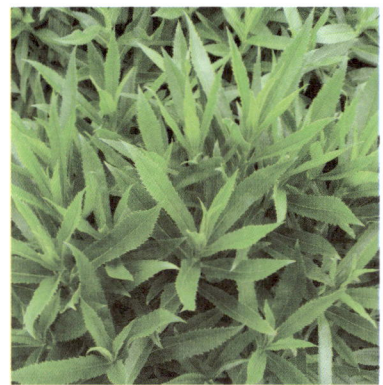

### 민간요법

一. 정신병에는 꽃을 채취하여 그늘에 말려서 차茶로 먹는다.
一. 편도선 비대증에는 뿌리줄기를 짓찧어 즙을 내서 하루에 3번씩 입 안에서 가글을 한 후 뱉는다.
一. 구내염에는 뿌리줄기를 달인 물로 양치질을 한다.
一. 옹종에는 생뿌리줄기를 짓찧어 즙을 환부에 바른다.
一. 나력에는 뿌리줄기를 물에 달여 하루에 3번씩 공복에 복용한다.
一. 파상풍에는 뿌리줄기를 목욕탕에 넣고 우린 물로 목욕을 한다.
一. 지혈에는 뿌리줄기를 즙을 내서 환부에 바르거나 물에 달여 먹는다.

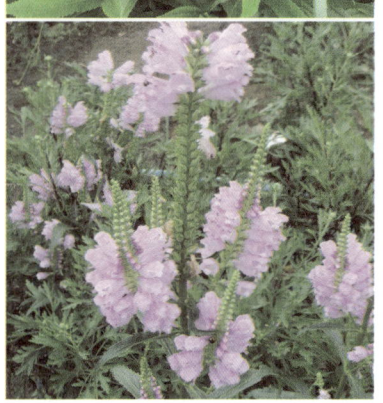

**번식법** _ 씨앗으로 번식한다.

### 한방

뿌리줄기를 "권삼拳蔘"이라 부른다. 주로 나력·구내염·파상풍·옹종에 다른 약재와 처방한다.

# 자운영 콩과 _ Astragalus sinicus

**한약명**: 홍화채紅花菜 / **다른 이름**: 푸른비료

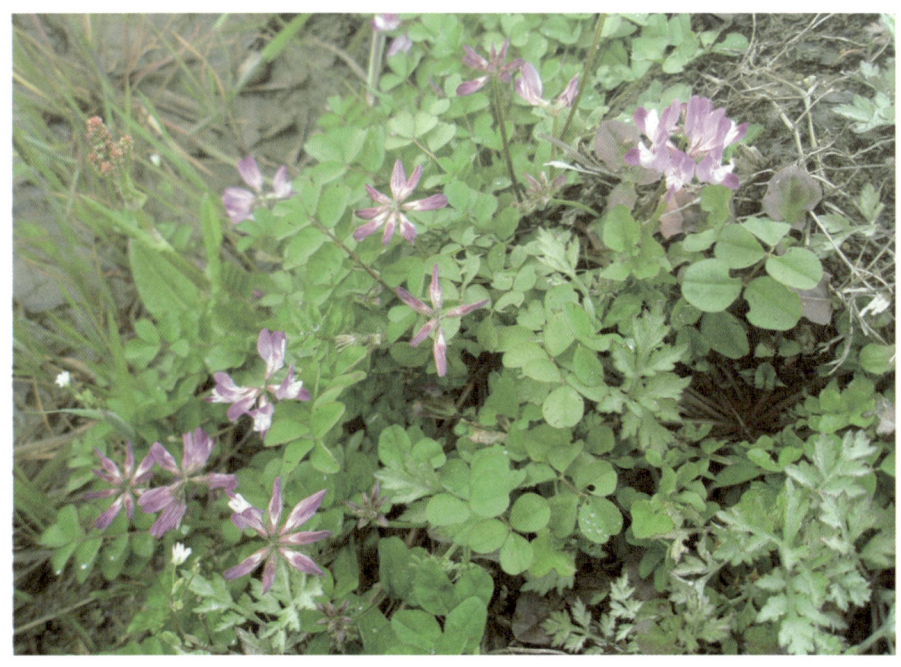

**생육상**_두해살이풀 | **분포지**_남부 지방 | **채취**_봄 | **이용**_어린 싹 | **먹는 방법**_데침·국거리·생채·효소환 | **산행 채취**_가능 | **텃밭 재배**_가능 | **효능**_인후통·대상포진·외상 출혈·풍담 해수

**형태** 자운영은 높이가 10~20cm 정도이고, 꽃은 4~5월에 홍자색으로 피고, 열매는 긴타원형의 협과로 여문다. 자운영은 중국에서 들어왔고 땅의 폐해를 막아 땅의 힘을 기르고 벼농사의 풍년을 위한 녹비綠肥의 작물로 사용한 귀화 식물이다.
자운영은 클로버 비슷한 잎에 진홍빛 꽃이 무리를 지어 피는 게 아름답고 단맛과 약간의 매운맛과 떫은맛이 있어 식용, 약용으로 가치가 높다.

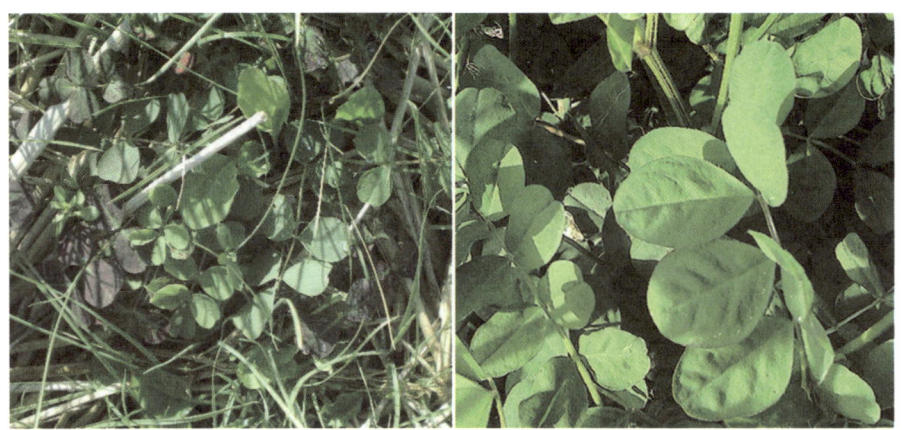

식용

一. 봄에 꽃이 피기 전에 어린순을 채취하여 날것으로 그대로 먹거나 끓는 물에 살짝 데쳐서 나물로 무쳐 먹는다.

사용법

一. 봄에 꽃이 피기 전에 어린싹을 채취하여 항아리에 넣고 설탕을 녹인 시럽 30%를 붓고 100일 이상 발효시킨다.

민간요법

一. 대상포진이나 인후통에는 꽃이 달린 전초 10g을 물에 달여 먹는다.
一. 외상출혈에는 생잎을 따서 짓찧어 즙을 내서 환부에 바른다.

**번식법** _ 씨앗으로 번식한다.

**한방**

전초를 "홍화채紅花菜"라 부른다. 주로 인후통, 대상포진에 다른 약재와 처방한다.

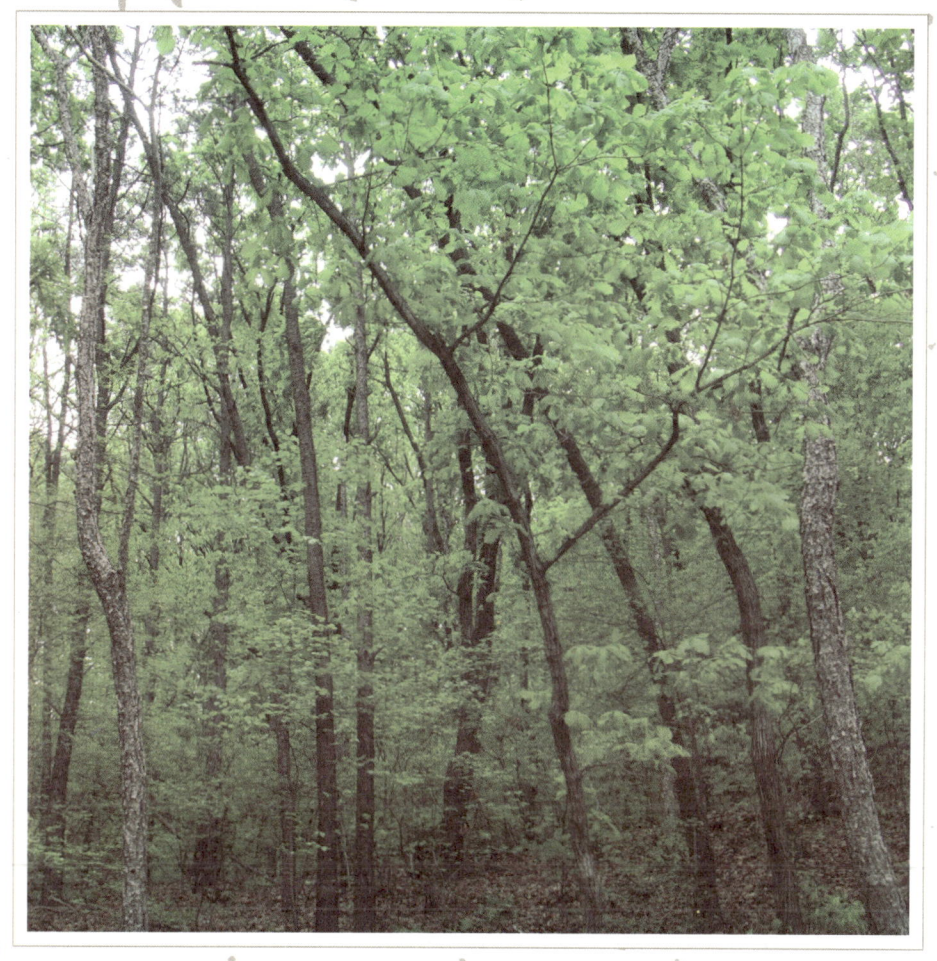

제4장

# 나무에 있는 나물

# 차나무 차나무과 _ Thea sinensis

**한약명** : 다엽茶葉, 다자茶子 / **다른 이름** : 다수 · 다엽수 · 가다 · 원다 · 고다 · 작설 · 다나무

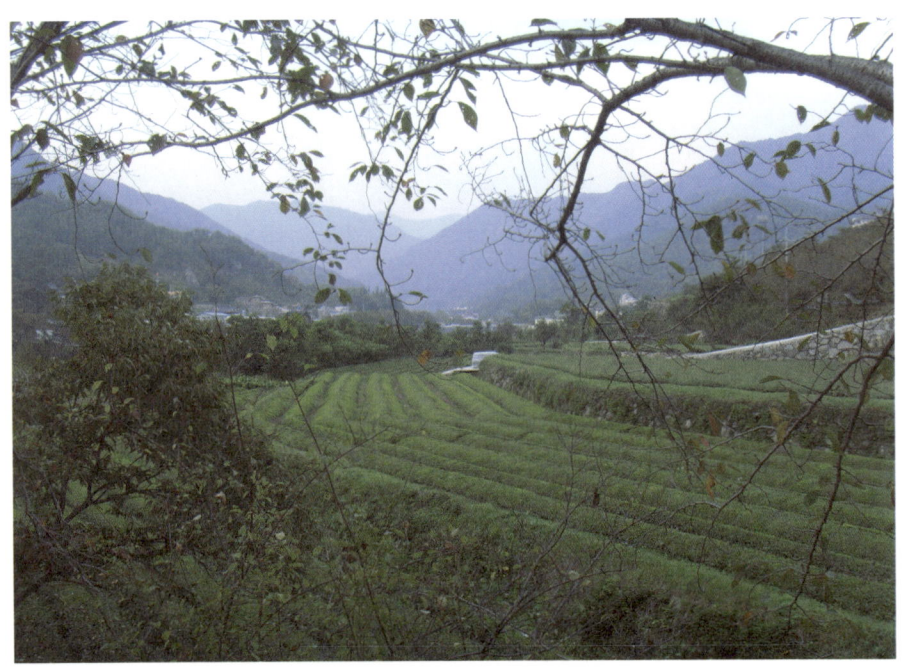

**생육상** _ 늘푸른떨기나무 | **분포지** _ 전라남도, 경상남도 | **채취** _ 봄 | **이용** _ 어린싹 | **먹는 방법** _ 데침 · 효소 · 차 | **산행 채취** _ 불가능 | **텃밭 재배** _ 가능 | **효능** _ 두통 · 갈증 · 소화 · 해독 · 불면증

**형태** 차나무는 높이가 2~3m 정도이고, 잎은 타원형으로 잎이 어긋나고, 가장자리는 가는 톱니가 있다. 꽃은 10~11월에 잎 겨드랑이나 가지 끝에서 1~3송이씩 밑을 향해 흰색으로 피고, 열매는 꽃이 핀 이듬해 10월에 둥글게 여문다.
차는 온난 다습한 기후에서 잘 자라기 때문에 우리나라에서는 남부 지방에서만 재배할 수 있다. 잎은 연 4회 따는 것이 대부분이지만 대만 등지에서는 연 15~30회까지 딴다.
차는 식용 · 약용 · 공업용으로 가치가 높다. 어린잎은 차의 원료로 쓰이고 씨앗은 기름

을 짜서 공업용으로 쓴다. 녹차에는 비타민 C가 많이 함유되어 있다.

### 식용

一. 봄에 어린순, 가을에 열매, 수시로 뿌리를 채취하여 말려서 쓴다.

### 사용법

一. 봄에 어린순이나 가을에 열매를 따서 용기에 넣고 19도 소주를 붓고 밀봉하여 3개월 후에 먹거나, 항아리에 넣고 설탕이나 시럽을 붓고 100일 정도 발효시킨다.
一. 봄에 어린싹을 따서 그늘에 말리거나 구포하여 차茶로 먹는다.

### 민간요법

一. 두통에는 어린잎을 물에 달여 차茶로 먹는다.
一. 심번 구갈에는 어린잎을 물에 달여 하루에 3번씩 공복에 복용한다.
一. 거담·천식에는 열매를 물에 달여 하루에 3번씩 공복에 복용한다.

**번식법** _ 씨앗으로 번식한다.

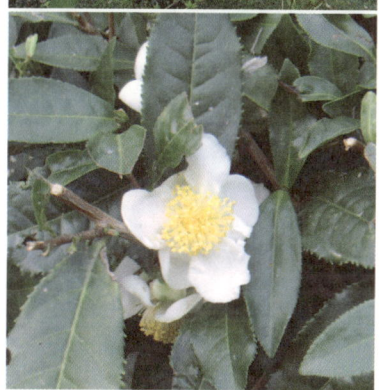

### 한방

잎을 "다엽茶葉", 씨앗을 "다자茶子"라 부른다. 주로 심번 구갈이나 다면증·거담·천식에 다른 약재와 처방한다.

# 인동 덩굴 인동과 _ Lonicera japonica

**한약명**: 금은화金銀花 / **다른 이름**: 인동·은화·금화·겨우살이덩굴

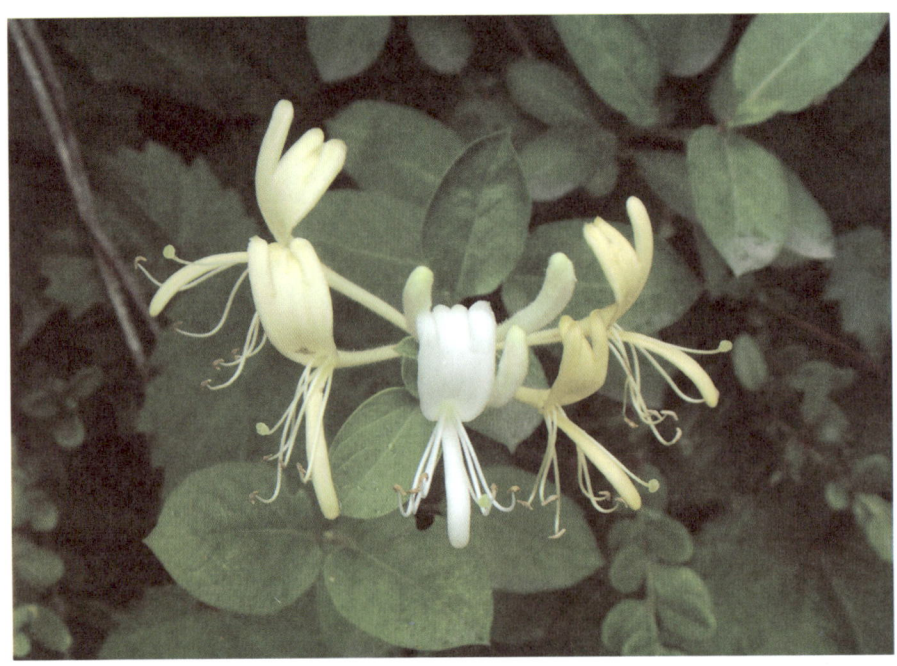

**생육상** _ 늘푸른덩굴나무 | **분포지** _ 전국의 산과 들 | **이용** _ 어린싹 | **먹는 방법** _ 데침·효소·차 | **산행 채취** _ 가능 | **텃밭 재배** _ 가능 | **효능** _ 간염·나력·종독·이하선염

**형태** 인동 덩굴은 늘푸른덩굴나무로 길이는 5m 정도이고, 긴 타원형의 잎이 마주나며, 가장자리가 밋밋하고 털이 있다. 가지는 붉은 갈색이고 속은 비어 있다. 줄기가 다른 물체를 오른쪽으로 감고 올라간다. 꽃은 5~6월에 잎 겨드랑이에서 2송이씩 흰색으로 피었다가 나중에는 노란색으로 피고, 열매는 9~10월에 검고 둥글게 여문다.
인동 덩굴은 추운 겨울에 이파리 몇 개로 겨울에도 잘 참고 견딘다 하여 "인동초忍冬草", 한 줄기에서 피어난 흰 꽃이 노란꽃으로 변해 "금은화金銀花"라 부른다.
인동 덩굴은 독毒이 없어 식용, 약용으로 가치가 높다.

### 식용

一. 줄기와 뿌리를 캐어 조청, 식혜를 만들어 먹는다.
一. 봄에 꽃이 피기 전에 어린순을 채취하여 끓는 물에 살짝 데쳐서 나물로 무쳐 먹는다.
一. 약초로 이용할 할 때는 꽃봉오리 · 잎 · 과실 · 경엽 · 줄기 · 뿌리를 쓴다. 꽃은 피기 전에 따고, 잎은 봄부터 여름까지 따서 그늘에 말려서 쓴다.

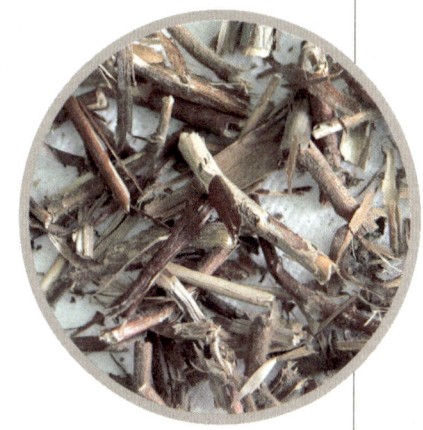

### 사용법

一. 꽃이나 덩굴을 항아리에 넣고 설탕을 녹인 시럽 30%를 붓고 100일 정도 발효시킨다.
一. 뿌리나 줄기는 수시로 베어 둥글게 실타래처럼 감아 용기에 넣고 술을 붓고 밀봉하여 3개월 후에 먹는다.
一. 꽃은 6월에 따서 다관이나 주전자에 넣고 끓여 꿀을 타서 차茶로 먹는다.

### 민간요법

一. 신경통에는 인동 덩굴+산초나무를 각각 50g을 물로 달여서 공복에 복용한다.
一. 부인의 냉증에는 인동 덩굴 잎 10g+어성초 5g+하고초 5g을 1회 용량으로 하여 물에 달여서 공복에 복용한다.
一. 나력 · 종독 · 고름에는 꽃 · 잎 · 줄기를 채취하여 짓찧어 즙을 환부에 붙인다.
一. 가려움증에는 꽃 · 잎 · 줄기를 채취하여 물에 달인 물로 목욕을 한다.
一. 손가락 끝에 종기가 나서 곪았을 때에는 덩굴을 물에 달여 먹는다.
一. 요통 · 관절통 · 습창에는 인동+창포를 넣은 물로 목욕을 한다.

### 한방

꽃을 금은화金銀花, 줄기를 인동 등으로 부른다. 주로 나력이나 종독 · 이하선염 · 간염에 다른 약재와 처방한다.

# 감나무 감나무과 _ Diospyros kaki

**한약명**: 시체 / **다른 이름**: 고종시 · 반시 · 연시 · 백시

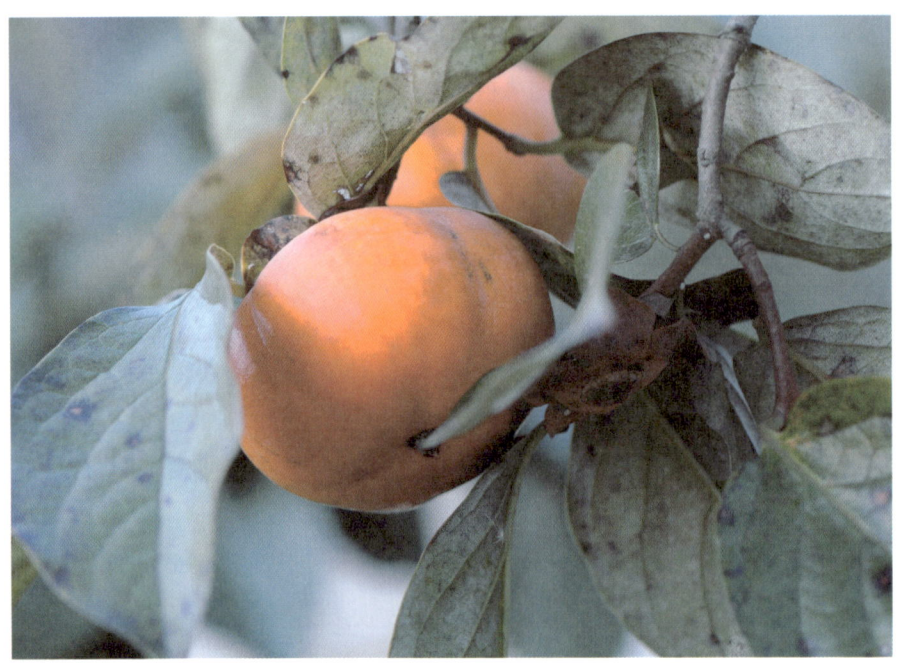

**생육상** _ 갈잎큰키나무 | **분포지** _ 중부 이남 과실수로 심음 | **채취** _ 봄꽃과 새순, 가을열매 | **이용** _ 어린싹 | **먹는 방법** _ 나물 · 식혜 · 곶감 · 차 · 효 | **산행 채취** _ 가능 | **텃밭 재배** _ 가능 | **효능** _ 딸꾹질 · 숙취 해소 · 구토 · 야뇨증 · 혈당 · 고혈압 · 이뇨 · 중풍 예방과 치료 · 지사 · 설사 · 동맥 경화

**형태** 감나무는 높이가 5~15m 정도이고, 잎은 반질반질하고 어긋나며, 잎자루에 털이 있고, 나무 껍질은 비늘 모양으로 갈라진다. 꽃은 5~6월에 왕관 모양의 황백색으로 피고, 열매는 10월에 둥글고 주황색 또는 붉은 색의 장과漿果로 여문다. 감나무는 식용 · 약용 · 관상용 · 공업용으로 가치가 높다. 감잎에는 비타민 C가 풍부하다. 홍시는 장腸을 다스려 주고, 설사를 치료하고, 술을 깨는 데 효과가 있고, 생감의 껍질을 벗겨 말려

곶감을 만들어 먹었고, 딸꾹질을 멈추게 하는 데 썼다.
허준이 쓴 《동의보감》에 "홍시紅柿는 갈증을 멈추게 하고, 심열을 치료하며, 주독酒毒과 열독熱毒을 풀어주어 위胃의 열을 내리고 입이 마르는 것을 낫게 하며 토혈吐血을 멈춘다." 라고 쓰여 있다.

### 식용

一. 봄에 어린순을 따서 끓는 물에 살짝 데쳐 무쳐 먹는다.
一. 감은 생감이나 홍시 열매를 생식하거나 가을에 곶감을 만들어 먹는다.
一. 봄에 부드러운 잎을 따서 깻잎처럼 양념에 재어 장아찌로 먹는다.

### 사용법

一. 가을에는 성숙된 열매를 따서 항아리나 용기에 넣고 설탕이나 시럽을 붓고 100일 정도 발효시킨다.
一. 봄에 감잎 새순을 따서 그늘에 말려서 주전자에 넣고 끓여 꿀을 타서 차茶로 먹는다.

### 시삽 만들기

一. 감이 푸른색일 때 작고 떫은맛이 강하며 당분이 적은 감을 선택하여 따서 절구에 넣고 잘 썰어 1/10쯤 물을 붓고 통에 옮겨 매일 한 번씩 저어 준다. 5~6일 후에 포대에 넣고 충분히 짜서 즙을 내서 항아리에 넣고 밀폐하여 6개월 정도 두면 된다.

### 금기

一. 몸이 냉한 사람과 임신부, 변비가 있는 사람은 먹지 않는다.

**번식법** _3월 하순 ~ 4월 초에 고욤나무로 접목한다.

### 한방

성숙한 꽃받침을 "시체"라 부른다. 딸꾹질이나, 구토, 야뇨증에 다른 약재와 처방한다.

# 골담초 콩과 _ Caragana sinica

**한약명**: 금작근金雀根 / **다른 이름**: 금작화 · 금작목 · 골담근 · 금계아

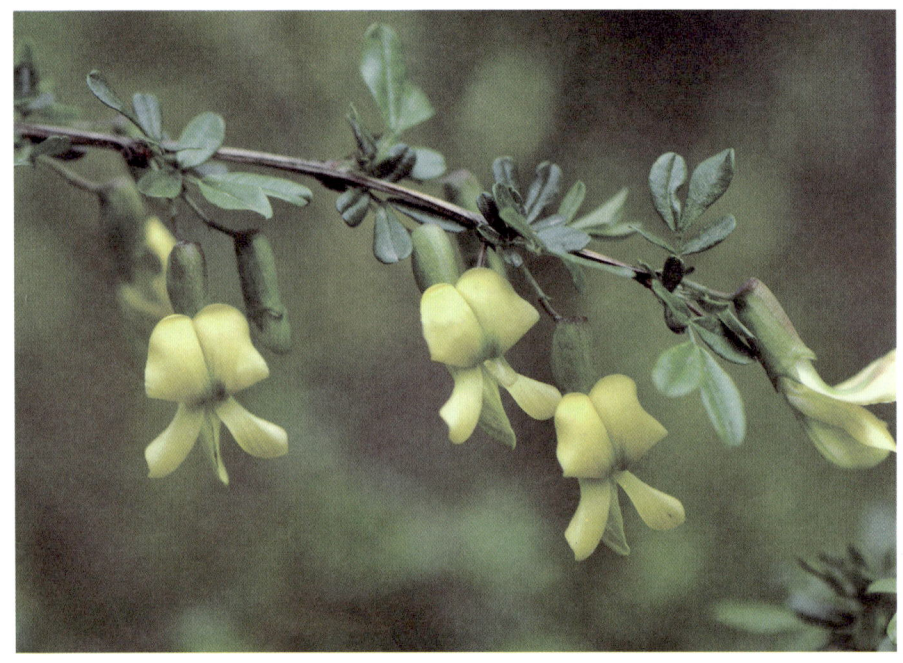

**생육상** _ 갈잎떨기나무 | **분포지** _ 산지와 마을 부근 | **채취** _ 봄꽃과 새순, 9월열매, 11월뿌리 | **이용** _ 꽃 · 잎 | **먹는 방법** _ 무침 · 데침 · 차 · 효소 · 술 | **산행 채취** _ 불가능 | **텃밭 재배** _ 가능 | **효능** _ 관절염 · 뼈 질환 · 타박상 · 담에 걸렸을 때 · 혈액 순환 · 통풍

**형태** 골담초는 높이가 2m 정도이고, 잎은 어긋나고 타원형의 작은 잎이 4개 달린다. 줄기에 날카로운 가시가 있고, 무더기로 자라고 많이 갈라진다. 꽃은 5월에 잎 겨드랑에 1~2송이씩 노랑색으로 피었다가 점점 연한 노란색으로 피고, 열매는 9월에 꼬투리 모양으로 여문다.

골담초는 꽃과 잎이 옥玉처럼 아름답다 하여 "선비화仙扉花", 뼈를 튼튼하게 한다 하여 "골담근"이라 부른다. 골담초는 독이 없고 꽃이 아름다워 식용 · 약용 · 관상용으로 가

치가 높다. 접골을 신속히 하기 때문에 뼈를 잘 붙게 하고 통풍痛風, 관절염에 좋다.

### 식용

- 꽃을 따서 먹기도 하고 끓는 물에 살짝 데쳐 나물로 무쳐 먹는다.
- 비빔밥·떡·화채 등으로 먹는다.
- 꽃은 5~6월에 노란색, 가을에 뿌리를 채취하여 말려서 쓴다.

### 사용법

- 봄에는 꽃과 잎을 설탕을 녹인 시럽 30%, 가을에는 줄기와 뿌리를 채취하여 물로 씻고 물기를 뺀 다음 마르기 전에 적당한 크기로 잘라 항아리에 넣고 설탕을 녹인 시럽을 80%를 붓고 100일 이상 발효시킨다.
- 봄에 꽃을 따서 그늘에 말려 차로 먹는다.

### 골담초 술 만들기

- 봄에는 꽃을 따서, 가을에는 뿌리를 캐어 용기에 넣고 술을 붓고 밀봉하여 3개월 후에 먹는다.

### 금기

- 다량으로 장복할 때는 피부 소양증, 알레르기성 피부염 등이 생길 수 있다.

**번식법** _ 근맹아, 새로 자란 가지를 삽목으로 번식한다.

### 처방

뿌리를 "금작근金雀根"이라 부른다. 주로 골절이나 관절통, 어혈에 다른 약재와 처방한다.

# 감태나무 녹나무과 _ Lindera glauca

**한약명**: 산호초山胡草・산호초엽山胡草葉 / **다른 이름**: 백동백・가무태나무・우근조・산항목・노래홍・산호초

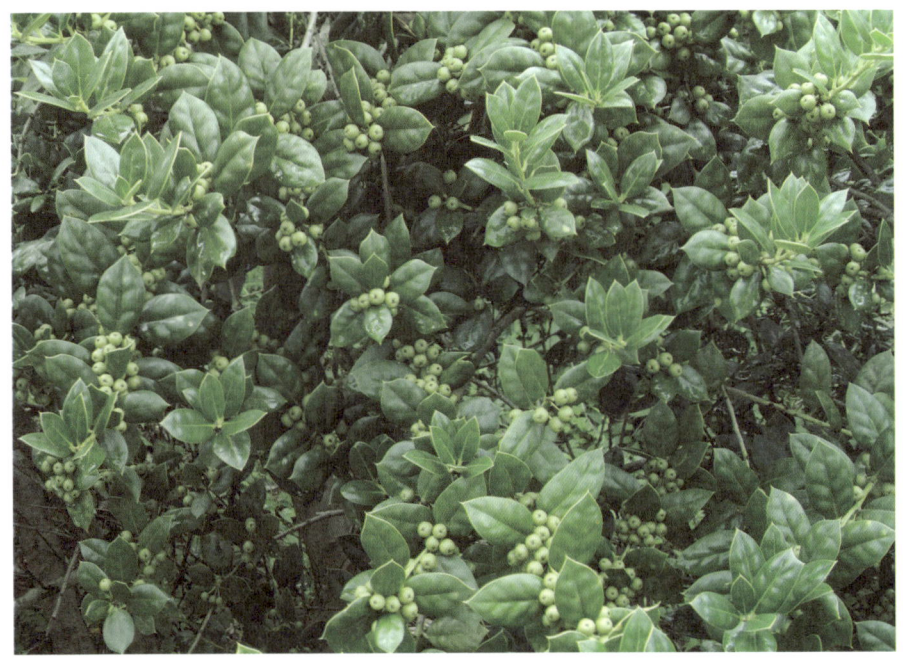

**생육상** _ 갈잎떨기나무 | **분포지** _ 강원 이남의 산기슭 양지 | **채취** _ 봄 | **이용** _ 잎・무침・장아찌・효소 | **먹는 방법** _ 데침・효소 | **산행 채취** _ 가능 | **텃밭 재배** _ 가능 | **효능** _ 근골 동통・심복 냉통・타박상・지혈

**형태** 감태나무는 높이가 2~5m 정도이고, 꽃은 4~5월에 황색으로 피고, 열매는 9월에 둥근 장과로 여문다. 감태나무는 대략 2~5m 정도 자라는 나무로 밑에서는 다른 식물이 성장하기 어렵다. 예부터 관절통, 근육통에 썼고 일본에서는 잎을 말려 곡식과 섞어 먹었다.

감태나무는 식용, 약용으로 가치가 높다. 콜레스테롤을 녹이는 성분이 함유되어 있어 혈액 순환에 좋다.

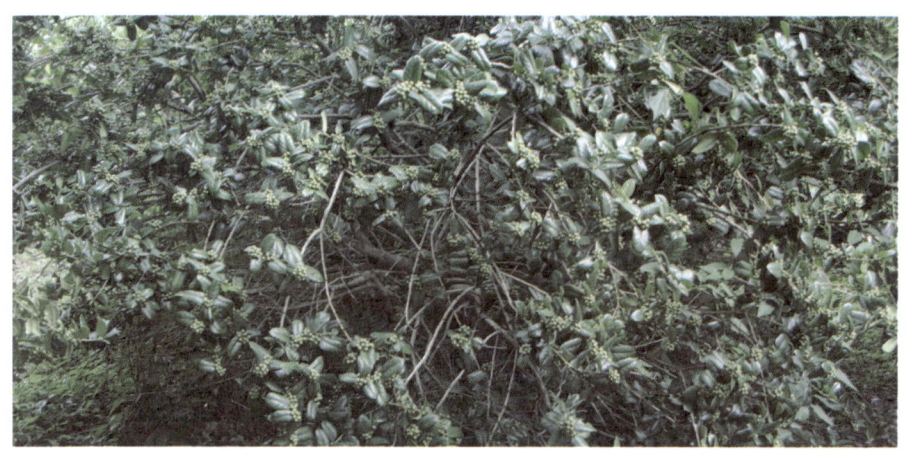

### 식용

一. 봄에 목질화된 어린순과 줄기를 채취하여 끓는 물에 살짝 데쳐서 나물로 무쳐 먹는다.
一. 봄에 잎을 따서 간장에 재어 장아찌로 먹는다.

### 사용법

一. 봄에 어린순을 채취하여 항아리에 넣고 설탕을 녹인 시럽 30%를 붓고 100일 이상 발효를 시킨다.

### 민간요법

一. 근골 동통에는 열매 10g을 물에 달여 먹는다.
一. 타박상에는 잎을 짓찧어 즙을 내서 환부에 바른다.

**번식법** _ 씨앗과 꺾꽂이로 번식한다.

### 한방

씨앗을 "산호초山胡草", 잎을 "산호초엽山胡草葉"이라 부른다. 주로 근골 동통·심복 냉통에 다른 약재와 처방한다.

# 개나리 물푸레나무과 _ Forsythia koreana

**한약명** : 연교連翹, 연교경엽連翹莖葉 / **다른 이름** : 영춘화 · 지단화 · 개나리나무 · 신이꽃

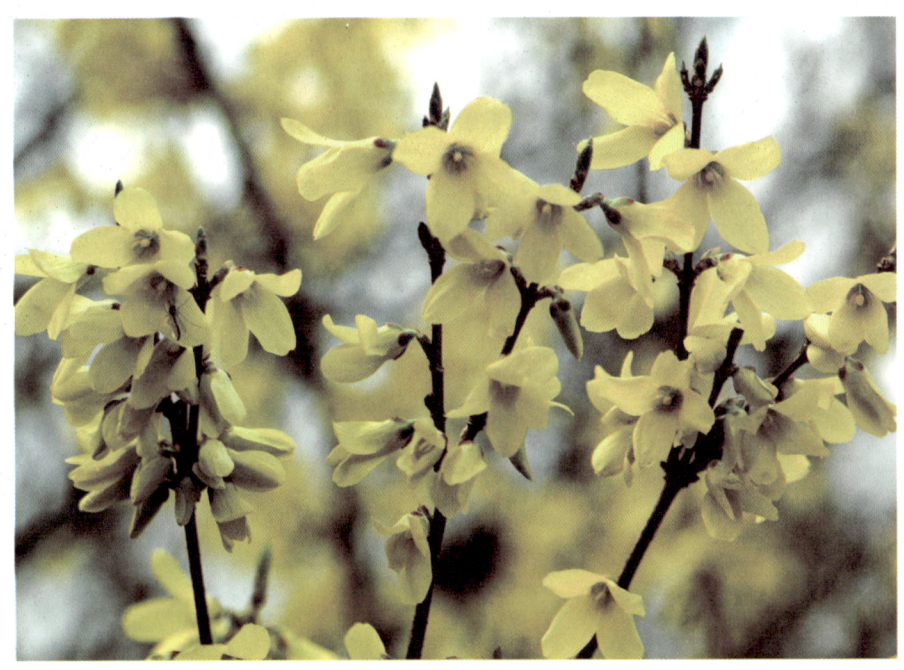

**생육상** _ 갈잎떨기나무 | **분포지** _ 집 근처나 햇볕이 잘 드는 산기슭 | **채취** _ 봄 | **이용** _ 꽃 · 잎 · 줄기 | **먹는 방법** _ 무침 · 차 · 효소 | **산행 채취** _ 가능 | **텃밭 재배** _ 가능 | **효능** _ 옹창 종독 · 나력 · 심폐의 적열 · 결핵

**형태** _ 개나리는 높이가 2~3m 정도이고, 타원형의 잎이 마주나고 가장자리가 톱니 모양이거나 밋밋하다. 줄기는 모여 나고 가지는 많이 갈라져 빽빽하게 자라면서 밑으로 처진다. 꽃은 3~4월에 잎보다 먼저 겨드랑이에 1~3송이씩 노랑색으로 피고, 열매는 9~10월에 갈색 달걀 모양으로 여문다.

개나리는 우리나라 특산 식물로 집 주변에 울타리 대용으로 많이 심는다. 개나리는 생명력이 강해 땅에 심기만 하면 뿌리를 내리고 가지를 잘라 놓으면 그 마디에서 뿌리가 나온

다. 개나리는 식용·약용·관상용으로 가치가 높다. 꽃은 차로 잎은 따서 나물로 먹는다.

### 식용

一. 봄에 꽃, 잎과 줄기는 수시로, 가을에 열매를 채취하여 말려서 쓴다.

### 사용법

一. 봄에 개나리꽃과 열매를 따서 용기에 넣고 19도 소주를 붓고 밀봉하여 3개월 후에 먹거나, 꽃과 잎을 채취하여 항아리에 넣고 설탕을 녹인 시럽 30%를 붓고 100일 정도 발효시킨다.
一. 봄에 꽃을 채취하여 그늘에 말려 차茶로 먹는다.

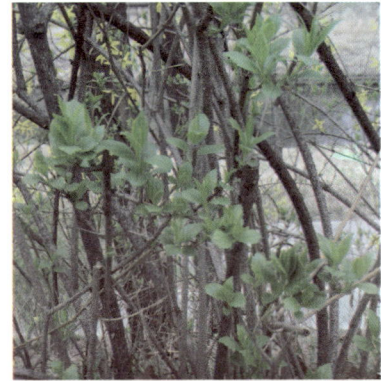

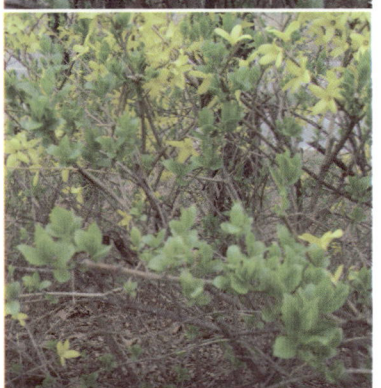

### 민간요법

一. 옹창 종독에는 열매를 짓찧어 즙을 환부에 바른다.
一. 심폐 적열에는 잎이나 줄기를 채취하여 물에 달여 하루에 3번씩 공복에 복용한다.
一. 반진에는 꽃을 달인 물로 목욕을 한다.
一. 청열·해독에는 꽃으로 차茶를 만들어 먹는다.
一. 치질에는 열매를 짓찧어 즙을 환부에 붙인다.

**번식법**_분주·삽목·휘문이로 번식한다.

### 한방

열매는 종창·나력만성 부스럼, 해독에 응용한다. 열매를 "연교連翹", 잎을 "연교경엽連翹莖葉"이라 부른다. 주로 옹창 종독이나 나력, 심폐의 적열, 결핵에 다른 약재와 처방한다.

# 닥나무 뽕나무과 _ Broussonetia kazinoki

**한약명** : 구피마構皮麻 / **다른 이름** : 딱나무

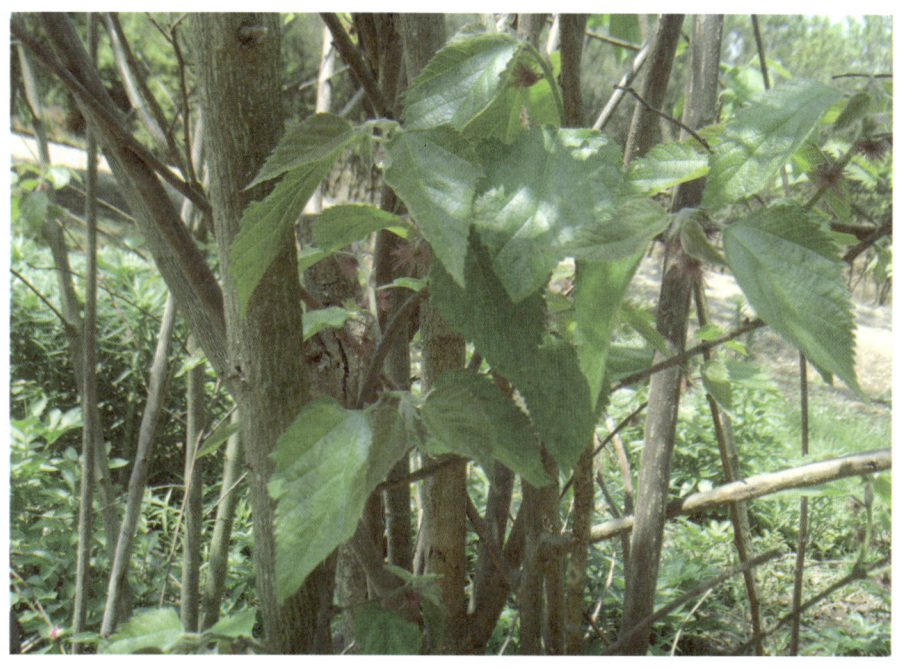

**생육상** _ 갈잎큰키나무 | **분포지** _ 전국의 양지바른 산기슭 및 밭둑 | **채취** _ 봄 | **이용** _ 어린잎·줄기 | **먹는 방법** _ 데침, 효소 | **산행 채취** _ 가능 | **텃밭 재배** _ 가능 | **효능** _ 류머티즘·비통鼻痛·부종·부종

**형태** 닥나무는 높이가 2~5m 정도이고, 잎은 어긋나고, 잎 가장자리에 잔톱니가 있다. 꽃은 5~6월에 잎과 함께 햇가지 밑에서 붉은 색으로 피고, 열매는 6~7월에 둥글게 여문다. 닥나무의 줄기를 꺾으면 딱 하는 소리가 나기 때문에 사람들은 생生을 마감할 때 자기 이름을 부른다 하여 다른 이름으로 "딱나무"라 부른다.

닥나무는 한지韓紙의 원료이다. 창호지는 한국미美의 상징이며, 우리 조상들은 창호지窓戶紙를 바른 문 안에서 삶을 살았다. 모든 고서가 한지로 이루어졌고, 서적書籍[1]은 한지로

---

1) 옛날에는 대나무 죽간으로 글을 새겼지만 예전의 책은 한지韓紙로 만들었다.

만들고, 역사의 기록은 한지로 이루어졌다. 닥나무는 식용·약용·공업용으로 가치가 높다. 어린잎을 따서 효소를 만들거나 쌈이나 나물로 무쳐 먹었다.

## 식용

— 봄에 어린순을 채취하여 끓는 물에 살짝 데쳐서 나물로 무쳐 먹는다.
— 봄에 잎, 수시로 뿌리줄기를 채취하여 말려서 쓴다.

## 사용법

— 봄에 어린순을 채취하여 항아리에 넣고 설탕을 녹인 시럽 30%를 붓고 100일 정도 발효시킨다.

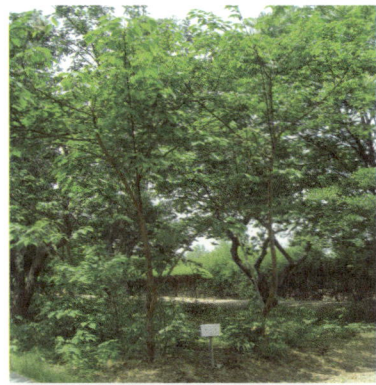
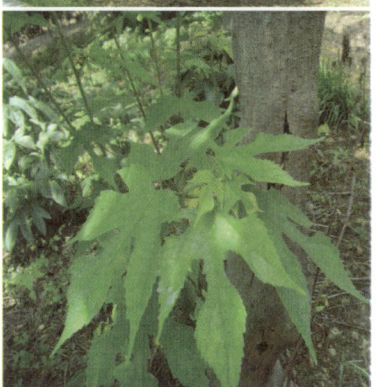

## 민간 요법

— 피부염에는 잎을 채취하여 짓찧어 환부에 바른다.
— 타박상에는 뿌리 껍질을 짓찧어 즙을 환부에 바른다.
— 부종에는 뿌리를 캐서 물로 씻고 껍질을 벗겨 물에 달여 하루에 3번씩 공복에 복용한다.
— 중풍에는 열매를 채취하여 물에 달여서 하루에 3번씩 공복에 복용한다.
— 류머티즘에 의한 비통鼻痛에는 뿌리를 채취하여 물로 씻고 적당한 크기로 잘라 물로 달인 물로 목욕을 한다.

**번식법** _ 꺾꽂이, 포기 나누기로 번식한다.

**한방**

뿌리껍질을 구피마構皮麻라 부른다. 류머티즘에 의한 비통鼻痛이나 부종에 다른 약재와 처방한다.

# 생강나무 녹나무과 _ Lindera obtusiloba

**한약명** : 삼찬풍=鑽風 / **다른 이름** : 황매목 · 단향매 · 개동백 · 산동백

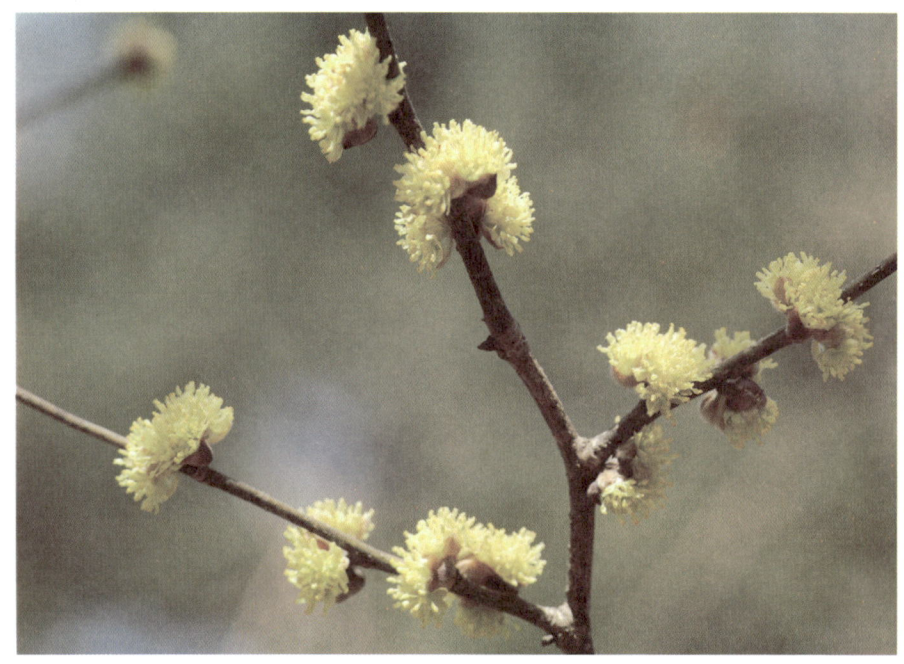

**생육상** _ 갈잎떨기나무 | **분포지** _ 전국 숲속이나 산골짜기 | **채취** _ 봄 | **이용** _ 어린순 | **먹는 방법** _ 데침 · 장아찌 · 차 · 효소 | **산행 채취** _ 가능 | **텃밭 재배** _ 가능 | **효능** _ 타박상 · 어혈 · 냉증 · 근육통 · 신경통 · 두통 · 식은땀 · 산후통 · 생리통

**형태** 생강나무는 높이가 3~5m 정도이고, 잎은 어긋나고, 윗부분이 3~5 갈래로 둔하게 갈라지고, 뒷면에 털이 있다. 꽃은 3월에 잎보다 꽃잎이 없이 노란색으로 피고, 열매는 9~10월에 둥글고 녹색에서 붉은 색으로 변했다가 검은 색으로 여문다.

생강나무는 가장 봄을 먼저 알린다 하여 영춘화迎春花라 부른다. 옛날 사대부의 귀부인이나 이름난 기생妓生들은 검은 열매로 기름을 짜서 사용했다.

생강나무에는 방향성 정유를 함유하고 있어 잎을 따서 손으로 비비면 생강 같은 냄새가

있기 때문에 "생강나무"라 이름이 붙여졌다.
생강나무는 약용·식용·정원수로 가치가 높다. 녹차는 찬 성질이 있지만, 작설차는 몸을 따뜻하게 하기도 하고, 향이 좋다.
생강나무는 근육과 뼈를 튼튼하게 하고, 몸 안의 독毒을 풀어준다.

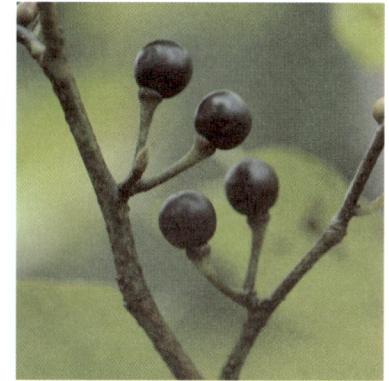

### 식용

一. 봄에 막 나온 새순을 채취하여 쌈이나 끓는 물에 살짝 데쳐서 나물로 먹는다.
一. 새순에 찹쌀 가루를 묻혀 튀겨 먹는다.
一. 검은 열매를 갈아서 음식의 향료로 사용한다.

### 사용법

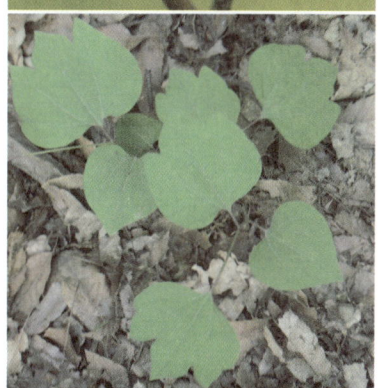

一. 봄부터 여름까지 잎을 따서 항아리에 넣고 설탕을 녹인 시럽 30%를 붓고 100일 정도 발효시킨다.
一. 어린 새순新芽을 따서 그늘에 말려서 다관이나 주전자에 넣고 끓여 꿀을 타서 작설차茶로 먹는다.
一. 가을에 검게 익은 열매를 따서 음식의 향신료로 쓴다.
一. 봄에는 새순, 한여름에는 잎을, 잔가지는 가을부터 이듬해 봄에 꽃이 피기 전까지 채취한다.

**번식법** _9월에 씨앗을 채취하여 노천 매장 후 봄에 파종한다.

### 한방

줄기 껍질을 "삼찬풍三鑽風"이라 부른다. 주로 산후통이나 어혈, 근육통에 다른 약재와 처방한다.

# 참죽나무 참죽나무과 _ Cedrela sinensis

**한약명** : 춘백피椿白皮 / **다른 이름** : 참중나무

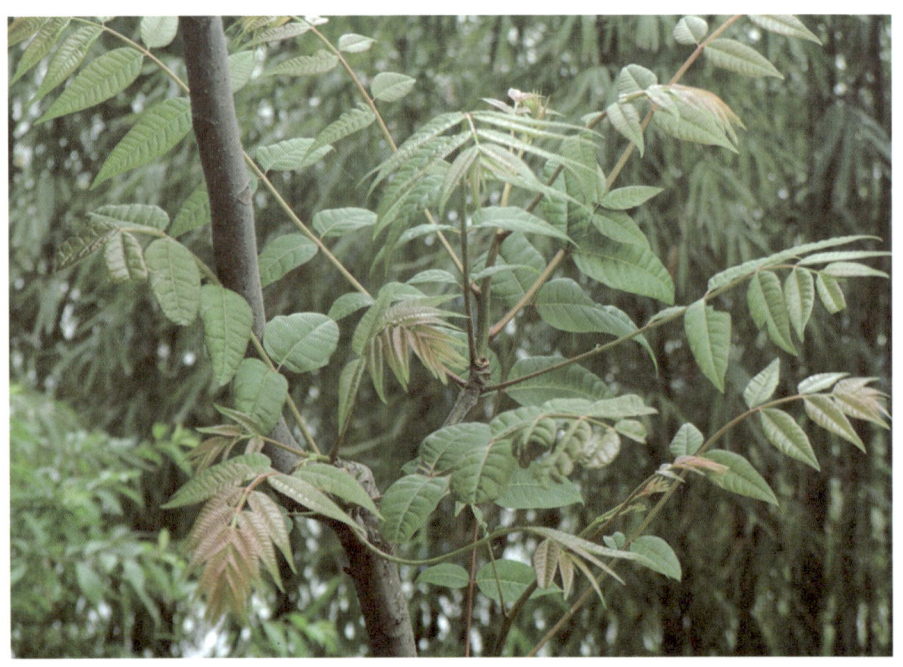

**생육상** _ 멀구슬나무 | **분포지** _ 제주도, 중부 이남 | **채취** _ 봄 | **이용** _ 어린잎 | **먹는 방법** _ 약탕·환·술 | **산행 채취** _ 가능 | **텃밭 재배** _ 가능 | **효능** _ 풍진·구충·살충·청열·조습

**형태** 참죽나무는 높이가 15m 정도이고, 꽃은 6월에 가지 끝에 백색으로 피고, 열매는 달걀 모양의 삭과로 여문다. 죽나무·쭉나무·참중나무·향춘이라고도 한다. 나무에서 독특한 향기가 나며 겉껍질이 얇게 갈라져 속껍질이 보이고 적갈색이다. 어린 가지는 녹색을 띤다. 관상용·식용·약용으로 이용된다. 어린잎은 나물·쌈으로 식용하며, 농촌에서는 울타리로 약으로 쓸 때는 탕으로 쓰고, 술을 담가서도 쓴다.

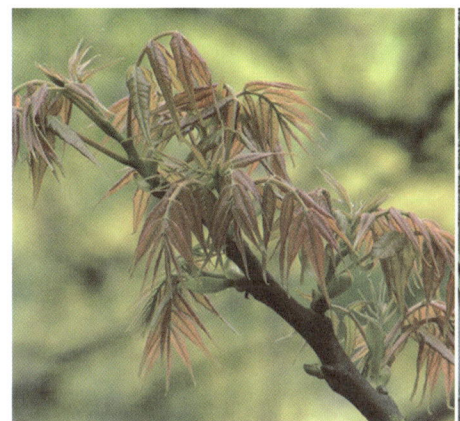 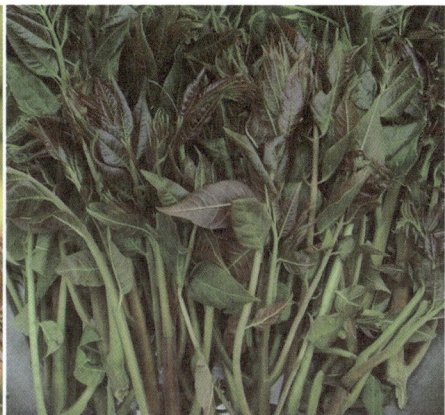

### 식용

一. 봄에 어린잎을 채취하여 끓는 물에 살짝 데쳐서 나물로 무쳐 먹는다.
一. 장아찌 · 부각 · 조림으로 먹는다.

### 사용법

一. 봄에 꽃이 피기 전에 잎을 따서 항아리에 넣고 설탕을 녹인 시럽 30%를 붓고 100일 정도 발효를 시킨다.

### 민간요법

一. 풍진에는 줄기 껍질 또는 뿌리껍질 10g을 물에 달여 먹는다.
一. 구충에는 잎을 짓찧어 즙을 내어 먹는다.

**번식법** _ 씨앗과 꺾꽂이로 번식한다.

### 한방

줄기껍질 또는 뿌리껍질을 "춘백피椿白皮"라 부른다. 주로 풍진 · 청열 · 조습에 다른 약재와 처방한다.

# 딱총나무 인동과 _ Sambucus williamsii Hance var. coreana

**한약명** : 접골목接骨木 / **다른 이름** : 개똥나무 · 말오줌나무 · 오른재나무 · 지렁쿠나무 · 덧나무

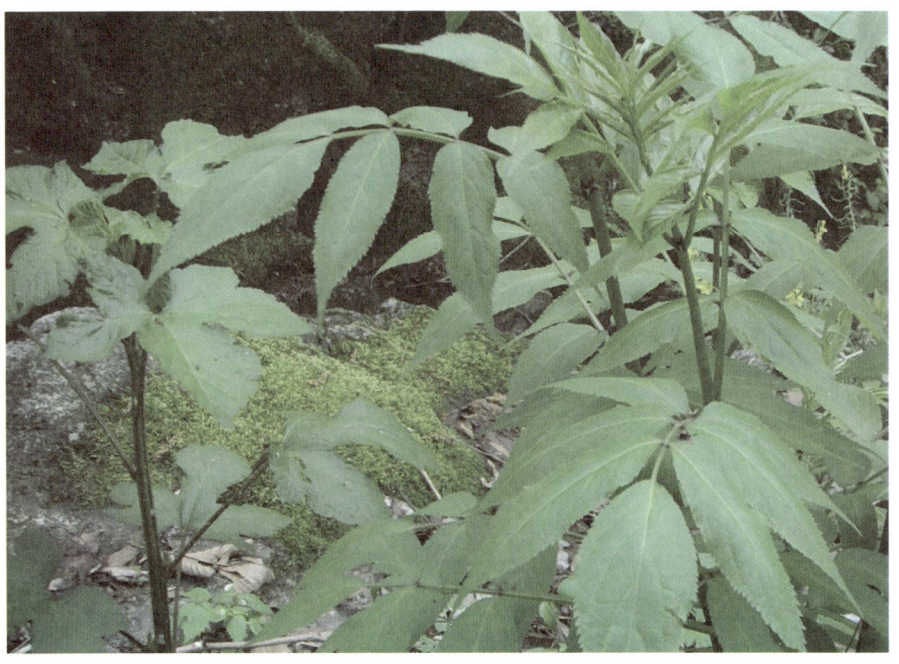

**생육상** _ 갈잎떨기나무 | **분포지** _ 제주도를 제외한 전국의 산골짜기 | **채취** _ 봄 | **이용** _ 잎 · 가지 | **먹는 방법** _ 데침 · 무침 · 튀김 · 효소 | **산행 채취** _ 가능 | **텃밭 재배** _ 가능 | **효능** _ 골절 · 타박상에 의한 종통 · 류머티즘 · 근골 동통 · 요통

**형태** 딱총나무는 높이가 3~5m 정도이고, 꽃은 5월에 연한 황색 또는 연녹색으로 가지 끝에 원추 꽃차례로 피고, 열매는 7월에 둥근 핵과로 여문다.

대보름 명절에 아이들이 딱총을 만드는 재료로 썼다 하여 "딱총나무"라 부른다. 딱총나무의 맛은 달고 약간 쓰고 성질이 평하여 식용, 약용으로 가치가 높다. 나무를 달인 물은 진통 작용을 나타낸다. 약리 실험에서 골절상을 입었을 때 골절 유합을 촉진시켰다.

### 식용

一. 봄에 어린잎을 채취하여 끓는 물에 살짝 데쳐서 나물로 무쳐 먹는다.
一. 날것을 그대로 기름에 튀겨 먹는다.

### 사용법

一. 봄에 꽃이 피기 전에 잎을 따서 항아리에 넣고 설탕을 녹인 시럽 30%를 붓고 100일 정도 발효시킨다.

### 민간요법

一. 골절에는 줄기 15g을 물에 달여 먹는다.
一. 타박상에는 잎을 채취하여 짓찧어 환부에 붙인다.
一. 두드러기·피부 가려움증에는 물을 넣고 달여서 쓴다.

### 금기

一. 임산부는 복용을 금한다.

**번식법** _ 씨앗과 꺾꽂이로 번식한다.

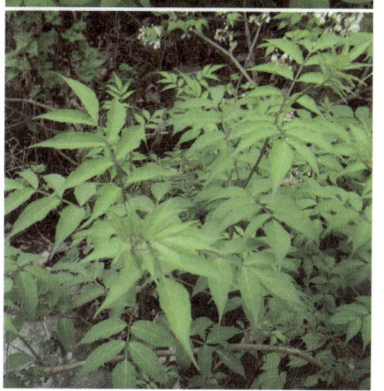

### 한방

줄기를 "접골목接骨木"이라 부른다. 주로 골절, 타박상에 의한 종통·류머티즘·근골 동통·요통에 다른 약재와 처방한다.

# 고추나무 고추나무과 _ Staphylea bumaida

**한약명**: 성고유省沽油 / **다른 이름**: 없음

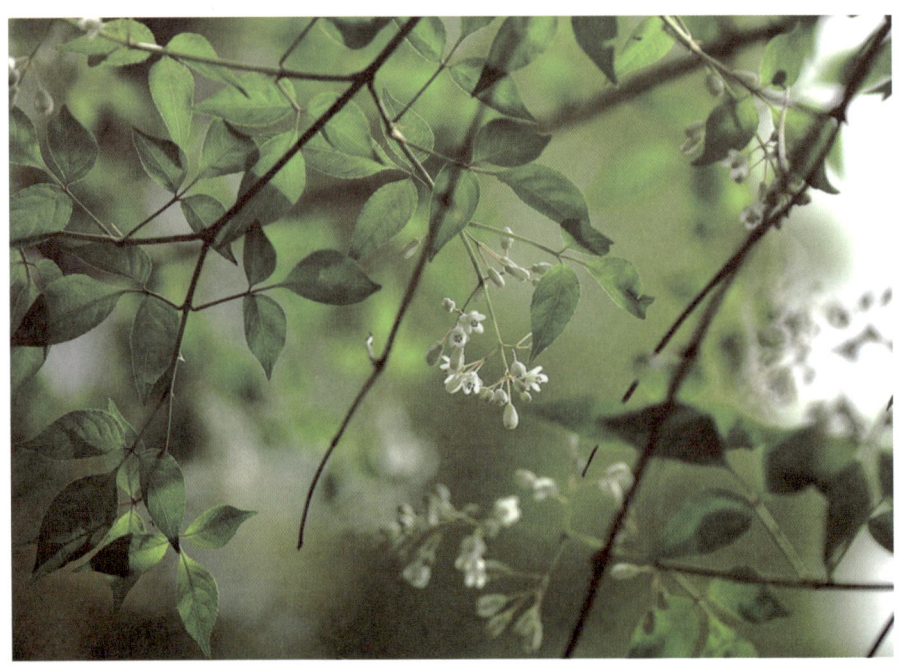

**생육상** _ 갈잎떨기나무 | **분포지** _ 전국의 산골짜기 | **채취** _ 봄 | **이용** _ 잎싹과 꽃 싹 | **먹는 방법** _ 무침·데침·튀김·나물밥·효소 | **산행 채취** _ 가능 | **텃밭 재배** _ 가능 | **효능** _ 이질·소염

**형태** 고추나무는 높이가 3~5m 정도이고, 꽃은 5월에 백색으로 피고, 열매는 9~10월에 여문다. 산골짜기에서 흔히 자라는 낙엽수목 또는 소교목으로서 가지는 둥글며 암갈색이고 어린가지에 털이 없다.

잎은 대생하며 소엽은 3개이고 측소엽은 소엽병이 없으며 정소엽은 밑부분이 소엽병으로 흐르고 양끝이 좁고 표면은 털이 없으나 뒷면은 맥 위에 털이 있으며 가장자리에 잔톱니가 있고 엽병은 길이가 2~3m이다.

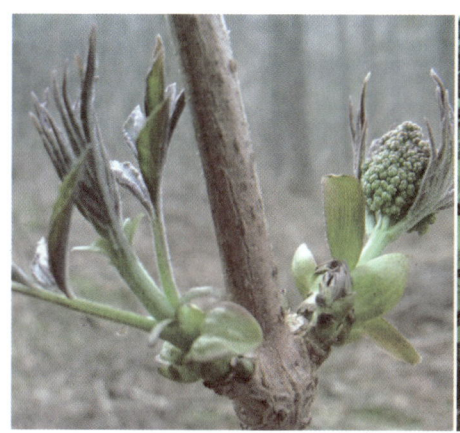
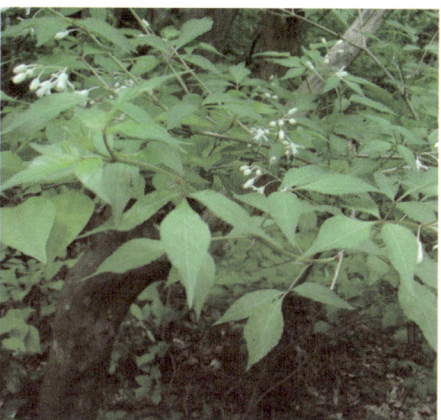

### 식용

一. 봄에 어린잎을 채취하여 끓는 물에 살짝 데쳐서 나물로 무쳐 먹는다.
一. 튀김, 나물밥으로 먹는다.

### 사용법

一. 봄에 꽃이 피기 전에 잎을 따서 항아리에 넣고 설탕을 녹인 시럽 30%를 붓고 100일 정도 발효시킨다.

### 민간요법

一. 어혈에는 열매 또는 줄기 10g을 물에 달여 먹는다.
一. 산후 어혈에는 뿌리 90g+홍화 15g+고초 30g을 배합하여 물 2,000ml를 넣고 달여 아침 저녁으로 복용한다.

**번식법** _ 씨앗과 꺾꽂이로 번식한다.

### 한방

열매 또는 줄기를 "성고유省沽油"라 부른다. 주로 산후 어혈, 타박상·건해에 다른 약재와 처방한다.

# 두릅나무 두릅나무과 _ Aralia elata

**한약명**: 총목피 / **다른 이름**: 총목피 · 자노아 · 총근피 · 목두채

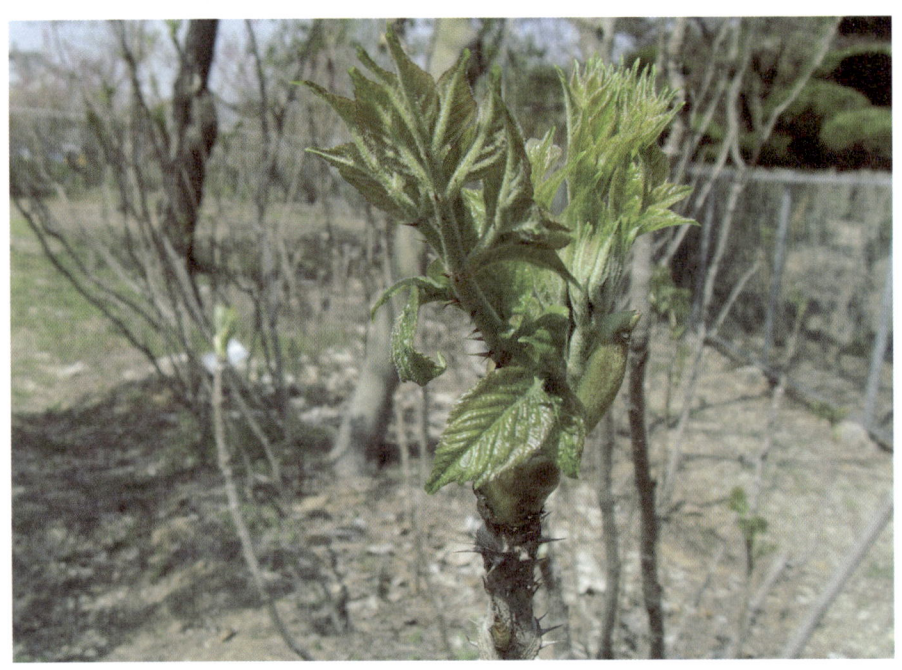

**생육상**_ 갈잎떨기나무 | **분포지**_ 전국의 숲가나 경사면 | **채취**_ 봄 | **이용**_ 새싹 | **먹는 방법**_ 무침 · 데침 · 구이 · 김치 · 묵나물 · 효소 · 술 | **산행 채취**_ 가능 | **텃밭 재배**_ 가능 | **효능**_ 당뇨병 · 신장병 · 천식 · 면역력 강화

**형태** 두릅나무는 높이가 3~4m 정도이고, 잎은 어긋나고, 잎자루와 작은 잎에 가시가 있고, 가장자리는 고르지 못한 톱니 모양이고, 줄기에는 억센 가시가 있다. 꽃은 7~9월에 여러 송이가 가지 끝에 흰색으로 피고, 열매는 10월에 납작하고 둥근 모양의 검은 색의 핵과核果가 여문다.

두릅은 두릅나무의 새순을 가리키는 말로 봄철에 산나물 중에서 으뜸으로 친다. 두릅의 독특한 향과 새순에 정유 성분이 있으며 독특한 향이 있고 봄에 나른한 증상인 춘곤증에

는 그만이다. 두릅은 독이 없어 식용, 약용으로 가치가 높다.

## 식용

一. 두릅은 봄철에 때를 놓치면 잎과 가시가 억세 먹을 수 없기 때문에 어린 새순이 10cm 미만일 때 딴다.
一. 이른 봄에 두릅의 새싹을 따서 겉껍질을 살짝 벗기고 끓는 물에 살짝 데쳐서 초고추장에 찍어 먹거나 석쇠에 구워서 양념장에 찍어 먹거나 김치를 담가 먹는다.
一. 데친 나물은 쇠고기와 함께 꿰어 두릅적을 만들거나 튀김·샐러드를 만들어 먹는다.
一. 삶아서 말린 후 묵나물로 먹는다.

## 사용법

一. 가을에 열매가 흑색으로 익었을 때, 뿌리를 용기에 넣고 19도 소주를 붓고 밀봉하여 3개월 후에 먹거나, 봄에 새싹을 채취하여 항아리에 넣고 설탕을 녹인 시럽 30%를 붓고 100일 정도 발효시킨다.

## 금기

一. 한꺼번에 많이 먹으면 설사를 하기 때문에 적당하게 먹고 특히 고혈압 환자는 먹지 않는다.

**번식법**_ 실생과 뿌리꽂이로 한다. 가을에 씨앗을 채종하여 노천에 가매장했다가 봄에 파종한다.

### 한방

뿌리껍질 또는 줄기껍질을 "총목피"라 부른다. 주로 당뇨병·신장병·천식·면역력 강화에 다른 약재와 처방한다.

# 가시오갈피 두릅나무과 _ Acanthopanax senticosus

**한약명** : 오가피五加皮 / **다른 이름** : 자오가 · 자오가근刺五加根

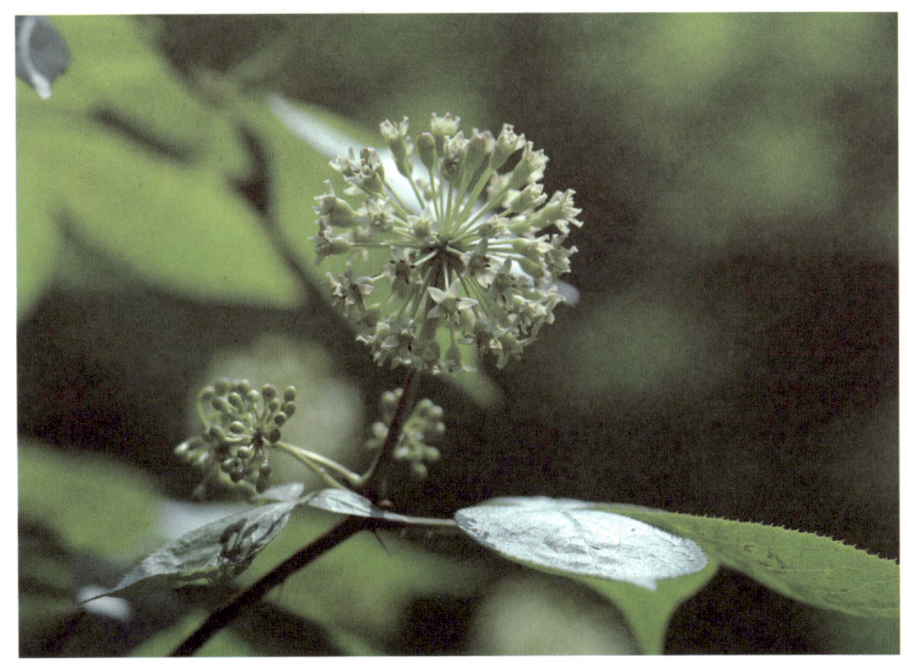

**생육상** _ 갈잎떨기나무 | **분포지** _ 전국의 깊은 산이나 밭, 해발 500m 이상에서 자란다. | **채취** _ 4월새순, 10월열매, 수시가지와 뿌리 | **이용** _ 새순 · 열매 · 줄기 · 뿌리 | **먹는 방법** _ 쌈 · 무침 · 장아찌 · 효소 · 차 · 술 | **산행 채취** _ 가능 | **텃밭 재배** _ 가능 | **효능** _ 암 · 당뇨병 · 면역력 강화 · 근골 강화 · 간장 · 신장 · 관절염 · 요통

**형태** 가시오갈피는 높이가 2~3m 정도이고, 잎은 어긋나고 손바닥 모양의 겹엽이고, 잎자루 밑에 솜털 같은 작은 가시가 많다. 꽃은 햇가지 끝에서 산형화서 자황색으로 피고, 열매는 10월에 둥근 핵과로 여문다.

오가피五加皮의 학명은 아칸토파낙스Acanthopanax이다. 만병을 치료하는 '가시나무'라는 뜻이다. 가시오갈피는 해발 500m 이상에서 자라고, 가지에 솜털 같은 가시가 많고 잎 가장자리에 날카로운 톱니가 있다. 가시오갈피는 독이 없어 식용, 약용으로 가치가 높다.

### 식용

— 봄에 새순을 따서 끓는 물에 살짝 데쳐서 먹거나 잎을 따서 깻잎처럼 간장에 재어 장아찌를 담가 먹는다.

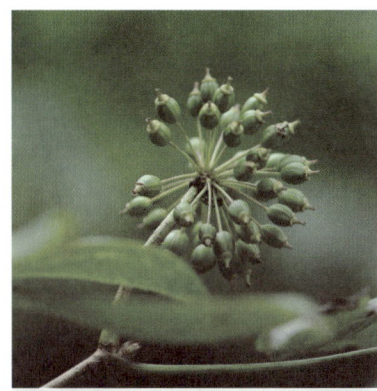

### 사용법

— 성숙한 열매를 따서 이물질을 제거한 후 용기나 항아리에 넣고 설탕을 녹인 시럽 70%를 붓고 100일 이상 발효시킨다.
— 가을에 열매를 따서 용기에 넣고 19도 소주를 붓고 한 달 후에 먹는다.

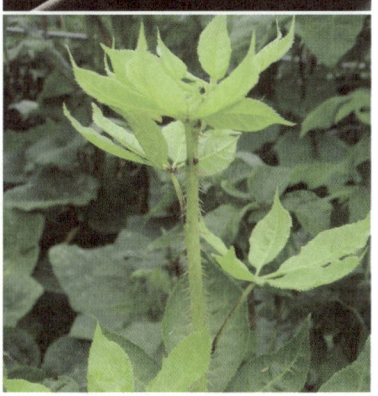

### 민간 요법

— 요통에는 가지나 뿌리를 채취하여 물로 씻고 물에 달여서 하루 3번씩 마신다.
— 소아 마비 증세에는 가지를 채취하여 적당한 크기로 잘라 물에 달여서 장복한다.
— 노화 방지 · 면역력 증강에는 봄에는 잎, 가을에 열매로 효소를 만들어 장복한다.

### 금기

— 고혈압이나 심장병 환자는 장복을 하지 않는다.

**번식법** _ 삽목, 포기 나누기로 번식한다.

#### 한방

뿌리껍질을 "자오가(刺五加)"라 부른다. 주로 근골 강화 · 간장 · 신장에 다른 약재와 쓴다.

# 마가목 장미과_ Sorbus commixta

**한약명**: 정공피丁公皮 / **다른 이름**: 당마가목 · 백화화추 · 산화추 · 천산화추

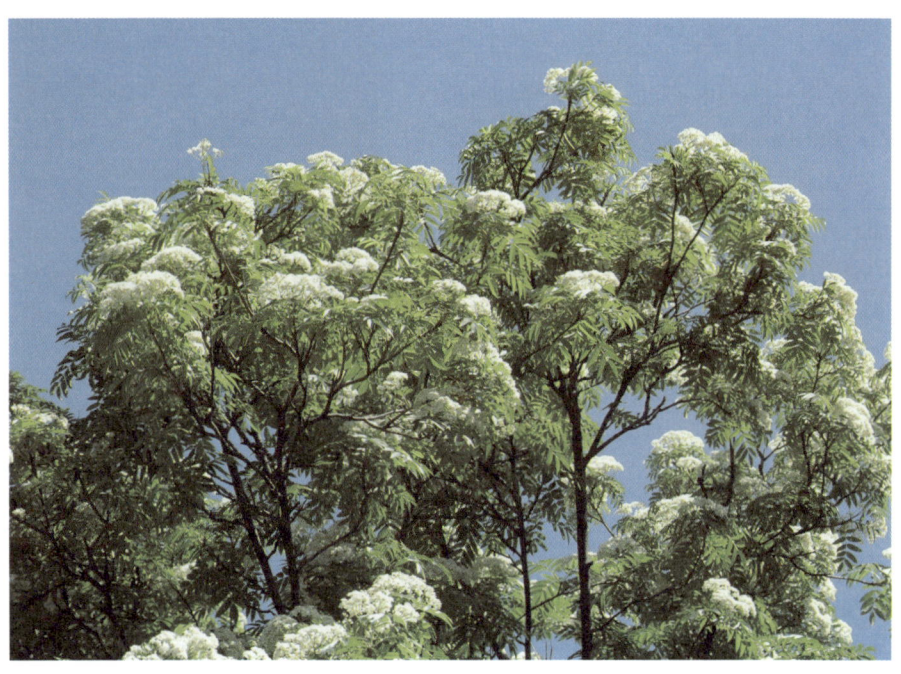

**생육상** _ 갈잎작은큰키나무 | **분포지** _ 강원도 깊은 산이나 숲속 | **채취** _ 봄~가을 | **이용** _ 어린 잎 · 열매 | **먹는 방법** _ 무침 · 데침 · 효소 · 술 | **산행 채취** _ 가능 | **텃밭 재배** _ 가능 | **효능** _ 천식 · 기관지염 · 관절염 · 비염 · 잦은 기침 · 진해 · 신체 허약 · 요슬통

**형태** 마가목은 높이가 7~10m 정도이고, 꽃은 5~6월에 흰색으로 피고, 열매는 10월에 지름이 5~8mm로 둥글고 적색으로 여문다.

마가목은 이른 봄에 싹이 틀 때 말의 이빨과 같고 줄기껍질이 말가죽을 닮아 "마가목馬加木"이라 부른다.

열매는 약간 달면서 쓰고, 나무껍질은 약간 쓰면서 차갑지만 독성이 없어 식용과 약용으로 쓰고 관상용으로 가치가 높다. 폐와 기관지, 무릎에 좋은 것으로 알려 있다.

식용

一. 봄에 새순을 채취하여 끓는 물에 살짝 데쳐 나물로 무쳐 먹는다.

사용법

一. 봄에는 잎을 가을에 빨갛게 익은 열매를 용기나 항아리에 넣고 설탕을 녹인 시럽 70%를 붓고 100일 이상 발효시킨다.
一. 가을에 성숙된 열매를 따서 용기에 넣고 19도 소주를 붓고 밀봉하여 3개월 후에 먹는다.
一. 약초로 쓸 때는 꽃·잎·줄기·뿌리껍질·열매 모두를 쓴다.

민간요법

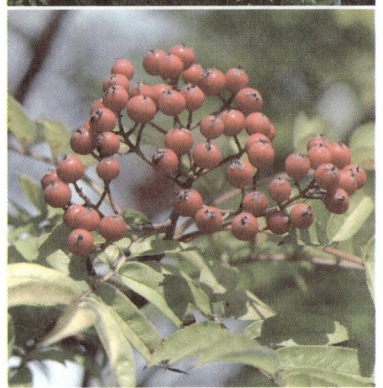

一. 천식에는 가지를 채취하여 적당한 크기로 잘라 물에 달여 하루에 3번씩 공복에 복용한다.
一. 잦은 기침에는 가을에 성숙된 열매를 따서 효소를 만들어 공복에 수시로 먹는다.
一. 관절염·류마티즘에는 수피를 채취하여 적당한 크기로 잘라 물에 달여 하루에 3번씩 공복에 복용한다.

**번식법** _ 가을에 열매를 따서 모래와 1:3의 비율로 섞어서 2년 동안 노천 매장 후 파종, 2년쯤 묘포에서 길러서 옮겨 심는다.

한방

줄기껍질을 "정공피丁公皮"라 부른다. 주로 신체 허약이나 천식·관절염에 다른 약재와 처방한다.

# 음나무 두릅나무과 _ Kalopanax picyus

**한약명** : 해동피海桐皮 · 해동수근海桐樹根 / **다른 이름** : 엄나무 · 해동수근 · 엄목 · 자추목

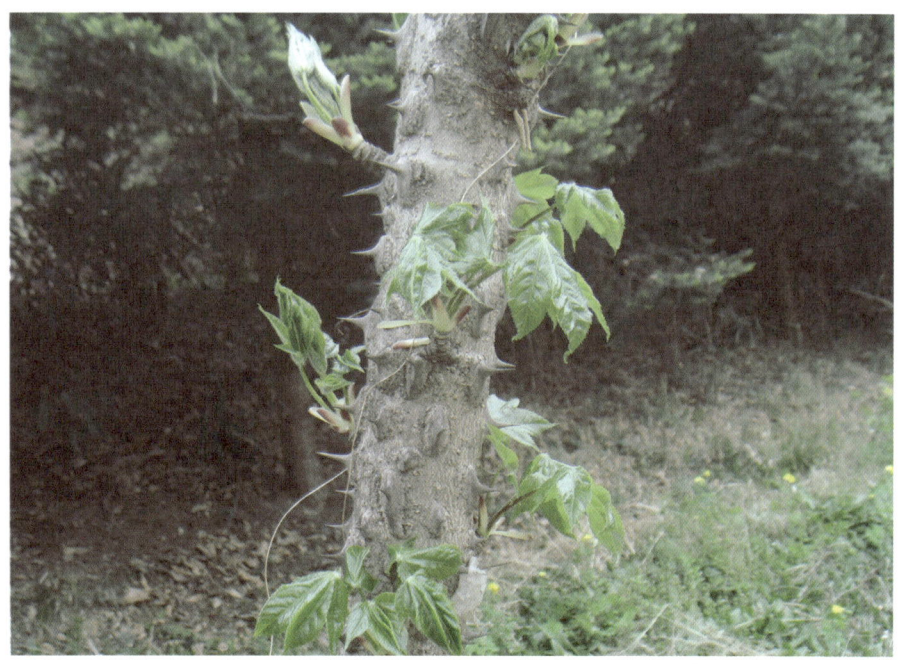

**생육상** _ 갈잎큰키나무 | **분포지** _ 산이나 집 근처 | **채취** _ 봄새순, 봄~겨울가지, 겨울뿌리 | **이용** _ 어린순 · 줄기 | **먹는 방법** _ 무침 · 데침 · 효소 | **산행 채취** _ 가능 | **텃밭 재배** _ 가능 | **효능** _ 신경통 · 류머티즘 · 골절상

**형태** 음나무는 높이가 20~30m 정도이고, 잎은 어긋나고 잎 가장자리는 톱니 모양이고, 줄기에는 억센 가시가 있다. 꽃은 7~9월에 누르스름한 녹색으로 피고, 열매는 9~10월에 둥글고 검은 색으로 핵과가 여문다.

우리 조상들은 음나무는 집 안의 재앙을 막아 주고 복이 깃들게 하는 길상목으로 여겼고, 잡귀를 막는 나무로 여겨 "도깨비 방망이"라 불렀다. 음나무는 식용, 약용으로 가치가 높다. 독특한 향이 있어 봄철에 입맛을 돋우게 하는 데 그만이다. 미식가에 의하면 두릅

보다도 상품으로 꼽는다. 봄에 채취한 연한 새순을 뜨거운 물에 살짝 데쳐 초고추장에 찍어 먹으면 맛이 일품이다.

민간에서 초봄에 어린 새순을 채취하여 쌈이나 나물로 무쳐 먹었고, 잎은 그늘에 말려서 차茶로 먹었고, 가시가 있는 나뭇가지는 닭과 함께 가마솥에 넣고 삶아서 먹었다.

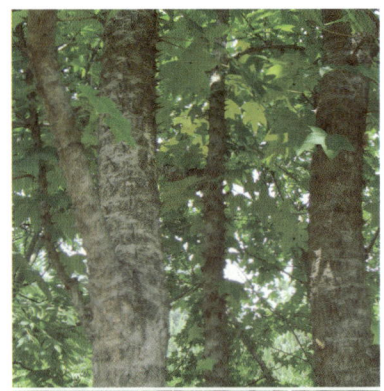

### 식용

一. 봄에 새순을 뜯어 끓는 물에 살짝 데쳐서 나물로 무쳐 먹거나 초고추장에 찍어 먹는다.
一. 가시가 있는 나뭇가지는 닭과 함께 가마솥에 넣고 푹 삶아서 보양식으로, 말린 새순은 차茶로 먹는다.

### 사용법

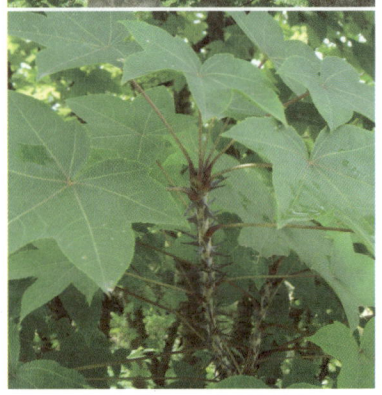

一. 봄에 새순을 따서 항아리에 넣고 설탕을 녹인 시럽 30%를 붓고 100일 정도 발효시킨다.
一. 가을에 성숙한 붉은 열매를 용기에 넣고 19도 소주를 붓고 밀봉하여 3개월 후에 먹는다.
一. 여름에 줄기를 채취하여 겉껍질과 하얀 속껍질을 긁어 내고 그늘에 말려서 잘게 썬다, 줄기 전체, 뿌리를 모두 쓴다.

**번식법** _ 가을에 씨앗을 채취하여 마르지 않은 상태에서 모래와 1:1로 섞어서 노천 매장 후 이듬해 파종 · 분주 · 삽목으로 번식한다.

### 한방

줄기 껍질을 "해동피海桐皮", 뿌리를 "해동수근海桐樹根"이라 부른다. 주로 신경통이나 류머티즘, 골절상에 다른 약재와 처방한다.

# 산초나무 운향과 _ Zanthoxylum schinifolium

**한약명**: 산초山椒 / **다른 이름**: 야초 · 진초 · 척초 · 상초

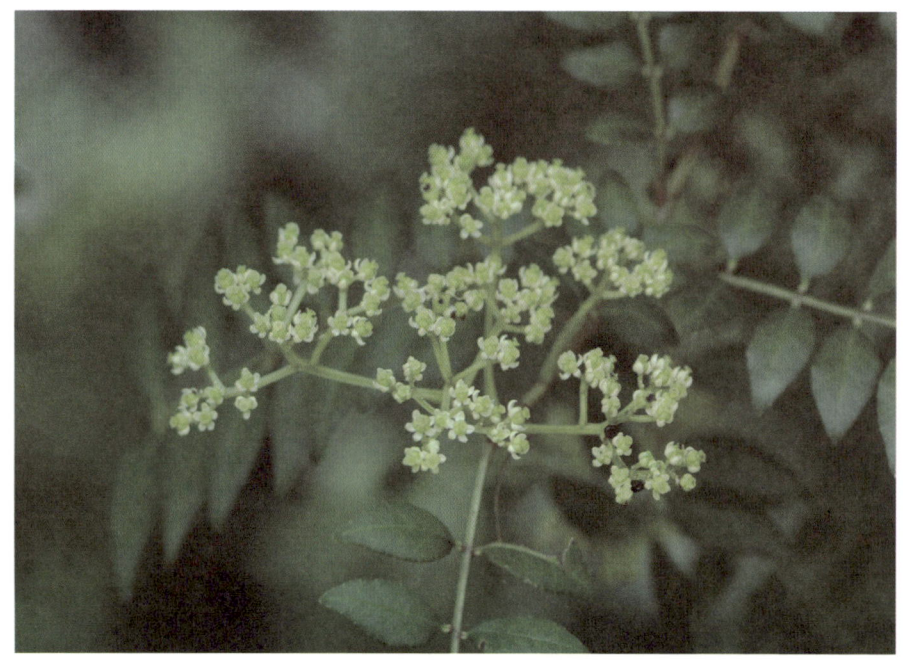

**생육상** _ 갈잎떨기나무 | **분포지** _ 중부 이남 햇볕이 잘 드는 산기슭 | **채취** _ 봄 | **이용** _ 잎 · 열매 | **먹는 방법** _ 장아찌 · 반찬 · 효소 | **산행 채취** _ 가능 | **텃밭 재배** _ 가능 | **효능** _ 소염 · 항균 · 살충 · 지통 · 소화 불량

**형태** 산초나무는 높이가 1~3m 정도이고, 잎은 어긋나고 가장자리는 물결 같은 톱니 모양이고 줄기와 가지에서 가시가 어긋나고 작은 가지에는 붉은 빛이 감도는 갈색이고, 독특한 향이 있다. 꽃은 7~8월에 가지 끝에 많이 모여 연한 녹색으로 피고, 열매는 9~10월에 여문다. 산초나무는 줄기와 가지에서 가시가 어긋나고 독특한 향이 있다.

산초나무는 맵고 뜨거우며 식용 · 약용 · 관상용으로 가치가 높다. 산초의 열매나 잎에는 방부 효과가 있어 장醬을 담글 때 넣으면 오랫동안 맛이 변하지 않는다. 산초의 열매

나 잎을 탕에 넣어 사지 슬통四肢膝痛, 풍한 습비風寒濕痺를 다스렸고, 살충 작용이 있어 회충을 구제하는 데 썼다.

### 식용

一. 봄에 잎을 따서 양념에 재어 장아찌로 먹는다.
一. 가을에 성숙된 열매를 따서 햇볕에 말려 가루를 내어 추어탕이나 생선 독과 비린내를 제거하고 맛을 내는 데 쓴다.
一. 간장에 식초를 절여 반찬으로 먹는다.

### 사용법

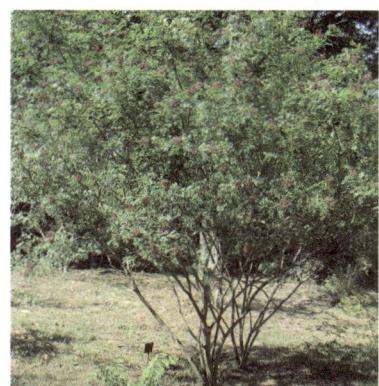

一. 가을에 성숙된 열매를 따서 용기나 항아리에 넣고 설탕을 녹인 시럽 50%를 붓고 100일 이상 발효시킨다.
一. 봄에 잎, 가을에 성숙된 열매를 채취한다.

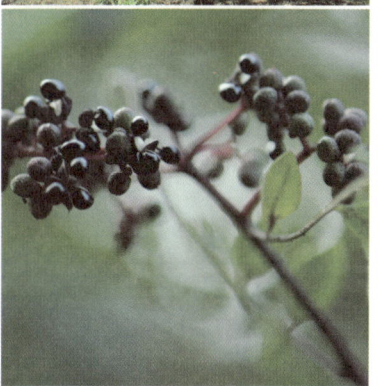

### 구분

一. 산초나무는 초피나무에 비하여 꽃잎이 있고 가시가 어긋나며, 작은 잎은 긴 타원형이고 드문드문 둔한 톱니가 있지만, 초피나무는 줄기의 가시가 마주나고, 잎 중앙부에 옅은 황록색의 반점이 있다.

**번식법** _ 가을에 붉은 색에서 검은 색으로 변하기 시작할 때 채취하여 씨앗 1에 모래 2를 혼합하여 노천 매장 후 이듬해 파종, 접목으로 번식한다.

### 한방

열매껍질을 "산초山椒"라 부른다. 주로 지통이나 소화 불량, 위내 정수胃內停水에 다른 약재와 처방한다.

# 찔레나무 장미_Rosa multiflora

**한약명**: 영실營實 / **다른 이름**: 찔레꽃 · 야장미 · 자매화 · 들장미

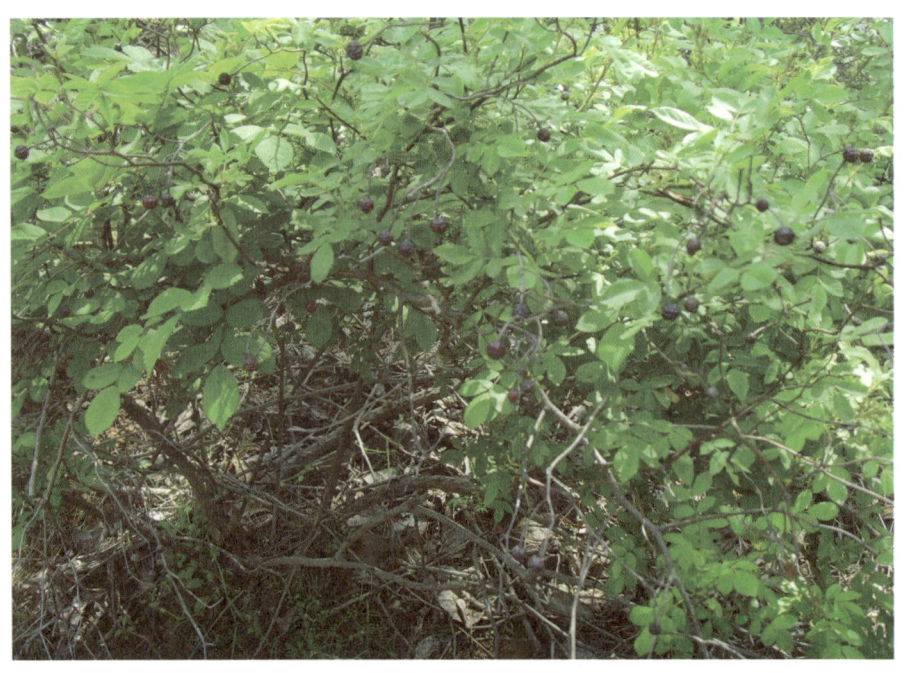

**생육상** _ 갈잎떨기나무 | **분포지** _ 산기슭이나 개울 주변 | **채취** _ 9~10월 | **이용** _ 어린 순 | **먹는 방법** _ 데침 · 효소 | **산행 채취** _ 가능 | **텃밭 재배** _ 가능 | **효능** _ 월경 복통이나 신장염 · 소변 불리

**형태** 찔레나무는 높이가 1.5~2m 정도이고, 잎은 어긋나고 작은 잎이 5~9개 달린다. 뒷면에 거친 잔털이 많고 가장자리는 톱니 모양이다. 줄기는 곧고 가시가 있고 가지는 많이 갈라진다. 가지 끝이 밑으로 처지므로 덩굴처럼 보인다.

꽃은 5~6월에 흰색 또는 연한 분홍색으로 피고, 열매는 9~10월에 적색으로 여문다. 찔레나무는 활처럼 휘어 비스듬히 자라는 줄기와 가지에 가시가 많아 잘 찔린다 하여 "찔레나무"라 부른다. 찔레나무의 맛은 시고 성질은 서늘하여 식용, 약용으로 가치가 높다.

가을에 반 정도 붉게 익은 열매를 따서 햇볕에 말려서 쓴다.

### 식용

一. 봄에 어린순을 채취하여 끓는 물에 살짝 데쳐서 나물로 먹는다.

### 사용법

一. 봄에 꽃, 가을에 열매를 따서 용기에 넣고 19도 소주를 붓고 밀봉하여 3개월 후에 먹거나, 항아리에 넣고 설탕을 녹인 시럽 50%를 붓고 100일 정도 발효시킨 후에 효소 1에 찬물 5를 희석해서 먹는다.
一. 봄에 꽃을 따서 그늘에 말려 차茶로 먹는다.
一. 8~10월에 반 익은 열매를 채취, 용기에 넣고 술을 붓고 밀봉하여 3개월 후에 먹는다.

### 민간요법

一. 신장염·부종에는 열매를 물에 달여 하루에 3번씩 공복에 복용한다.
一. 창종에는 열매를 짓찧어 즙을 환부에 바른다.
一. 월경 복통에는 열매를 짓찧어 즙을 내서 먹는다.
一. 소변 불리에는 꽃을 달여서 차茶로 먹는다.
一. 관절염에는 덜 익은 열매를 따서 말려 차茶로 먹거나 물에 달여 하루에 3번씩 공복에 복용한다

**번식법** _ 씨앗과 꺾꽂이·포기 나누기로 번식한다.

### 한방

열매를 "영실營實"라 부른다. 주로 월경 복통이나 신장염, 소변 불리에 다른 약재와 함께 처방한다.

# 칡 콩과 _ Pueraria thunbergiana

**한약명**: 갈근葛根 / **다른 이름**: 갈등·갈화·갈마·칡덩굴

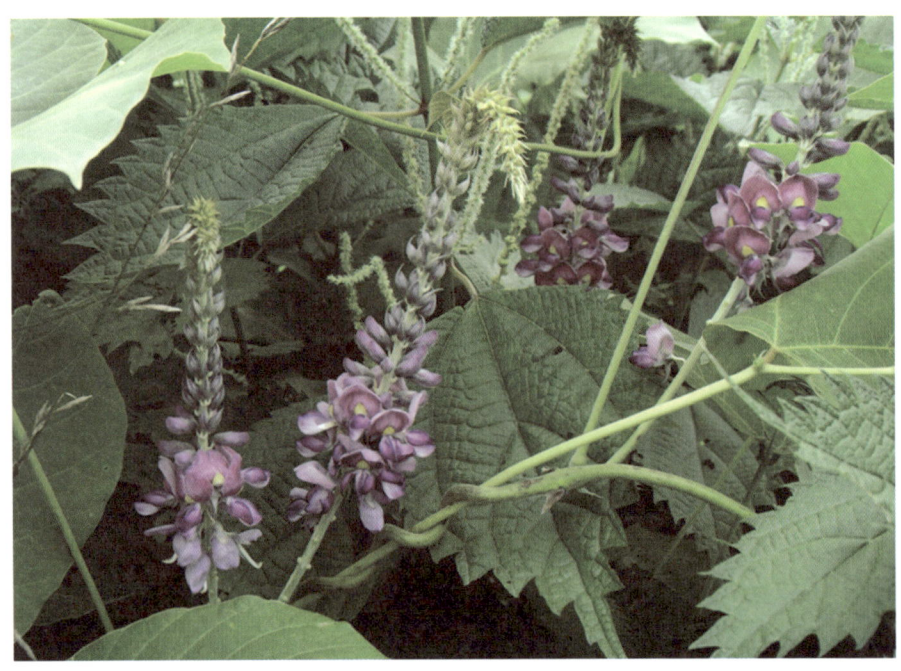

**생육상** _ 갈잎덩굴나무 | **분포지** _ 4~6월의 봄잎, 8월꽃, 잎이 진 후 겨울뿌리 | **채취** _ 전국의 산기슭 양지 | **이용** _ 어린 순·꽃·뿌리 | **먹는 방법** _ 데침·장아찌·효소·차·술 | **산행 채취** _ 가능 | **텃밭 재배** _ 가능 | **효능** _ 갱년기·숙취·당뇨·고혈압·식욕 부진·어혈

**형태** 칡은 길이가 10m 이상이고, 잎은 어긋나고, 잎자루가 길고 3개의 작은 잎이 달린다. 줄기는 다른 물체를 감고 올라간다. 꽃은 8월에 잎 겨드랑이에 붉은 빛이 감도는 보랏빛으로 피고, 열매는 9~10월에 길쭉한 꼬투리로 협과莢果로 여문다.

칡은 성질이 온화하고 맛이 달고 칡 속에 들어 있는 '플라본' 성분은 관상동맥 확장, 심장 박동 조절, 콜레스테롤 수치를 떨어뜨리고, 혈소판의 응집을 억제하여 준다.

칡은 식용, 약용으로 가치가 높다. 칡에는 석류에 함유되어 있는 여성호르몬인 에스트로겐이 220배가 들어 있어 여성 갱년기에 좋다.

### 식용

一. 봄에 어린잎을 채취 나물로 무쳐 먹는다.
一. 봄에 어린잎을 채취하여 깻잎처럼 간장에 재어 장아찌로 먹는다.
一. 묵·죽粥·국수·다식茶食·엿으로 먹는다.

### 사용법

一. 봄에 어린순을 채취해 용기나 항아리에 넣고 설탕을 녹인 시럽 30%, 겨울에 뿌리를 캐서 하룻밤 소금물에 담가 독을 제거한 후에 쇠톱으로 세로로 적당한 크기로 잘라 용기나 항아리에 넣고 설탕을 녹인 시럽 100%를 붓고 100일 이상 발효시킨다.

### 칡뿌리 주 만들기

一. 겨울에 칡뿌리를 캐서 하룻밤 소금물에 담가 독을 제거한 후에 쇠톱으로 세로로 적당한 크기로 잘라 용기에 넣고 술을 붓고 밀봉하여 3개월 후에 먹는다.

### 금기

一. 칡에는 소량의 독이 있어 쌀뜨물이나 소금물에 하룻밤을 담가 제거한 뒤 쓴다.

**번식법** _ 씨앗으로 번식한다.

### 한방

뿌리를 갈근葛根, 줄기를 갈등葛藤, 꽃을 갈화葛花라 부른다. 주로 숙취나 당뇨병·위궤양·식욕 부진에 다른 약재와 처방한다.

# 화살나무 노박덩굴과 _ Euonymus alatus

**한약명** : 귀전우鬼箭羽 / **다른 이름** : 참빛나무 · 금목 · 위모 · 신전목

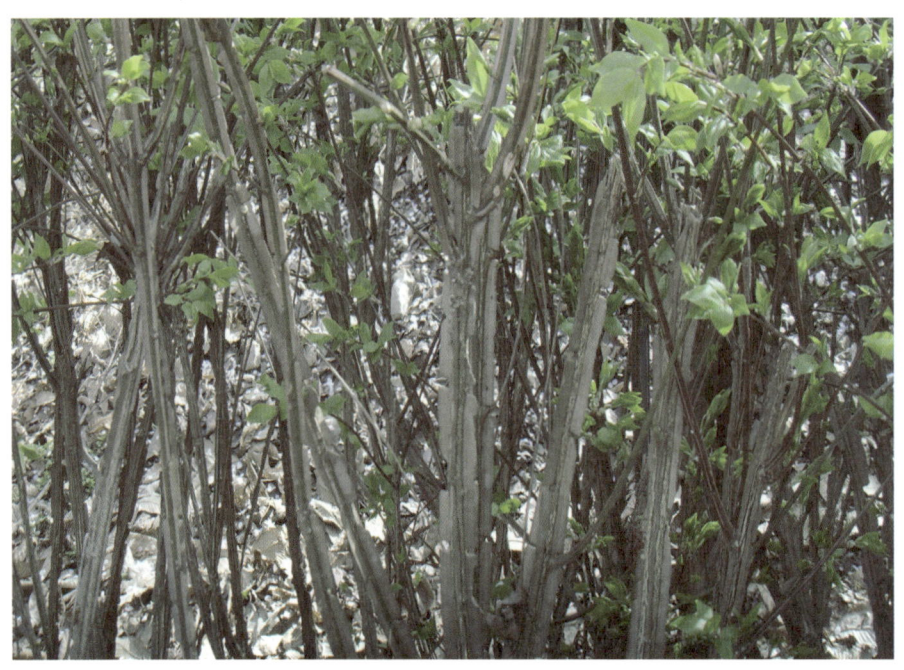

**생육상** _ 갈잎떨기나무 | **분포지** _ 산기슭이나 들 | **채취** _ 봄 | **이용** _ 어린싹, 날개 | **먹는 방법** _ 무침 · 데침 · 효소 | **산행 채취** _ 가능 | **텃밭 재배** _ 가능 | **효능** _ 산후 어혈이나 당뇨병 · 정체 복통

**형태** 화살나무는 높이가 2~3m 정도이고, 잎자루가 짧고 타원형의 잎은 마주나고 흰빛이 감돈다. 가지에 2~4개의 회색 날개가 있다. 꽃은 5~6월에 잎 겨드랑이에 3송이씩 황록색으로 피고, 열매는 10월에 달걀 모양으로 붉게 여문다.
화살나무의 가지가 화살과 비슷하다 하여 "화살나무", 머리를 빗는 참빗과 비슷하다 하여 "참빗나무" 라 부른다.
화살나무의 맛은 쓰고 성질은 차갑지만 식용 · 약용 · 정원수로 가치가 높다. 어린 가지

에 붙은 날개 모양의 코르크만을 따서 햇볕에 말려서 쓴다.

### 식용

一. 봄에 잎을 채취하여 끓는 물에 살짝 데쳐서 나물로 무쳐 먹는다.
一. 어린잎은 약간 쓴맛이 있어 끓는 물에 데친 후 잠시 흐르는 물에 담가 우려낸다.
一. 쌀과 섞어 나물밥으로 먹는다.

### 사용법

一. 봄에 잎, 가을에 가지에 달린 날개를 채취하여 용기에 넣고 19도 소주를 붓고 밀봉하여 3개월 후에 먹거나, 항아리에 넣고 설탕을 녹인 시럽 50%를 붓고 100일 정도 발효를 시킨다. ·

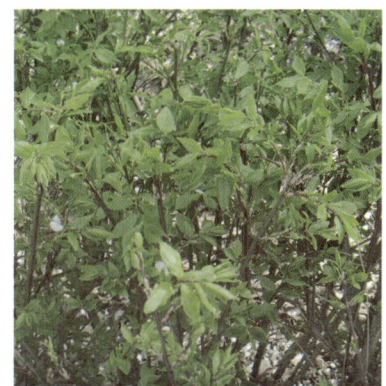

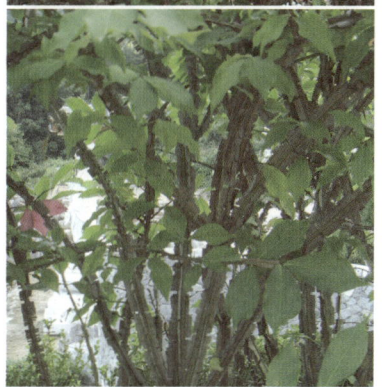

### 민간요법

一. 당뇨병에는 화살나무 가지 15g을 채취하여 하루에 3번씩 공복에 복용한다.
一. 산후 어혈에는 잎을 짓찧어 즙을 환부에 바르거나 달인 물로 목욕을 한다.
一. 정체 복통·구충이 있을 때에는 잎을 짓찧어 즙을 먹는다.

**번식법** _ 꺾꽂이로 번식한다.

### 한방

가지에 달린 날개를 "귀전우鬼箭羽"라 부른다. 주로 산후 어혈이나 당뇨병, 정체 복통에 다른 약재와 처방한다.

# 다래순 다래과 _ Actindia arguta

**한약명** : 미후리 / **다른 이름** : 개다래 · 참다래 · 섬다래나무 · 쥐다래나무

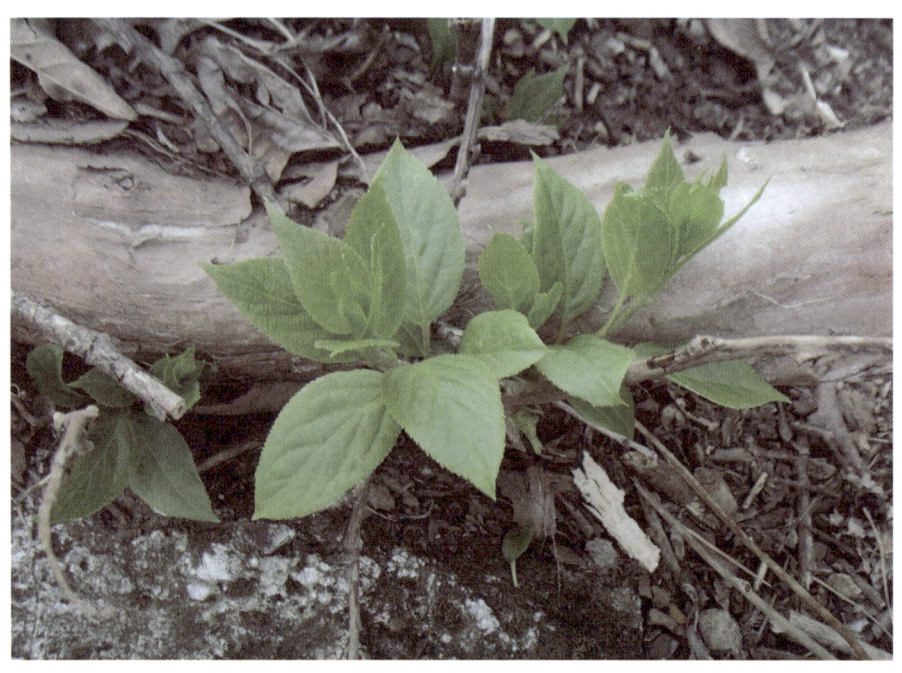

**생육상** _ 갈잎덩굴나무 | **분포지** _ 전국 해발 200m 산골짜기나 계곡 주변 | **채취** _ 봄 | **이용** _ 어린순 | **먹는 방법** _ 데침, 효소 | **산행 채취** _ 가능 | **텃밭 재배** _ 가능 | **효능** _ 통풍 · 암 · 당뇨병 · 관절염 · 간염 · 부종 · 신장병

**형태** 다래나무는 길이가 5~10m 정도이고, 타원형의 잎이 어긋나고, 가장자리에 날카로운 톱니가 있고, 줄기는 다른 물체를 감거나 기댄다. 꽃은 5~6월에 3~6송이씩 모여 흰색으로 피고, 열매는 10월에 타원형이나 불규칙한 타원형의 황록색으로 여문다.
다래나무는 원숭이 '미' + 원숭이 '후' 자를 써서 "미후리"라고 부른다. 다래나무는 독성이 없어 식용과 약용으로 가치가 높다. 다래나무의 수액은 알칼리성이어서 산성화된 체질을 개선시켜 주고 여성의 골다공증 · 당뇨병 · 위장병에 좋고, 고로쇠 수액보다 포

도당은 9배, 과당은 23배가 함유되어 있다.

## 식용

一. 봄에 연한 잎을 따서 나물로 무쳐 먹거나 양념에 재어 장아찌로 먹는다.

## 사용법

一. 봄에는 잎을 용기나 항아리에 넣고 설탕을 녹인 시럽 30%, 가을에는 성숙한 열매를 따서 용기나 항아리에 넣고 설탕을 녹인 시럽 70%를 붓고 100일 이상 발효시킨다.

## 민간요법

一. 당뇨병 · 원기 회복 · 부종에는 다래 수액을 채취하여 마신다.
一. 냉증에는 다래나무의 잎 · 가지 · 열매를 탕에 넣고 우린 물로 목욕을 한다.

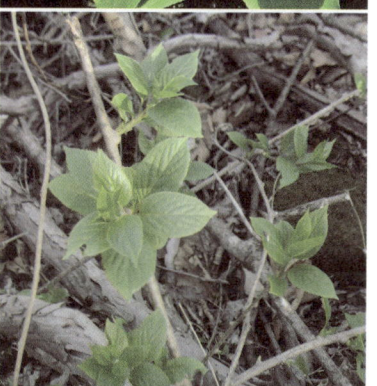

## 다래 수액 받기

一. 경칩을 전후해서 다래나무 밑동에 구멍을 내고 호스를 꽂고 받는다.

## 금기

一. 비위가 약한 사람, 설사를 하는 사람, 냉한 사람은 먹지 않는다.

**번식법** _ 꺾꽂이와 포기 나누기로 번식한다.

### 한방

열매를 미후리라 부른다. 주로 당뇨병이나 관절통 · 통풍에 다른 약재와 처방한다.

# 느티나무 느릅나무과 _ Zelkova serrata

**한약명** : 괴목槐木 / **다른 이름** : 규목 · 정자나무 · 들매나무 · 귀목

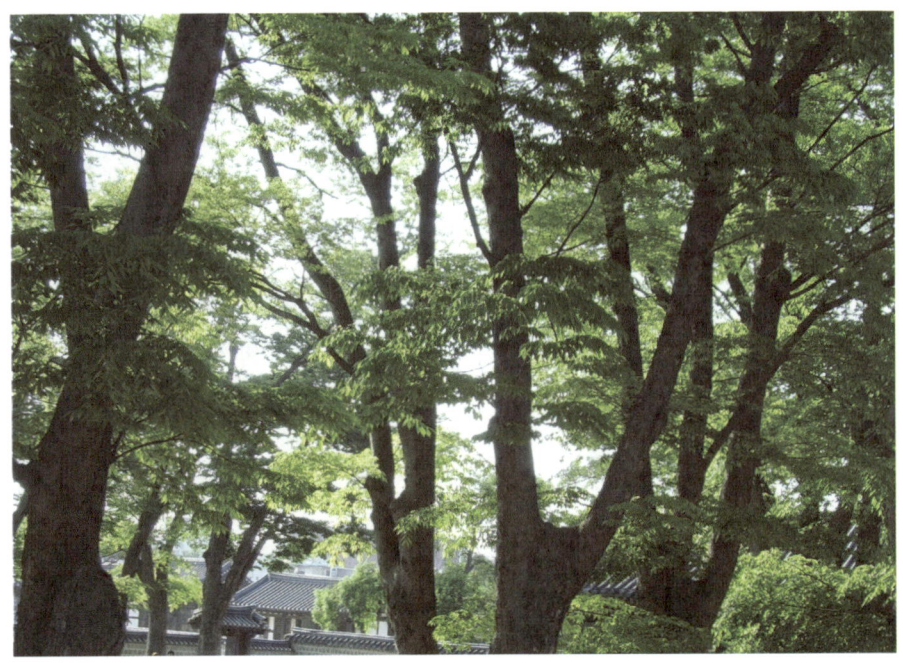

**생육상** _ 갈잎큰키나무 | **분포지** _ 공원이나 마을 입구 | **채취** _ 봄 | **이용** _ 새순 | **먹는 방법** _ 무침 · 떡 · 전 · 국수 | **산행 채취** _ 불가능 | **텃밭 재배** _ 가능 | **효능** _ 고혈압이나 치질 · 지혈 · 복통 · 눈병

**형태** 느티나무는 높이가 20~30m 정도이고, 잎은 어긋나고 가장자리에 톱니가 있고, 나무껍질은 늙으면 비늘처럼 벗겨진다. 꽃은 5월에 수꽃은 어린 가지의 밑부분 겨드랑에, 암꽃은 윗부분 잎 겨드랑이에 연한 노란색으로 피고, 열매는 10월에 녹갈색의 일그러진 타원형으로 여문다. 우리나라의 대표적인 나무를 꼽으라면 마을마다 한 그루씩 동구 밖에 버티고 서 있는 느티나무다.
예부터 마을 사람의 건강과 각종 재해 · 무병 장수 · 풍년을 기원하기 위해 제사를 올린

나무였다. 우리 풍속에 느티나무에서 밤에 광채를 띠면 동네에 좋은 일이 생긴다 믿었고, 나쁜 일이 생길때 마다 느티나무가 먼저 운다 하여 "운나무"라 부른다. 느티나무는 식용, 정자목으로 가치가 높다. 봄에 어린잎을 따서 나물로 무쳐 먹었고, 흰머리를 검게 하고, 눈을 좋게 하기 위하여 느티나무의 열매를 가을에 따서 먹었다.

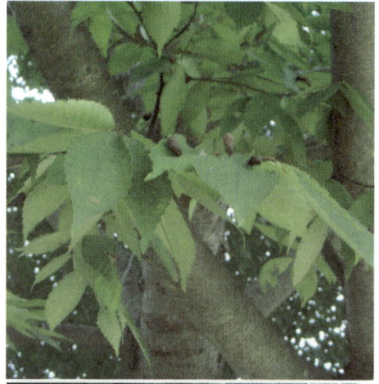

### 식용

一. 봄에는 어린잎을 채취하여 나물로 무쳐 먹는다.
一. 쌀가루 · 밀가루 · 메밀가루 등을 혼합하여 전이나 떡을 만들어 먹는다.

### 사용법

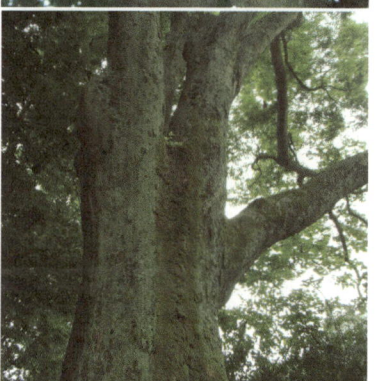

一. 봄에 어린잎을 채취하여 항아리에 넣고 설탕을 녹인 시럽 30%를 붓고 100일 정도 발효시킨다.
一. 봄에는 잎, 수시로 뿌리를 채취하여 말려서 쓴다.

### 규엽병槻葉餠 만들기

一. 느티나무 눈엽嫩葉에 쌀가루 · 밀가루 · 메밀가루 등을 혼합하여 만든다. 4월 8일 석가 탄생일에 반찬으로 먹는다.

**번식법** _ 양질의 씨앗을 채종원에서 양묘하여 번식한다.

#### 한방

"괴목槐木"이라 부른다. 주로 고혈압이나 치질 지혈 · 복통인 간염 · 눈병에 다른 약재와 처방한다.

# 죽순 벼_bamboo sprout

**한약명** : 죽엽竹葉 / **다른 이름** : 산죽 · 죽실 · 죽미 · 야맥

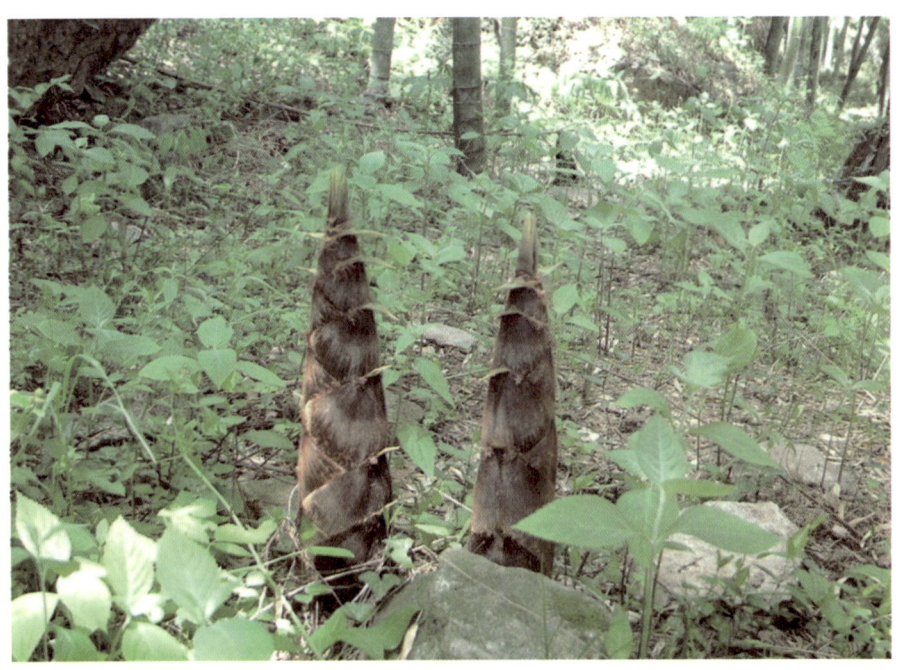

**생육상** _ 대과 | **분포지** _ 경기 이남, 산 경사면의 대나무 밭 | **채취** _ 봄 긴타원형의 피침형 | **이용** _ 어린싹 | **먹는 방법** _ 죽순밥 · 죽순채 · 죽순탕 · 죽순정과 · 죽순회 · 죽순냉대 · 죽순장아찌 | **산행 채취** _ 불가능 | **텃밭 재배** _ 불가능 | **효능** _ 심열과 위열로 인해 가슴 속이 답답할 때

**형태** 조릿대는 높이가 1~2m 정도이고, 잎은 길쭉한 타원형으로 앞면이 반질반질하고, 뒷면은 흰빛이고, 가장자리에 잔 모양의 톱니가 있다. 꽃은 5~6월에 자주색 꽃이삭이 2~3개 달리고, 열매는 6~7월에 여문다.
죽순은 대나무류의 땅속줄기에서 돋아나는 연한 싹이다. 성장한 대나무에서 볼 수 있는 성질을 다 갖추고 있다. 죽순의 성장 속도는 다른 식물과 비교도 안 될 만큼 성장이 빠르

다. 죽순은 식용, 약용으로 가치가 높다. 떫은 맛이 나기 때문에 먼저 껍질을 벗겨 내고 씻어서 30분 정도 삶은 후 용도에 맞게 썰어서 사용한다. 굳어지기 전에 조리해 두어야 한다.
죽순에는 혈당과 콜레스테롤을 저하시키고, 식이섬유가 풍부하기 때문에 다이어트에도 좋다.

## 식용

一. 죽순은 7~10일이 지나면 대나무처럼 딱딱해 먹을 수 없으므로 그 전에 부드러울 때 채취하여 껍질을 벗겨 내고 끓는 물에 속을 데쳐서 죽순밥 · 죽순채 · 죽순탕 · 죽순정과 · 죽순회 · 죽순냉대 · 죽순장아찌 등으로 요리해서 먹는다.
一. 초고추장에 찍어 먹거나, 열매에 함유된 녹말을 떡이나 죽을 만들어 먹는다.

## 사용법

一. 죽순을 채취하여 용기에 담아 19도 소주를 붓고 밀봉하여 3개월 후에 먹는다.
一. 죽순을 채취하여 껍질을 벗겨 내고 적당한 크기로 잘라 항아리에 넣고 설탕을 녹인 시럽 30%를 붓고 100일 정도 발효시킨다.

## 금기

一. 몸이 냉한 사람은 먹지 않는다.

**번식법** _ 지하경에 붙은 모죽으로 번식한다.

### 한방

잎을 죽엽竹葉으로 부른다. 주로 심열과 위열로 인해 가슴 속이 답답할 때 다른 약재와 처방한다.

# 아카시아 콩과 _ Robinia pseudo-acacia

**한약명** : 자괴화刺槐花 / **다른 이름** : 아카시

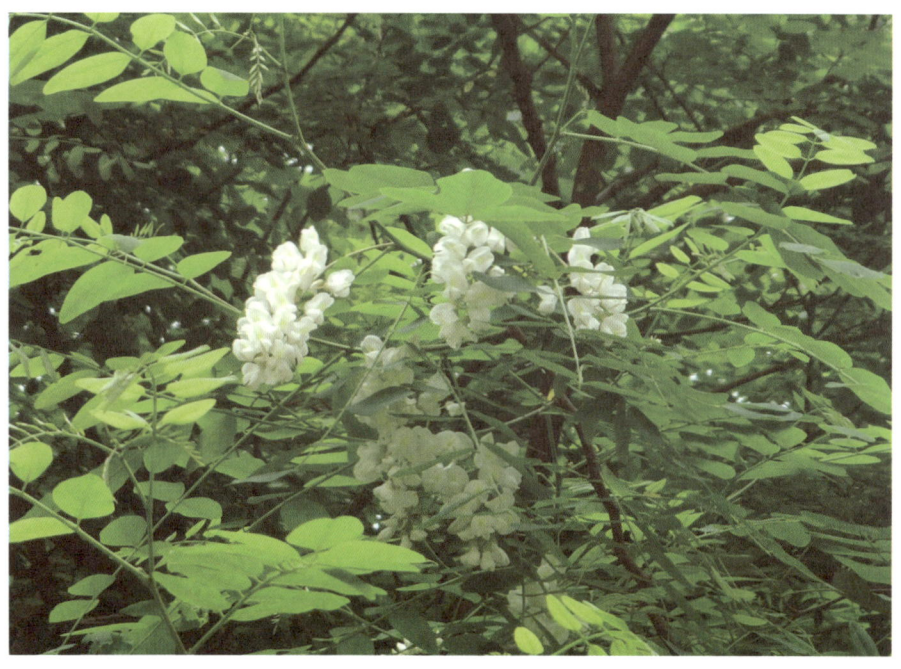

**생육상** _ 갈잎큰키나무 | **분포지** _ 비교적 낮은 산과 들 | **채취** _ 봄~가을 | **이용** _ 잎, 꽃 | **먹는 방법** _ 데침·차·효소 | **산행 채취** _ 가능 | **텃밭 재배** _ 가능 | **효능** _ 각혈·자궁 출혈·신장·이뇨·수종·변비

**형태** 아카시나무는 높이가 10~25m 정도이고, 잎은 어긋나고 타원형의 작은 잎이 10~20개 정도 마주붙고, 줄기에는 가시가 있다. 꽃은 5~6월에 나비 모양의 흰색으로 촘촘히 모여 밑으로 늘어져 피고, 열매는 9월에 꼬투리가 검은 갈색의 협과荚果로 열매가 여문다.

아카시아나무는 신록이 왕성한 5월에 아카시아나무의 눈부신 하얀 꽃은 매우 아름답다. 아카시아나무의 꽃에는 꿀이 있어 "꿀벌나무"라 하여 영어로 비 트리Bee tree로 부른다.

아카시아나무는 식용·약용·밀원용·풍치수로 가치가 높다. 5~6월 꽃이 만발할 때는 벌들이 찾는다.
약용으로 쓸 때는 지혈 작용이 있어서 폐결핵 각혈과 부인의 자궁 출혈에 쓴다. 약리 실험에서 어린잎은 신체에 과민 반응을 보이는 것이 나타나서 한 번에 많이 먹으면 중독이 된다.

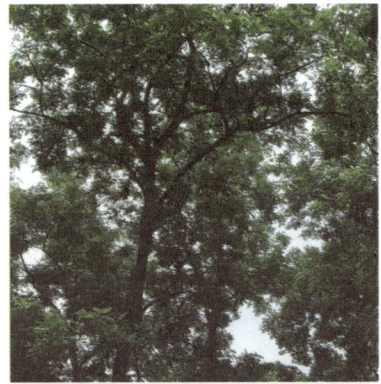

### 식용

一. 봄에 어린잎을 따서 끓는 물에 살짝 데쳐서 나물로 무쳐 먹는다.
一. 샐러드로 먹는다.

### 사용법

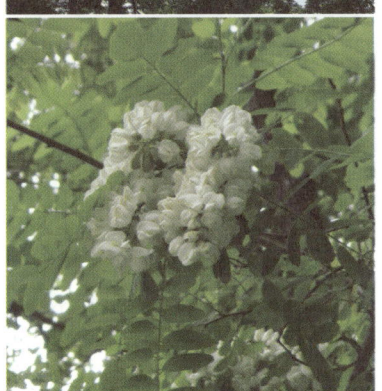

一. 꽃을 따서 용기에 넣고 설탕을 녹인 시럽 30%를 붓고 100일 정도 발효시킨다.
一. 꽃을 따서 그늘에 말려 차茶로 먹는다.

### 민간 요법

一. 신장 기능을 개선할 때에는 꽃을 따서 물에 달여 하루에 3번씩 공복에 복용한다.
一. 변비에는 꽃을 짓찧어 즙을 먹는다.

**번식법** _ 씨앗과 포기 나누기와 꺾꽂이로 번식한다.

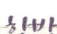

꽃을 "자괴화刺槐花"라 부른다. 주로 각혈,자궁 출혈에 다른 약재와 처방한다.

# 옻나무 옻나무과 _ Rhus verniciflua

**한약명** : 건칠乾漆 · 칠수피漆樹皮 · 칠엽漆葉 / **다른 이름** : 참옻나무

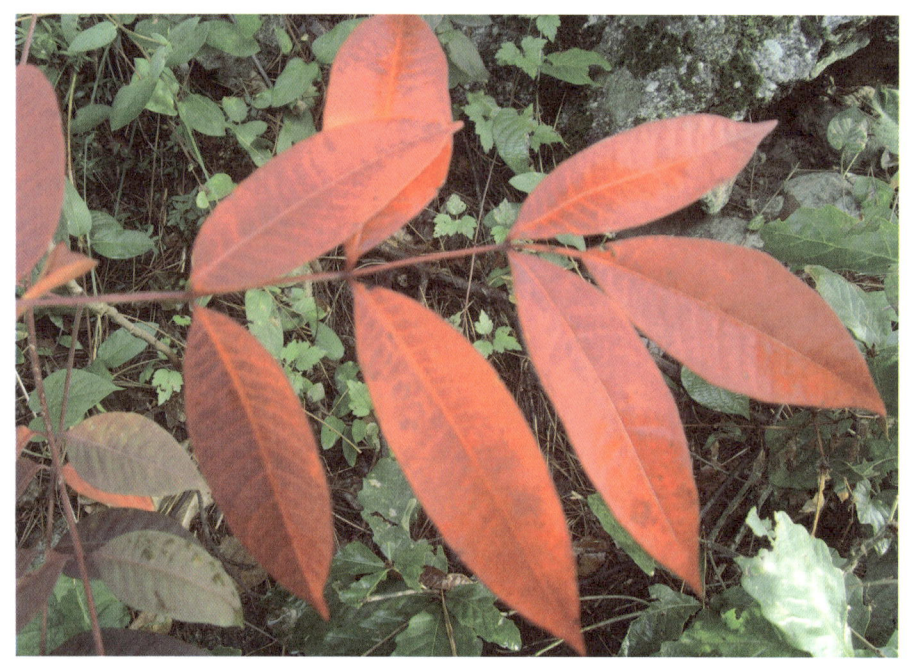

**생육상** _ 갈잎큰키나무 | **분포지** _ 전국의 산 | **채취** _ 봄새순, 봄~겨울가지 | **이용** _ 어린순 | **먹는 방법** _ 무침 | **산행 채취** _ 가능 | **텃밭 재배** _ 가능 | **효능** _ 냉증 · 어혈 · 월경 폐지 · 접골

**형태** 옻나무는 높이가 3~8m 정도이고, 잎은 어긋나고 뒷면에 털이 많고, 작은 잎이 8~13개 달린다. 꽃은 5~6월에 잎 겨드랑이에 모여 밑으로 누르스름한 녹색으로 피고, 열매는 9~10월에 둥글넓적한 열매가 여문다.
옻나무의 진액이 피부에 닿으면 접촉성 피부병을 일으킨다 하여 "옻나무" 라 부른다. 옻나무의 맛은 맵고 쓰고 성질을 따뜻하고 약간의 독성이 있지만 독을 해독을 한 후에는 식용 · 약용으로 가치가 높다.

### 식용

一. 봄에는 새순을 채취하여 끓는 물에 살짝 데쳐서 계란노란 자위를 섞어 나물로 먹는다.

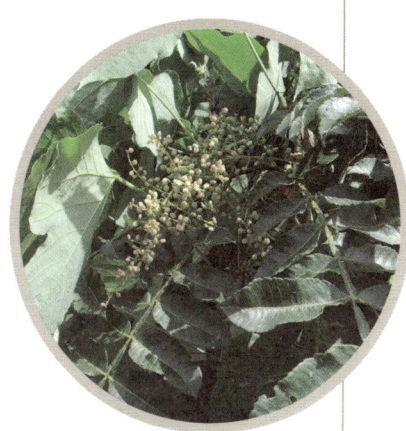

### 사용법

一. 수지는 4~5월경, 여름에 잎을, 껍질은 수시로 채취하여 말려서 쓴다.

### 민간요법

一. 신경통에는 줄기껍질이나 뿌리껍질을 채취하여 물에 달여 먹는다.
一. 어혈에는 수지를 환부에 바른다.
一. 골절상 · 접골에는 줄기나 뿌리를 물에 달여 하루에 3번씩 공복에 복용한다.

### 옻 해독 방법

一. 옻나무 잔가지를 꺾어 피부에 진액 한 방울을 손목에 떨어뜨려 5~10분 사이에 발열 상태를 보면 알 수 있다.
一. 옻나무 새순을 먹을 때 계란노란자위를 넣고 비벼서 먹으면 옻이 해독된다.
一. 병원에서 예방 접종하고 먹는다.

### 금기

一. 옻이 오르는 사람은 먹지 않는다.

**번식법** _ 열매가 두껍고 물기를 흡수를 못하기 때문에 인위적으로 얇게 갈아서 노천 매장 후 파종하고 묘포에서 2년 정도 키워서 옮겨 심는다.

### 한방

수지를 "건칠乾漆", 줄기껍질 또는 뿌리껍질을 "칠수피漆樹皮", 잎을 "칠엽漆葉"이라 부른다. 주로 냉증 · 어혈, 월경 폐지 · 접골에 다른 약재와 처방한다.

# 뽕나무 뽕나무과 _ Morus alba

**한약명**: 상엽桑葉, 상백피桑白皮, 상지桑枝 / **다른 이름**: 상수 · 오디나무 · 뽕 · 상목

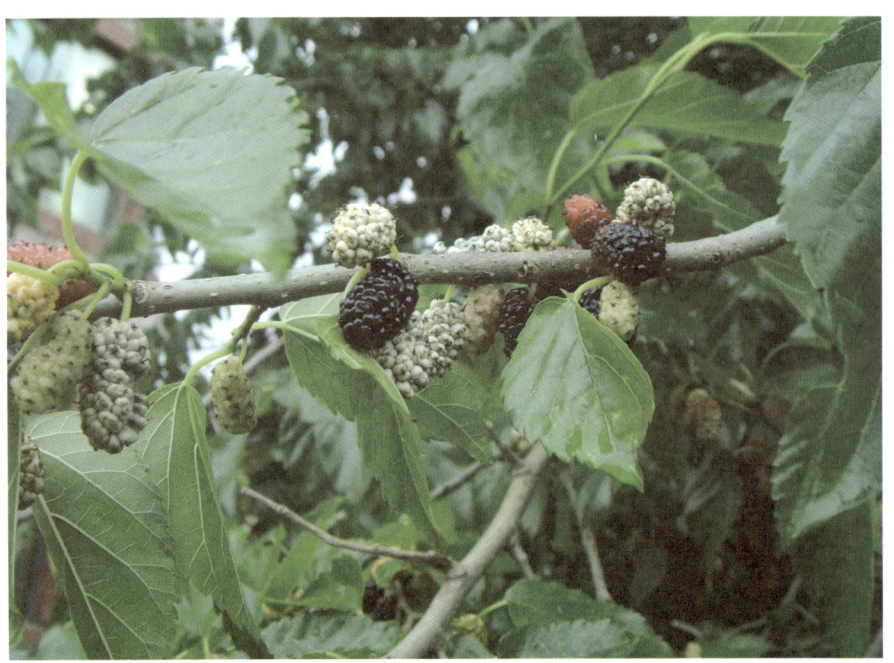

**생육상** _ 갈잎큰키나무 | **분포지** _ 전국의 야산이나 밭둑 | **채취** _ 잎은 수시 · 6월열매 | **이용** _ 잎 · 오디 · 가지 · 뿌리 | **먹는 방법** _ 무침 · 데침 · 효소 · 차 · 술 | **산행 채취** _ 가능 | **텃밭 재배** _ 가능 | **효능** _ 고혈압 · 당뇨병 · 황달 · 천식

**형태** 뽕나무 높이가 5~10m 정도이고, 잎은 어긋나고 가장자리에는 둔한 톱니가 있고, 작은 가지는 잘 휘어진다. 꽃은 4~5월에 햇가지 잎 겨드랑이에서 연두색으로 피고, 열매는 6~7월에 흑색으로 여문다.

뽕나무는 독성이 없어 식용과 약용으로 가치가 높다. 잎과 열매오디 · 줄기 · 뿌리 모두를 쓴다. 최근에 뽕잎에 들어 있는 폴리페놀 성분이 노화를 억제하고, 루틴rutin 성분은 모세 혈관을 튼튼하게 해 준다는 것이 밝혀졌다.. 뽕나무 열매인 오디에는 포도당 · 타

닌산·칼슘·비타민 A와 비타민 D가 함유되어 있다.

### 식용

一. 봄에 어린잎을 따서 끓는 물에 살짝 데쳐서 나물로 먹는다.
一. 속껍질을 말려 떡과 죽으로 먹는다.

### 사용법

一. 여름에 검게 익은 열매를 따서 용기나 항아리에 넣고 설탕을 80%, 가을~겨울에 가지와 뿌리를 채취하여 물로 씻고 적당한 크기로 잘라 용기나 항아리에 넣고 설탕을 녹인 시럽 80%를 붓고 100일 이상 발효를 시킨다.
一. 뽕나무잎은 서리가 내리기 전에 채취를 하면 약효가 떨어지고, 서리가 내린 다음에 채취를 해야 약효가 높다.

### 오디 주

一. 여름에 검게 익은 열매를 따서 용기에 소주를 붓고 밀봉하여 한 달 후에 먹는다.

### 금기

一. 비위 허한증으로 설사를 할 때는 먹지 않는다.

**번식법** _ 씨앗과 꺾꽂이와 포기 나누기로 번식한다.

### 한방

잎을 "상엽桑葉", 뿌리껍질을 "상백피桑白皮", 가지를 "상지桑枝"라 부른다. 주로 고혈압이나 당뇨병·황달·빈뇨에 다른 약재와 처방한다.

# 꾸지뽕나무 뽕나무과 _ Cudrania tricuspidata

**한약명** : 자목 / **다른 이름** : 돌뽕나무 · 활뽕나무 · 가시뽕나무 · 상자

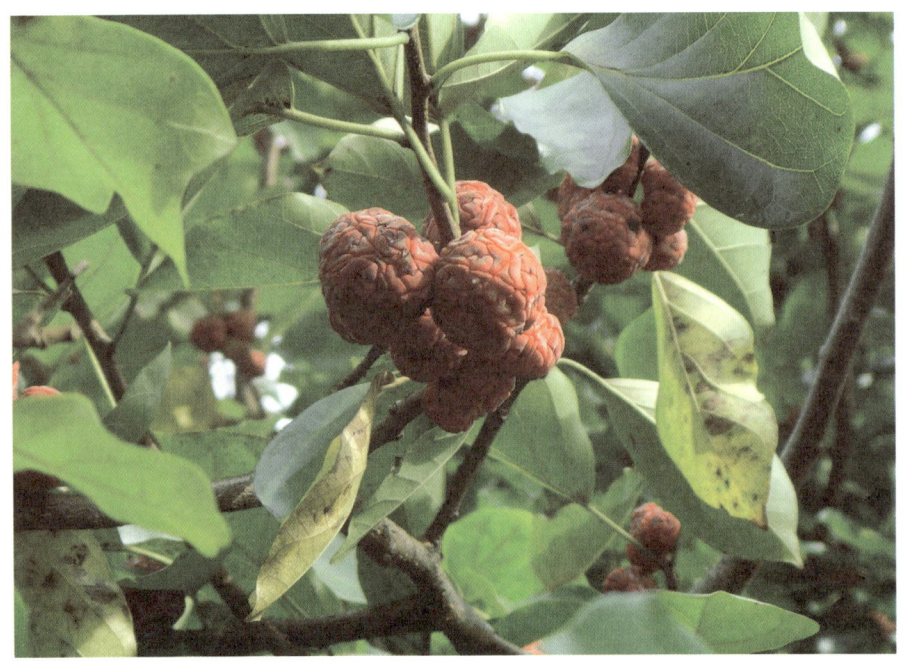

**생육상** _ 갈잎작은큰키나무  | **분포지** _ 전국의 산기슭이나 밭둑 | **채취** _ 봄~여름잎 · 가을 열매 · 겨울뿌리 | **이용** _ 잎 · 열매 · 가지 · 뿌리 | **먹는 방법** _ 무침 · 데침 · 효소 · 차 · 술 | **산행 채취** _ 가능 | **텃밭 재배** _ 가능 | **효능** _ 암 · 당뇨병 · 고혈압 · 고지혈증 · 중성지방 · 여성질환 · 생리통

**형태** 꾸지뽕나무는 높이가 8m 정도이고, 꽃은 5~6월에 암수 딴 그루로 연노란색으로 피고, 열매는 9~10월에 둥글게 적색 수과로 여문다.

일반 뽕나무와는 달리 토종 꾸지뽕나무는 가지에 가시가 달려 있지만, 요즘은 접목을 통해 가시가 없는 품종이 개량되었다. 꾸지뽕나무는 독성이 없어 잎 · 가지 · 뿌리 · 열매 어느 것 하나 버릴 것 없이 식용, 약용으로 가치가 높다.

식물의 자기 방어 물질인 플라보노이드가 함유되어 있다.

### 식용

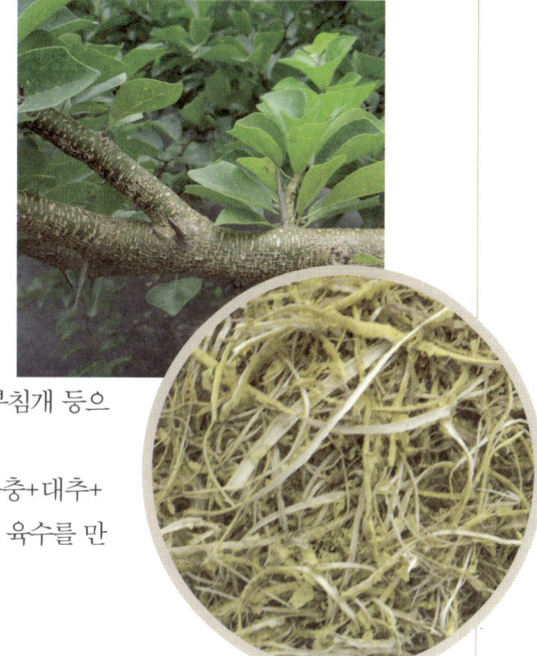

- 一. 가을에 성숙된 열매를 생으로 먹거나 밥에 넣어 먹는다.
- 一. 봄에 부드러운 잎을 따서 깻잎처럼 양념에 재어 장아찌로 먹는다.
- 一. 잎을 따서 갈아 즙을 내어 수제비 · 국수 · 부침개 등으로 먹는다.
- 一. 꾸지뽕말린 잎 · 가지 · 뿌리+당귀+음나무+두충+대추+오가피+황기 등을 넣고 하루 이상 달인 물로 육수를 만들어 각종 고기에 재어 먹는다.

### 사용법

- 一. 가을에 열매가 빨갛게 익었을 때 따서 용기나 항아리에 넣고 설탕을 녹인 시럽 70%를 붓고 100일 이상 발효시킨다.

### 꾸지뽕 주 만들기

- 一. 가을에 빨갛게 익은 열매를 따 용기에 넣고 술을 붓고 밀봉하여 3개월 후에 먹는다.
- 一. 수시로 뿌리를 캐시 물로 씻고 물기를 뺀 다음 용기에 넣고 술을 붓고 밀봉하여 3개월 후에 먹는다. 재탕, 삼탕까지 먹을 수 있다.

**번식법**_ 씨앗과 꺾꽂이 · 휘묻이 · 포기 나누기 · 삽목 · 근삽으로 번식한다.

### 한방

목질부를 "자목", 줄기와 뿌리껍질을 "자목백피", 줄기와 잎을 "자수경엽"이라 부른다. 주로 고혈압이나 암 · 당뇨병 · 요통에 다른 약재와 처방한다.

# 오미자 목련과 _ Schizandra chinensis

**한약명** : 오미자五味子 / **다른 이름** : 문합 · 현급 · 금령자 · 홍내소

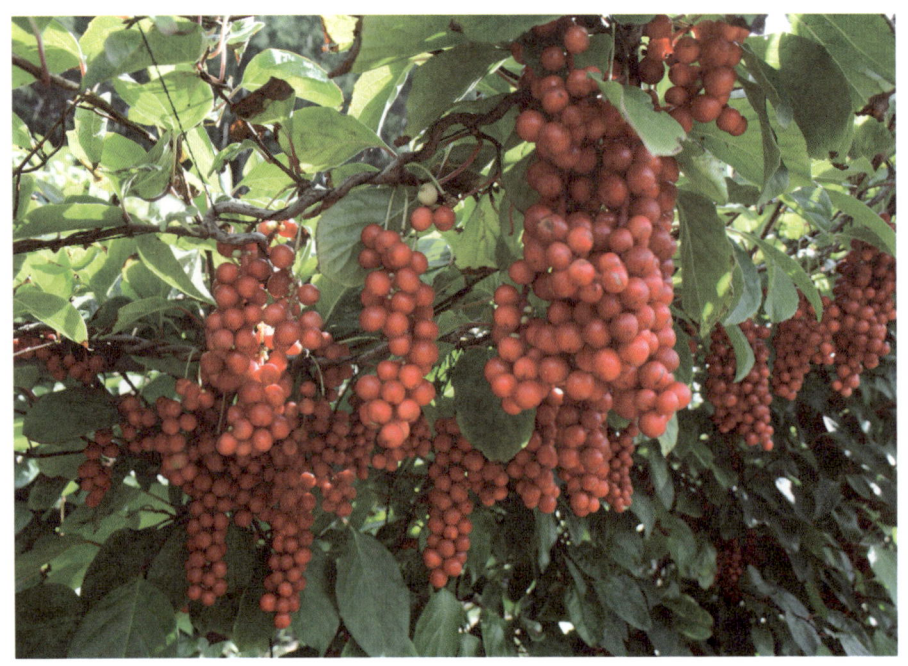

**생육상** _ 갈잎덩굴나무 | **분포지** _ 전국의 산지 경사면 남오미자는 남부 지방과 섬, 흑오미자는 제주도 | **채취** _ 9월 과실이 완전히 성숙했을 때 | **이용** _ 새순, 열매 | **먹는 방법** _ 무침 · 데침 · 효소 · 차 · 술 | **산행 채취** _ 가능 | **텃밭 재배** _ 가능 | **효능** _ 당뇨병 · 고혈압 · 폐 질환 · 해수 · 인후염

**형태** 오미자는 길이가 5m 정도이고, 잎이 타원형이며, 어긋나고, 가장자리에는 톱니 모양이고, 줄기는 다른 물체를 감고 올라간다. 꽃은 6~7월에 흰색 또는 붉은 빛이 감도는 연한 노란색으로 피고, 열매는 8~9월에 작은 포도송이처럼 장과漿果로 여문다.

오미자는 신맛 · 단맛 · 짠맛 · 매운맛 · 쓴맛 5가지 맛이 있어 "오미자"라 부른다. 열매나 과육에는 신맛, 껍질은 단맛, 씨는 매운맛과 쓴맛, 짠맛이 있어 인체의 오장 육부에

좋다. 오미자에는 독이 없어 식용, 약용으로 가치가 높다. 비타민 A와 C, 유기산이 많이 함유되어 있고, 폐와 기관지, 신장의 기능을 도와주고, 몸 안의 체액을 증가시켜 준다.

식용

一. 봄에 어린잎을 따서 끓는 물에 살짝 데쳐서 나물로 무쳐 먹는다.
一. 줄기를 채취하여 물에 담가 우린 물로 두부를 만들 때 간수 대신 사용한다.

사용법

一. 열매가 빨갛게 완전히 성숙되었을 때 송이째 따서 용기나 항아리에 넣고 설탕을 80%를 붓고 100일 이상 발효시킨다.

오미자 주

一. 가을에 빨갛게 익은 열매를 따서 용기에 소주를 붓고 밀봉하여 한 달 후에 먹는다.

금기

一. 신맛이 강하여 과다하게 복용하면 기혈이 움체된다.

**번식법** _ 가을에 씨앗을 따서 노천 매장 후 이듬해 파종하면 열매가 늦게 열리는 단점 있기 때문에 봄 가을에 새끼를 친 포기를 나누어 줄기를 30~40cm 남기고 잘라서 심는다.

**한방**

열매를 "오미자五味子"라 부른다. 주로 고혈압이나 인후염·당뇨병·천식에 다른 약재와 처방한다.

# 구기자 가지과 _ Lycium chinense

**한약명**: 구기자枸杞子 / **다른 이름**: 지골피·구기엽·지골자·구기묘·구기·피줏나무·지선

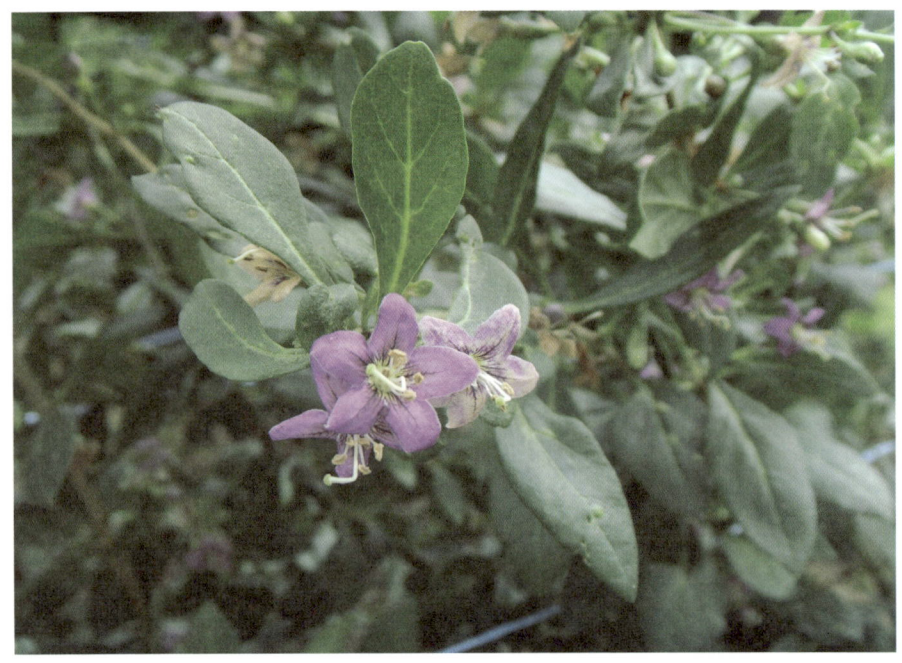

**생육상** _ 갈잎떨기나무 | **분포지** _ 전국의 인가 부근 | **채취** _ 봄잎·가을 성숙한 열매 | **이용** _ 어린싹·다 자란 잎 | **먹는 방법** _ 침, 구기자 밥·어린 싹·차·다 자란 잎, 열매·효소·술 | **산행 채취** _ 가능 | **텃밭 재배** _ 가능 | **효능** _ 신체허약·고혈압·면역력 강화·양기 부족·요슬 산통·간염·당뇨병·시력 감퇴

**형태** 구기자는 높이가 1~2m 정도이고, 잎은 가지에서 모여 나고 어긋나고, 줄기는 가늘게 퍼지며 가시로 변한다. 꽃은 8~10월에 종 모양의 자주색으로 피고, 열매는 9~11월에 타원형의 붉은 색 장과漿果로 여문다.

구기자를 매일 상복하면 병약자가 건강해지고 늙지 않게 한다 하여 "각로却老"라 부른다. 구기자는 독毒이 없어, 식용, 약용으로 가치가 높다. 잎·열매·뿌리를 모두 쓴다.

### 식용

一. 봄에 기세 좋은 줄기 끝의 부드러운 어린싹을 따서 끓는 물에 살짝 데쳐서 나물로 무쳐 먹는다.
一. 날것인 경우는 냄새가 나지만 데치면 향이 좋다.
一. 죽, 구기자 밥은 어린싹을 소금물에 담가 두었다가 잘게 썰어 소금으로 간을 맞추어 밥에 넣는다.
一. 잎과 열매로 식혜를 만든다.
一. 생잎을 즙을 내서 녹즙으로 먹는다.

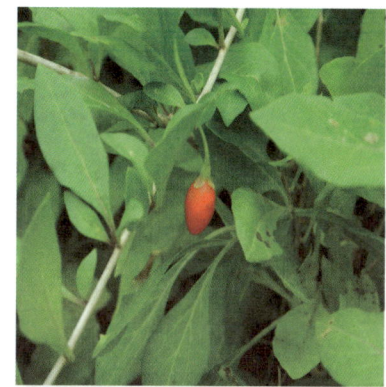

### 사용법

一. 봄에는 잎을 따서 용기나 항아리에 넣고 설탕을 녹인 시럽 30%, 가을에 성숙한 열매를 따서 용기나 항아리에 넣고 설탕을 80%를 붓고 100일 이상 발효시킨다.
一. 가을에 성숙한 열매를 따서 용기에 넣고 술을 붓고 밀봉하여 3개월 후에 먹는다.

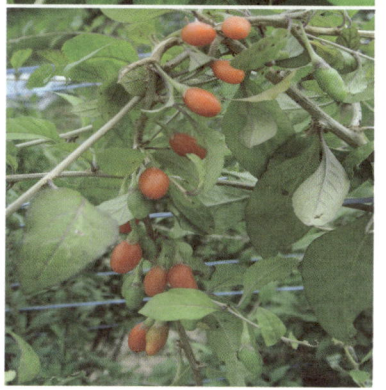

### 금기

一. 위장의 기능이 약한 사람, 실사를 하는 사람은 먹지 않는다.

**번식법** _ 봄~여름까지 줄기를 20cm쯤 잘라 삽목한 후 2주일 지나면 뿌리가 내리면 여름 동안 키워서 그 다음 해에 밭에 옮겨 심는다.

### 한방

열매를 "구기자枸杞子", 뿌리껍질을 "지골피地骨皮"라 부른다. 주로 당뇨병이나 고혈압·인후염·천식에 다른 약재와 처방한다.

# 초피나무 운향과 _ Zanthoxylum piperitum

**한약명**: 화초花椒 / **다른 이름**: 제피나무·젠피나무·전피나무·좀피나무

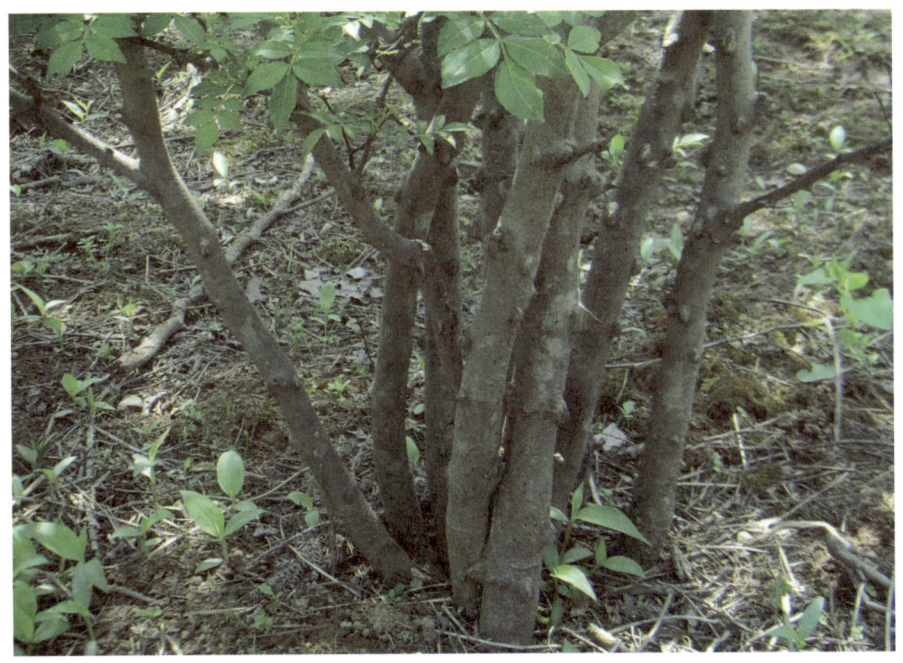

**생육상** _ 갈잎떨기나무 | **분포지** _ 중부 이남의 산기슭 | **채취** _ 봄 | **이용** _ 잎, 열매 | **먹는 방법** _ 향신료·장조림·김치 조미료 | **산행 채취** _ 가능 | **텃밭 재배** _ 가능 | **효능** _ 소화 불량·심복 냉통·음부 소양증·구토

**형태** 초피나무는 높이가 2~3m 정도이고, 꽃은 5~6월에 연한 황색으로 피고, 열매는 9월에 적갈색의 삭과로 여문다. 초피나무는 민물고기 요리의 비린내를 없애는 향신료로 쓴다. 중국의 오향五香은 '초피·회향·계피·정향·진피'이다.
초피나무는 식용, 약용으로 가치가 높다. 열매에는 산쇌San shpl이라는 정유가 2~4%, 단백질·탄수화물·지방·무기산 등이 함유되어 있다.

### 식용

一. 어린잎과 미숙과는 장조림으로 먹고, 김치의 조미료 쓴다.
一. 열매의 과피와 씨앗은 향신료로 쓴다.
一.

### 사용법

一. 기을에 검은 열매를 통째로 따서 용기나 항아리에 넣고 설탕을 80%를 붓고 100일 이상 발효를 시킨다.

### 민간요법

一. 심복 냉통에는 열매 껍질 5g을 물에 달여 먹는다.
一. 음부 소양증에는 잎을 달인 물로 음부를 씻는다.
一. 옻이 올랐을 때는 잎을 달여서 환부를 씻는다.
一. 타박상·종기·벌레에 물린 데, 생선의 해독에는 잎을 짓찧어 생즙을 먹는다.

**번식법** _ 씨앗과 접붙이기로 번식한다. 실생은 9월에 씨앗이 익으면 따서 젖은 모래에 가매징했다가 늦가을이나 이른 봄에 파종한다.

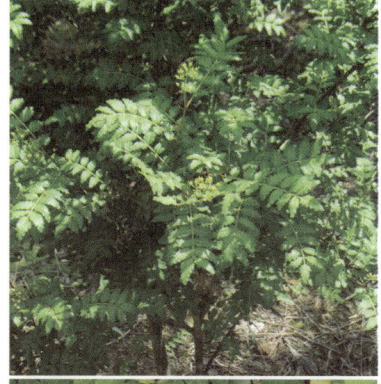
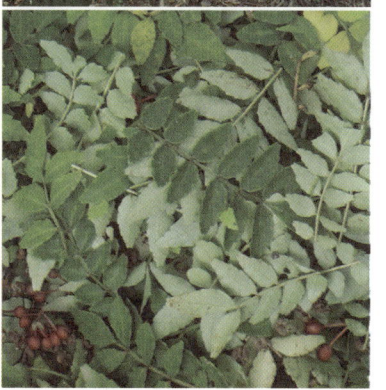

### 한방

열매껍질을 "화초花椒"라 부른다. 주로 소화 불량·심복 냉통·음부 소양증·구토에 다른 약재와 처방한다.

# 으름 덩굴 으름덩굴과 _ Akebia quinata

**한약명**: 목통木通 / **다른 이름**: 통초·통초자·통초근·목통실

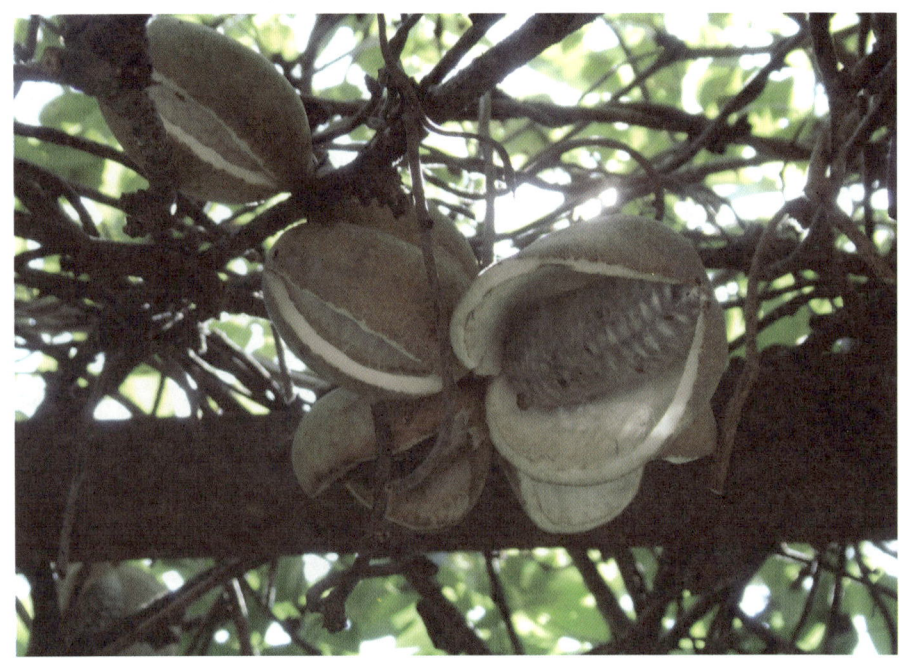

**생육상** _ 갈잎덩굴나무 | **분포지** _ 중남부 이남 숲속·산비탈·산기슭 | **채취** _ 봄잎·9~10월열매 | **이용** _ 잎·열매·가지 | **먹는 방법** _ 데침·효소·차 | **산행 채취** _ 가능 | **텃밭 재배** _ 가능 | **효능** _ 당뇨병·신장염·부종·관절통

**형태** 으름 덩굴은 길이가 6~8m 정도이고, 잎은 반질반질하고 가장자리는 밋밋하고, 작은 잎이 5~8개 모여 달려 손바닥 모양을 이루고 줄기는 다른 나무를 감고 올라간다. 꽃은 5월에 암수 한 그루가 피는데 잎 겨드랑에서 암자색으로 수꽃은 작고 많이 피고, 암꽃은 크고 적게 피는데, 열매는 길이가 6~10cm의 장과로 여문다.

으름 덩굴은 열매가 바나나처럼 생겨서 남성을 상징하고, 열매가 스스로 벌어지면 여성의 음부陰部와 비슷해 성적 상징물로 여겼고, 꽃은 여인의 모습처럼 아름답다 하여 '임

하부인林下夫人' 숲속에서 아름답다 하여 '숲속의 여인'이라는 애칭이 있다.

## 식용

一. 봄에 어린순을 따서 끓는 물에 살짝 데쳐서 나물로 무쳐 먹는다.

## 사용법

一. 열매를 따서 적당한 크기로 잘라서 마르기 전에 용기나 항아리에 넣고 설탕을 녹인 시럽 70%, 설탕 100%를 붓고 100일 이상 발효시킨다.

## 민간요법

一. 요도염에는 덩굴 20g을 채취하여 적당한 크기로 잘라 물에 달여 하루에 3번씩 복용한다. 으름 덩굴은 염증을 가라앉히고 배설을 촉진시켜 준다.
一. 눈병에는 덩굴을 채취하여 적당한 크기로 잘라 물에 달인 물로 씻는다.
一. 악창에는 잎을 달여 먹거나 짓찧어 즙을 환부에 바른다.

## 금기

一. 임신부, 설사를 하는 사람, 입과 혀가 마르는 사람은 먹지 않는다.

**번식법** _ 가을에 벌어진 열매를 채취하여 까만 열매를 채취하여 파종·삽목·분주로 번식한다.

### 한방

줄기를 "목통木通", 열매를 "팔월찰八月札"이라 부른다. 주로 당뇨병이나 부종·요통·월경통에 다른 약재와 처방한다.

# 자귀나무 콩과 _ Albizzia julibrissin

**한약명** : 합환피合歡皮 / **다른 이름** : 합환목 · 합혼수 · 야합수 · 여설목

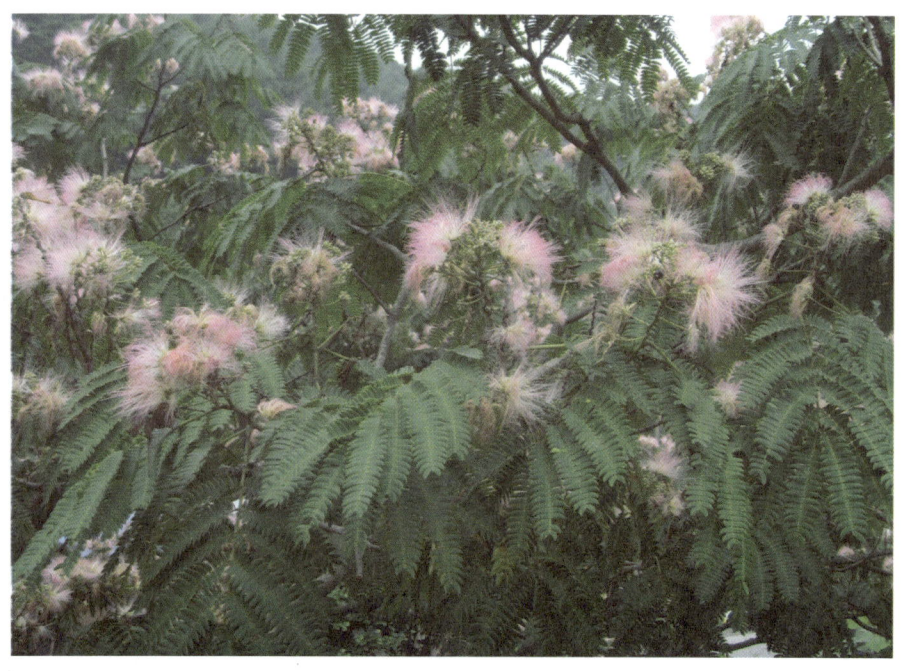

**생육상** _ 갈잎큰키나무 | **분포지** _ 공원, 가로수 | **채취** _ 9~10월 | **이용** _ 잎 · 꽃 | **먹는 방법** _ 데침 · 효소 · 차 · 환 | **산행 채취** _ 가능 | **텃밭 재배** _ 가능 | **효능** _ 심신불안 · 우울증 · 불면증 · 골절통

형태 자귀나무는 높이가 6~9m 정도이고, 잎은 어긋나고, 가장자리가 밋밋하다. 줄기는 약간 드러눕는다. 꽃은 6~7월에 가지 끝이나 잎 겨드랑이에 20여 송이가 연분홍색으로 모여 피고, 열매는 9~10월에 꼬투리 속 1개에 씨가 5~6개 들어 있다.

예부터 우리 조상은 자귀나무에서 움이 트면 곡식을 파종했고, 꽃이 만발하면 그 해 농사가 풍년이 든다는 속설이 있다. 자귀나무는 식용 · 약용 · 정원수로 가치가 높다. 힘줄과 뼈를 이어 주는 작용이 탁월하여 골절통, 근골통에 좋은 것으로 알려져 있다. 잎을 말려

가루향抹香을 내거나 가축의 사료로 쓴다.

## 식용

一. 어린순을 따서 끓는 물에 살짝 데쳐서 나물로 무쳐 먹는다.
一. 잎을 말려 가루향을 만든다.

## 사용법

一. 잎은 봄부터 여름까지 채취하고, 꽃은 필 때, 줄기와 껍질은 가을부터 이듬해 봄까지 채취하여 잘게 썰어 말려 약재로 쓴다.
一. 꽃만을 따서 용기에 넣고 19도 소주를 붓고 밀봉하여 3개월 후에 먹거나, 항아리에 넣고 설탕을 녹인 시럽을 붓고 100일 정도 발효시킨다.
一. 봄에 꽃이나 잎을 따서 차茶로 먹는다.
一. 줄기나 뿌리 껍질을 채취하여 햇볕에 말려 가루내어 찹쌀과 배합하여 환으로 만들어 먹는다.

## 민간요법

一. 불면증·우울증에는 꽃을 채취하여 물에 달여 하루에 3번씩 공복에 복용한다.
一. 어혈·타박상에는 줄기를 달인 물을 마시고 환부에 바른다.
一. 옹종·나력에는 줄기 껍질을 짓찧어 즙을 환부에 붙인다.

**번식법** _9월 말경에 씨앗을 채취하여 저장하였다가 1개월 전에 노천 매장하거나 습사 저장 후 파종한다.

### 한방

줄기껍질을 "합환피合歡皮"라 부른다. 주로 심신 불안이나 우울증·불면증·골절통에 다른 약재와 처방한다.

# 두충나무 두충나무과 _ Eucommia ulmoides Oliver

**한약명** : 두충, 면아 / **다른 이름** : 사금목 · 옥사피

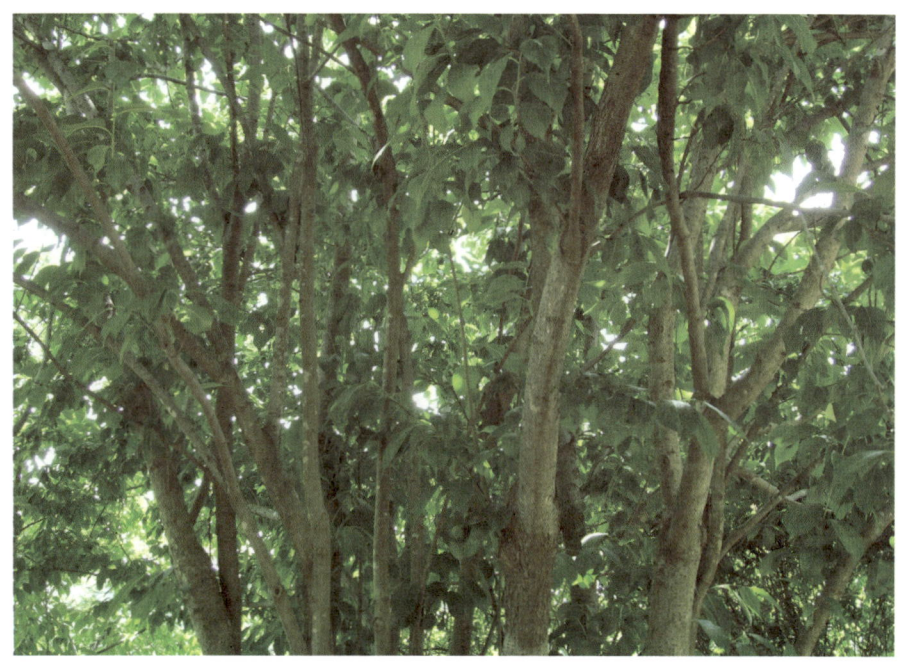

**생육상** _ 갈잎큰키나무 | **분포지** _ 전국 산지 | **채취** _ 5~6월잎, 잎이 진 뒤 수시로가지, 줄기 | **이용** _ 잎 · 껍질 | **먹는 방법** _ 데침 · 차 · 효소 | **산행 채취** _ 가능 | **텃밭 재배** _ 가능 | **효능** _ 요배 산통腰背酸痛, 고혈압 · 당뇨병 · 강근골

**형태** 두충나무는 높이가 20m 정도이고, 잎은 어긋나고 줄기 껍질, 잎, 열매를 자르면 고무 같은 실이 나온다. 꽃은 4~5월에 겨드랑이에서 잎과 동시에 또는 잎보다 담녹색으로 먼저 피고, 열매는 납작한 긴 타원으로 여문다.

중국의 고서에 두충이라는 사람이 이 나무로 약을 지어 먹은 후 득도를 했다 하여 그 뒤 '두충나무' 라는 이름이 붙여졌다. 두충나무의 맛은 달고 성질은 따뜻하여 식용 · 약용 · 정원수로 가치가 높다. 두충은 무릎 관절 환자가 장기 복용하면 효과를 볼 수 있다.

### 식용

一. 봄에 어린잎과 껍질을 솥에 찐 다음 말려서 달여 먹거나 차茶로 먹는다.

### 사용법

一. 봄에 어린잎을, 겨울에 잔가지를 채취하여 겉껍질을 벗겨 내고 적당한 크기로 잘라 항아리에 넣고 설탕이나 시럽을 붓고 100일 정도 발효시킨다.

### 민간 요법

一. 당뇨병·고혈압에는 두충나무잎 20g, 구기자 20g을 달여 하루 3번씩 공복에 마신다
一. 장치 하혈에는 어린잎을 짓찧어 환부에 바른다.

### 두충탕 만들기

一. 두충·황금·당귀·천궁·황기·생지황 각각 120g, 용안육, 고복 각각 100g, 익모초, 하고초 각각 80g, 괴화 60g 위의 약을 물에 달여서 하루에 3번씩 먹는다.

### 금기

一. 사삼과 쓰지 않는다, 정혈이 고갈되었을 때, 초기에는 일시적으로 현기증, 가려움 등 약간의 명현 현상이 있다.

**번식법** _ 씨앗으로 번식한다.

### 한방

줄기 껍질을 "두충", 어린잎을 "면아"라 부른다. 주로 요배 산통腰背酸痛이나 고혈압·당뇨병·강근골에 다른 약재와 처방한다.

# 느릅나무 느릅나무과 _ Ulmus davidinna var. japonica

**한약명**: 낭유피, 낭유경엽 / **다른 이름**: 뚝나무 · 춘유 · 떡느릅나무 · 당느릅나무 · 왕느릅나무

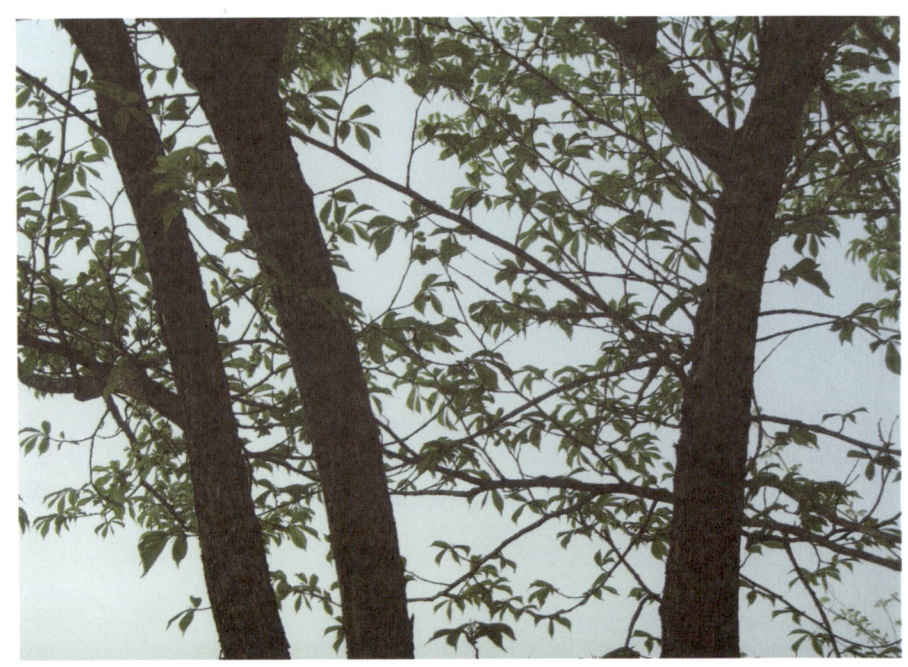

**생육상** _ 갈잎큰키나무 | **분포지** _ 산기슭이나 골짜기 | **채취** _ 봄 | **이용** _ 어린싹 · 열매 | **먹는 방법** _ 데침 · 장 · 된장국 · 차 · 효소 | **산행 채취** _ 가능 | **텃밭 재배** _ 불가능 | **효능** _ 종기 · 창종 · 풍독風毒 · 간경화

**형태** 느릅나무는 높이가 20~25m 정도이고, 잎은 어긋나고 끝이 뾰쪽한 타원형이고 가장자리는 겹톱니 모양이다. 작은 가지에 짧은 털이 있고, 나무껍질은 불규칙하게 갈라진다. 꽃은 3~4월에 잎보다 먼저 다발을 이루며 누르스름한 녹색으로 피고, 열매는 4~6월에 달걀 모양으로 여문다. 느릅나무의 맛은 달고 성질은 평하여 식용, 약용으로 가치가 높다. 봄에 어린잎을 먹기도 하지만 봄부터 여름 사이에 뿌리를 캐어 물에 넣고 겉껍질을 제거하고 햇볕에 말려서 쓴다.

### 식용

一. 봄에 어린잎을 따서 된장국에 넣어 먹거나 떡으로 만든다.
一. 열매를 따서 간장을 담가 먹는다.
一. 수시로 줄기 껍질과 뿌리 껍질을 채취하여 말려서 쓴다.

### 사용법

一. 뿌리를 캐어 물로 씻고 물기를 뺀 다음 껍질만을 적당한 크기로 잘라 용기나 항아리에 넣고 설탕을 녹인 시럽을 80%를 붓고 100일 이상 발효시킨다.
一. 봄에는 잎을 채취하여 그늘에 말려 차茶로 먹는다.
一. 줄기껍질과 뿌리껍질을 채취하여 용기에 넣고 19도 소주를 붓고 밀봉하여 3개월 후에 먹는다.

### 민간요법

一. 어린아이의 태열에는 뿌리를 캐서 물로 씻고 짓찧어 죽염에 개어 바른다.
一. 종기에는 뿌리줄기를 채취하여 짓찧어 즙을 환부에 바른다.

### 유백피 주 만들기

一. 줄기껍질을 수시로 채취하여 적당한 크기로 잘라 용기에 넣고 술을 붓고 밀봉하여 3개월 후에 먹는다.

**번식법** _ 5월 중순경에 잘 성숙된 씨앗을 채취하여 곧바로 파종한다.

### 한방

줄기껍질과 뿌리껍질을 "낭유피", 가지와 잎을 "낭유경엽"이라 부른다. 주로 종기나·창종·풍독風毒·간경화에 다른 약재와 처방한다.

# 벌나무 단풍나무과 _ Acertegonentpsum

**한약명**: 청해축 / **다른 이름**: 산겨릅나무 · 산청목

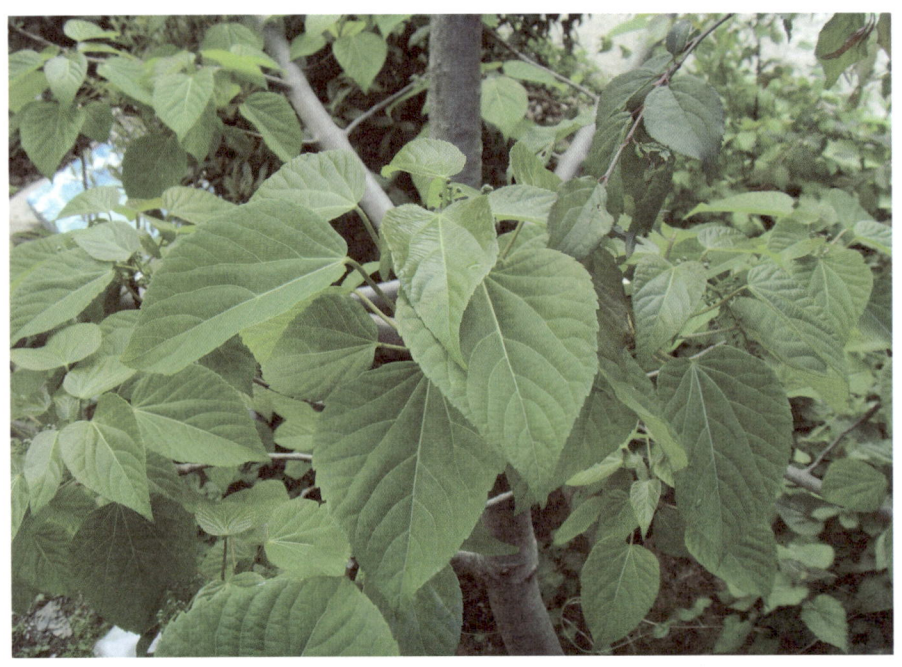

**생육상** _ 갈잎떨기나무 | **분포지** _ 계룡산 일대 | **채취** _ 봄잎 · 수시가지 및 줄기 | **이용** _ 잎, 가지 · 줄기 · 뿌리 | **먹는 방법** _ 데침 · 장아찌 · 차 | **산행 채취** _ 가능 | **텃밭 재배** _ 가능 | **효능** _ 간질환 · 간염 · 황달 · 숙취

**형태** 벌나무는 높이가 3~5m 정도이고 줄기가 늘 푸르고 독특한 향이 난다. 벌이 많이 찾는다 하여 "벌나무" 또는 "봉목", 늘 푸르다 하여 "산청목", "산겨릅나무" 라 부른다. 해발 고도 600m 이상인 고지대의 습기 찬 골짜기나 계곡 주변에 드물게 자란다.
벌나무는 계룡산 일대에 자라는데 약용으로 쓰이기 시작하면서 지금은 거의 찾아볼 수 없게 되었다. 벌나무는 독성이 전혀 없어 약용으로 가치가 높다. 헛개나무처럼 간의 독성을 풀어주고 간 기능을 활성화하며 간에 좋은 것으로 알려져 있다.

### 식용

一. 봄에 어린싹을 채취하여 끓는 물에 살짝 데쳐서 나물로 무쳐 먹는다.

### 사용법

一. 가지와 줄기를 채취, 적당한 크기로 잘라 용기나 항아리에 넣고 설탕을 녹인 시럽 100%를 붓고 100일 이상 발효시킨다.
一. 가지와 줄기를 채취하여 적당한 크기로 잘라 물에 달여 차로 먹는다.
一. 약초로 쓸 때는 잎·가지·줄기·뿌리 모두를 쓴다.

### 민간요법

一. 간염에는 줄기 5g을 물에 달여 먹는다.
一. 숙취에는 잎을 짜서 짓찧어 즙을 내어 먹는다.

### 벌나무 주 만들기

一. 가지와 줄기를 채취하여 적당한 크기로 잘라 용기에 넣고 술을 붓고 밀봉하여 3개월 후에 먹는다.

**번식법** _ 씨앗으로 번식한다.

**한방**

줄기를 "청해축"이라 부른다. 주로 간 질환·간염·황달·숙취에 다른 약재와 처방한다.

# 누리장나무 마편초과 _ Clerodendron trichotomum

**한약명** : 취오동 / **다른 이름** : 향추 · 취오동화 · 취오동자 · 토아위 · 저나무 · 개똥나무 · 개나무 · 깨타리나무

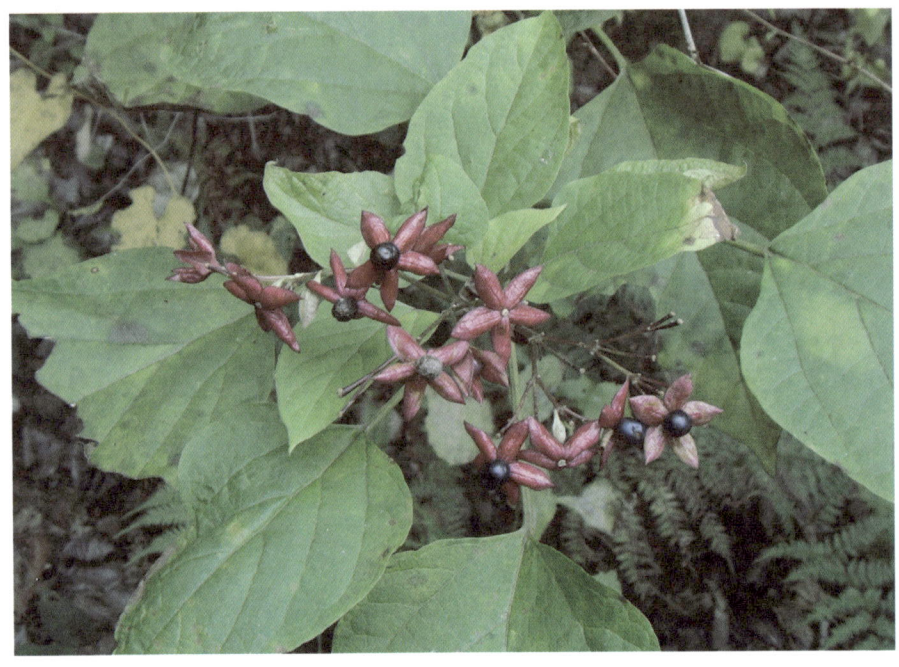

**생육상** _ 갈잎떨기나무 | **분포지** _ 햇볕이 잘 드는 산 | **채취** _ 봄, 가을 | **이용** _ 잎, 열매 | **먹는 방법** _ 데침 · 차 · 효소 | **산행 채취** _ 가능 | **텃밭 재배** _ 가능 | **효능** _ 고혈압이나 류머티즘 · 천식

**형태** 누리장나무는 높이가 2~3m 정도이고, 잎은 끝이 뾰쪽하고 마주나고, 뒷면에 털이 있다. 잎이나 줄기를 자르면 고약한 냄새가 나고, 나무껍질은 회색이다. 꽃은 8~9월에 햇가지 끝에 흰색으로 피고, 열매는 10월에 둥글고 진한 남색의 열매가 여문다.
누리장나무는 여느 식물과 달리 탄닌tannin 성분이 있어 떫은맛이 있고 어린 싹이 나올 때부터 잎에서 누린내가 난다. 누린내가 난다고 하여 누린내나무, 오동의 냄새가 난다 하여 '취오동臭梧桐' 향이 난다 하여 "향추香楸"라 부른다.

누리장나무는 잎·줄기·잔가지·뿌리·열매를 약용으로 쓴다. 누리장나무는 성질이 차고 맛은 쓰지만 독은 없다.

## 식용

一. 봄에 채취하여 찬물로 누린내를 우려낸 후 감초를 넣고 끓는 물에 살짝 데쳐서 나물로 무쳐 먹는다.
一. 잎은 꽃이 피기 전, 겨울에 열매를, 가을부터 이듬해 봄까지 잔가지와 뿌리를 적당한 크기로 잘라서 쓴다.

## 사용법

一. 봄에 꽃이 피기 전에 잎을 따서 찬물에 하룻밤 담가 누린내를 제거한 후에 천궁이나 감초를 가미하여 항아리에 넣고 설탕을 녹인 시럽 100%를 붓고 100일 정도 발효시킨다.
一. 가지와 줄기를 채취하여 적당한 크기로 잘라 물에 달여 차로 먹는다.

## 민간요법

一. 천식·고혈압에는 잎이나 가지를 물에 달여 하루에 3번씩 공복에 복용한다.
一. 고기를 먹고 체했을 때에는 잎을 물에 달여 먹는다.
一. 류머티즘에는 가지를 잘게 썰어 달인 물로 목욕을 한다.

**번식법** _ 가을에 잘 성숙된 씨앗을 채취하여 노천 매장 후 이듬해 봄에 파종한다.

### 한방

가지와 잎을 "취오동臭梧桐"이라 부른다. 주로 고혈압이나 류머티즘, 천식에 다른 약재와 처방한다.

# 청미래 덩굴 백합과 _ Smilax china

**한약명** : 토복령土茯苓, 중국에서는 발계 / **다른 이름** : 명감나무 · 맹감나무 · 망개나무 · 산귀래

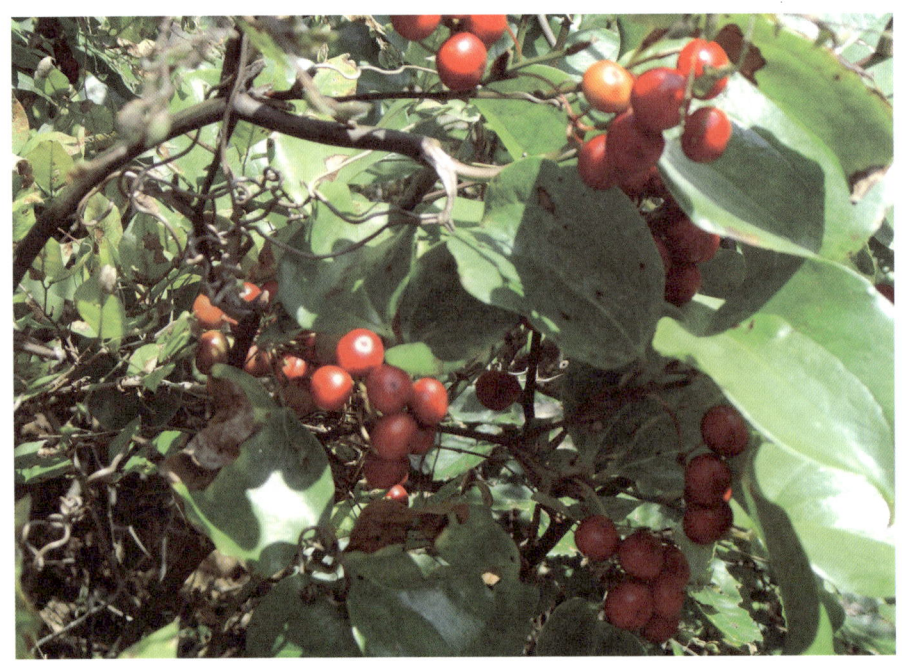

**생육상** _ 덩굴성 갈잎덩굴나무 | **분포지** _ 전국의 산기슭 | **채취** _ 봄잎, 가을뿌리 | **이용** _ 잎 · 뿌리 · 열매 | **먹는 방법** _ 데침 · 무침 · 떡 · 튀김 · 차 · 효소 · 환 | **산행 채취** _ 가능 | **텃밭 재배** _ 가능 | **효능** _ 관절 동통 · 근육 마비 · 수종 · 나력 · 종독 · 매독 · 태독 · 임질

**형태** 청미래 덩굴의 길이는 2~3m 정도이고, 잎이 어긋나고, 줄기에 갈고리 같은 가시가 있다. 꽃은 4~5월에 잎겨드랑이에 모여 황록색으로 피고, 열매는 9~10월에 붉은 장과漿果로 여문다. 청미래덩굴의 열매로 병을 고쳤다 하여 "명과明果", 넉넉한 요깃거리가 된다 하여 "우여량禹餘糧", 병에 걸려 죽게 된 사람이 먹고 낫아 산에서 돌아왔다 하여 "산귀래山歸來"라 부른다.

청미래 덩굴은 식용·약용·관상수나 절화용으로 가치가 높다. 씨앗에는 지방, 잎에는 루틴, 뿌리에는 아미노산·당질·알칼로이드·페놀류·유기산·정유 성분이 들어 있다.

## 식용

一. 봄에 2~3일간 물에 담가 쓴맛을 제거한 후 끓는 물에 살짝 데쳐서 나물로 무쳐 먹는다.
一. 잎은 떡이나 튀김으로 만들어 먹는다.

## 사용법

一. 봄에는 잎을, 가을에는 뿌리를 캐어 적당한 크기로 잘라 항아리에 넣고 설탕·시럽을 붓고 100일 정도 발효시킨다.
一. 잎을 봄부터 가을까지 채취하여 잘게 썰어 차茶로 먹거나 가루 내어 찹쌀과 배합하여 환으로 만들어 먹는다.

## 토복령주 만들기

一. 겨울에 뿌리를 캐어 물로 씻고 적당한 크기로 잘라 2~3일 정도 물에 담가 쓴맛을 제거한 후에 용기에 넣고 술을 붓고 밀봉하여 3개월 후에 먹는다.

## 금기

一. 청미래 덩굴을 장복하면 떫은맛이 있어 변비가 생길 수 있다.

**번식법** _ 씨앗과 포기 나누기로 번식한다.

## 한방

뿌리줄기를 "토복령土茯苓"이라 부른다. 주로 관절 동통이나, 임병·수은 중독·종독에 다른 약재와 처방한다.

# 노박 덩굴 노박덩굴과 _ Celastrus orbiculatus

**한약명** : 남사등 · 남사등근 · 남사등엽 / **다른 이름** : 노랑패너물 · 노랑꽃나무 · 노파위나무 · 노팡개덩굴

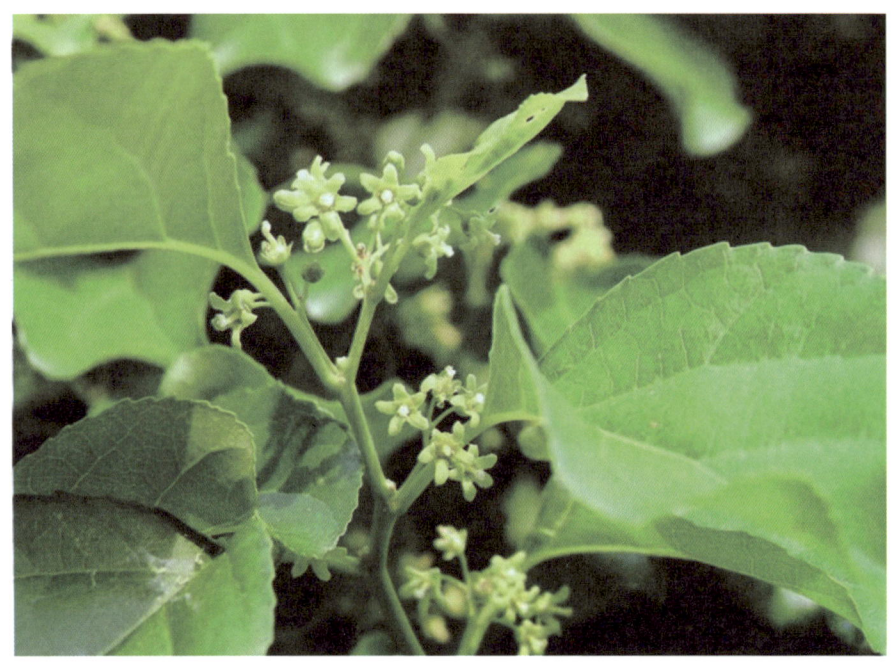

**생육상** _ 갈잎덩굴나무 | **분포지** _ 전국의 산과 들 숲속 | **채취** _ 봄 | **이용** _ 어린잎 | **먹는 방법** _ 데침 · 기름 · 효소 | **산행 채취** _ 가능 | **텃밭 재배** _ 가능 | **효능** _ 근골동통 · 소아경기 · 사지마비 · 치통 · 근골통 · 타박상

**형태** 노박 덩굴은 높이가 5~8m 정도이고, 꽃은 5~6월에 잎 겨드랑이에서 노란색풀이 1~10개 달리고, 열매는 10월에 환색의 구형으로 여문다.
노박 덩굴의 빨간색 씨를 싸고 있는 열매껍질이 노란색이고 줄기가 덩굴성이어서 노란색 '박'과 비슷하다 하여 '노박 덩굴' 이라는 이름이 붙여졌다.
노박 덩굴의 맛은 약간 맵고 성질이 따뜻하여 식용 · 약용 · 관상용으로 가치가 높다. 빨간 열매는 분재로 사용된다.

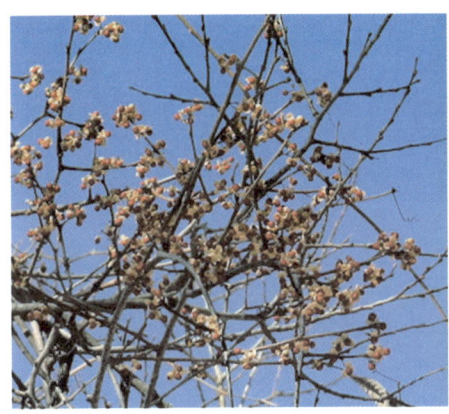
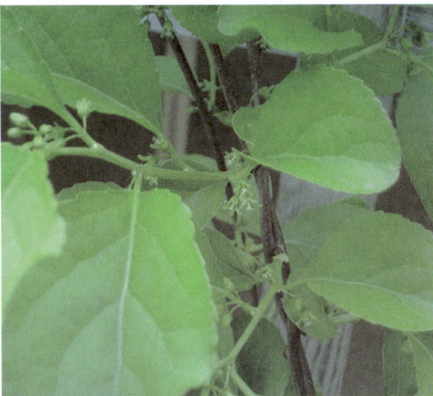

### 식용

─. 봄에 어린싹을 채취하여 약간 쓴맛이 나므로 끓는 물에 살짝 데친 후 찬물에 행군 다음 나물로 무쳐 먹는다.
─. 씨앗은 기름을 짜서 쓴다.

### 사용법

─. 봄에 잎을 채취하여 항아리에 넣고 설탕을 녹인 시럽을 30%를 붓고 100일 이상 발효시킨다.

### 민간 요법

─. 근골 동통에는 줄기와 뿌리를 각각 10g을 물에 달여 먹는다.
─. 벌레에 물렸을 때는 잎을 짜서 짓찧어 환부에 붙인다.

**번식법** _ 씨앗과 꺾꽂이, 포기 나누기로 번식한다.

### 한방

줄기를 "남사등南蛇藤", "뿌리를 남사등근南蛇藤根", "잎을 남사등엽南蛇藤葉",이라 부른다. 주로 근골 동통·소아 경기·사지 마비에 다른 약재와 처방한다.

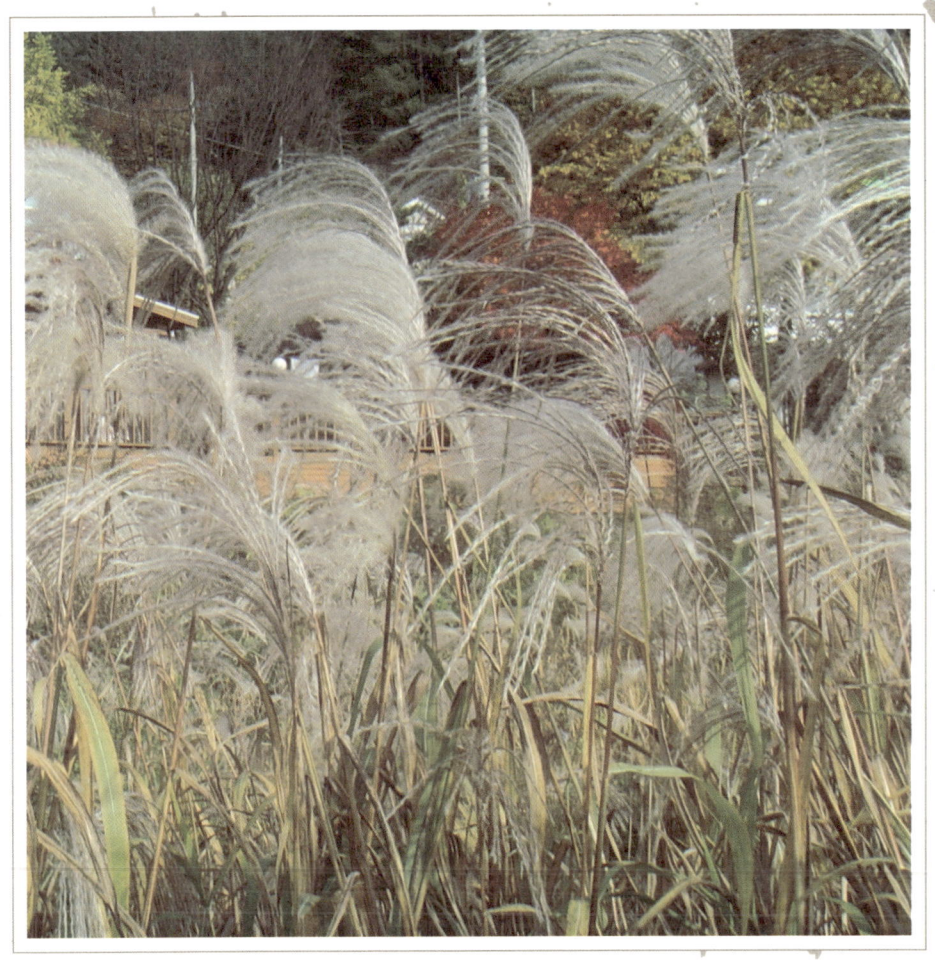

제5장

# 텃밭 가꾸기

# 호박

**한약명**: 황과黃瓜 · 남과근南瓜根 · 남과자南瓜子 / **다른 이름**: 황과등 · 남과 · 번남과 · 서호로 · 교과

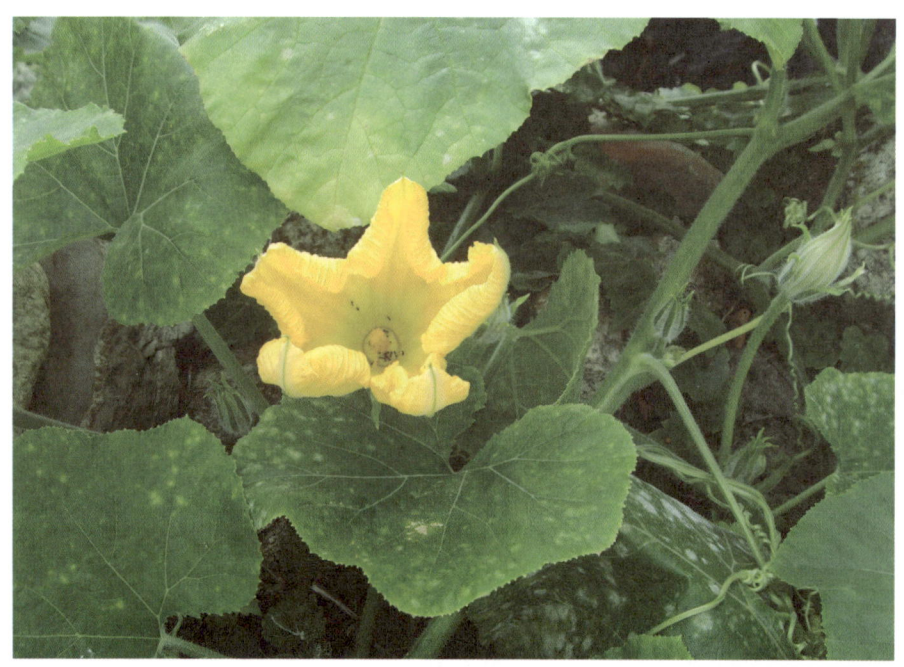

**생육상** _ 한해살이풀 | **분포지** _ 전국 산지 경사면 밭 두렁 | **제철** _ 봄 ~ 여름호박잎, 애호박 · 가을늦은 호박 | **이용** _ 씨앗 · 잎 · 열매 | **텃밭 재배** _ 가능 | **파종 시기** _ 노지3월, 고랭지6월 | **효능** _ 소화 · 황달 · 부종 · 유집불통

**형태** 호박은 길이가 8~10m 정도이고, 잎자루가 길고 큰 심장 모양의 잎이 어긋나고, 잎 가장자리는 다섯갈래로 얕게 갈라진다. 잎 겨드랑이에서 덩굴손이 나와 물체를 감고 올라간다. 줄기를 자른 면은 오각형이고 전체에 거친 털이 있다.
꽃은 6~10월에 잎 겨드랑이에 한 송이씩 황색으로 피고, 열매는 7~10월에 노란색 · 녹색 · 붉은 색으로 둥글고 크게 여문다. 호박은 전국 농지의 밭 · 두렁 · 담장 · 논둑에서 자생한다. 조선 시대 호박의 별명은 '승려들이 먹는 채소' 라는 뜻으로 '승소僧蔬' 였다.

호박의 노란 속살의 베타카로틴은 활성 산소를 없애 주고 노화를 예방해 준다. 출산 후 늙은 호박 달인 물을 먹으면 부기가 빠진다.
호박은 잎과 열매는 식용으로 쓰고 뿌리와 씨앗은 약용으로 쓴다. 호박에는 단백질·탄수화물·칼슘·인·비타민 A가 풍부하다.

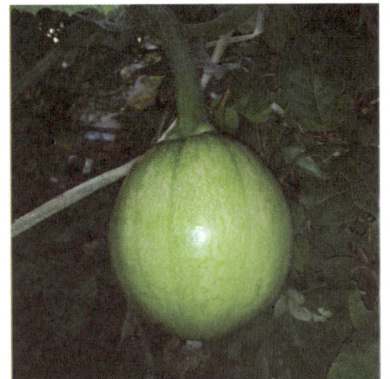

## 식용

一. 봄과 여름에 어린잎을 따서 쌈으로 먹는다.
一. 애호박으로 부침개나 된장찌게에 넣어 먹는다.
一. 애호박을 얇게 썰어 햇볕에 말려서 호박고지로 먹는다.
一. 늙은 호박은 떡, 호박죽으로 먹는다.
一. 볶음·전·무침·국수로 먹는다.

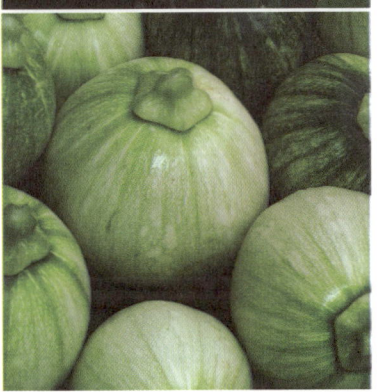

## 고르는 방법 및 보관

一. 애호박은 연두색을 띠며 작고 윤기가 있고 꼭지가 마르지 않는 것
一. 들었을 때 묵직하고 겉에 상처가 없는 것
一. 손질하지 않는 늙은 호박은 서늘한 실온에서 1~2개월 정도 보관한다.

## 사용법

一. 가을에 늙은 호박 속의 씨앗을 제거하고 엄지손가락 두 배 크기로 잘라 항아리에 넣고 설탕을 녹인 시럽 60%를 붓고 100일 발효시킨다.

### 한방

열매를 "황과黃瓜", 뿌리를 "남과근南瓜根", 씨앗을 "남과자南瓜子"라 부른다. 주로 황달이나 부종, 유즙 불통에 다른 약재와 처방한다.

# 토란

**한약명**: 야우野芋, 야우엽野芋葉 / **다른 이름**: 토련 · 토지 · 토두자 · 우경

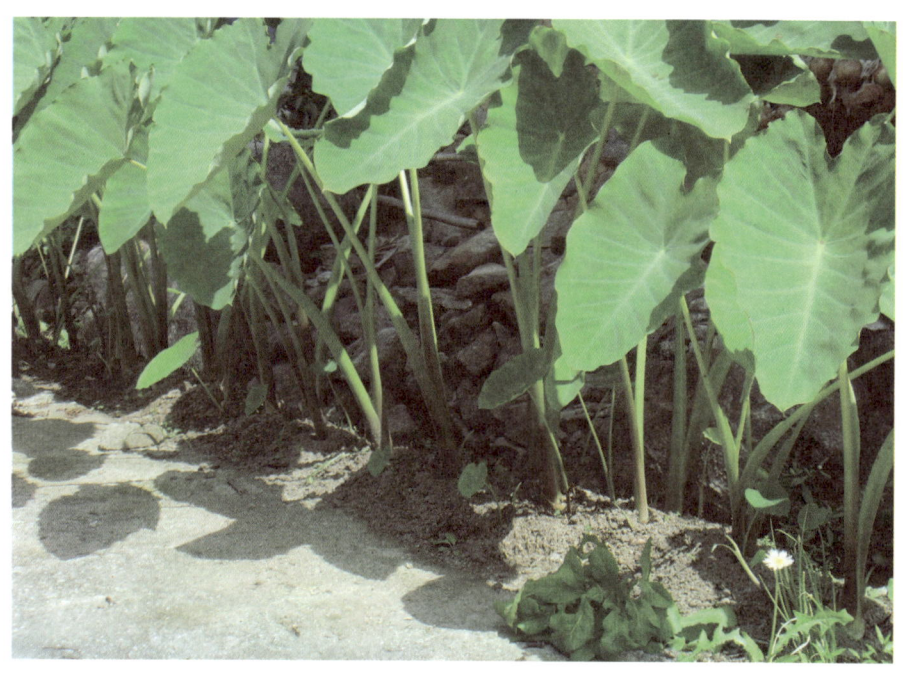

**생육상** _ 여러해살이풀 | **분포지** _ 습한 곳이나 물기가 있는 밭 | **제철** _ 9~10월 | **이용** _ 뿌리 | **텃밭 재배** _ 가능 | **파종 시기** _ 덩이줄기로 번식한다. | **효능** _ 신경통 · 변비 · 황달 · 부종 · 유집 불통

**형태** 토란은 높이가 80~100cm 정도이고, 잎은 가장자리가 밋밋한 방패 모양이고 넓고 크다. 둥근 덩이줄기에서 잎자루가 길게 나온다. 꽃은 8~9월에 잎자루 사이에서 꽃줄기가 나와 꽃이삭 위쪽에 수꽃은 노란색, 아래쪽에는 암꽃이 녹색으로 피고, 열매는 맺지않는다. 땅 속에서 나온 알처럼 생겼다 하여 "토란" 이라 부른다.
옛날부터 추석 차례상에 토란탕을 올렸다. 토란을 자르면 끈적끈적한 점액질이 나오는데 이것은 뮤신으로 위와 장의 점막을 보호하고 소화를 돕는다.

### 식용

一. 토란은 생으로 먹을 수 없다. 덩이줄기와 잎자루를 먹는다.
一. 토란의 아린 맛은 쌀뜨물에 삶으면 없어진다. 하룻밤 물 속에서 독을 뺀 후에 쓴다.
一. 조림ㆍ구이ㆍ죽ㆍ장아찌ㆍ찜ㆍ튀김으로 먹는다.
一. 토란대는 말렸다가 삶아 국이나 나물로 먹는다.

### 고르는 방법 및 보관

一. 흙이 묻어 있고 적당하게 촉촉하고 모양이 고르고 표면에 줄무늬가 선명하고 상처가 없는 것
一. 흙이 묻은 상태로 신문지에 싸서 서늘하고 통풍이 잘 되는 곳에 보관하여 먹는다.

### 사용법

一. 맹장염에는 토란+수선화 뿌리+생강을 짓찧어서 환부에 붙인다.
一. 여성이 가슴앓이를 할 때는 토란 생것을 2개 먹는다.
一. 유옹ㆍ종독에는 덩이줄기를 짓찧어 즙을 환부에 바른다.
一. 타박상에는 잎자루를 짓찧어 즙을 환부에 바른다.

### 금기

一. 토란을 손질할 때 손이 따갑고 가려운 것은 수산칼슘 때문이다.

### 한방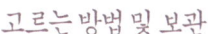

덩이줄기를 "야우野芋", 잎을 "야우엽野芋葉"이라 부른다. 주로 유옹이나 종독, 타박상에 다른 약재와 처방한다.

# 생강

**한약명**: 황과黃瓜, 남과근南瓜根, 남과자南瓜子 / **다른 이름**: 황과등 · 남과 · 번남과 · 서호로 · 교과

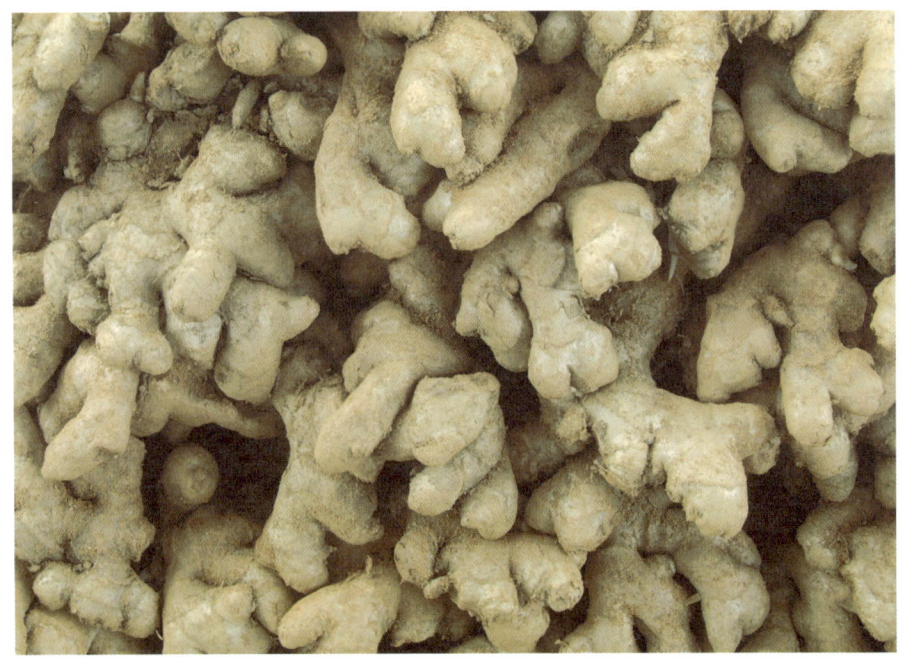

**생육상** _ 여러해살이풀 | **분포지** _ 남쪽 지방의 밭 | **제철** _ 8~11월 | **이용** _ 덩이뿌리 | **텃밭 재배** _ 가능 | **파종 시기** _ 굵고 두꺼운 뿌리줄기로 번식한다. | **효능** _ 소화 촉진 · 식욕 증진 · 체온 상승 · 감기 · 몸살 · 식중독 예방

**형태** 생강은 높이가 30~50cm 정도이고, 잎은 좁고 길며 어긋나고, 줄기가 곧게 자란다. 뿌리줄기는 연한 노란색으로 울퉁불퉁한 마디가 있다. 독특한 향기와 매운맛이 있다. 꽃은 6월에 연한 노란색으로 피고, 열매는 10월에 긴 타원형의 붉은 색으로 여문다. 옛날부터 생강은 특유한 향과 매운맛이 있어 음식의 향신료로 썼다. 생강의 매운 성분인 진저롤과 향 성분인 소가올은 살균 작용이 있어 위액의 분비를 촉진해 소화를 돕는다. 생강은 체온을 상승시켜 감기 예방은 물론 혈액 순환을 돕는다. 단백질 분해 효소와 녹

말 분해 효소인 디아스타제가 들어 있어 생선회를 먹을 때 비린내를 제거해 준다.

### 식용

一. 가을에 덩이뿌리를 채취하여 말려 쓴다.
一. 김치를 담글 때 부재료로 넣는다.
一. 고기를 삶을 때 양념에 넣어 비린내를 없앤다.

### 고르는 법 및 보관

一. 일정한 모양으로 붙어 있고 만졌을 때 단단하고 골곡이 적고 껍질이 얇고 속이 비치는 것을 고른다.
一. 생강은 통풍이 잘 되는 바구니에 담아 어둡고 서늘한 곳에 보관한다.
一. 생강의 껍질을 벗겨 내고 절구에 찧어서 비닐팩에 넣어 얇게 편 다음 냉동실에 보관한다.

### 사용법

一. 가을에 덩이뿌리를 캐어 물로 씻고 녹즙기에 갈거나 절구에 빻아서 용기나 항아리에 넣고 설탕 50%를 붓고 100일 이상 발효시킨다.
一. 생강차茶로 먹는다.

### 민간 요법

一. 기관지염에 호박의 속을 모두 긁어 내고 생강+은행+꿀을 넣고 중탕해서 복용한다.
一. 견비통에는 뜨겁게 달여서 헝겊에 싸서 찜질을 한다.

### 한방

뿌리줄기를 "생강生薑", 생강 말린 것을 "건강乾"이라 부른다. 주로 감기나 심복 냉통, 천해喘咳에 다른 약재와 처방한다.

# 가지

**한약명** 가근茄根, 가엽茄葉 / **다른 이름**: 왜과 · 자가 · 황가 · 까지

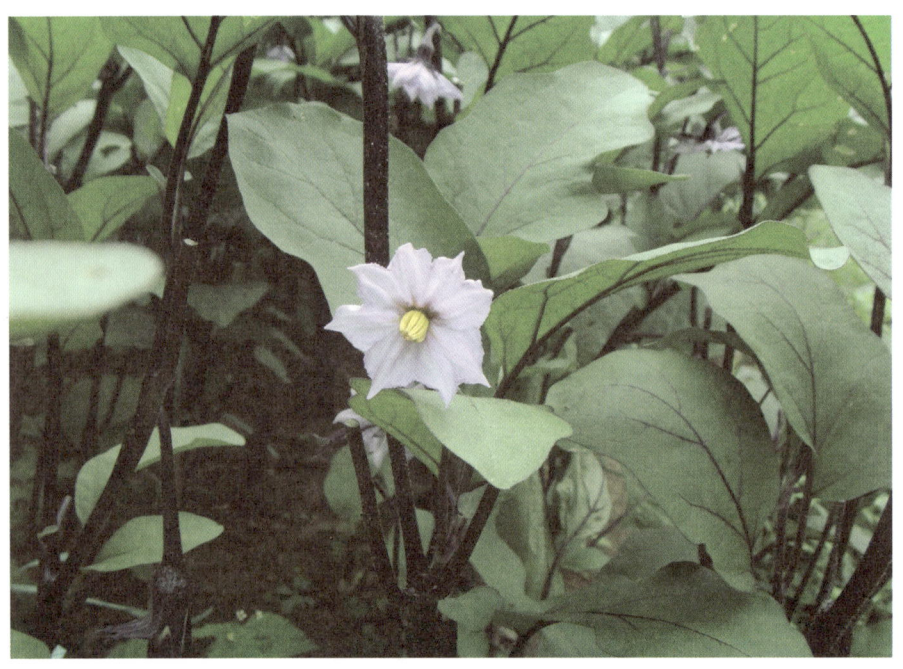

**생육상** _ 한해살이풀 | **분포지** _ 밭 | **제철** _ 6~10월 | **이용** _ 열매 | **텃밭 재배** _ 가능 | **파종 시기** _ 2월 | **효능** _ 진통 · 혈변 · 치통 · 하혈 · 대장 질환 예방

**형태** 가지는 높이 60~100cm 정도이고, 잎은 어긋나고 가장자리가 물결 모양이고, 전체에 회색털이 있고 줄기는 짙은 보라색이다. 꽃은 6~9월에 줄기와 가지의 마디 사이에서 나온 꽃대 끝에 자주색 · 보라색 · 흰색으로 피고, 열매는 7~10월에 길쭉한 짙은 보랏빛 열매가 여문다.

가지는 식용으로 가치가 높다. 보랏빛을 띠는 가지의 껍질 성분은 안토시아닌의 일종인 나스산으로 항산화 및 항암 작용을 한다. 가지에 들기름을 넣고 요리하면 리놀레산과 비타민 E를 더 많이 섭취할 수 있다.

몸이 냉한 사람은 가지+생강+고추를 배합해서 먹는다.

### 식용

一. 여름부터 가을까지 성숙한 열매를 채취하여 생으로 먹거나 세로로 잘라 익혀서 양념에 먹는다.
一. 열매를 쪄서 나물로 먹거나 즙을 내어 먹는다.
一. 가지는 기름과 같이 조리하면 비타민 A의 흡수율을 높여준다.

### 고르는 방법 및 보관

一. 모양이 곧고 탱탱하고 탄력이 있고 껍질이 보랏빛을 띠고 광택이 있고 표면에 흠집이 없는 것
一. 가지는 저온에 약하기 때문에 냉장 보관하면 쉽게 시들고 딱딱해진다. 소량 구매시는 종이봉투에 담아 통풍이 잘 되는 곳에 보관하고 빨리 먹는다. 장기간 보관할 때는 키친 타월에 물에 적셔 꼭지 부분을 감싸고 랩으로 싸서 보관한다.

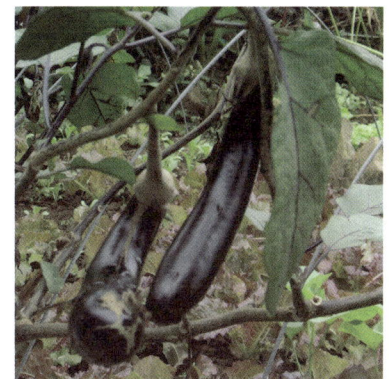

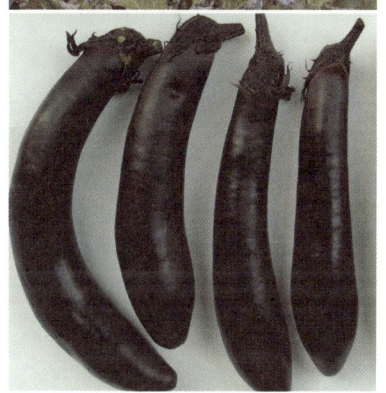

### 사용법

一. 가지를 엄지손가락 두 배 크기로 잘라 항아리에 넣고 설탕을 녹인 시럽 30%를 붓고 100일 발효시킨다.

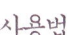

뿌리를 "가근加根", 잎을 "가엽加葉"이라 부른다. 주로 혈변이나 치통·하혈·동상에 다른 약재와 처방한다. 몸이 차가운 사람이나 임산부는 먹지 않는다.

# 오이

**한약명**: 황과黃瓜, 황과등黃瓜藤 / **다른 이름**: 물외·호과·과채·외나물

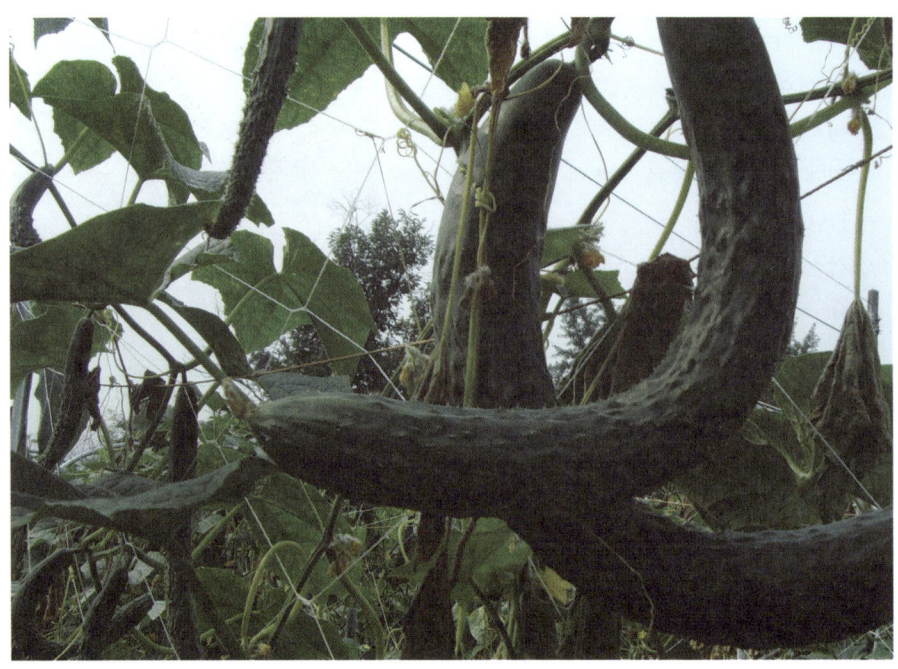

**생육상** _ 덩굴성 한해살이풀 | **분포지** _ 밭이나 비닐 하우스 | **제철** _ 6~8월 | **이용** _ 열매 | **텃밭 재배** _ 가능 | **파종 시기** _ 노지3월, 고랭지6월 | **효능** _ 갈증 해소·체내 노폐물 배출·이질·간염·인후 종통·피부미용

**형태** 오이나무는 길이가 2~3m 정도이고, 잎은 갈라진 손바닥 모양이고 거칠고 어긋나고, 줄기에 세로줄과 가시 같은 털이 나 있고 덩굴손으로 다른 물체를 감고 올라간다. 꽃은 5~6월에 노란색으로 피고, 열매는 6~8월에 기둥 모양이며 오톨도톨한 돌기로 여문다. 고려때 오이를 재배한 기록이 있다.

오이는 여름철 대표 채소로 식용으로 가치가 높다. 오이를 얇게 썰어 얼굴에 붙이면 피부미용에도 좋지만, 무더위에 지친 갈증 해소에는 좋다. 오이는 알칼리성 식품으로 비

타민C · 당질 · 섬유질 · 미네랄 · 칼륨이 풍부하다. 오이에 함유된 칼륨은 체내의 노폐물을 배출과 이뇨에 도움을 준다.

식용

一. 늦은 봄부터 여름까지 성숙한 열매를 채취하여 먹는다.
一. 오이는 굵은 소금으로 껍질을 주물러 가며 씻어 먹는다.
一. 늦은 봄부터 여름까지 성숙한 열매를 채취하여 김치나 장아찌를 담가 먹는다.

고르는 방법 및 보관

一. 굵기가 일정하고 색깔이 선명하고 꼭지가 마르지 않고 표면의 돌기가 따가울 정도로 솟아 있는 것
一. 신문지나 랩으로 싸서 4~5°C 냉장고의 채소실에 꼭지가 위로 향하도록 세워서 보관한다.

사용법

一. 늦은 봄부터 여름까지 성숙한 열매를 채취하여 적당한 크기로 잘라 항아리에 넣고 설탕이나 시럽을 붓고 100일 정도 발효시킨다.

금기

一. 오이에 들어 있는 비타민C를 파괴하기 때문에 당근과 무와 같이 먹지 않는다.

한방

열매를 "황과黃瓜", 줄기를 "황과등黃瓜藤"이라 부른다. 주로 간염이나 인후 종통, 이질에 다른 약재와 처방한다.

# 무

**한약명** : 내복자 / **다른 이름** : 무수 · 순무 · 무정 · 만청자

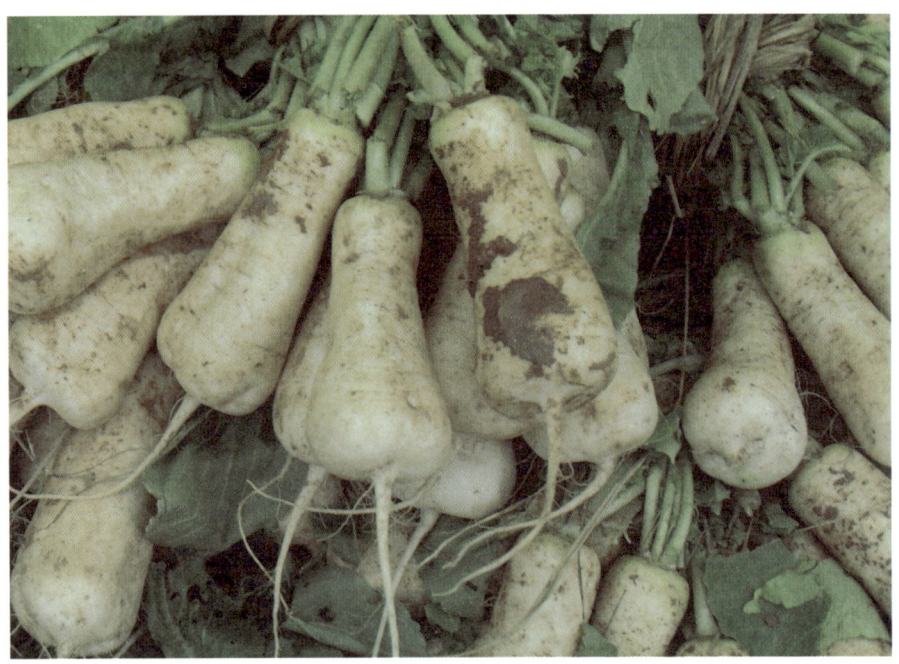

**생육상** _ 한해살이풀 | **분포지** _ 밭 | **제철** _ 12~3월 | **이용** _ 전초, 뿌리 | **텃밭 재배** _ 가능 | **파종 시기** _ 봄무4월 · 가을무8월 · 소형무5월 · 알타리무3월 | **효능** _ 소화 촉진 · 숙취 해소 · 기침 · 해수 · 천식 · 이뇨

**형태** 무는 높이가 30~50cm 정도이고, 뿌리 위쪽에서 대가 센 잎이 모여나며, 뿌리는 둥근 기둥 모양으로 굵고 물기가 많고 시원한 맛이 있다. 잎과 줄기를 무청이라 부른다. 꽃은 4~5월에 십자 모양의 꽃이 줄기와 가지 끝에 흰색 또는 연한 자주색으로 피고, 열매는 7~8월에 길쭉한 꼬투리 속에 둥근 갈색의 씨가 들어 있다.
우리나라 사람들이 '배추'와 '무'는 가장 즐겨 먹는 채소이며 김치의 재료로 사용한다. 무는 쓰임새와 용도에 맞춰 다양하게 재배되고 있다. 무는 겨울철에 수분과 단맛이 많아

우리 속담에 "겨울 무를 먹고 트림을 하지 않으면 인삼 먹는 것보다 효과가 더 있다" 는 것은 인삼 못지않게 무가 건강에 좋다는 것이다.

### 식용

一. 봄부터 여름까지 잎이나 성숙한 뿌리를 채취하여 쓴다.
一. 잎과 뿌리로 김치를 담가 먹는다,
一. 무의 잎과 줄기를 말려 무청을 만들어 시래기로 먹는다.

### 고르는 방법 및 보관

一. 무청이 달려 있는 상태로 구입하는 것이 좋다. 무청이 잘려 있으면 줄기가 마르지 않고 색깔이 변하지 않고 들었을 때 묵직하고 단단하고 흠집이 없고 매끈한 것이 좋다.
一. 흙이 묻은 상태에서 종이에 싸서 서늘하고 통풍이 잘 되는 곳에 둔다.

### 사용법

一. 가을에 뿌리를 캐어 물로 씻은 후에 썰어서 말려 무말랭이로 쓴다.

### 민간요법

一. 늑막염에는 무말랭이를 물에 진하게 달여서 하루에 3번씩 공복에 복용한다.
一. 기침이 심할 때는 무를 갈아 먹거나 무즙을 내어 꿀을 넣고 먹는다.

### 한방

씨앗을 "내복자"라 부른다. 주로 해수 담천이나 식적 기체, 흉민 복장 胸悶腹腸에 다른 약재와 처방한다.

# 당근

**한약명**: 호라복胡蘿蔔 / **다른 이름**: 홍당무 · 빨간무 · 홍대근 · 홍피라복

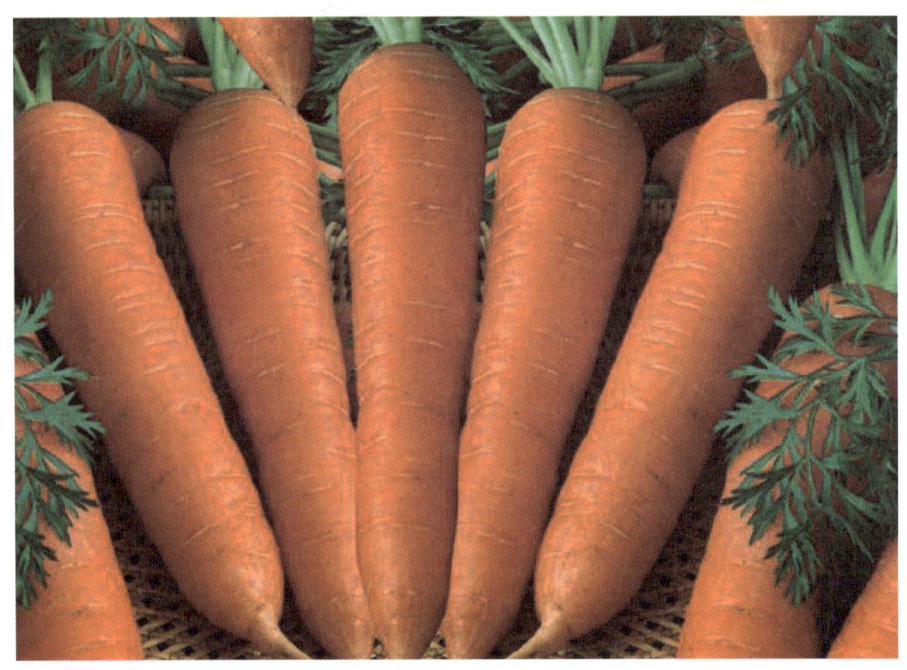

**생육상** _ 두해살이풀 | **분포지** _ 밭 | **제철** _ 9~10월 | **이용** _ 뿌리 | **텃밭 재배** _ 가능 | **파종 시기** _ 씨앗으로 번식한다. | **효능** _ 야맹증 · 혈액 순환 · 원기 회복 · 신장병 · 면역력 강화 · 피부 개선

**형태** 당근은 높이가 80~100cm 정도이고, 뿌리에서 긴 잎자루가 나오고 잎은 어긋나고, 줄기는 곱게 자라며 세로줄이 나 있고 털이 퍼져 있다. 뿌리는 주황색으로 굵고 곧게 뻗는다. 꽃은 7~8월에 꽃대 끝에 3,000~4,000송이씩 흰색으로 피고, 열매는 9월에 긴 타원형으로 여문다. 당근은 당나라에서 들어와 '당근'이라는 이름이 붙여졌다. 당근은 녹황색 채소 중에서 베타카로틴의 함유량이 높다.

당근은 식용, 약용으로 가치가 높다. 당근에는 루테인 · 리코펜 · 칼륨 · 칼슘 · 식이섬유

가 풍부하다. 당근이나 귤을 많이 먹으면 일시적으로 손 등이 노래지는 것은 베타카로틴이 몸 안에 쌓였기 때문이다.

### 식용

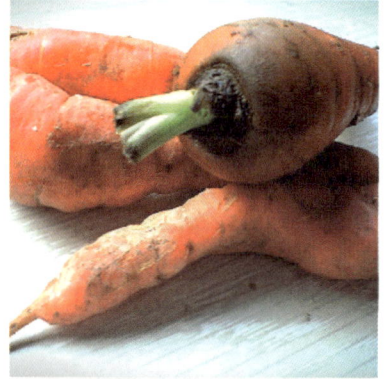

一. 가을에 성숙한 뿌리를 채취하여 껍질째 먹는다.
一. 어린 줄기와 부드러운 눈엽嫩葉, 근경을 삶아 먹거나 뿌리를 생으로 먹는다.
一. 김치를 담가 먹거나 양념으로 쓴다.
一. 당근을 강판에 갈아 즙을 먹는다.
一. 당근은 사과와 함께 먹으면 좋다.

### 고르는 방법 및 보관

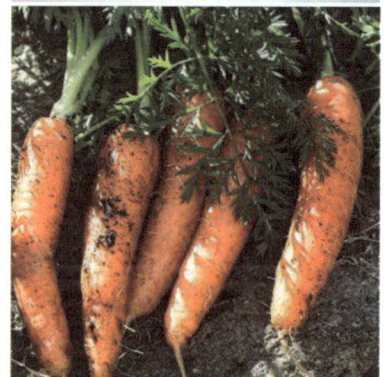

一. 짙은 주황색을 띠고 표면이 매끄러운 것이 좋다. 오래된 것은 꼭지 부분에 검은 테두리가 있다. 잘랐을 때 가운데 심이 없는 것을 고른다.
一. 흙이 묻은 상태로 종이에 싸서 냉장고의 채소실에 보관한다.

### 사용법

一. 가을에 늙은 호박 속의 씨를 제거하고 엄지손가락 두 배 크기로 잘라 항아리에 넣고 설탕을 녹인 시럽 60%를 붓고 100일 발효시킨다.

### 한방

뿌리를 "호라복胡蘿蔔"이라 부른다. 주로 신장병이나 야맹증·정력 증진·폐병에 다른 약재와 처방한다.

# 감자

**한약명**: 마령서馬鈴薯, 양우洋芋 / **다른 이름**: 지단 · 지실 · 지두자 · 북감자

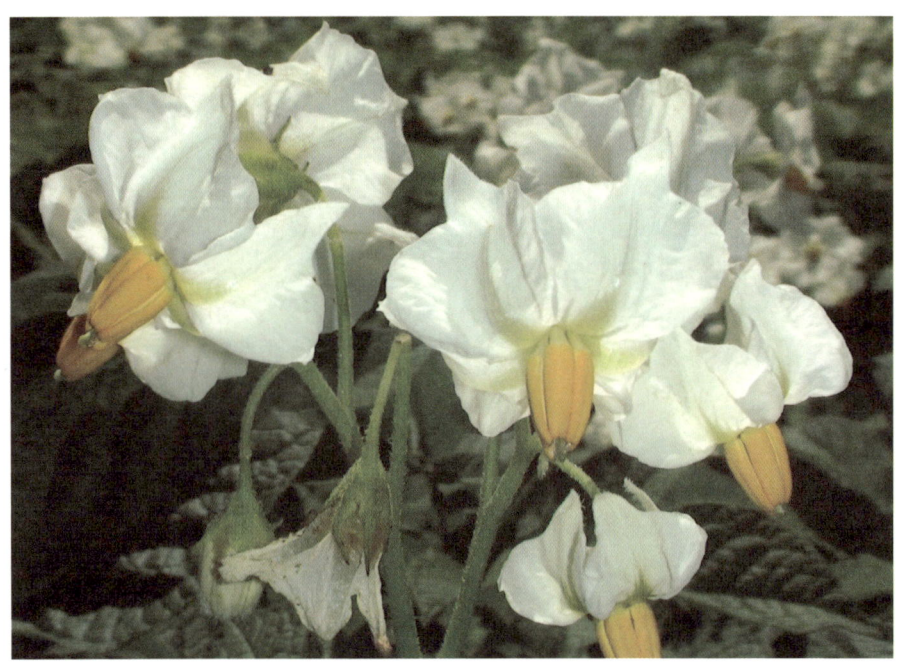

**생육상** _ 여러해살이풀 | **분포지** _ 서늘한 곳, 밭 | **제철** _ 5~10월 | **이용** _ 전초, 뿌리 | **텃밭 재배** _ 가능 | **파종 시기** _ 씨감자 준비 및 싹 틔우기 3월 | **효능** _ 위궤양 완화 · 십이지장 궤양 · 변비 · 성인병 예방

**형태** 감자는 높이가 60~100cm 정도이고, 잎은 어긋나고 잎자루가 길고, 가장자리가 밋밋한 타원형의 작은 잎이 5~9개 달린다. 땅속줄기 끝이 굵어져서 덩이줄기가 된다. 독특한 냄새가 난다. 꽃은 6월에 흰색 또는 자주색 윗부분의 잎 겨드랑이에서 나온 꽃줄기 끝에 흰색 또는 자주색으로 피고, 열매는 7~8월에 둥글게 여문다.

감자는 전 세계적으로 가장 많이 재배되고 있다. 감자는 서늘한 지역에서 잘 자란다. 특히 7~8월에 나오는 햇감자는 껍질이 얇고 살이 포슬포슬해 쪄서 먹어도 맛이 좋다. 감자

는 "땅 속의 종합 비타민"이라고 부를 만큼 비타민이 충부하여 식용으로 가치가 높다. 감자는 탄수화물이 주성분으로 각종 미네랄이 풍부한 알칼리성 식품이다.

### 식용

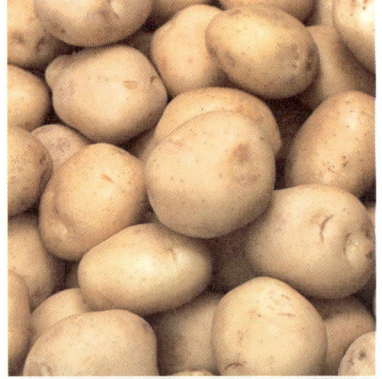

一. 여름에 성숙한 뿌리를 채취하여 쓴다.
一. 밥을 지을 때 쪄서 먹거나 삶아서 볶아서 반찬으로 먹는다.
一. 감자의 싹이 난 부분이나 녹색으로 변한 껍질에는 '솔라닌' 이라는 독이 있기 때문에 그 부분을 도려 내고 조리해야 한다.

### 고르는 방법 및 보관

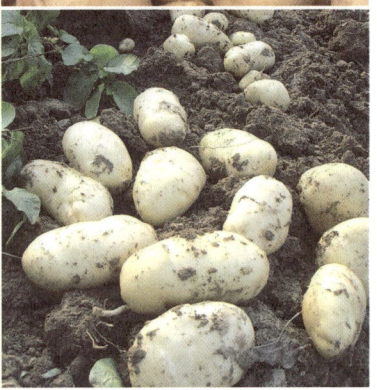

一. 껍질의 색깔이 일정하고 두께가 얇으며 흠집이 적은 것이 좋다. 햇빛에 노출되면 녹색으로 변하고 흠이 파인 곳에서 싹이 난다.
一. 감자를 보관할 때는 햇빛에 노출되지 않고 서늘하고 통풍이 잘 되는 곳에 둔다. 냉장고에 보관하면 맛이 떨어진다.

### 사용법

一. 여름에 성숙한 뿌리를 채취하여 적당한 크기로 잘라 항아리에 넣고 설탕을 녹인 시럽60%를 붓고 100일 이상 발효시킨다.

### 한방

뿌리 열매를 "마령서馬鈴薯"라 부른다. 주로 위궤양이나 십이지장궤양, 변비에 다른 약재와 처방한다. 씨눈에는 '솔라닌' 이라는 유독 성분이 있기 때문에 씨눈을 빼고 먹는다.

# 고구마

**한약명**: 번서番薯 / **다른 이름**: 감서 · 단고구마 · 밤고구마 · 중간질 고구마 · 생식용 주황색 고구마 · 자색 고구마

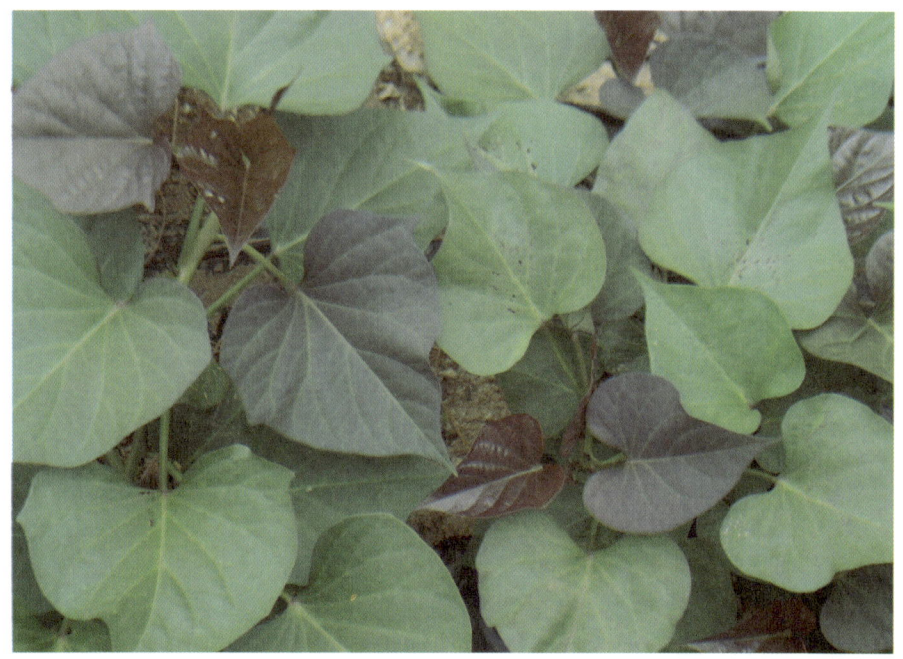

**생육상** _ 여러해살이풀 | **분포지** _ 밭 | **제철** _ 9~11월 | **이용** _ 순 · 덩이 뿌리 | **텃밭 재배** _ 가능 | **파종 시기** _ 씨고구마 묻는 시기 3월 중순~4월 상순, 순을 잘라 심거나 씨앗으로 번식한다. | **효능** _ 변비 개선 · 고혈압 · 피부미용 · 혈액 순환

**형태** 고구마는 길이가 2~3m 정도이고, 줄기가 땅 위에 뻗으면서 자라고 줄기를 자르면 흰색 즙이 나온다. 뿌리 끝이 땅 속에서 굵어져 큰 덩이뿌리가 된다. 꽃은 7~8월에 잎겨드랑이에서 나온 긴 꽃대 줄기 끝에 나팔꽃과 비슷한 연한 분홍색으로 피고, 열매는 8~9월에 공처럼 둥글게 여문다.

고구마는 식용으로 가치가 높다. 고구마에 함유된 비타민 C는 열을 가해도 70~80% 이상 파괴되지 않는다. 식이섬유가 풍부해 배변 활동을 돕고 칼륨이 풍부해 체내의 염분을

배출해 혈압을 낮추어 준다. 고구마 껍질의 갈색은 베타카로틴 성분이 있어 세포를 노화시키는 활성산소를 막아 준다.

### 식용

一. 고구마를 쪄서 껍질째 먹는다.
一. 고구마 줄기의 껍질을 벗겨 내고 끓는 물에 살짝 데쳐서 나물로 무쳐 먹는다.
一. 잎을 따서 된장국에 넣어 먹는다.

### 고르는 방법 및 보관

一. 전체적으로 모양이 고르면서 중간 부분이 약간 통통하며 단단하고 들었을 때 묵직하고 윤기가 나고 상처가 없고 수염뿌리가 적은 것.
一. 고구마를 종이로 싸서 서늘하고 통풍이 잘 되는 곳에 보관한다.

### 사용법

一. 가을에 고구마를 캐서 물로 씻은 후 물기를 빼고 엄지손가락 두 배 크기로 잘라 항아리에 넣고 설탕을 녹인 시럽 60%를 붓고 100일 발효시킨다.

### 민간 요법

一. 변비에는 고구마를 생으로 먹는다.

### Tip

효소는 몸 안에서 산소의 운반, 단백질의 분해, 탄수화물의 분해, 비타민과 미네날이 세포 속에까지 흡수될 수 있도록 하고 이들을 이용하여 에너지로 만드는 것은 물론 몸에 해로운 물질을 제거하고 병든 세포를 분해하여 처리하고 새로운 세포도 생성한다.

# 수박

**한약명** : 서과西瓜 / **다른 이름** : 수과 · 한과 · 서과등 · 대과

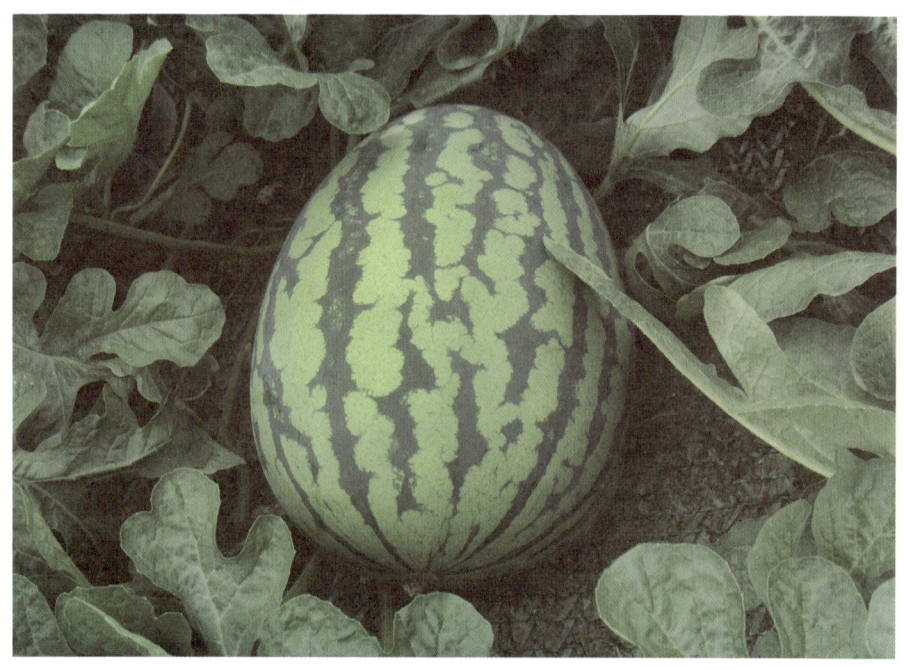

**생육상** _ 덩굴성 한해살이풀 | **분포지** _ 밭이나 비닐 하우스 | **제철** _ 6~9월 | **이용** _ 열매 | **텃밭 재배** _ 가능 | **파종 시기** _ 씨앗으로 번식한다. | **효능** _ 소변 불리 · 구갈심번 · 요도염 · 방광염 · 신장병

**형태**  수박은 길이가 2~3m 정도이고, 잎은 흰빛이 도는 녹색이고 가장자리에 불규칙한 톱니가 있고, 줄기는 땅 위를 기고 마디에서 덩굴손이 나오며 전체에 흰색 털이 있다. 꽃은 5~7월에 잎 겨드랑이에 연한 노란색으로 피고, 열매는 6~9월에 큰 공 모양으로 여문다. 수박은 성질이 차고 맛은 달고 싱거우며 독은 없다.
《본초비요》에서 "수박은 번갈煩渴과 서독暑毒을 없애고 소변을 이롭게 하며 혈병血病과 구창口瘡을 다스린다."라고 쓰여 있다.

### 식용

一. 여름에 성숙한 수박을 따서 쓴다.
一. 과육 및 과즙을 먹는다.

### 수박탕 만들기

一. 잘 익은 큰 수박 3개를 선택하여 속살만을 긁어 내어 헝겊 주머니에 넣고 짜서 즙을 내서 솥에서 약한 불로 진하게 달여 묵같이 만들어 매회 한 순갈 정도를 3~4회 먹는다.

### 민간 요법

一. 부종에는 수박씨를 1회에 8g씩 하루에 3번씩 물로 달여서 마신다. 수박씨는 이뇨 작용이 탁월하다.
一. 신장병에는 수박을 졸인 서과당을 하루에 1회에 한 숟가락을 10번씩 복용하거나 수박씨만을 모아서 달인 물을 먹는다.
一. 요도염 · 방광염에는 수박탕을 먹거나, 과육이나 과즙을 먹는다.

### 금기

一. 몸이 냉한 사람은 먹지 않는다.

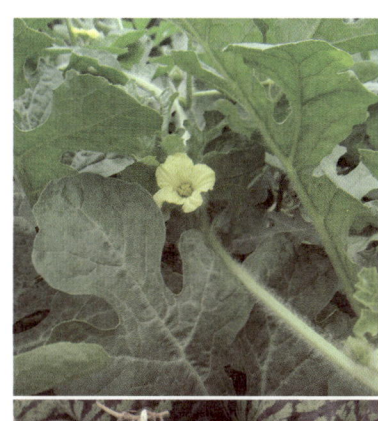
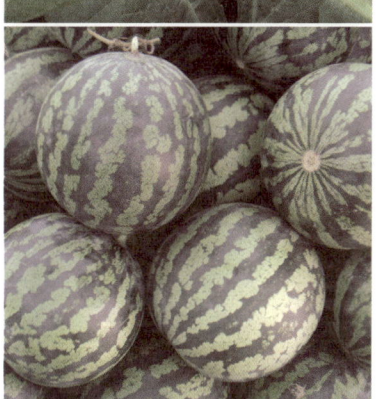

### 한방

과육 및 과즙을 "서과西瓜"라 부른다. 주로 소변 불리나 구갈심번 口渴心煩 · 상주傷酒 · 요도염 · 방광염에 다른 약재와 처방한다.

# 옥수수

**한약명**: 옥촉서근玉蜀黍根, 옥미수玉米鬚 / **다른 이름**: 강냉이 · 갱내 · 옥식이 · 옥고량

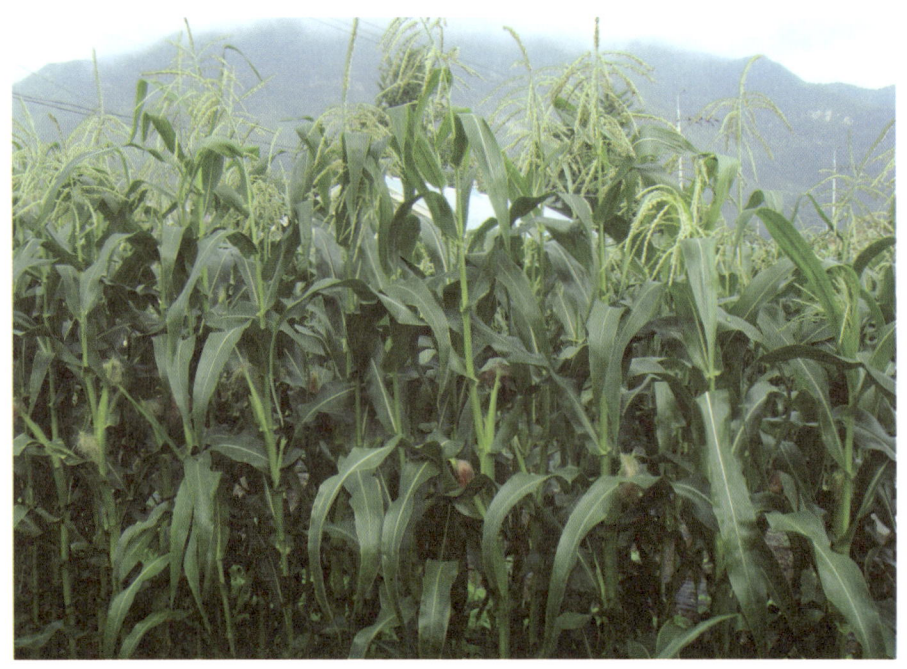

**생육상** _ 한해살이풀 | **분포지** _ 밭 | **제철** _ 7월 | **이용** _ 수염, 열매 | **텃밭 재배** _ 가능 | **파종 시기** _ 노지3월 | **효능** _ 노화 방지 · 변비 개선 · 신장 질환 · 부기 완화 · 당뇨 · 황달 · 고혈압

**형태** 옥수수는 높이가 2~3m 정도이고, 줄기에 마디가 있고 곧게 서고 가지가 갈라지지 않는다. 넓고 긴 잎이 마디마다 어긋나고, 잎 표면에는 털이 있고 가장자리는 물결 모양이고 밑부분은 줄기를 감싼다. 수염뿌리와 버팀 뿌리가 있어 줄기를 지탱해 준다.
꽃은 7~8월에 줄기 끝에서 수꽃 이삭은 수백만 개의 꽃가루를 만든다. 암꽃 이삭은 줄기 가운데의 잎 겨드랑이에 달리고 수염 같은 긴 암술대가 다발 모양으로 나온다. 열매는 8~9월에 길쭉한 자루 모양이며 익는 데 45~60일 걸린다. 옥수수는 전 세계적으로 3대

작물로 많이 재배되고 있으며 사람은 물론 가축의 사료로 쓰인다.

옥수수는 식용, 약용으로 가치가 높다. 옥수수 표피에는 셀룰로오스 성분의 식이섬유가 풍부하여 장을 자극하여 주기 때문에 변비에 좋다. 옥수수 씨눈에는 지방이 40%나 들어 있고 피부의 건조와 노화를 예방하며 옥수수수염은 물에 끓여 차로 마시면 신장병과 당뇨병에 좋다.

### 식용

一. 가을에 잎과 종자를, 수시로 뿌리를 채취하여 말려서 쓴다.
一. 옥수수 씨앗으로 기름을 짜서 먹는다.
一. 옥수수를 쪄서 먹거나, 죽, 가루를 내어 빵, 과자로 먹는다.

### 고르는 방법 및 보관

一. 껍질이 붙어 있고 마르지 않고 수염의 끝이 갈색을 띠는 것
一. 신문지에 싸서 냉동 보관하여 먹을 만큼만 쪄서 먹는다.

### 사용법

一. 가을에 수염을 채취하여 항아리에 넣고 설탕이나 시럽을 붓고 100일 정도 발효를 시킨다.

### 금기

一. 옥수수수염 차를 과량 복용하면 체내의 영양분이 배출된다.

### 한방

뿌리를 "옥촉서근玉蜀黍根", 암술대 수염을 "옥미수玉米鬚"라 부른다. 주로 신염 수종腎炎水腫이나 당뇨병 · 황달 간염 · 고혈압에 다른 약재와 처방한다.

# 부추

**한약명**: 구채, 구자 / **다른 이름**: 솔·구·졸·정구지

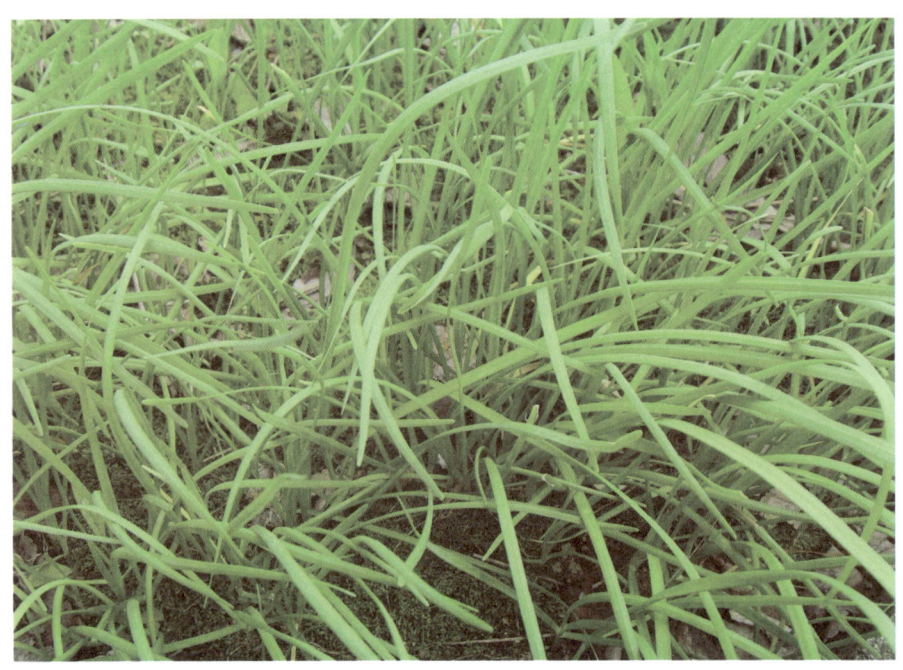

**생육상** _ 여러해살이풀 | **분포지** _ 밭 | **제철** _ 4~10월 | **이용** _ 전초, 뿌리 | **텃밭 재배** _ 가능 | **파종 시기** _ 씨와 포기 나누기로 번식한다. | **효능** _ 강장 효과·간염·당뇨·토혈·생리통·혈액 순환

**형태** 부추는 높이가 30~40cm 정도이고, 가늘고 긴 끈 모양의 잎이 비늘줄기에서 뭉쳐 난다. 잎을 잘라 내면 곧 새잎이 돋는다. 그리고 독특한 향기가 있다.
꽃은 7~9월에 줄기 끝에 작은 꽃줄기가 촘촘히 돋아 흰색으로 피고, 열매는 10월에 팽이를 거꾸로 세운 모양으로 여문다. 부추는 사계절에 먹을 수 있지만 봄에 나오는 부추가 약성이 좋고 맛과 영양 성분이 많다. 부추는 체내의 활성산소를 제거해 주는 비타민과 베타카로틴이 풍부해 식용으로 가치가 높다. 부추의 따뜻한 성질은 알리신으로 자율신

경을 자극해서 에너지를 높여 주고 소화를 돕는다. 부추 특유의 매운맛은 황화알릴 성분으로 스태미나는 물론 간 질환에 좋다.

### 식용

一. 봄부터 여름에 잎을 채취하여 쓴다. 부추를 볶으면 매운맛이 적어지고 단맛이 난다.
一. 봄에 잎으로 나물·김치·부침개로 먹는다.

### 고르는 방법과 보관

一. 잎은 진하고 선명한 녹색을 띠며 윤기가 나고 잎의 길이가 짧고 부드러운 것이 좋다.
一. 부추는 수분이 닿으면 상하기 때문에 흙이 묻은 상태에서 종이에 싸서 냉장고의 채소실에 보관한다.

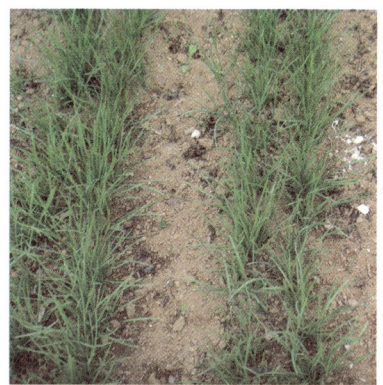

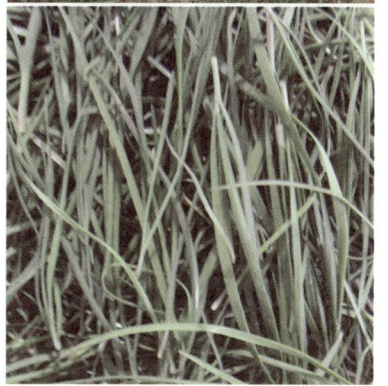

### 사용법

一. 봄에 잎을 뜯어 항아리에 넣고 설탕 시럽 30%를 붓고 100일 정도 발효시킨다.

### 민간요법

一. 급성 간염에는 부추를 짓찧어 즙을 내어 하루에 2번씩 공복에 소주잔으로 마신다.
一. 염좌에는 부추를 삶은 물에 치자 열매를 가루내어 밀가루에 개어 환부에 붙인다.
一. 월경 불순·토사곽란에는 부추를 짓찧어 생즙을 내서 먹는다.
一. 소변 불통에는 부추를 삶아 그 즙으로 배꼽 아래를 씻는다.

### 한방

지상부를 "구채", 열매를 "구자"라 부른다. 주로 간염이나 당뇨병, 토혈에 다른 약재와 처방한다.

# 소엽

**한약명**: 자소엽紫蘇葉, 자소자紫蘇子 / **다른 이름**: 차즈기 · 야소 · 홍자소 · 자소초

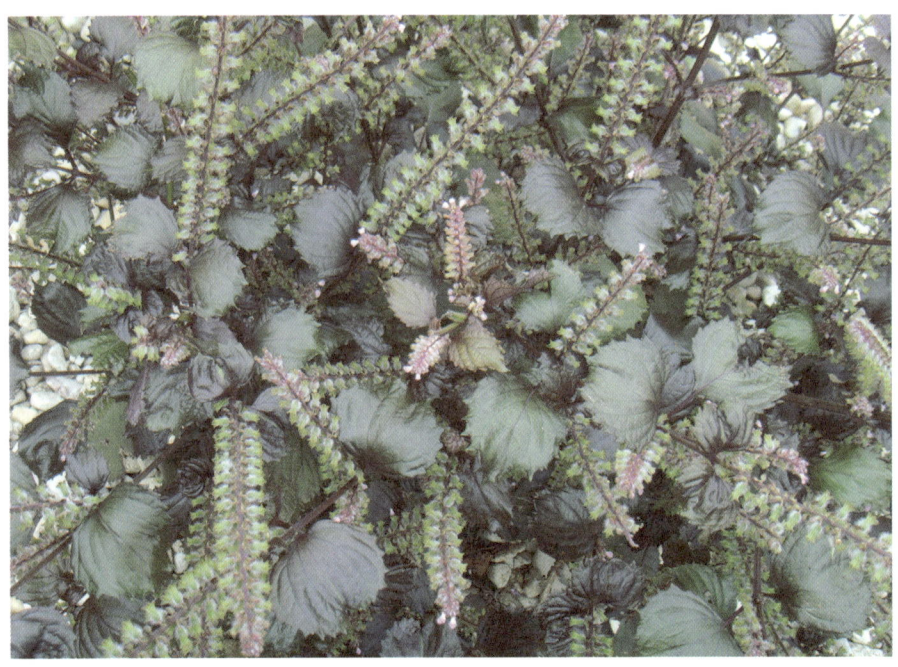

**생육상** _ 한해살이풀 | **분포지** _ 전국 | **제철** _ 10월 | **이용** _ 전초 | **텃밭 재배** _ 가능 | **파종 시기** _ 씨앗으로 번식한다. | **효능** _ 기침 · 천식 · 해수 · 감기

**형태** 소엽의 높이는 50~80cm 정도이고, 전체가 자줏빛을 띠며 향기가 있다. 꽃받침은 2개로 갈라지고 위쪽의 것은 다시 3개로 갈라진다. 꽃통은 통부가 짧다. 꽃은 8~9월에 줄기와 가지 끝에 연한 자주색으로 피고, 열매는 분과로 둥글게 여문다.
소엽은 들깻잎과 비슷하여 식용 · 약용 · 가치가 높다. 소엽의 잎에는 안토시안이 풍부하여 하여 눈에 좋다. 꽃이 피기 전에 잎을 따서 그늘에 말려 인동 덩굴과 배합해서 차로 먹는다.

### 식용

一. 여름에 잎과 열매를 채취하여 말려서 쓴다.
一. 여름에 잎을 뜯어 나물 · 쌈 · 튀김으로 먹는다.
一. 깻잎처럼 간장에 재어 장아찌로 먹는다.

### 고르는 방법과 보관

一. 잎은 짙은 자주색을 띠며 크기가 중간 정도인 것이 좋다.
一. 잎이 넓어 쉽게 말라 버릴 수 있으니 수분이 증발되지 않게 지퍼팩에 넣고 되도록 빨리 먹는다.

### 사용법

一. 잎을 말려 차茶로 마신다.
一. 여름에 잎을 뜯어 항아리에 넣고 설탕이나 시럽을 붓고 100일 정도 발효시킨다.

### 민간요법

一. 몸이 수척할 때는 잎을 그늘에 말려서 차茶로 먹거나 생잎을 튀겨 먹는다. 소엽에는 방향성의 성분이 있어 향기가 좋고 몸을 따뜻하게 하고 식욕을 증진시켜 준다.
一. 천식 · 해수에는 잎을 물에 달여 하루에 3번씩 공복에 복용한다.
一. 감기 풍한에는 말린 잎을 차茶로 마신다.
一. 노화 예방에는 소엽+금은화를 배합해서 차茶로 먹는다.
一. 생선 · 게 · 육류 중독에는 잎을 짓찧어 즙을 내어 먹는다.
一. 기침에 피가 섞여 나올 때에는 소엽 10g+무 씨앗 4g을 배합하여 물에 달여 먹는다.

### 한방

잎을 "자소엽紫蘇葉", 열매를 "자소자紫蘇子"라 부른다. 주로 천식이나 해수 · 진해 · 감기 풍한에 다른 약재와 처방한다.

# 들깨

**한약명** : 없음 / **다른 이름** : 자소 · 일본자소

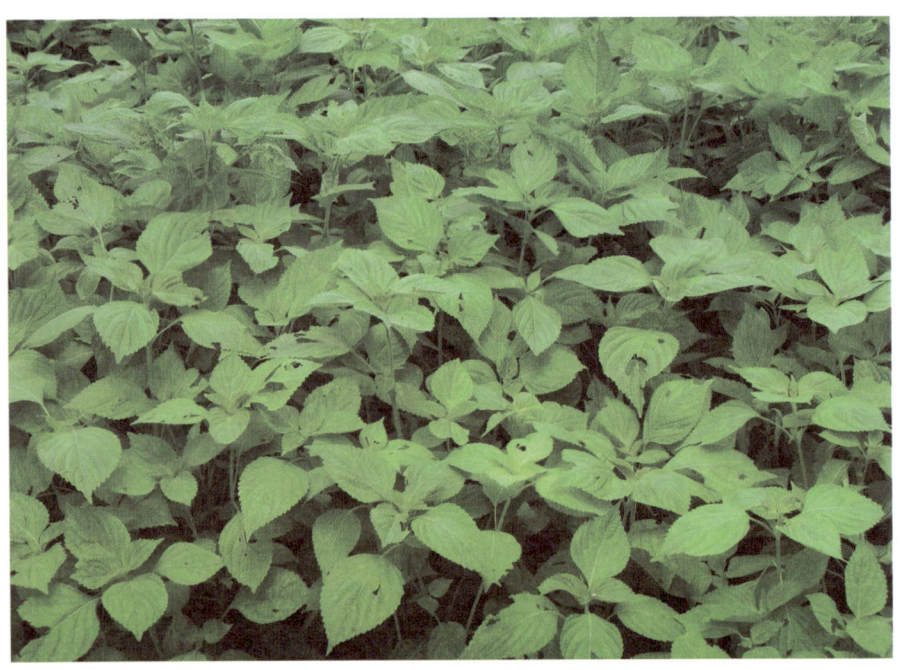

생육상 _ 한해살이풀 | 분포지 _ 밭 | 제철 _ 9 · 11월 | 이용 _ 전초 | 텃밭 재배 _ 가능 | 파종 시기 _ 육묘 4월 중순 · 직파 4월 중순 | 효능 _ 피부미용 · 성인병 예방 · 위장 보호 · 빈혈 예방

**형태** 들깨는 높이가 60~90cm 정도이고, 독특한 냄새가 나고 잎과 줄기에 흰털이 있다. 꽃은 8~9월에 흰색으로 피고, 열매는 9~10월에 둥글게 갈색으로 여문다.

깻잎은 향긋한 향이 있어 우리나라 사람들이 즐겨 먹는 쌈채소다. 깻잎은 식용으로 가치가 높다. 잎은 따서 쌈으로 먹고 열매는 기름을 짠다. 중국의 이시진이 쓴 《본초강목》에 "깻잎은 고기와 생선의 온갖 독을 해독한다"라고 했는데 고기나 생선을 구울 때 나오는 발암 물질을 해독해 준다.

깻잎에는 칼슘이 우유의 2배 이상 들어 있고 비타민 A · 비타민 C · 비타민 K · 칼륨 · 철이 함유되어 있다. 깻잎은 산나물 · 들나물 · 채소에 비해 영양가 높아 성장기 어린이나 노년기 어른에게 좋다.

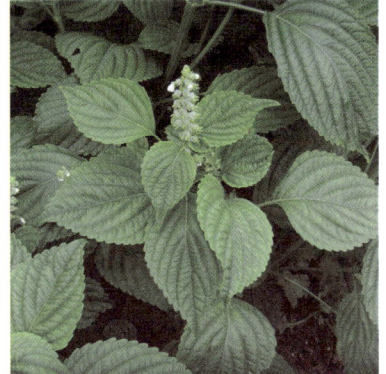

### 식용

一. 잎을 따서 쌈으로 먹는다.
一. 잎을 끓는 물에 살짝 데쳐서 양념을 해서 볶아 먹는다.
一. 잎을 간장에 재어 장아찌로 먹는다.
一. 국물 요리용으로 쓴다.
一. 열매로 기름을 짠다.
一. 육류를 먹을 때 깻잎에 싸서 먹는다.

### 고르는 방법과 보관

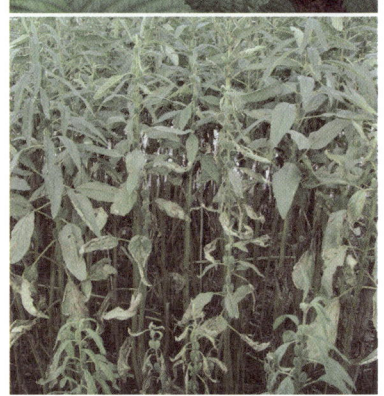

一. 잎이 짙은 녹색을 띠며 크기가 중간 정도인 것이 좋다.
一. 깻잎은 잎이 넓어 쉽게 말라 버릴 수 있으니 수분이 증발되지 않게 지퍼팩에 넣고 되도록 빨리 먹는다.

### 민간요법

一. 식중독에는 깻잎을 먹는다.
一. 감기 · 기침 · 가래에는 깻잎을 끓인 물을 먹는다.

### Tip

호르몬은 우리 몸에서 뇌 · 소화기관 · 난소 · 고환 · 부신피질 등에서 150가지의 생산되어 건강한 몸을 유지하는 데 중요한 역할을 한다. 피 · 근육 · 뼈와 더불어 우리 몸에서 절대로 필요한 신비한 물질로 호르몬의 균형이 깨지면 각종 병이 진행된다.

# 고추

**한약명** : 번초番椒 · 날초 · 고초苦草 / **다른 이름** : 풋고추 · 청양고추 · 꽈리고추

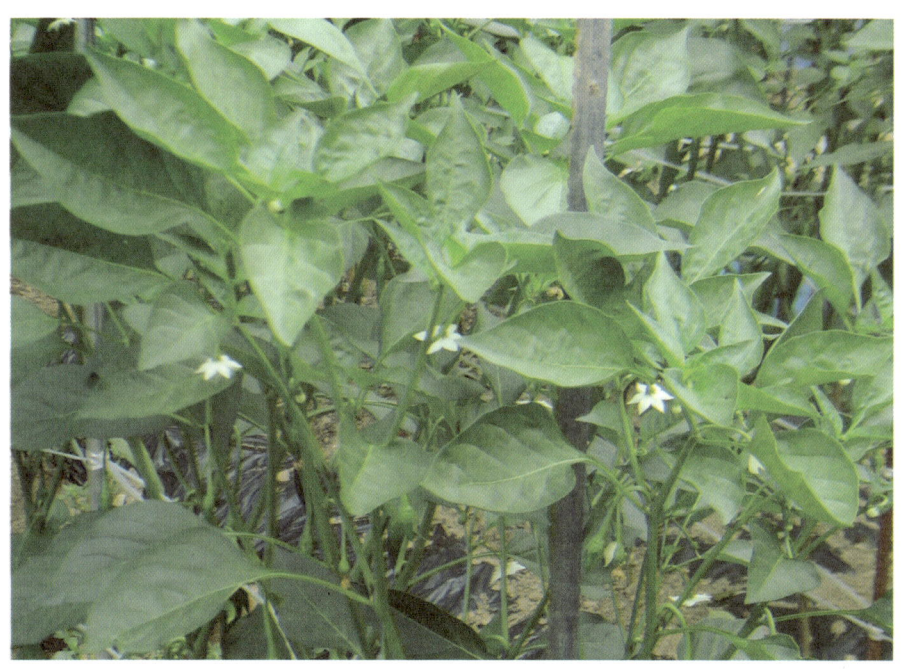

**생육상** _ 한해살이풀 | **분포지** _ 밭 | **제철** _ 청고추5~9월, 홍고추8~10월 | **이용** _ 잎, 열매 | **텃밭 재배** _ 가능 | **파종 시기** _ 조숙 재배2월 · 정식4월 중순 · 수확7~9월 | **효능** _ 혈액 순환 · 류머티즘 · 지방 연소 · 다이어트 · 우울증 해소

**형태** 고추는 높이가 60~90cm 정도이고, 전체에 털이 약간 있다. 잎이 길고 끝이 뾰쪽한 타원형의 잎이 어긋난다. 꽃은 6~8월에 잎겨드랑이에서 밑을 향해 한 송이씩 피고, 열매는 8~10월에 긴 원뿔 모양이며 붉은 색으로 익고 맵다.

우리나라 사람들이 즐겨 먹는 대표적인 식재료이다. 고추는 제철이 정해져 있지만 1년 내내 먹을 수 있다. 고추는 식용으로 가치가 높다. 고추의 매운맛을 내는 캡사이신 성분이 침샘과 위를 자극해 위산 분비를 촉진해시켜 소화를 돕는다.

고추에는 무기질과 불포화지방산이 항균 작용을 하기 때문에 김치가 빨리 시지 않게 한다.

### 식용

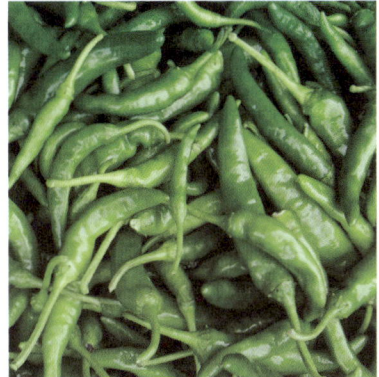

一. 김치 담글 때 재료로 쓴다.
一. 풋고추, 청양고추를 날것으로 된장에 찍어 먹는다.
一. 잎을 따서 끓는 물에 살짝 데쳐서 나물로 먹는다.
一. 고추를 따서 간장에 재어 장아찌로 먹는다.
一. 닭고기를 먹을 때 고추를 함께 먹으면 소화가 잘 되고 단백질과 비타민 상승 효과를 얻을 수 있다.

### 고르는 방법과 보관

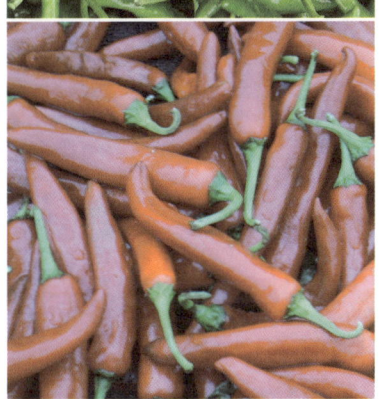

一. 전체적으로 매끈하고 탄력이 있고 색깔이 고르고 살짝 굽은 게 좋다.
一. 고추는 공기에 닿으면 색깔이 변색되고 캡사이신 성분이 날아가기 때문에 위생 팩이나 밀폐 용기에 담아 냉장고의 채소실에 보관한다.

### 민간 요법

一. 류머티즘에는 열매 5g을 달여 먹는다.
一. 복통에는 줄기를 물에 달여 먹는다.

### 한방

열매를 "날초" 또는 "고초苦草"라 부른다. 주로 혈액 순환, 류머티즘에 다른 약재와 함께 처방한다.

# 수세미오이

**한약명** : 사과絲瓜, 사과락絲瓜洛 / **다른 이름** : 수과 · 면과 · 천사과 · 수세미

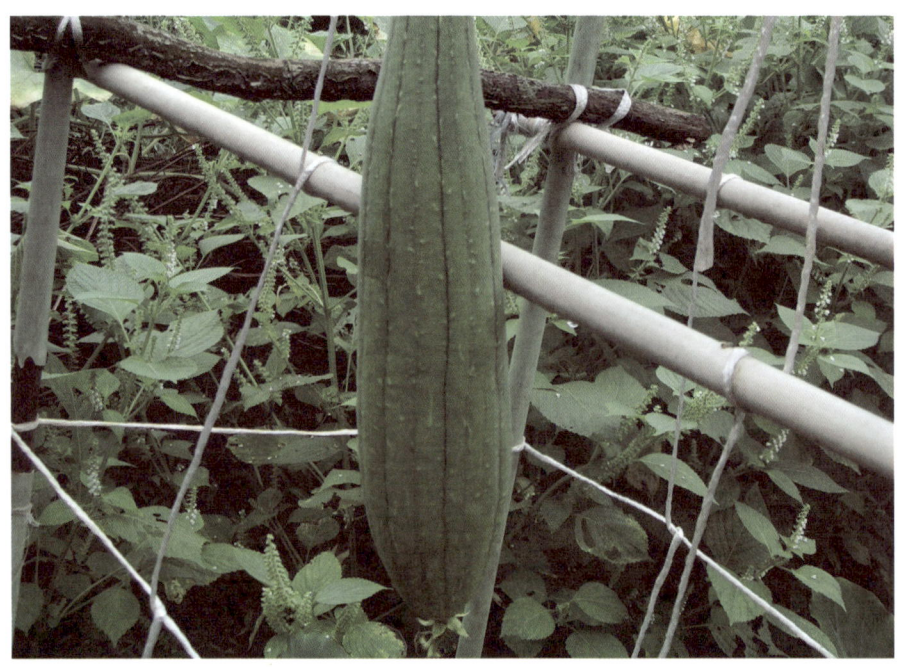

**생육상** _ 덩굴성 한해살이풀 | **분포지** _ 담장이나 울타리에 재배 | **제철** _ 9~10월 | **이용** _ 전초 · 열매 | **텃밭 재배** _ 가능 | **파종 시기** _ 노지4월 | **효능** _ 폐 질환 · 기침 · 천식 · 비염 · 부종 · 유선염

**형태** 수세미오이는 길이가 12m 정도이고, 잎은 어긋나고 덩굴손과 마주나고 손바닥 모양으로 5~7개로 갈라진다. 줄기는 덩굴손으로 다른 물체를 감고 자란다. 꽃은 7~9월에 수꽃은 잎 겨드랑이에 여러 송이가 모여 피고, 암꽃은 한 송이씩 노란색으로 피고, 열매는 9~10월에 50cm 정도의 긴 자루 모양으로 여문다.

수세미오이는 약용 · 식용 · 관상용으로 가치가 높다. 성숙한 열매나 줄기 · 씨앗 · 뿌리 모두를 쓴다. 수세미에는 소량의 사포닌이 있고 열매에는 지방유가 다량 함유되어 있다.

수세미오이는 구멍이 많아 경락을 잘 소통시켜 만성 기관지염, 폐 질환에 좋은 것으로 알려져 있다.

### 식용

一. 봄에 부드러운 잎을 따서 부침개를 만들어 먹는다.
一. 가을에 성숙된 줄기나 열매를 채취해 쓴다.

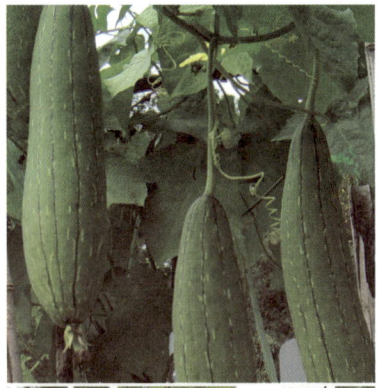

### 고르는 방법과 보관

一. 수세미오이가 성숙할 때 딴다.
一. 서늘하고 그늘진 곳에 보관한다.

### 사용법

一. 수세미오이로 수액을 만들 때는 수세미 덩굴을 뿌리에서 잘라 뿌리쪽 덩굴을 굽혀서 깨끗이 손질하여 병 속에 넣고 공기나 이물질 들어가지 않도록 하여 밀봉한 후 3일이 지나면 수액이 나온다.

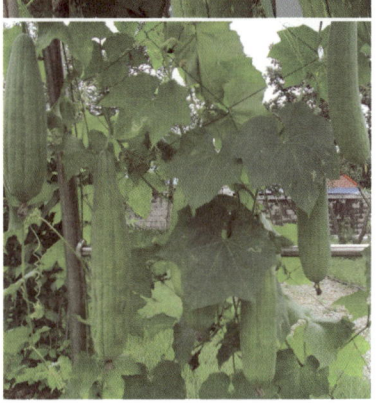

### 민간 요법

一. 감기에는 수세미오이 열매나 줄기를 따서 물에 달여서 하루에 3번씩 공복에 복용한다.
一. 화상을 입었을 때는 참기름에 개어 환부에 바른다.
一. 코피가 날 때는 다른 약물과 배합해서 쓴다.
一. 숙취에는 수세미오이의 수액을 마신다.

### 한방

열매를 "사과絲瓜", 줄기를 "사과락絲瓜洛"이라 부른다. 주로 해열이나 해수, 가래 증상에 다른 약재와 처방한다. 한꺼번에 7~10개를 먹으면 엘라테린elaterin 성분 때문에 설사를 한다.

# 배추

**한약명**: 없음 / **다른 이름**: 봄동 · 얼갈이

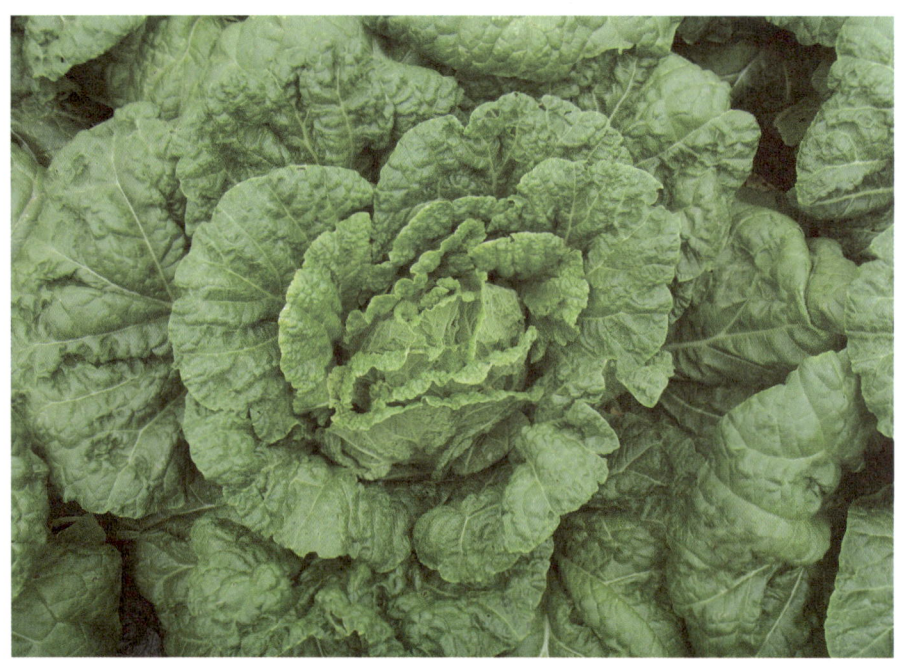

**생육상** _ 두해살이풀 | **분포지** _ 밭 | **제철** _ 4~10월 | **이용** _ 잎, 뿌리 | **텃밭 재배** _ 가능 | **파종 시기** _ 봄배추 4월 · 가을배추 8월 · 얼갈이배추 6월 중순~9월 중순 | **효능** _ 체내 나트륨 배출 · 고혈압 예방 · 변비 개선

**형태** 배추는 높이가 30~40cm 정도이고, 뿌리에서 나온 잎이 둥글게 자라 포기를 이룬다. 꽃은 4월에 십자 모양의 노란색 꽃이 모여 피고, 열매는 6월에 기둥 모양으로 여문다. 배추는 하나도 우리나라 사람들이 가장 즐겨 먹는 채소다.

배추는 버릴 것이 없을 정도로 활용도가 높다. 김치의 주재료로 사용하며 식탁에서 빠지지 않는다. 배추는 식용으로 가치가 높다. 배추는 수분이 95% 이상으로 비타민 C가 풍부하여 피부미용에 좋고, 면역력을 높여 건강에 도움을 준다.

배추는 칼로리는 낮지만 식이섬유가 풍부해 장의 연동 운동을 돕고 대장암이나 변비에 좋고, 칼륨이 풍부해 몸 안에 과다 섭취된 염분을 체내에서 배출시켜 혈압에도 도움을 준다.

### 식용

一. 다양한 김치로 담가 먹는다.
一. 배춧잎을 말려 시래기로 먹는다.
一. 전 · 부침개 · 찌갯거리 · 된장국에 넣어 먹는다.
一. 배추의 심 부분에는 단맛을 내는 글루탐산이 모여 있어 얇게 저미거나 썰어 무침이나 국에 넣어 먹는다.
一. 속이 꽉 찬 통배추로 김장김치를 담근다.

### 고르는 방법과 보관

一. 잎이 안으로 모아져 있고 줄기의 흰색이 윤기가 나고 검은 반점이 없고, 들었을 때 속이 꽉 찬 묵직한 것이 좋다. 반으로 갈랐을 때는 3/4 정도 속이 찬 것이 좋다.
一. 배추는 서늘한 곳을 좋아하기 때문에 약 10°C의 실외에 보관하거나 종이에 싸서 냉장고의 채소실에 보관한다.

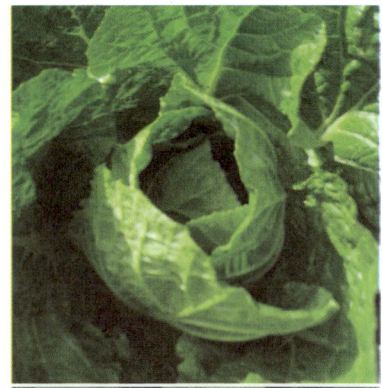
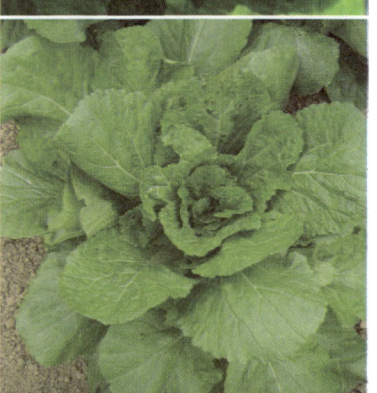

### Tip

효모는 인간의 세포와 마찬가지로 단백질로 이루어져 있다. 약용 식물의 잎에는 1cm당 대략 10만~20만 마리의 미생물인 효모균과 유산균이 있다. 야생의 효모균은 당분의 농도가 많은 꽃의 꿀샘, 과일의 껍질, 약용 식물의 잎 등에 많이 있다.

# 양배추

**한약명**: 없음 / **다른 이름**: 보통양배추, 적색양배추, 방울다다기양배추

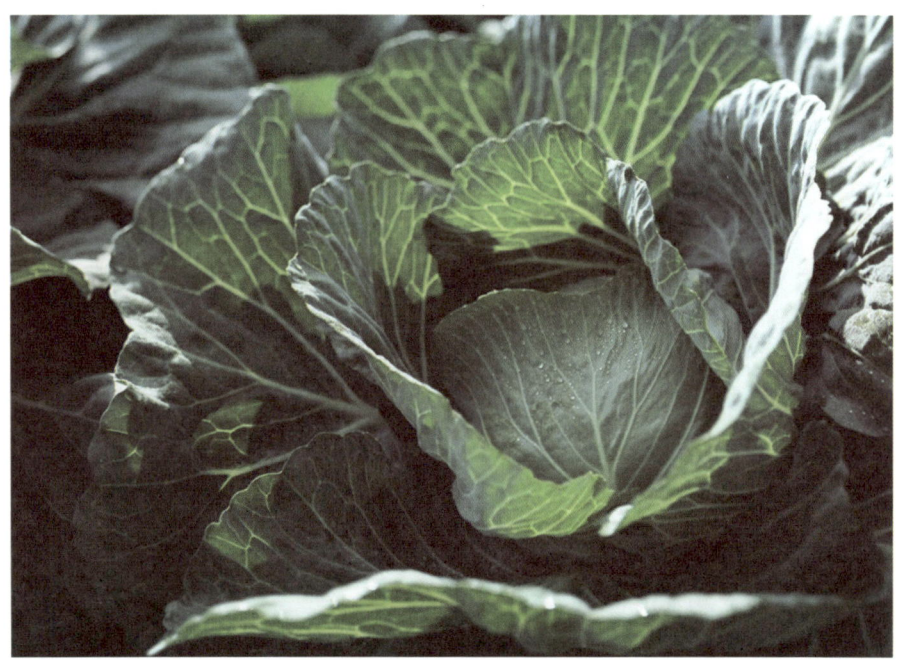

**생육상** _ 두해살이풀 | **분포지** _ 밭 | **제철** _ 3~7월 | **이용** _ 잎 | **텃밭 재배** _ 가능 | **파종 시기** _ 봄 재배3월 · 여름 재배7월 | **효능** _ 위 점막 보호 · 위궤양 예방 · 변비 개선 · 비만 예방

**형태** 양배추는 높이가 25~30cm 정도이고, 줄기가 굵다. 꽃은 5~6월에 2년 된 뿌리에서 꽃대가 나와 십자 모양의 노란색으로 피고, 열매는 6월에 원기둥으로 여문다. 양배추는 올리브, 요구르트와 함께 서양의 3대 식품이다.

양배추는 식용, 약용으로 가치가 높다. 로마 시대에는 건강식으로 그리스 시대에는 약용으로 썼다는 기록이 있다.

양배추는 비타민 U 성분이 풍부해 위 점막을 보호하고 재생시켜 주기 때문에 위염에 효

과적이다. 겉잎에는 비타민 A, 속잎에는 비타민 C가 풍부하여 피부 미용에도 좋다.
필수아미노산이 풍부해서 성장기 어린이와 노년에 좋다.

### 식용

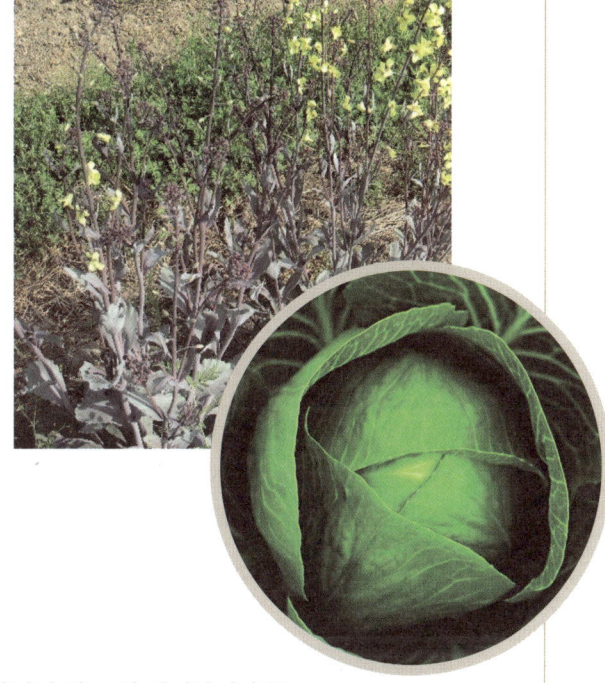

一. 양배추는 생으로 먹는다.
一. 익혀서 먹을 때는 쌈으로 먹는다.
一. 양배추를 썰어 샐러드로 먹는다,
一. 양배추와 사과를 넣고 믹서에 갈아서 주스로 먹는다.

### 고르는 방법과 보관

一. 잎에 윤기가 흐르고 색깔이 선명하고 탄력이 있고 잎 사이사이가 틈 없이 겹쳐 있고 들었을 때 묵직한 것이 좋다.
一. 양배추를 통째로 보관할 때는 가운데 심 부분에서 수분이 나오기 때문에 심 부분만 칼로 도려 내고 타월에 물을 적셔서 그 부분에 채워 넣고 랩을 씌워 보관한다.

### Tip

만일 우리 몸에 효소가 없거나 부족하다면 아무리 잘 먹고 많이 먹어도 소화 흡수가 안 되고 영양분의 저장도 할 수 없게 된다. 예를 들면 뇌와 근육을 사용할 수 없고, 몸에 독성 물질을 제거하는 해독 작용도 일어나지 않고, 몸에는 노폐물이나 이물질이 계속 쌓여 결국은 병에 노출되거나 죽게 된다.

# 해바라기

**한약명**: 항일규자向日葵子, 항일규근向日葵根 / **다른 이름**: 항일화 · 조일화 · 일륜초 · 일회

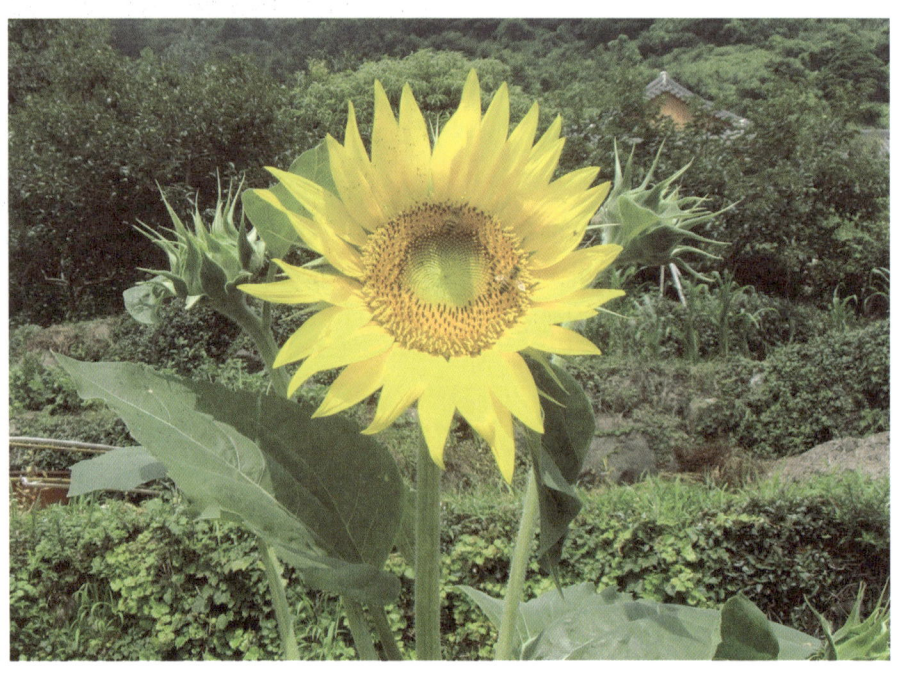

**생육상** _ 한해살이풀 | **분포지** _ 햇볕이 잘 드는 꽃밭이나 밭 | **제철** _ 10월 | **이용** _ 씨앗 | **텃밭재배** _ 가능 | **파종 시기** _ 씨앗으로 번식한다. | **효능** _ 당뇨병, 인후 종통

**형태** 해바라기는 높이가 2m 정도이고, 넓은 심장 모양의 잎이 어긋나고, 거친 털이 있고, 씨앗이 익으면 고개를 숙인다. 꽃은 8~9월에 가장자리에 혀 모양의 노란색, 안쪽에는 대롱 모양의 갈색으로 피고, 열매는 10월에 긴 타원형으로 여문다.
해바라기는 태양을 따라 꽃이 핀다 하여 "향일화"라 부른다. 해바라기는 꽃이 아름다워 관상용, 씨앗은 식용, 줄기뿌리는 약용으로 가치가 높다. 씨앗은 몸 속을 해독하는 것으로 알려져 있고. 비누나 페인트의 원료로 쓴다.

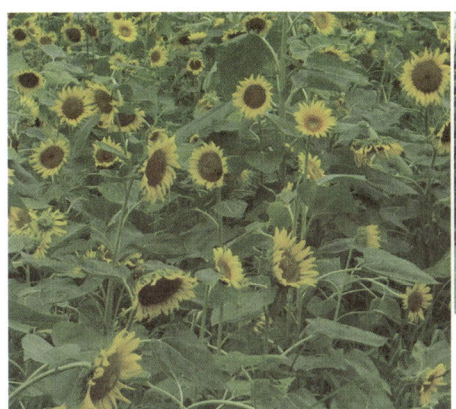 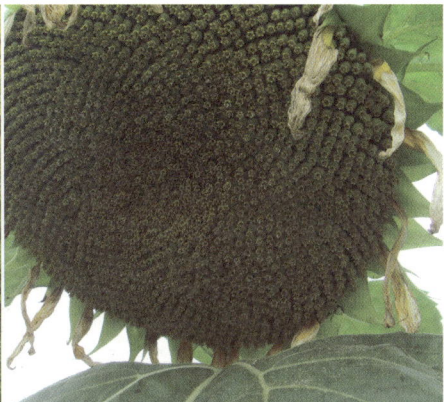

식용

一. 가을에 종자의 겉껍질을 벗겨 내고 속알갱이를 먹는다.
一. 가을에 씨앗으로 기름을 짜서 먹는다.

사용법

一. 가을에 종자의 겉껍질을 벗겨 내고 속알갱이만을 항아리에 넣고 설탕을 녹인 시럽을 30%를 붓고 100일 정도 발효시킨다.

민간요법

一. 담석증에는 해바라기씨를 까서 1회에 50g씩 수시로 장복한다. 씨에는 기름 성분이 다량 함유되어 있다.
一. 돼지고기를 먹고 체했을 때는 해바라기 대를 물에 달여서 먹는다.
一. 타박상에는 생뿌리를 짓찧어 즙을 환부에 바른다.
一. 혈리血痢:피가 나오는 설사에는 열매를 물에 달여 하루에 3번씩 공복에 복용한다.

### 한방

열매를 "우방자牛旁子"라 부른다. 주로 인후 종통이나 당뇨병, 옹종 창독에 다른 약재와 처방한다.

# 아욱

**한약명** : 동규엽冬葵葉 · 동규자冬葵子 · 동규근冬葵根 / **다른 이름** : 규

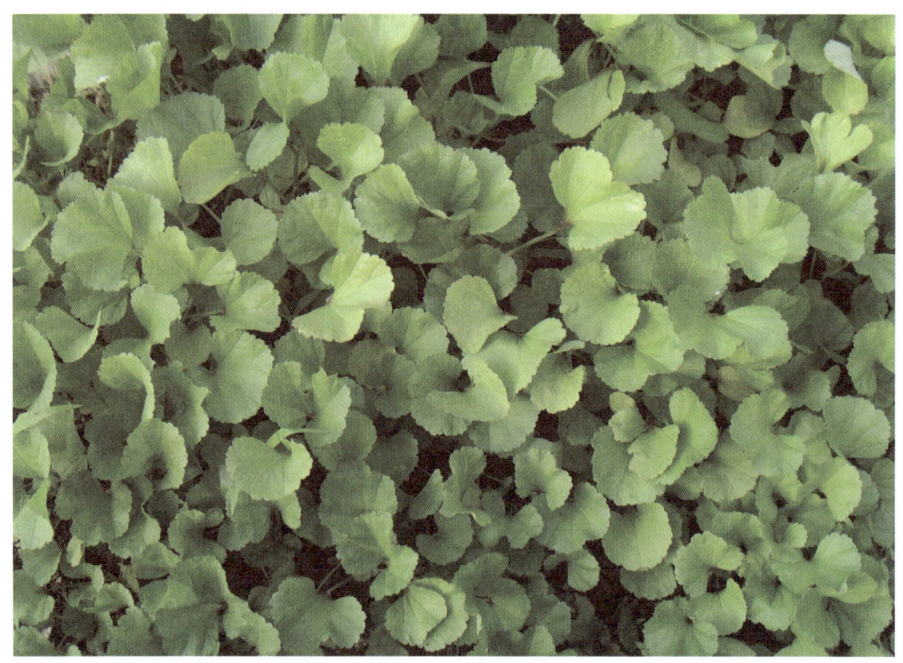

**생육상** _ 한해살이풀 | **분포지** _ 전국의 밭 | **제철** _ 5~9월 | **이용** _ 잎 · 뿌리 · 종자 | **텃밭 재배** _ 가능 | **파종 시기** _ 씨앗으로 번식한다. | **효능** _ 원기 회복 · 변비 개선 · 이뇨 · 유방염 · 신경통 예방

**형태** 아욱은 높이가 90cm 정도이고, 꽃은 봄부터 가을까지 잎 겨드랑이에 연한 분홍색으로 피고, 열매는 꽃받침에 싸여 삭과가 여문다. 우리 속담에 "가을 아욱국은 사위만 준다"는 말은 향과 맛도 있지만 스태미나에 좋다. 아욱은 식용, 약용으로 가치가 높다. 예부터 가을에 아욱국을 먹을 때는 사립문을 잠가 놓고 먹을 정도로 별미였다. 씨앗은 변비약으로 쓴다. 아욱은 알칼리성 식품으로 시금치보다 단백질은 2배, 지방은 3배, 칼슘은 2배가 함유되어 있다. 각종 비타민을 비롯해 칼륨 · 철분 · 식이섬유가 풍부하다.

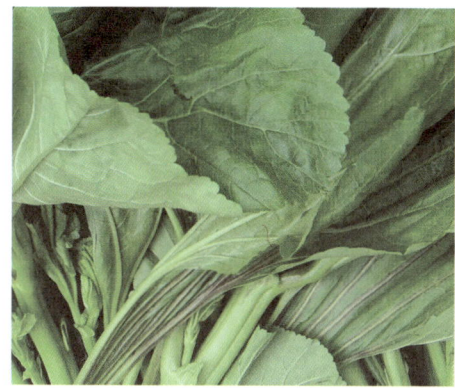 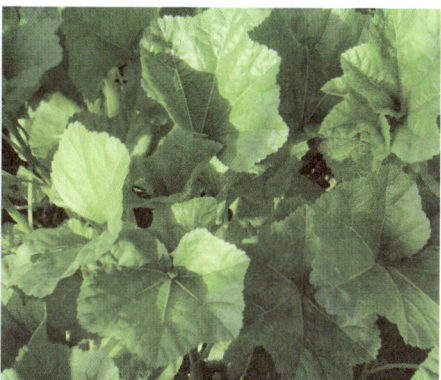

## 식용

一. 아욱은 오래 삶을수록 맛과 향이 좋다.
一. 아욱국은 쌀뜨물로 요리하여 된장국, 국거리로 먹는다.
一. 쌈, 튀김으로 먹는다.

## 고르는 방법과 보관

一. 잎이 넓고 싱싱하고 연하면서 짙은 연두색을 띠는 것이 좋다.
一. 수분을 제거한 뒤 신문지에 싸서 냉장고에 보관한다.

## 민간 요법

一. 당뇨병에는 뿌리 30g을 물에 달여 먹는다.
一. 황달에는 잎 20g을 물에 달여 먹는다.
一. 유방 종통에는 열매 10g을 물에 달여 먹는다.

## 금기

一. 임산부는 먹지 않는다.

### 한방

아욱의 잎을 "동규엽冬葵葉", 씨앗을 "동규자冬葵子", 뿌리는 "동규근冬葵根"이라 부른다. 주로 유방염, 허약 체질을 개선하는 데 다른 약재와 처방한다.

# 토마토

**한약명**: 번가풀茄 / **다른 이름**: 서홍시·일년감·땅감

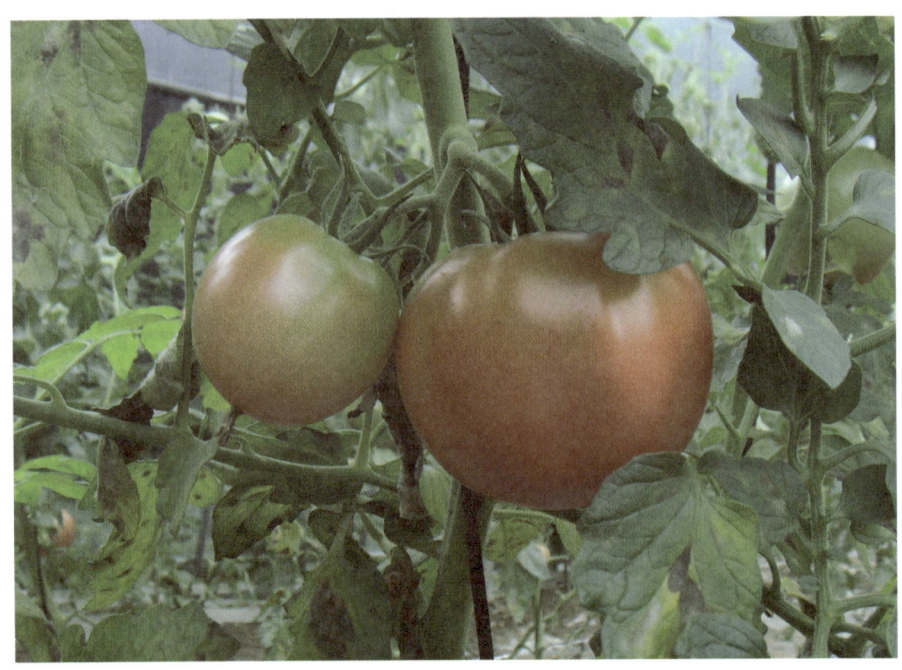

**생육상** _ 한해살이풀 | **분포지** _ 밭, 비닐 하우스 | **제철** _ 5~10월 | **이용** _ 열매 | **텃밭 재배** _ 가능 | **파종 시기** _ 씨앗으로 번식한다. | **효능** _ 동맥 경화 예방·항암·콜레스테롤 저하·피부미용·변비

형태 _ 토마토의 높이는 1m 정도이고, 꽃은 마디에서 나온 꽃대에서 노란색으로 피고, 열매는 둥글고 크며 붉게 여문다.

토마토는 세계 10대 슈퍼 푸드에 선정될 정도로 건강에 좋은 채소다. 토마토는 비닐 하우스 온실 재배로 일 년 내내 먹을 수 있다.

토마토는 식용·약용으로 가치가 높다. 토마토의 붉은 색은 리코펜 성분으로 항산화 작용이 있어 심혈관 질환 예방·고혈압 예방·노화 방지에 탁월한 효능이 있다.

토마토에는 비타민 B · C · 칼륨 · 루틴 · 리코펜을 함유하고, 식이섬유가 풍부해 변비 해소와 피부미용에도 좋다.

### 식용

一. 성숙된 열매를 생으로 먹는다.
一. 케첩 · 샐러드 · 주스로 갈아서 먹는다.
一. 토마토는 프라이팬에 살짝 데치면 리코펜을 그대로 먹을 수 있다.
一. 토마토에 설탕보다는 소금을 넣고 버무려 먹는다.

### 토마토 소스 만들기

一. 올리브 오일+마늘+토마토

### 고르는 방법과 보관

一. 색깔이 진하고 윤택이 나고 맨 아래쪽 부분에 별 모양처럼 선이 선명한 것이 좋다.
一. 토마토는 봉지나 랩으로 싸서 4~6°C의 냉장고에 보관한다.

> **Tip**
>
> 소화란? 음식물이 체내로 흡수될 수 있도록 잘게 부수는 과정으로 효소가 없이는 불가능하다. 음식물의 소화는 입 안에서 가장 먼저 일어난다. 씹고 또 씹고 침과 섞이고 침 속에서 1차 효소로 분해되고 위胃에서 염산이나 아밀라아제에 의해 녹말이 분해되어 다시 엿당과 포도당으로 분해된다.

# 단호박

**한약명** : 없음 / **다른 이름** : 없음

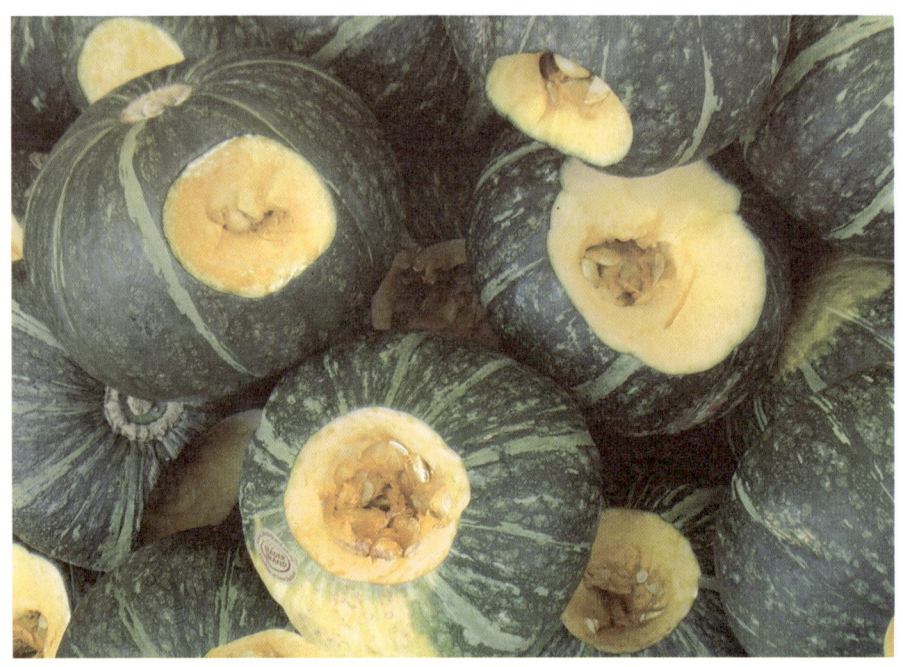

**생육상** _ 덩굴성 한해살이풀 | **분포지** _ 밭·밭둑 | **제철** _ 6~12월 | **이용** _ 열매 | **텃밭 재배** _ 가능 | **파종 시기** _ 노지3월·고랭지6월 | **효능** _ 동맥 경화 예방·혈액 순환·감기·이뇨

<u>형태</u> 호박과 단호박은 식용으로 가치가 높다. 단호박의 속살은 노란색을 띠는 베타카로틴은 항산화 성분으로 유해 산소를 제거해 주기 때문에 노화 방지에 도움을 준다.
일본 속담에 "동짓날 단호박을 먹으면 감기에 걸리지 않는다"고 했는데 감기 예방에 좋은 것으로 알려져 있다.
단호박에는 비타민 $A·B_1·B_2·E$·칼륨, 칼슘, 카로틴이 함유되어 있다.

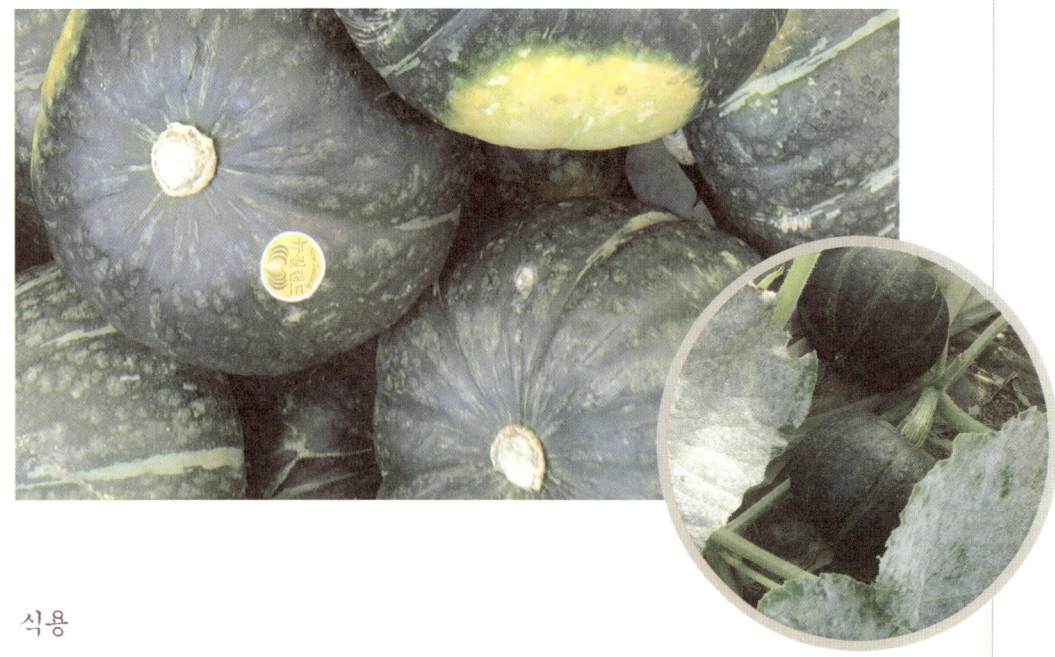

### 식용

一. 단호박은 껍질에 영양분이 많아 껍질째 기름과 같이 먹는다.
一. 적당한 크기로 잘라 쪄서 먹는다.
一. 밥을 지을 때 적당한 크기로 잘라 솥에 넣는다.

### 고르는 방법과 보관

一. 짙은 녹색을 띠고 성처가 없고 골이 균일하고 깊게 패여 있고 밑동은 살짝 노르스름한 것이 좋다. 잘랐을 때 진한 황색을 띠고 씨가 많은 게 좋다.
一. 단호박은 손질을 하지 않은 상태로 햇볕이 들지 않고 통풍이 잘 되는 베란다에 보관한다.

### Tip

음식물을 소화하기 위해서는 위胃에서 염산과 펩신이 중요한 역할을 한다. 염산은 한 번 식사를 할 때마다 500~700ml가 분비되고, 펩신은 단백질을 펩톤으로 분해하는 효소이고, 펩신이 활성화되도록 강산성 상태pH 1~2 상태를 유지시키고 살균 작용을 한다.

# 마늘

**한약명**: 대산大蒜 / **다른 이름**: 호산 · 산채 · 산산 · 야산

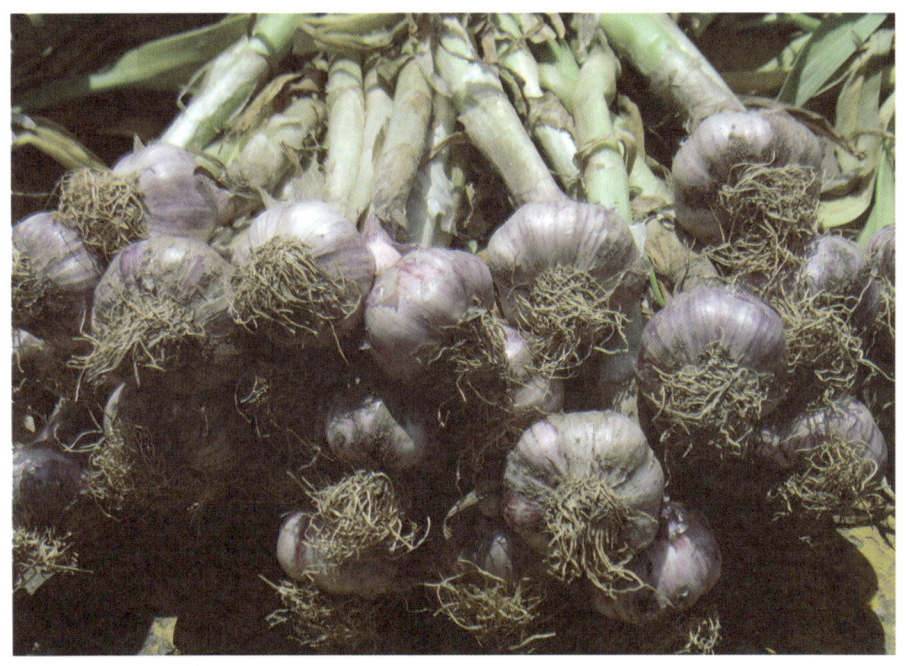

**생육상** _ 여러해살이풀 | **분포지** _ 전국의 논과 밭 | **제철** _ 5~8월 | **이용** _ 비늘줄기, 뿌리 | **텃밭 재배** _ 가능 | **파종 시기** _ 비늘줄기나 산눈으로 번식한다. | **효능** _ 암·면역력 강화·스태미나 강화·해독·냉증·구충

**형태** 마늘은 높이가 60cm 정도이고, 길고 납작한 잎이 3~4개가 어긋나고, 비늘줄기는 5~6개의 작은 마늘쪽으로 되어 있고 얇은 껍질에 싸여 있다. 꽃은 7월에 꽃대 끝에서 둥글고 연한 자주색으로 피고, 열매는 맺지 않는다. 마늘에는 강력한 화합물인 알리신 allicin과 혈전을 용해하는 '트롬복산'이 함유되어 있다.

마늘에 상처를 내면 냄새가 나는데 이것은 알리신으로 항균력은 페니실린의 100배에 이른다. 마늘은 독성이 없어 식용, 약용으로 가치가 높다. 마늘은 우리나라 요리에 빠지지

않는 대표적인 식재료 중 하나다. 마늘 추출액은 면역력은 강화해 주고 암세포를 억제하는 효력이 있다.

### 식용

一. 가을에 마늘줄기를 채취하여 그늘에 말려서 쓴다.
一. 마늘종은 장아찌로 만들어 먹는다.
一. 마늘껍질을 벗겨 내고 반찬의 양념으로 먹거나, 생으로 고추장에 찍어 먹고, 구워서 먹는다.

### 고르는 방법과 보관

一. 껍질이 잘 말라 있고 붉은 빛이 살짝 감돌고 윤기가 나는 것이 좋다. 속이 꽉 찬 것이 좋다.
一. 껍질이 있는 상태로 보관을 할 때는 햇볕에 잘 말린 후 자루망에 담아 통풍이 잘 되는 곳에 보관한다.
一. 껍질을 까고 다져 놓았을 경우에는 필요한 만큼 용기에 담아 냉장고에 보관하고 나머지는 지퍼팩에 담아 얇게 펴서 냉동 보관한다.

### 사용법

一. 껍질을 벗겨 내고 용기나 항아리에 넣고 설탕을 녹인 시럽을 70%를 붓고 100일 이상 발효시킨다.

### 금기

一. 어린이는 많이 먹지 않는다.

### 한방

비늘줄기를 "대산"이라 부른다. 주로 면역력 증강이나 강정, 백일해에 다른 약재와 처방한다.

# 근대

**한약명** : 없음 / **다른 이름** : 잎남새형무우

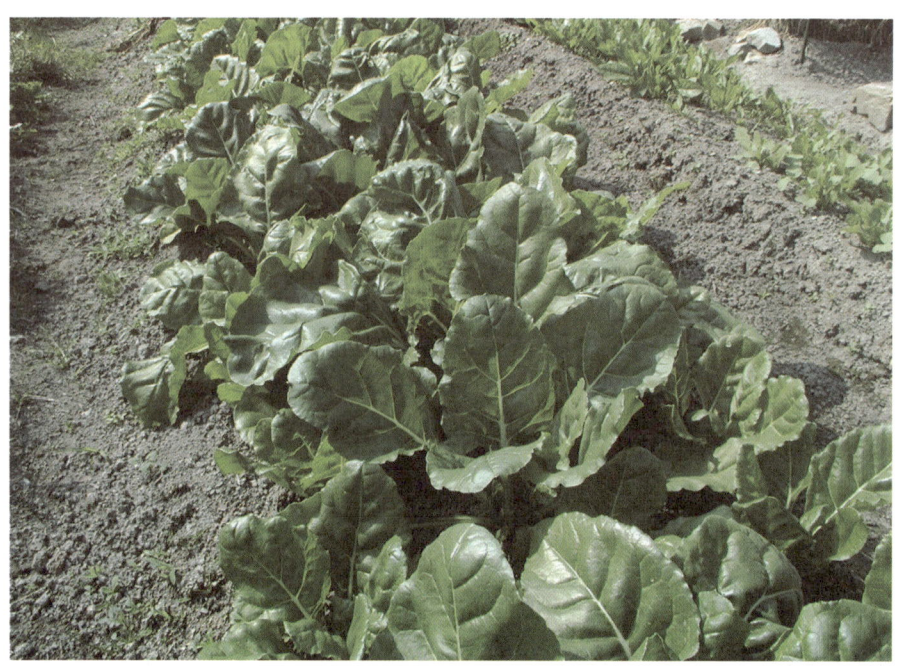

**생육상** _ 두해살이풀 | **분포지** _ 밭 | **제철** _ 봄 | **이용** _ 잎·줄기 | **텃밭 재배** _ 가능 | **파종 시기** _ 씨앗으로 번식한다

**형태** 근대는 높이가 80~100cm 정도이고, 두껍고 연한 잎이 뿌리에서는 뭉쳐 나고 줄기는 어긋난다. 꽃은 6월에 잎 겨드랑이에 연한 녹색으로 피고, 열매는 7~8월에 딱딱한 껍질 속에 씨가 한 개씩 들어 있다.

근대는 우리나라에서 언제부터 길렀는지는 알 수 없으나 조선 시대 허준이 쓴 《동의보감》에 약초로 썼다는 기록이 있다. 근대는 식용, 약용으로 가치가 높다. 봄철에 입맛이 없을 때 쌈이나 겉절이를 담가 먹는다.

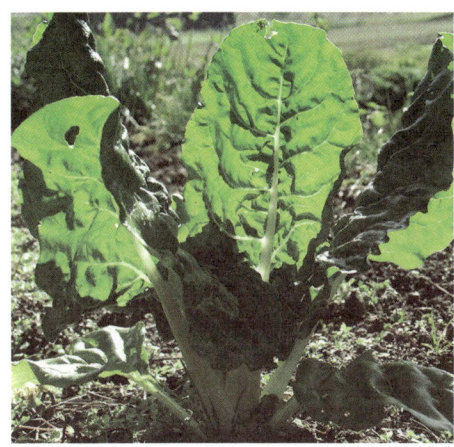
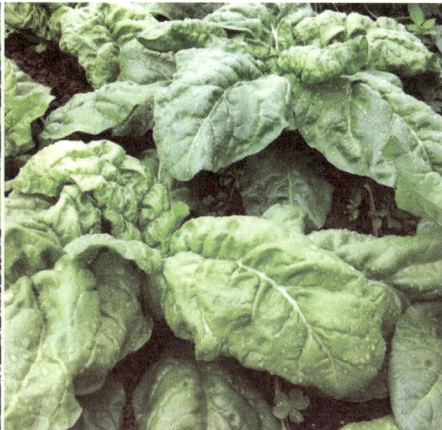

### 식용

一. 가을에 마늘줄기를 채취하여 그늘에 말려서 쓴다.
一. 생으로 고추장에 찍어 먹고, 구워서 먹는다.

### 고르는 방법과 보관

一. 육안으로 볼 때 신선한 근대는 색깔이 선명하고 진하고 잎이 부드러운 게 좋다.
一. 근대는 물로 씻지 않고 종이에 싸서 지퍼팩에 보관하고 되도록 빨리 먹는다.

### 사용법

一. 봄에 잎을 따서 용기나 항아리에 넣고 설탕을 녹인 시럽을 30%를 붓고 100일 이상 발효시킨다.

### 민간요법

一. 봄에 춘곤증과 식욕 부진에는 쌈으로 먹는다.
一. 봄에 입맛이 없을 때 쌈으로 먹는다.

# 상추

**한약명**: 없음 / **다른 이름**: 적축면 상추 · 치마상추청치마, 적치마

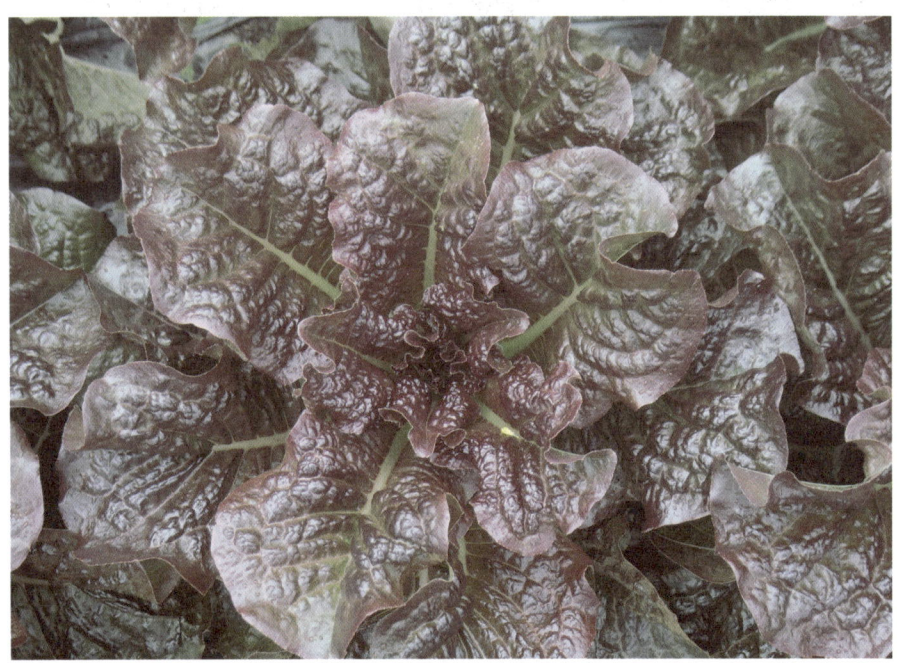

**생육상** _ 한해살이풀 | **분포지** _ 전국의 밭 | **제철** _ 봄상추4~6월, 가을상추9~10월 | **이용** _ 잎 | **텃밭 재배** _ 가능 | **파종 시기** _ 봄 재배3월 중순 · 여름 재배6월 · 가을 재배8월 | **효능** _ 불면증 · 빈혈 예방 · 변비 해소 · 신경 안정

**형태** 상추는 높이가 90~120cm 정도이고, 가지가 많이 갈라지고 윗부분의 잎은 어긋나며 줄기를 감싼다. 꽃은 5~6월에 통꽃 노란색으로 피고, 열매는 8월에 납작한 타원형으로 여문다. 우리나라에서는 상추를 쌈으로 먹지만, 서양에서는 샐러드의 재료로 쓴다. 상추는 쌉쌀한 맛과 향이 있어 식용으로 가치가 높다.

입맛이 없을 때 청상추 · 적상추 · 꽃상추의 상추쌈은 입맛을 돋운다. 상추에는 식이섬유가 풍부해 식욕을 돋우고 연동 운동을 도와 변비에 좋다. 상추의 잎과 줄기를 자르면

하얀 즙이 나오는데 이것은 알칼로이드 락투세린과 락투신으로 진통과 최면에 효과가 있기 때문에 상추를 먹으면 잠이 온다. 필수아미노산이 풍부해 빈혈에도 좋고, 과음했을 때 상추로 즙을 내서 마시면 효과를 볼 수 있다.

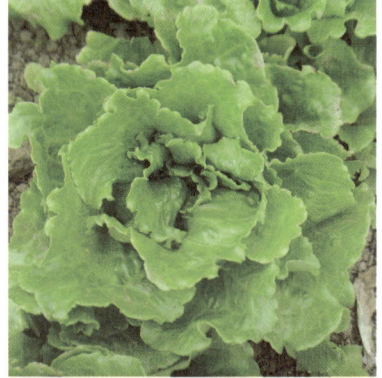

### 식용

一. 상추는 재배하는 계절에 따라 다양한 종류가 있다.
一. 상추를 쌈으로 싸서 먹거나 겉절이를 해서 먹는다.
一. 고기를 먹을 때 상추를 곁들여 먹는다.
一. 상추가 마른 경우에는 찬물에 30분 정도 담가 놓으면 싱싱해진다.

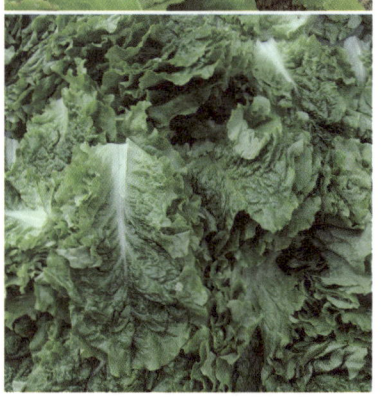

### 고르는 방법과 보관

一. 육안으로 볼 때 신선한 상추는 색깔이 선명하고 진하고 잎이 부드러운 게 좋다.
一. 상추는 물로 씻지 않고 물기만을 제거한 뒤 종이에 싸서 지퍼팩에 보관하고 되도록 빨리 먹는다.

### 민간요법

一. 불면증에는 상추쌈을 먹는다.

### Tip

우리가 먹은 음식의 영양분은 대부분 소장에서 흡수되며 여분의 물은 대장에서 흡수된다. 소장의 안쪽 벽은 주름이 많고 그 표면에는 융털이라는 작은 돌기가 1mm마다 20~40개 정도 있는데 그 주변에 그물처럼 둘러싸인 모세 혈관을 통해 포도당·아미노산·무기염류·수용성 비타민 등을 흡수하여 간과 심장을 거쳐 온 몸으로 운반된다.

# 쑥갓

**한약명** : 동호 / **다른 이름** : 춘국

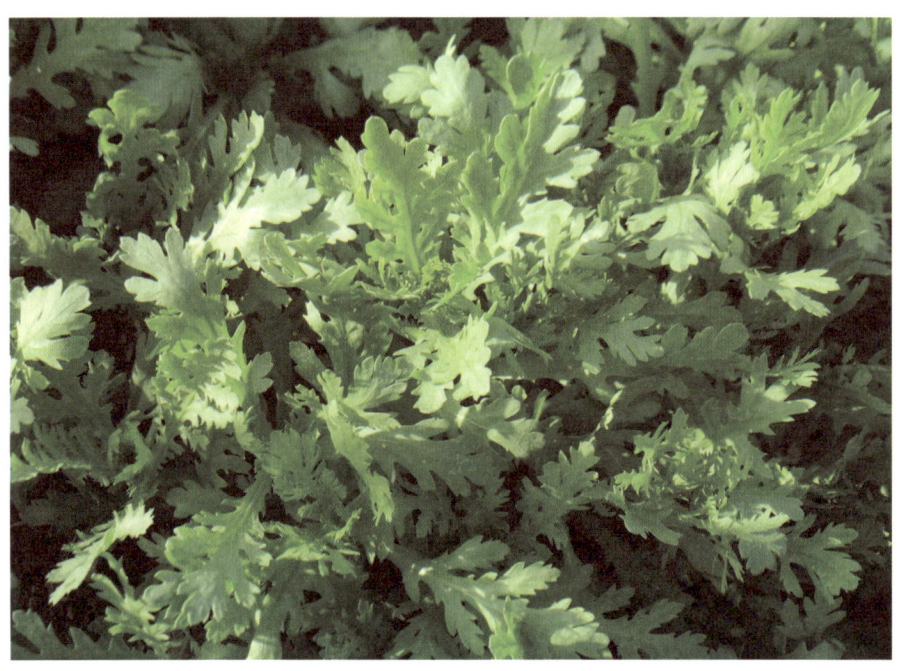

**생육상** _ 한두해살이풀 | **분포지** _ 밭 | **제철** _ 하우스1~2월, 봄4~6월 | **이용** _ 어린잎과 줄기 | **텃밭 재배** _ 가능 | **파종 시기** _ 봄 재배3월·가을 재배8~10월 | **효능** _ 식욕 부진·춘곤증

**형태** 쑥갓은 높이가 30~60cm 정도이고, 전체에서 독특한 향기가 난다. 꽃은 6~8월에 가지와 원줄기 끝에 노란색이나 흰색으로 피고, 열매는 삼각 기둥 또는 사각 기둥으로 여문다. 쑥갓의 원산지는 지중해 연안이지만 우리나라 산야 지천에 널려 있는 쑥과 함께 우리들의 입맛을 돋운다.

쑥갓은 식용, 약용으로 가치가 높다. 쑥갓에는 베타카로틴의 성분이 있어 혈액 순환과 동맥 경화·고혈압에 좋다. 칼슘이 우유보다 많이 함유하고 있어 골다공증에 탁월한 효과가 있다. 쑥갓의 독특한 향은 알파피넨·벤즈알데히드·리모넨 등이 함유되어 있어 자율신경의 작용을 원활히 하여 불안이나 우울증 등에 증상을 완화시켜 준다.

## 식용

一. 손질할 때 오래 씻으면 영양분이 손실되기 때문에 빨리 씻어 생으로 먹는다.
一. 살짝 데쳐서 나물로 무쳐 참기름이나 들기름에 버무려 먹는다.
一. 생체로 양념에 무쳐 먹고 전골 위에 올려 먹는다.

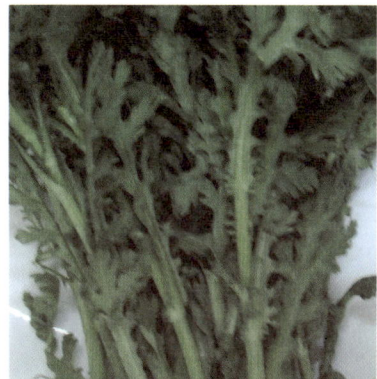

## 고르는 방법과 보관

一. 잎의 색깔이 선명하고 윤기가 흐르고 모양이 확실하고 줄기가 너무 굵지 않고 싱싱한 것이 좋다.
一. 물에 살짝 적셔 키친 타월에 싸서 지퍼팩에 담아 냉장고의 채소실에 보관한다.

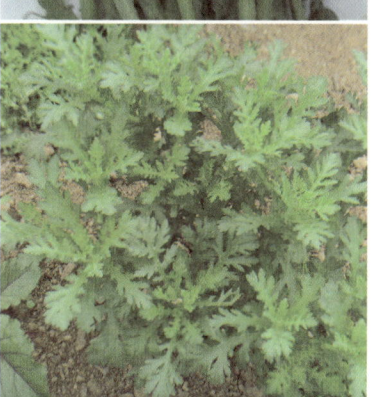

## 민간 요법

一. 봄에 춘곤증과 식욕 부진에는 쌈이나 나물로 무쳐 먹는다.

### Tip

몸 안에서 효소는 각각 특정 반응에만 관여한다. 예를 들면 소화 효소 중에 아밀라아제는 전분만을 분해하고 단백질이나 지방, 또는 섬유소는 분해하지 못한다. 마찬가지로 펩신과 같은 프로테아제는 단백질을 분해할 수 있어도 그 외의 다른 물질은 분해하지 못한다.

# 유채

**한약명** : 운대 / **다른 이름** : 왜배추 · 삼동초 · 월동초 · 겨울초 · 하루나

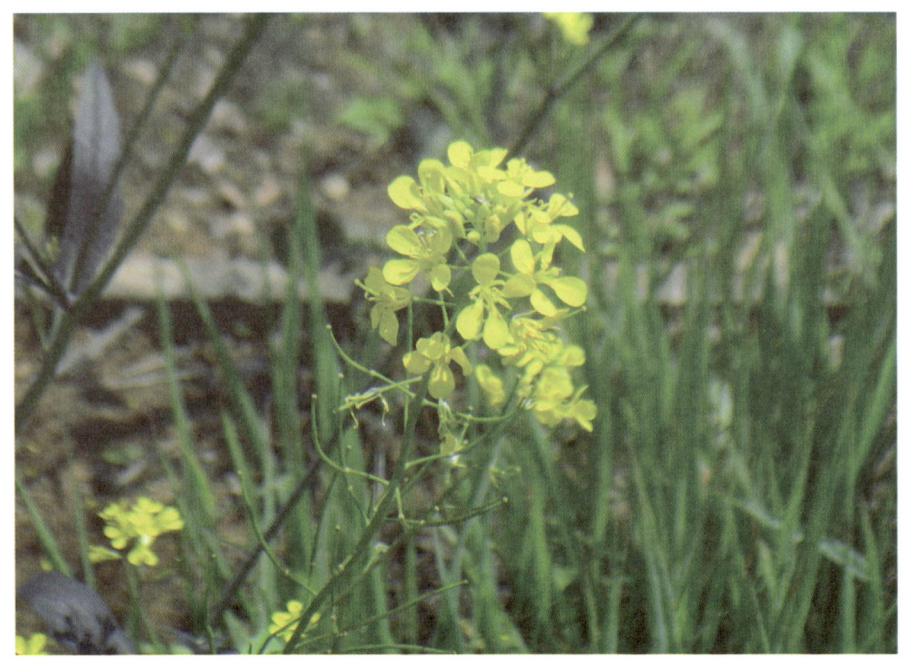

**생육상** _ 두해살이풀 | **분포지** _ 제주도 및 남부 지방 | **제철** _ 2~3월 | **이용** _ 잎 · 줄기 · 종자 | **텃밭 재배** _ 가능 | **파종 시기** _ 씨앗으로 번식한다. | **효능** _ 춘곤증 · 변비 개선 · 피부 미용

**형태** 유채는 높이가 1m 정도이고, 꽃은 5월에 황색으로 가지와 줄기 끝에 총상 꽃차례로 피고 꽃잎도 4개이고 십자 모양으로 배열된다. 열매는 5~6월에 원기둥 모양으로 여문다. 봄철에 유채 노란 꽃은 사람들에게 즐거움을 준다.

유채는 1960년 우리나라에 들여와 농가에서 재배했다. 유채는 겨울에 어린순을 먹기 때문에 "동채冬菜"라 부른다. 유채는 식용, 관상용으로 가치가 높다. 유채는 처음에는 약간 매운맛이 나지만 먹을수록 부드러운 맛을 느낄 수 있다.

꽃은 꿀·향수·비누 등의 원료로 쓴다. 유채에는 비타민 A와 C가 풍부하고 식이섬유가 풍부해 장의 연동을 도와 변비에 좋다.
비타민과 무기질이 풍부해 봄철 환절기의 감기 예방에 도움을 준다.

식용

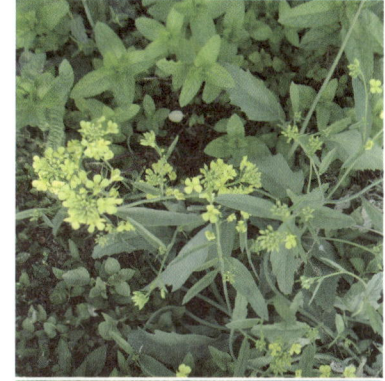

一. 꽃이 피기 전에 잎을 따서 생채로 먹는다.
一. 꽃이 피기 전에 잎과 어린 줄기를 따서 끓는 물에 살짝 데쳐서 나물로 무쳐 먹는다.
一. 꽃이 지면 열매를 따서 기름을 짠다.
一. 김치를 담가 먹는다.
一. 꽃대를 적당히 잘라 초고추장에 찍어 먹는다.

고르는 방법과 보관

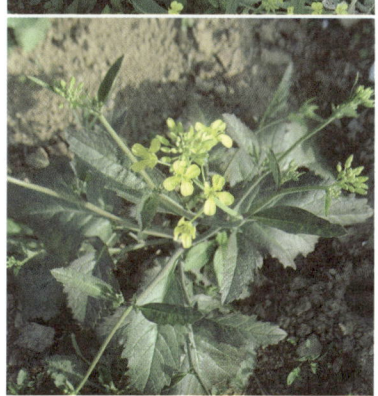

一. 잎이 선명하고 진하고 윤기가 있고 탄력이 있는 것이 좋다.
一. 비닐팩이나 지퍼팩에 밀봉해 냉장고의 채소실에 보관하고 되도록 빨리 먹는다.

민간 요법

一. 몽정에는 열매 10g을 물에 달여 먹는다.
一. 토혈에는 지상부를 짓찧어 즙을 내어 한 컵을 먹는다.

한방

지상부를 "운대", 종자를 "운대자"라 부른다. 주로 우울증, 신경 과민에 다른 약재와 처방한다.

# 시금치

**한약명** : 파채 / **다른 이름** : 파릉초

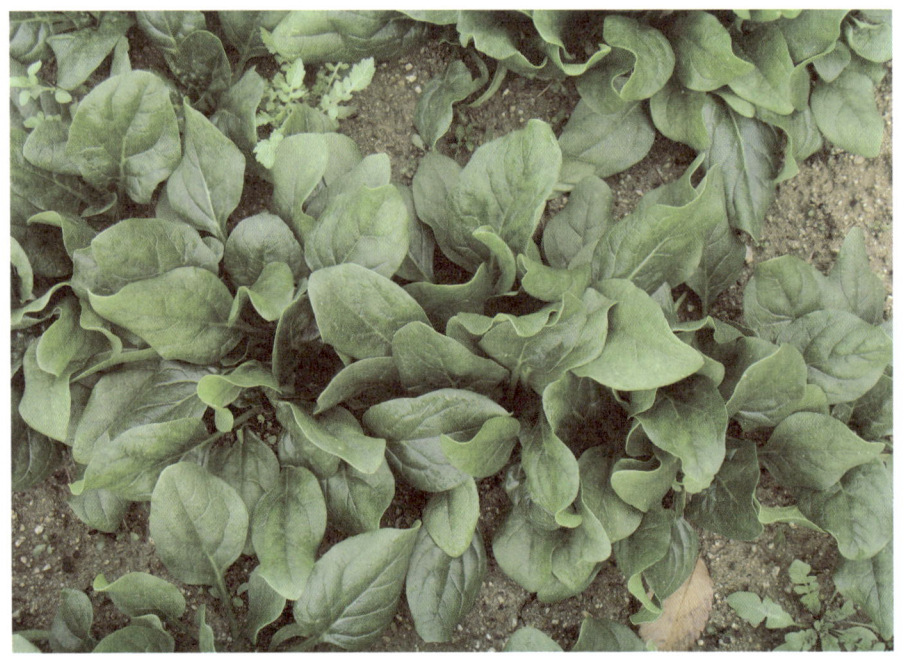

**생육상** _ 한두해살이풀 | **분포지** _ 밭 | **제철** _ 11~2월 | **이용** _ 잎 | **텃밭 재배** _ 가능 | **파종 시기** _ 봄 재배 2~3월 · 여름 재배 5~7월, 가을 재배 8~10월 | **효능** _ 동맥 경화 · 빈혈 예방 · 노화 방지 · 변비 해소 · 시력 감퇴 예방

**형태** 시금치는 높이가 50cm 정도이고, 잎이 뭉쳐 나지만 줄기에서는 어긋난다. 꽃은 5~6월에 연한 노란색으로 피고, 열매는 8~9월에 세모꼴이며 가시가 2개 달려 있다.
시금치는 사계절 먹을 수 있지만 겨울에 시금치는 여름의 시금치에 비해 비타민 C가 3배 많아 먹으면 건강에 도움을 준다.
시금치는 식용으로 가치가 높다. 우리 속담에 "시금치를 먹으면 먹을수록 나이를 거꾸로 먹는다"는 말이 있을 정도로 영양분이 골고루 함유돼 있다.

시금치 뿌리에는 망간이 들어 있어 몸에 해로운 요산을 밖으로 배출해 준다.

### 식용

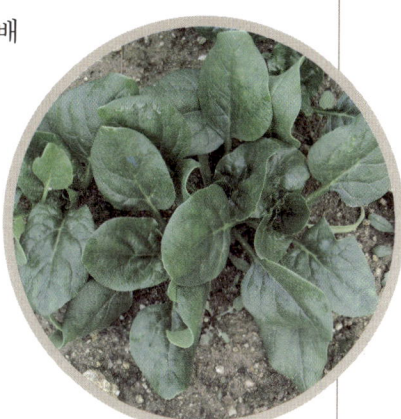

一. 시금치와 뿌리를 생채로 먹는다.
一. 시금치 즙을 내서 먹는다.
一. 시금치를 끓는 물에 소금을 넣고 살짝 데쳐서 나물로 무쳐 먹는다.
一. 샐러드, 피자 위에 토핑으로 먹는다.

### 고르는 방법과 보관

一. 잎은 선명한 녹색을 띠고 두꺼우며 길이가 짧고 뿌리는 붉은 빛을 띠고 굵은 것이 좋다.
一. 흙이 묻은 상태로 종이에 싸서 냉장고의 채소실에 보관한다.

### 민간요법

一. 골 감소증에는 시금치를 나물로 먹는다.

### 금기

一. 시금치와 두부를 함께 먹으면 결석이 생기기 때문에 먹지 않는다.

> **Tip**
>
> 세포란? 생명 현상을 이해하는 최소 단위이다. 세상에서 가장 작고도 생명의 비밀을 간직하고 있는 세포는 물과 단백질·핵산·다당류라는 생체 고분자·지질 그 외에 유기 소분자·무기 이온류 등으로 만들어져 있다. 세포에서 물을 뺀 나머지는 대부분 단백질이다. 단백질은 생명 활동에 필요한 화학 반응을 촉매하는 효소로 사용된다.

# 대파

**한약명** : 총백葱白, 총수葱鬚 / 다른 이름 : 없음

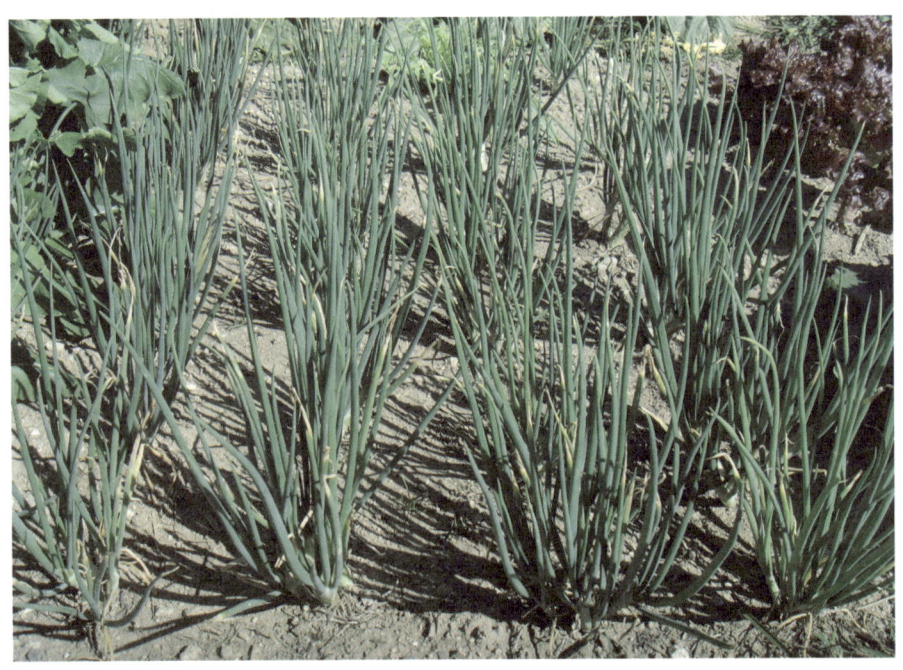

**생육상** _ 여러해살이풀 | **분포지** _ 전국 재배 | **제철** _ 11~2월 | **이용** _ 줄기 · 뿌리 | **텃밭 재배** _ 가능 | **파종 시기** _ 씨앗이나 포기 나누기로 번식한다. | **효능** _ 감기 · 두통 · 불면증 · 원기 회복

**형태** 대파는 높이가 60cm 정도이고, 꽃은 6월에 백색으로 피고, 열매는 3개의 능선이 있는 삭과로 여문다. 흑색 열매가 들어 있다. 대파는 몸을 따뜻하게 하고 열을 내려 주는 향신 채소로 식용, 약용으로 가치가 크다. 여러 가지 음식의 양념으로 쓴다. 특히 생선의 비린내 제거에 도움을 준다. 대파는 칼슘 · 칼륨 · 아연 · 비타민 B군 C가 풍부하다. 대파의 매운맛은 유화아릴 성분으로 비타민 $B_1$의 흡수를 높여주고 채내의 소화액을 촉진시켜 식욕을 돋우어 준다.

대파의 녹색 부분에는 베타카로틴과 칼슘이 풍부하고 흰색 부분에는 비타민 C 가 풍부하다.

### 식용

一. 각종 요리에 양념으로 넣어 먹는다.
一. 꼬치구이로 먹는다.
一. 파김치, 부침개로 먹는다.

### 고르는 방법 및 보관

一. 대파를 들었을 때 묵직하고 흰색 부분이 윤기가 나고 녹색 부분과 경계가 뚜렷하고 속이 꽉 찬 것이 좋다.
一. 흙이 묻은 상태로 흰색 부분과 녹색 부분을 따로 잘라 위생팩에 넣고 냉장고의 채소실에 보관한다.

### 민간 요법

一. 불면증이 있을 때는 파를 머리맡에 놓고 잔다.
一. 신경증에는 파를 달인 물을 마신다.
一. 두통에는 열매 또는 수염뿌리 15g을 물에 달여 먹는다.

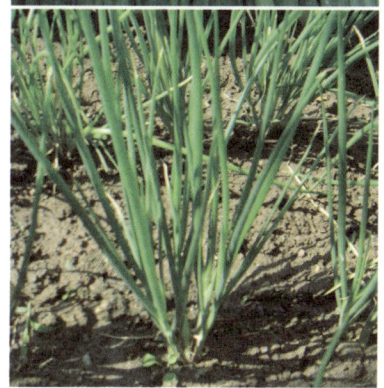

### 한방

비늘줄기를 "총백葱白", 수염뿌리를 "총수葱鬚"라 부른다. 주로 감기, 신경증에 다른 약재와 처방한다.

# 피망

**한약명** : 없음 / **다른 이름** : 피만이고추

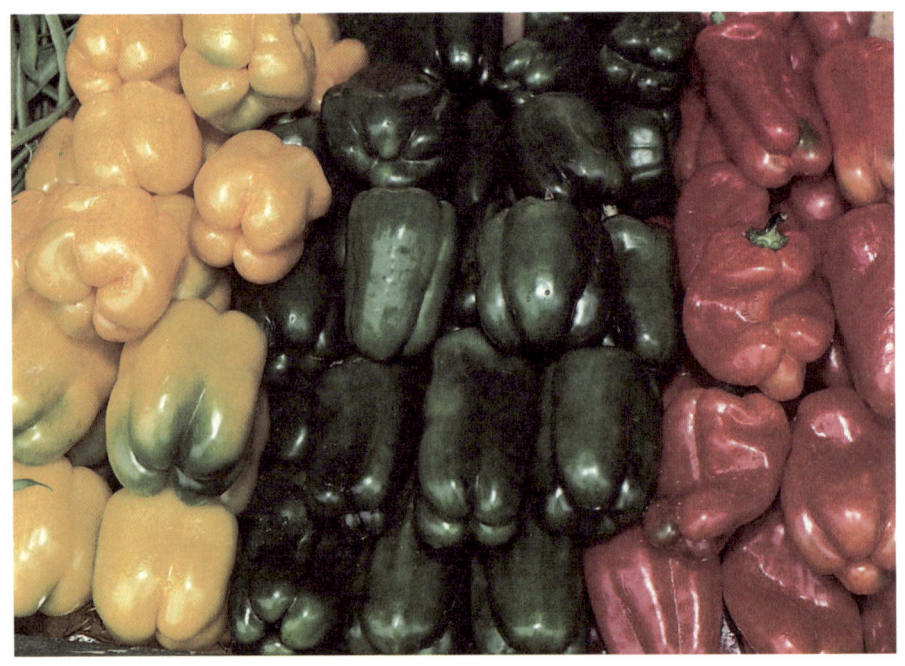

**생육상** _ 한해살이풀 | **분포지** _ 온실이나 비닐 하우스 | **제철** _ 6~10월 | **이용** _ 열매 | **텃밭 재배** _ 가능 | **파종 시기** _ 파종2월 · 수확6월 중순에서 10월 | **효능** _ 항암 · 모세 혈관 강화 · 감기 · 더위 예방 · 식욕 촉진 · 원기 회복 · 피부 미용

**형태** _ 피망은 높이가 40~60cm 정도이고, 가지가 적게 갈라지고 늙으면 나무처럼 된다. 꽃은 7~8월에 잎 겨드랑이에서 흰색으로 피고, 열매는 뭉툭한 기둥 모양이며 골이 패여 녹색 · 붉은 색 · 노란색으로 여문다.

우리나라는 피망을 1980년부터 농가에서 재배하고 있다. 피망은 '고추'를 개량한 것으로 알칼리성 강장 식품으로 식용, 약용으로 가치가 크다. 피망은 색깔에 따라 칼로리가 다르다. 피망 100g당 빨강 28kcal, 주황 24kcal, 노랑 24kcal, 초록 20kcal이다.

육류의 동물성 단백질과 같이 먹으면 흡수가 잘 된다. 피망에는 비타민 A · C · E가 풍부해서 활성산소를 제거해 암을 예방하고 신진 대사를 활발하게 하여 세포를 활성화시켜 준다.

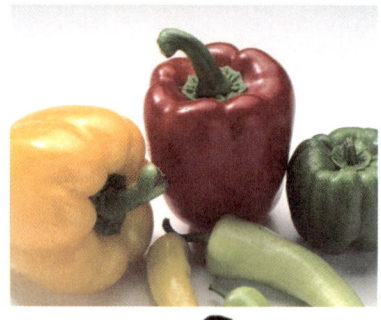

식용

ㅡ. 어린잎을 따서 끓는 물에 살짝 데쳐서 나물로 무쳐 먹는다.
ㅡ. 생으로 먹거나 조리해서 먹는다.
ㅡ. 샐러드, 볶음으로 먹는다.

고르는 방법 및 보관

ㅡ. 색깔이 선명하고 탄력이 있고 꼭지가 변색되지 않은 것이 좋다.
ㅡ. 물기를 제거한 상태서 비닐봉지를 씌워 냉장고의 채소실에 보관한다.

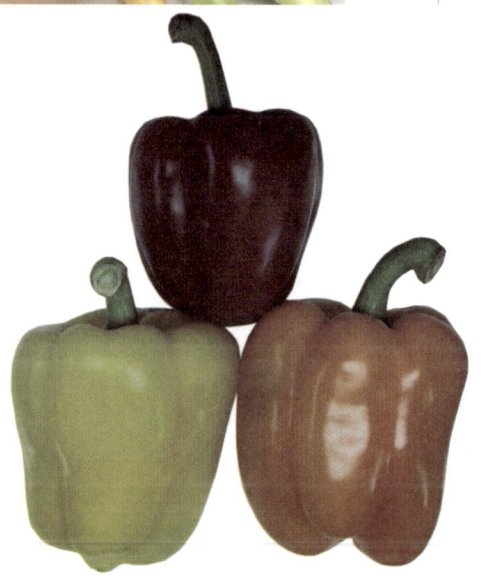

민간 요법

ㅡ. 암에는 피망을 생으로 먹거나 강판에 갈아 주스로 먹는다.
ㅡ. 감기에는 샐러드로 먹는다.

### Tip

인체의 세포질 속에는 수천 가지의 단백질을 만들어 내는 공장 역할을 하는 '리보솜'이 생명이 다할 때까지 효소를 만들어 내고 나이가 들면서 점점 감소하기 때문에 발효 식품을 꾸준히 먹어야 한다.

# 딸기

**한약명** : 없음 / **다른 이름** : 양딸기

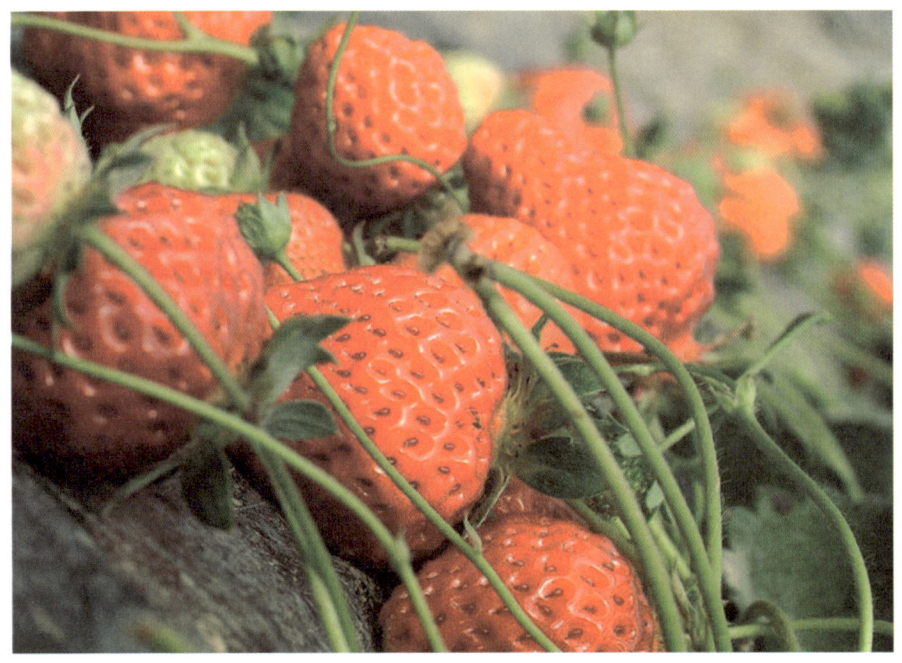

**생육상** _ 여러해살이풀 | **분포지** _ 밭 · 비닐 하우스 | **제철** _ 봄 | **이용** _ 열매 | **텃밭 재배** _ 가능 | **파종 시기** _ 촉성작형 2월 중순~3월 중순 · 노지작형 3월~4월 중순 | **효능** _ 신체허약 · 변비

**형태** 딸기는 높이가 10~30cm 정도이고, 전체에 꼬불꼬불한 털이 있고 잎은 뿌리에서 무더기로 뭉쳐 난다. 꽃은 4~5월에 꽃대 끝에 5~15송이씩 흰색으로 피고, 열매는 6월에 붉은 색으로 여문다.

딸기의 열매는 맛과 향이 좋아 식용으로 가치가 높다. 야생딸기로는 논두렁에서 자라는 뱀딸기, 산과 들에 자라는 줄딸기 등이 있다. 딸기는 농업 기술의 발달로 인하여 1년 내내 비닐 하우스에서 재배를 하기 때문에 언제든지 먹을 수 있다.

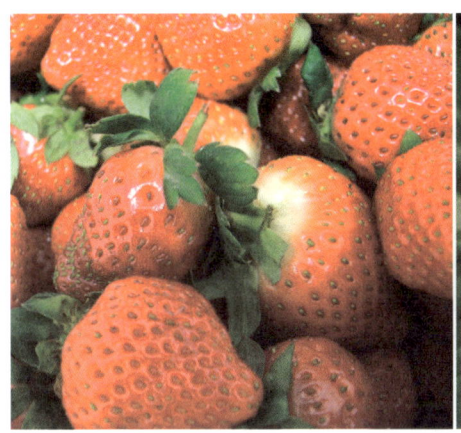 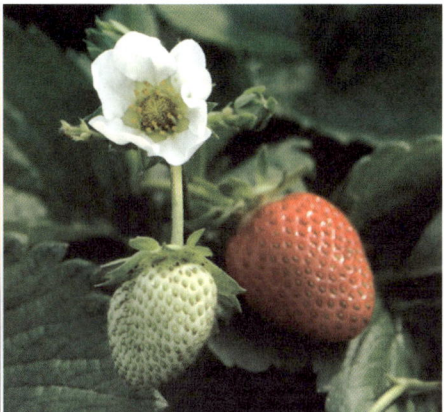

식용

一. 열매를 생으로 먹는다.
一. 잼·주스로 먹는다.

고르는 방법 및 보관

一. 색깔이 선명하고 탄력이 있는 것이 좋다.
一. 물에 씻지 않고 냉장고의 채소실에 보관하여 바로 먹는다.

민간 요법

一. 변비에는 딸기를 사과와 배합해서 주스로 먹는다.

### Tip

인체에서 포도당은 우리가 섭취하는 영양소 가운데 탄수화물에서 가장 많이 얻어진다. 평소에 탄수화물의 섭취가 부족하면 간肝에서 지방질과 단백질의 구조를 변형하여 다시 포도당으로 전환하는 과정에 효소가 그 중심에 있기 때문에 효소가 있는 발효 식품을 섭취해야 한다.

# 방울토마토

**한약명** : 없음 / **다른 이름** : 작은 토마토, 땅감

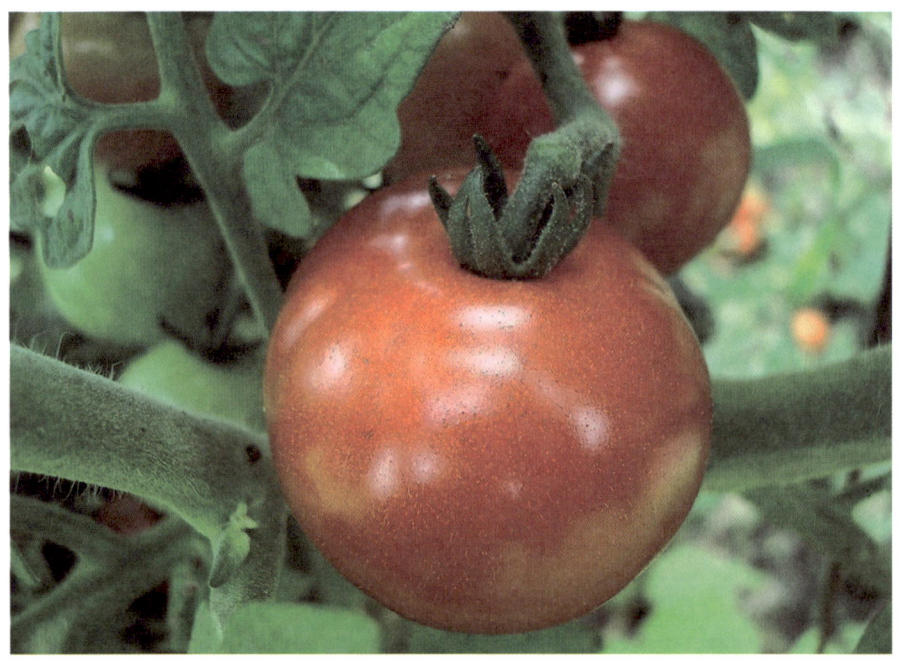

**생육상**_ 한해살이풀 | **분포지**_ 밭·비닐하우스 | **제철**_ 6월~10월 중순 | **이용**_ 열매 | **텃밭재배**_ 가능 | **파종시기**_ 노지 재배 2월 | **효능**_ 신체 허약·빈혈

**형태** 방울토마토는 높이가 60~100Cm 정도이고, 꽃은 5~8월에 노란색으로 피고, 열매는 6~9월에 둥글게 여문다.

방울토마토는 이탈리아에서는 "황금의 사과"라 부른다. 방울토마토는 맛과 향이 좋아 식용으로 가치가 높고, 토마토보다 비타민 A가 2배 많고, 그 외 철분·칼슘·아연·식물성 섬유 등 비타민과 미네랄을 함유하고 있어 건강에 도움을 준다.

방울토마토는 주말 텃밭이나 노지 재배도 가능하고, 아파트의 베란다나 옥상에서도 가능하다. 성숙된 열매는 간식 대신 생으로 먹을 수도 있고, 주스나 잼으로 먹을 수 있다.

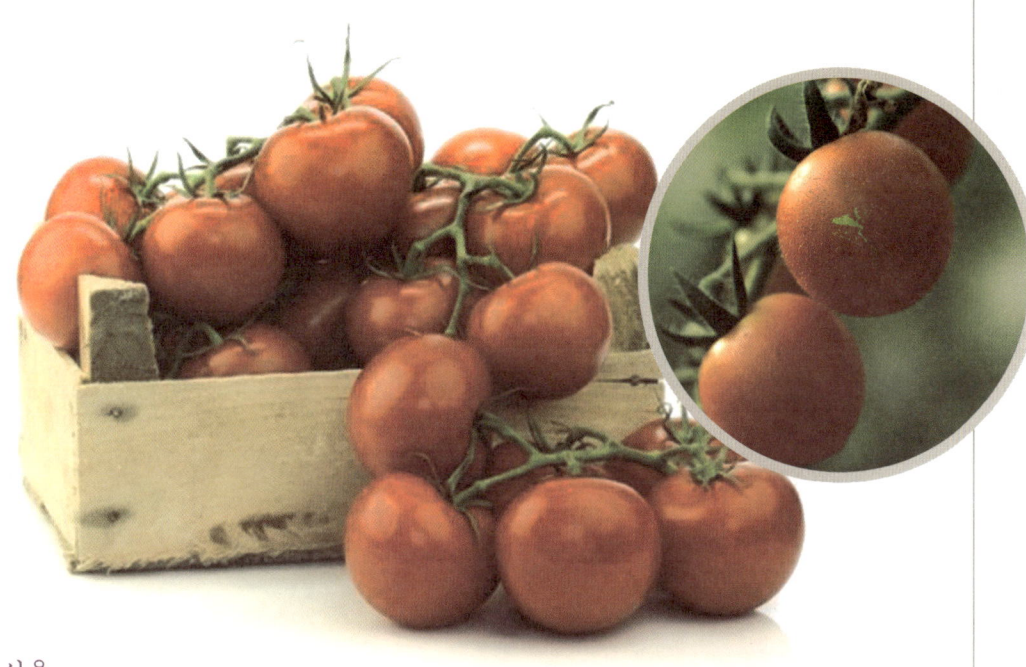

### 식용

ㅡ. 열매를 생으로 먹는다.
ㅡ. 잼, 주스로 먹는다.

### 고르는 방법 및 보관

ㅡ. 붉은 색이 선명하고 탄력이 있는 것이 좋다.
ㅡ. 물에 씻지 않고 냉장고의 채소실에 보관하여 먹는다.

### 민간요법

ㅡ. 변비에는 방울토마토와 사과를 배합해서 주스로 먹는다.

> **Tip**
> 효소는 바이러스를 싸고 있는 외피 단백질을 분해시켜 바이러스를 직접 파괴하기도 하고, 간접적으로 면역 체계를 활성화시켜 바이러스나 그로 인한 질병으로부터 우리 몸을 보호하는 기능을 할 수 있도록 도와준다.

# 케일

**한약명** : 없음 / **다른 이름** : 스코치 케일 · 시베리안 케일

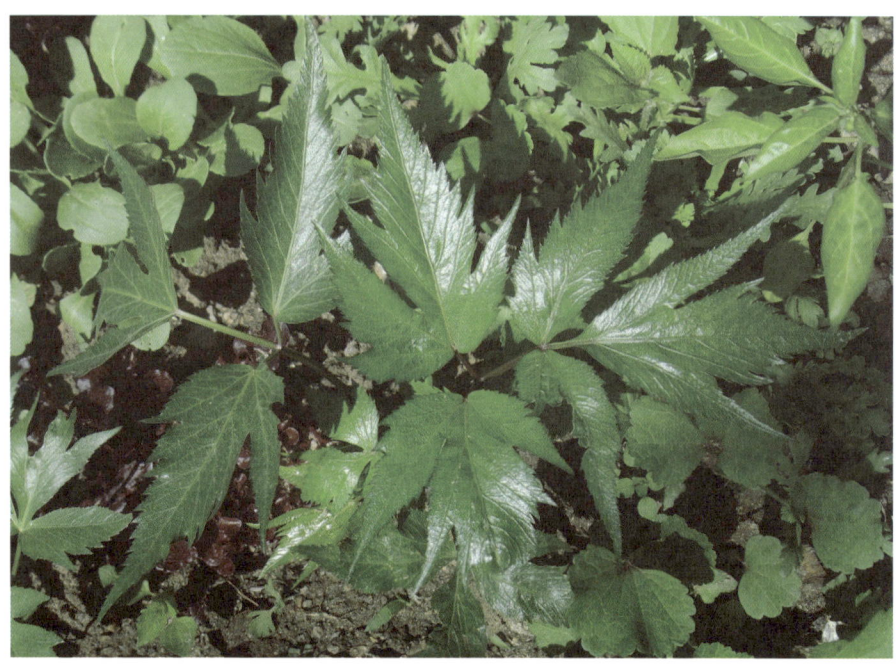

**생육상** _ 한해살이풀 | **분포지** _ 밭 | **제철** _ 봄 | **이용** _ 잎 | **텃밭 재배** _ 가능 | **피종 시기** _ 노지 재배 3월 · 고랭지 5월 | **효능** _ 간기능 · 신체 허약 · 빈혈

**형태** 케일은 높이가 80~100Cm 정도이고, 꽃은 6~7월에 긴 꽃대 끝에 노란색으로 피고, 열매는 7~8월에 짧은 원기둥 모양으로 여문다.

케일에는 비타민과 항산화 물질이 풍부하여 식용으로 가치가 높다. 크기에 따라 키가 큰 계통과 작은 계통을 나눌 수 있다. 봄에 입맛이 없을 때 잎을 믹서에 갈아 먹거나 쌈을 싸서 먹는다.

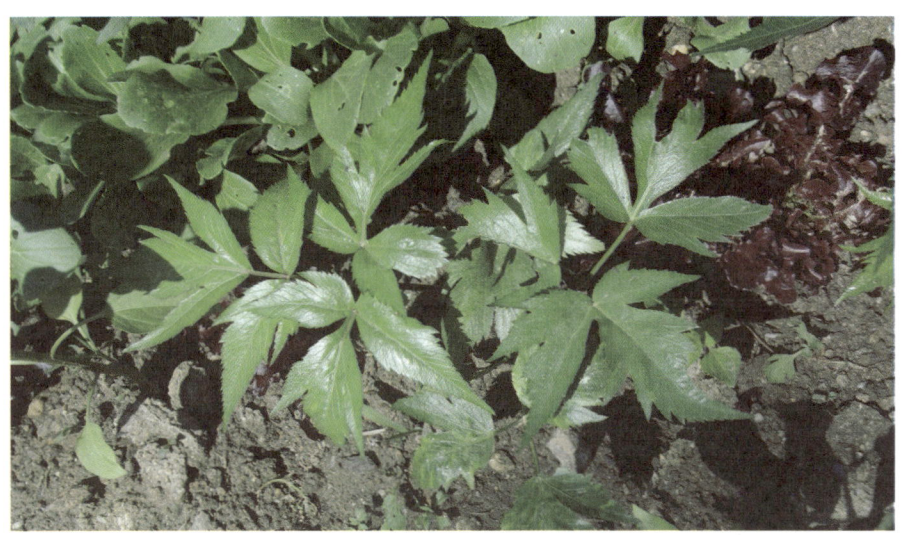

### 식용

一. 잎을 쌈이나 믹서에 갈아서 먹는다.

### 고르는 방법 및 보관

一. 스카치 케일은 잎이 많이 오글거리고 싱싱한 진한 회녹색을 고른다.
一. 시베리안 케일은 잎이 덜 오글거리고 싱싱한 청록색을 고른다.
一. 물에 씻지 않고 냉장고의 채소실에 보관하여 쌈으로 먹는다.

### 민간 요법

一. 간 기능 저하에는 케일을 갈아서 즙을 내어 먹는다.

> **Tip**
>
> 식물 중에서 강력한 항산화 물질을 함유하고 있는 블루베리는 딸기·케일·마늘·시금치보다 항산화 활성화 물질이 월등히 많고, 콜레스테롤을 저하하는 섬유인 펙틴 pectin이 풍부하다.

# 컴프리

**한약명**: 없음 / **다른 이름**: 기적의 풀

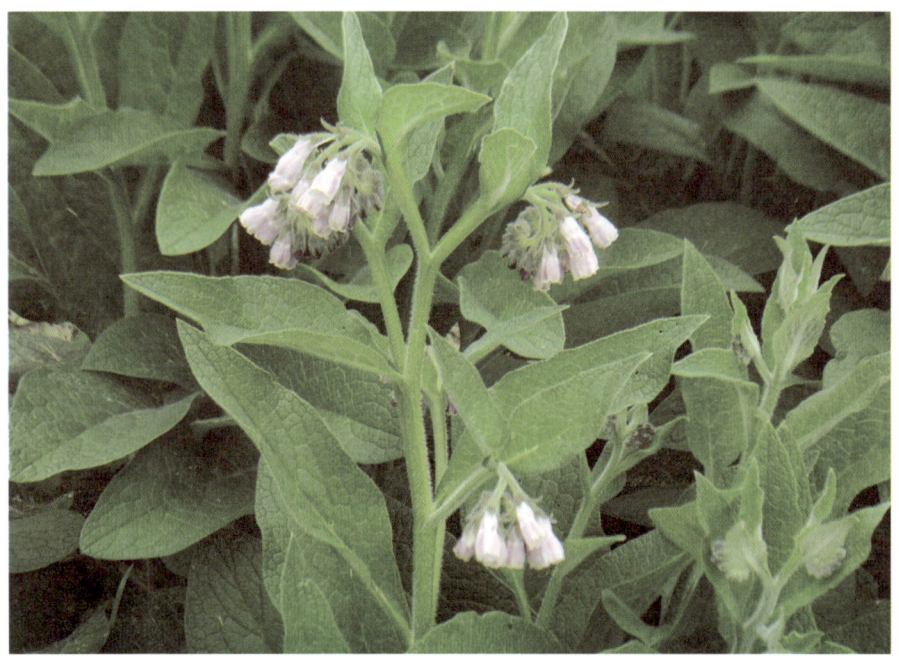

**생육상** _ 여러해살이풀풀 | **분포지** _ 밭·꽃밭 | **제철** _ 봄 | **이용** _ 잎 | **텃밭 재배** _ 가능 |
**파종 시기** _ 씨앗이나 포기 나누기로 번식한다. | **효능** _ 신체 허약·빈혈·암 예방

> **형태** 컴프리는 높이가 60~90cm 정도이고, 줄기 전체가 뻣뻣한 흰털로 덮여 있다. 꽃은 6~7월에 종 모양의 자주색 또는 흰색으로 피고, 열매는 8월에 달걀 모양으로 여문다. 컴프리는 프랑스말로 '병을 다스린다' 는 뜻으로 식용·약용·관상용으로 가치가 높다. 인체에 필요한 단백질·비타민·미네날이 풍부해서 건강에 도움을 준다. 잎은 말려 차로 먹거나 한방에서 뿌리를 신체 허약에 응용한다.

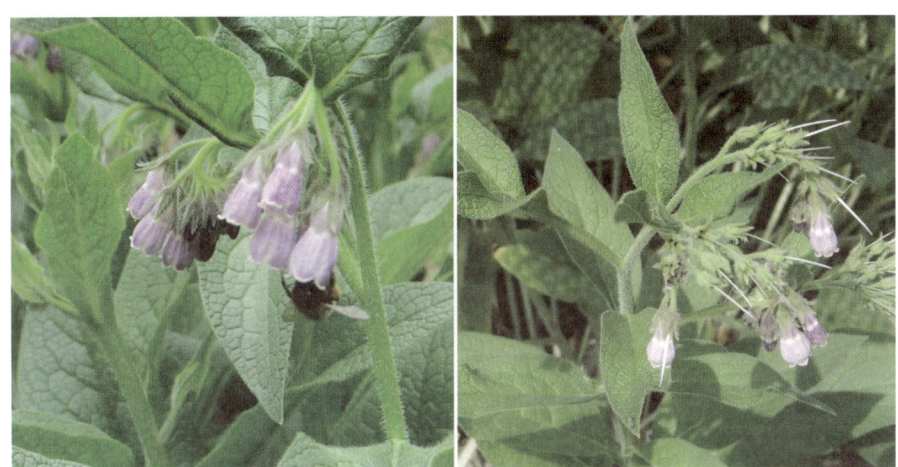

식용

一. 봄에 잎을 따서 끓는 물에 살짝 데쳐서 쌈이나 나물로 무쳐 먹는다.
一. 잎을 말려 차※로 먹는다.

고르는 방법 및 보관

一. 잎이 마르지 않은 싱싱한 것을 고른다.
一. 물에 씻지 않고 냉장고의 채소실에 보관하여 먹는다.

민간 요법

一. 신체 허약에는 말린 잎을 물에 달여 차로 먹는다.

### Tip

효소의 질은 활성도로 결정되기 때문에 아무리 순도가 좋고 질이 좋은 비타민과 미네날을 섭취를 해도 체내에 효소가 부족하면 섭취한 비타민과 미네날은 제 기능을 모두 발휘할 수 없다.

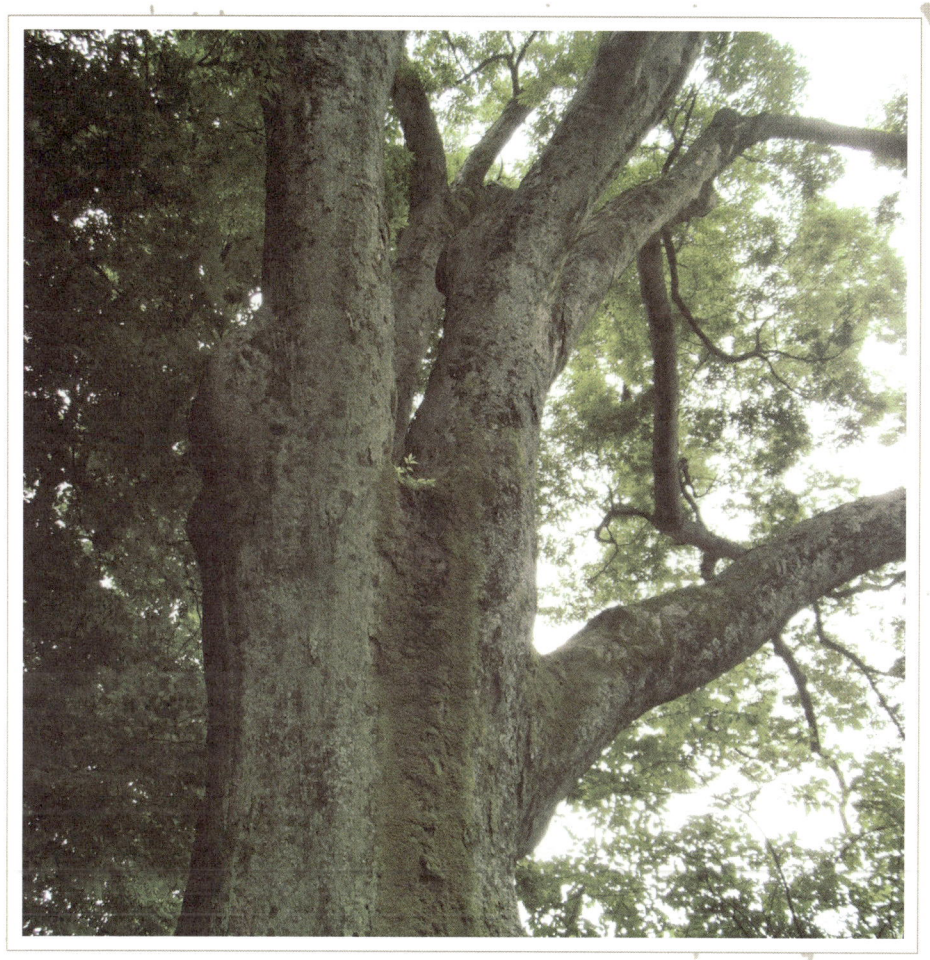

제6장

# 산나물로 오인하기 쉬운 유독 식물

# 금낭화 Dicentra spectabilis

**한약명** : 하포목단근荷包牧丹根

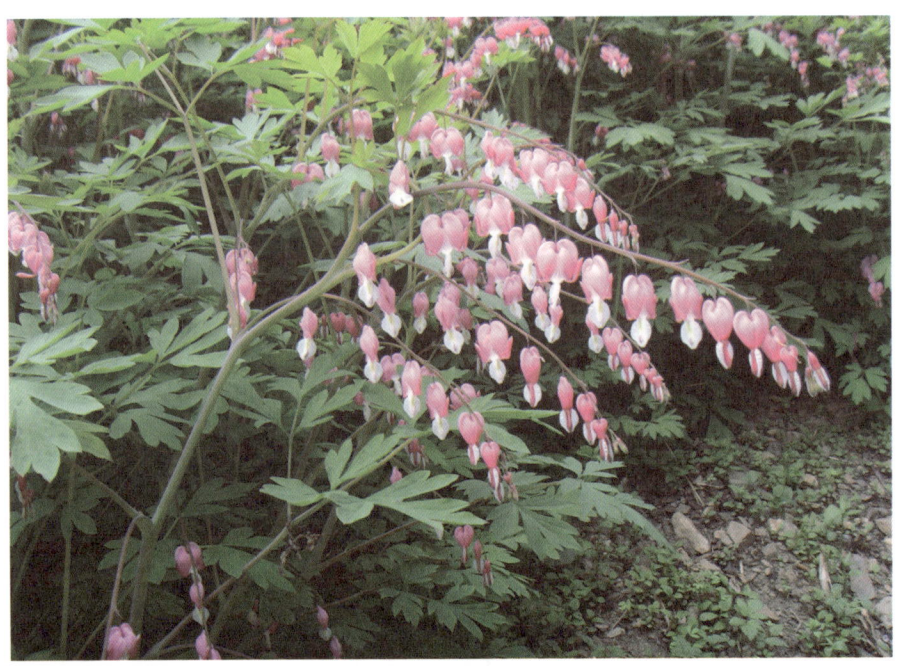

**분포지** _ 중부 이남 · 강원 · 경기 · 지리산의 산기슭 | **한방** _ 뿌리줄기 | **독이 있는 부위** _ 잎에 아편에 들어 있는 미량 성분이 있고 전체에 유독 성분이 있다. | **약효** _ 거풍 · 창독 · 화혈 산혈 · 해독 · 종창

**형태** 금낭화는 현호색과의 여러해살이풀로 높이는 50~70cm 정도이고, 꽃은 5~6월에 한쪽으로 휘어진 총상화서 분홍색 하트형의 꽃이 줄줄이 피고, 열매는 긴 타원형의 삭과로 여문다. 금낭화는 꽃이 아름다워 관상용으로 가치가 높지만, 유독 식물로 분류되어 있기 때문에 먹지 않는다.

지역에 따라 봄에 어린순을 채취하여 잿물에 우려내어 독을 제거한 후에 무침 나물로 먹기도 하고 뿌리줄기를 짓찧어 즙을 내어 술에 타서 먹기도 한다.

# 피나물 Hylomecon vernale

**한약명** : 하청화근荷靑花根

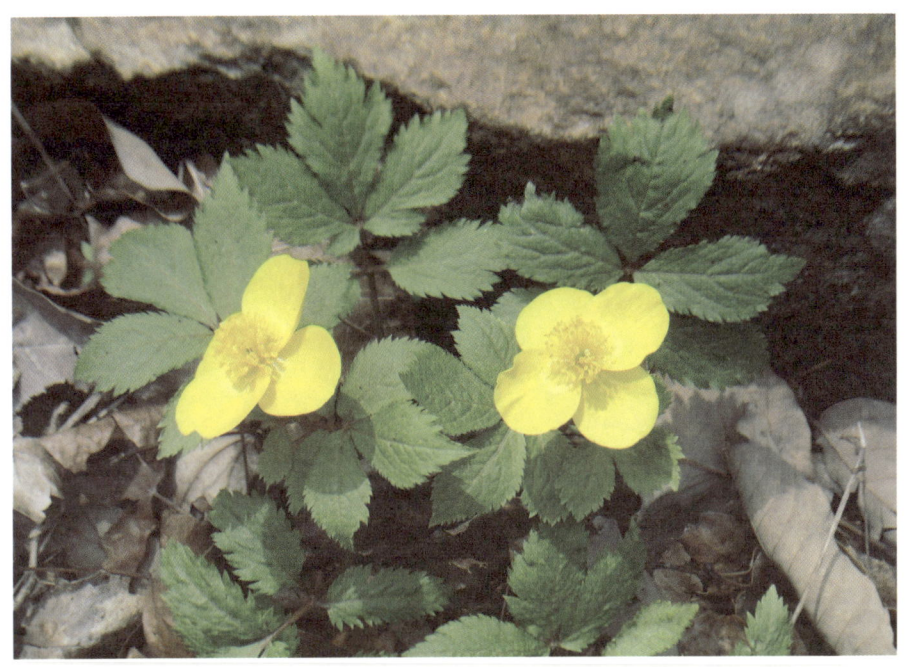

**분포지** _ 경기도 이남의 산 숲속 | **한방** _ 뿌리 | **독이 있는 부위** _ 지상부 | **약효** _ 류머티즘성 관절염 · 타박상 · 거풍습 · 지통 · 지혈

**형태** 피나물은 양귀비과의 여러해살이풀로 꽃은 4~5월에 윤기가 있는 황색으로 피고, 열매는 원주형의 삭과로 여문다. 피나물은 꽃이 아름다워 관상용으로 가치가 높지만, 식물 전체에 맹독성이 강한 알칼로이드가 함유되어 산나물로 먹을 수 없다. 봄에 꽃이 피기 전에 어린잎이 먹음직해서 먹으면 호흡 중추를 자극하여 구토, 설사를 한다. 경기도 광릉의 국립 수목원에는 피나물이 군락을 이루고 있다.

# 동의나물 Caltha palustris

**한약명** : 마제초馬蹄草

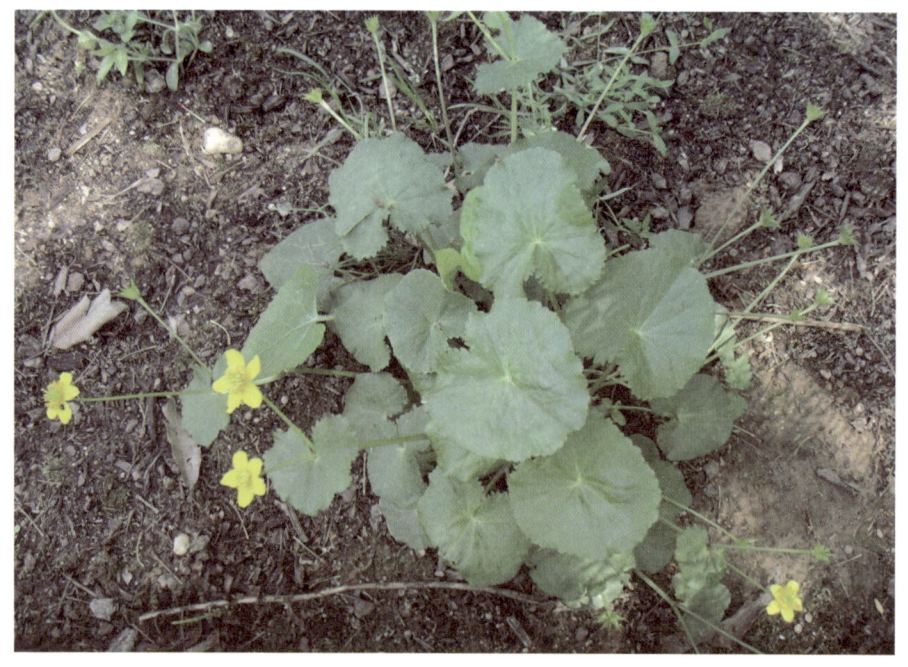

**분포지** _ 전국의 산 속 골짜기나 초원 지대 | **한방** _ 전초 | **비슷한 산나물** _ 곰취 | **약효** _ 잎 현기증 · 전신 동통 · 뿌리염좌 · 타박상

**형태** 동의나물은 미나리아재빗과의 여러해살이풀로 높이는 60 cm 정도이고, 꽃은 4~5월에 줄기 끝에 황색으로 피고, 열매는 골돌로 여문다.
동의나물은 꽃이 아름다워 관상용으로 가치가 높지만, 전초에는 알칼로이드가 함유되어 있어 독성이 강해 먹을 수 없다. 지역에 따라서 봄에 어린싹을 채취하여 끓는 물에 넣고 유독 성분을 제거한 후에 말려서 묵나물로 먹기도 한다.

# 족두리풀 Asarrum sieboldii

**한약명** : 세신細辛

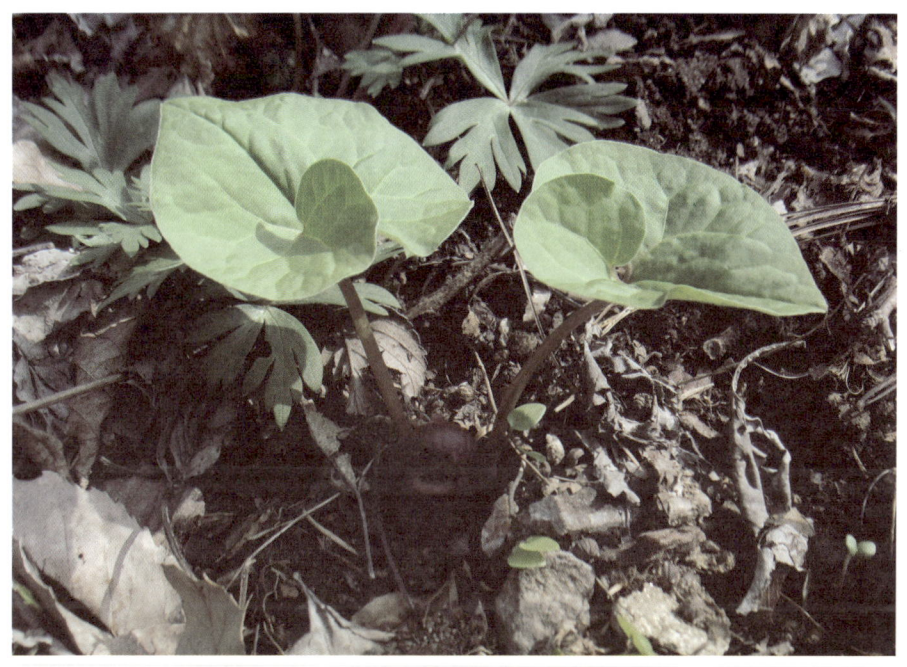

**분포지** _ 전국의 산 숲속 | **한방** _ 뿌리 | **독이 있는 부위** _ 뿌리가 달린 전초 | **약효** _ 류머티즘·축농증·풍랭 두통·치통

**형태** 족두리풀은 쥐방울덩굴과의 여러해살이풀로 꽃은 4~5월에 잎이 나오려고 할 때 잎 사이에서 1개씩 나와 검은 홍자색으로 피고, 열매는 끝에 꽃덮이 조각이 달려 장과로 여문다.

족두리풀은 산 숲속에서 자란다. 잎과 꽃이 아름다워 관상용으로 가치가 높지만, 식물 전체에 맹독이 있어 먹을 수 없다. 한방에서는 뿌리가 달린 전초를 봄에 채취하여 말려 쓴다. 해열·진정·진해·향균·국소마취에 응용한다.

# 복수초 Adonis amurensis Regel et Radda

한약명 : 복수초福壽草

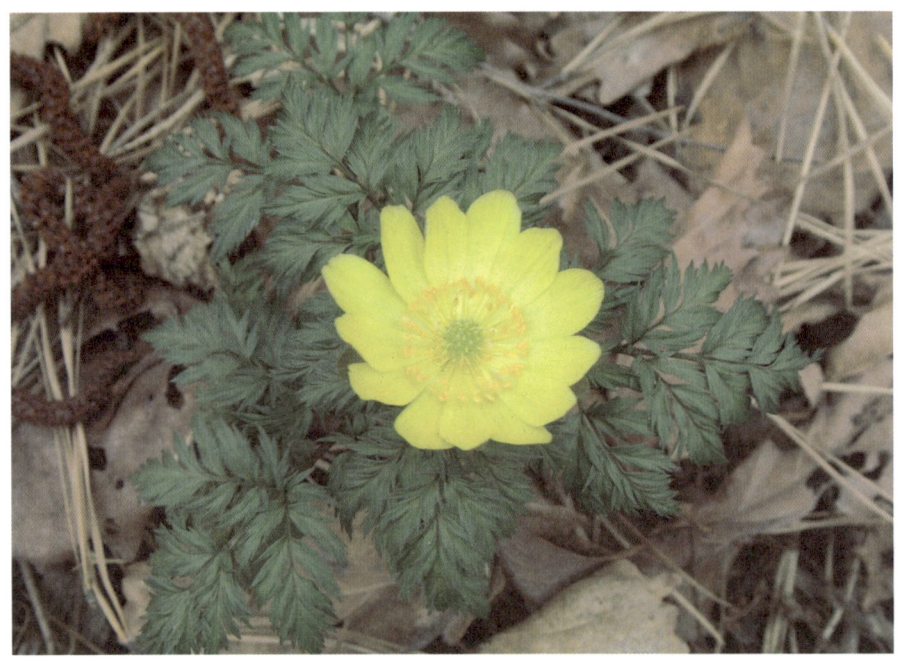

**분포지** _ 전국의 산골짜기 숲속 | **한방** _ 전초·뿌리 | **독이 있는 부위** _ 전체 | **약효** _ 전초
강심·심장 기능 부전으로 인한 수종·심력 쇠갈·울혈성 심장 기능저하

**형태** 복수초는 미나리아재빗과의 여러해살이풀로 높이 10~30cm 정도이고, 꽃은 3월에 황색으로 피고, 열매는 꽃턱에 달려서 둥글게 여문다.
복수초는 꽃이 아름다워 관상용으로 가치가 높지만, 식물 전체에 맹독인 강한 알칼로이드 배당체가 함유되어 있어 잘못 먹으면 호흡 곤란을 일으켜 심하면 심장 마비를 일으킨다. 꽃이 피기 전에 잎은 당근과 비슷하고 어린순은 머위순과 비슷해 속기 쉽다.

# 만병초 Rhododendron brachycarpum

**한약명** : 석남엽石南葉

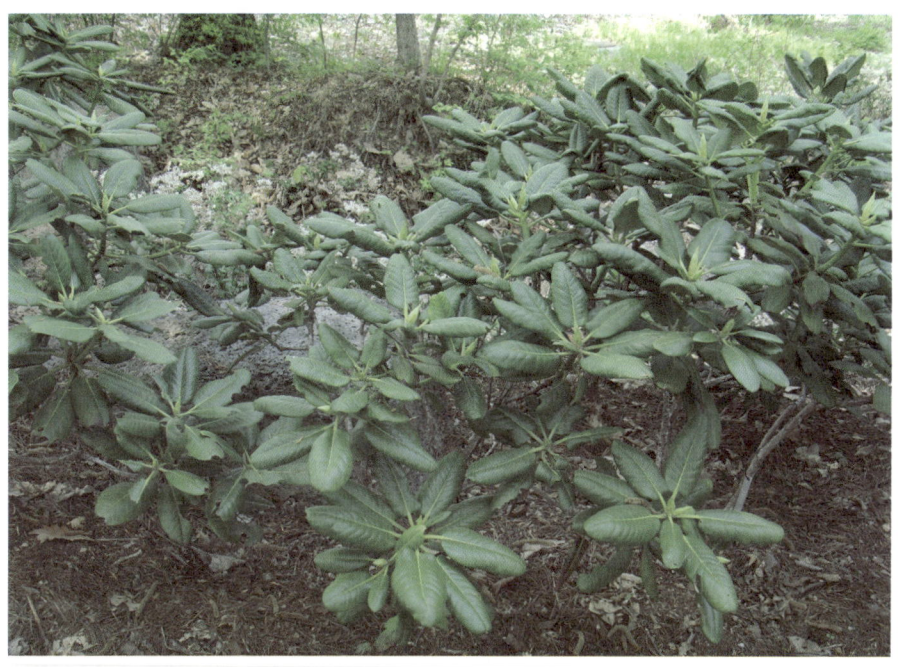

**분포지** _ 지리산·울릉도·강원도 및 북부 지방의 높은 산 숲속 | **한방** _ 전초 | **독이 있는 부위** _ 전체안드로메도톡신은 독성이 강해 한꺼번에 과량 섭취하면 치명적이다 | **약효** _ 요배 산통·관절염·불임증·강장·이뇨

**형태** 만병초는 진달래과의 늘푸른떨기나무로 높이는 20~70cm에서 4m까지 자라고, 꽃은 7월에 가지 끝에 흰색·노란·홍색으로 피고, 열매는 원추형 삭과로 여문다.
만병초는 만 가지 병을 고친다 하여 "만병초萬病草", 꽃향기가 칠 리七里를 간다 하여 "칠리향" 이라 불렀고, 꽃으로 향수를 만들고, 옛날에는 제사를 지낼 때 말린 꽃과 잎을 태워 향나무 대용으로 썼다. 만병초는 약용, 관상용으로 가치가 높지만 독성이 강해 먹을 수 없다.

# 은방울꽃 Convallaria keiskei Miq

**한약명** : 영란鈴蘭

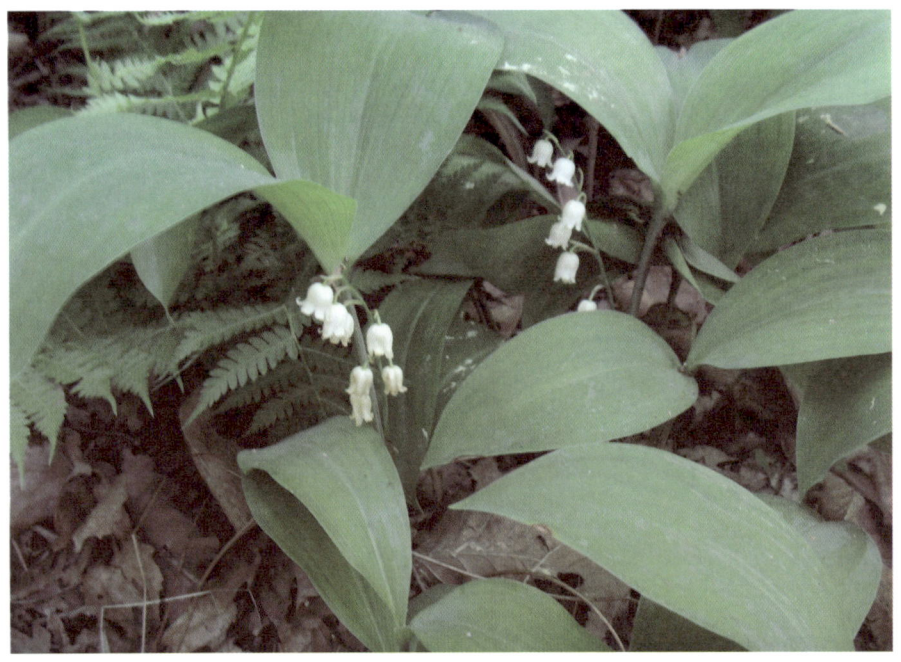

**분포지** _ 지리산 이북의 산골짜기 그늘진 곳 | **한방** _ 전초 또는 뿌리 | **비슷한 나물** _ 둥굴레 · 산나물 | **약효** _ 심장 쇠약 · 부종 · 백대하 · 소변 불리

**형태** 은방울꽃은 백합과의 여러해살이풀로 꽃은 4~5월에 종같이 흰색으로 피고, 열매는 적색의 둥근 장과로 여문다.

은방울꽃은 잎이나 꽃 모양도 아름답고 향기가 좋아 실내에서 관상 가치가 높아 향기가 나는 꽃이라 하여 "향수화香水花", 난초처럼 품위를 지켰다 하여 "초왕란草王蘭"이라 부른다. 은방울꽃의 어린싹은 먹음직해 보이지만 독성이 강해 먹을 수 없다.

# 매발톱꽃 Aquilegia buergeriana S. et. Z. var. oxysepaia

**한약명** : 누두채漏斗菜

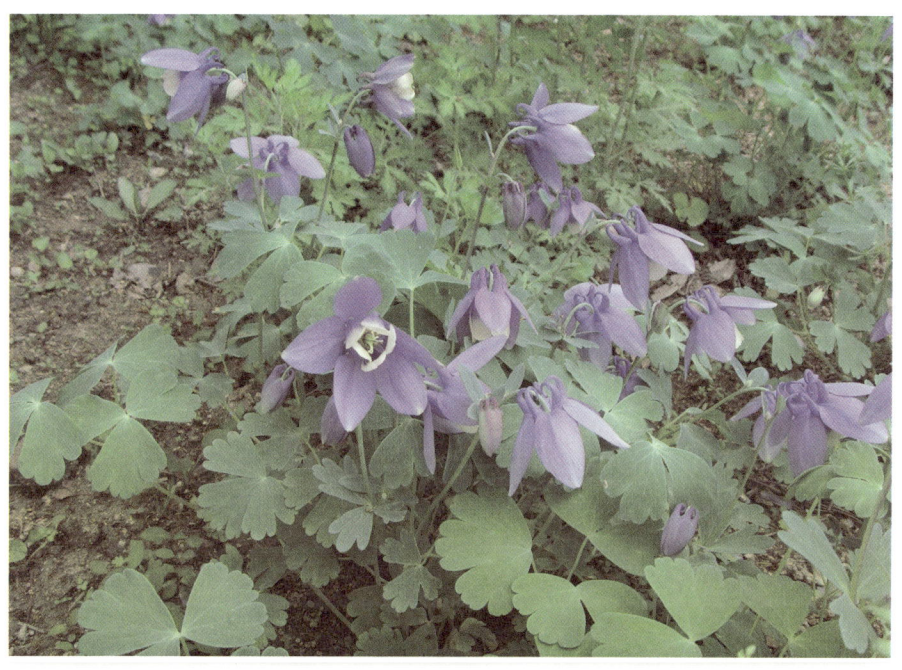

**분포지** _ 전국의 산지 | **한방** _ 전체 | **독이 있는 부위** _ 전체 | **약효** _ 월경 불순·부인병·통경·활혈

**형태** 매발톱꽃은 미나리재비과에 속하는 여러해살이 풀로 높이가 약 50~100cm 정도이고, 꽃은 6월~7월까지 가지 끝에서 긴 꽃대가 나와 자갈색으로 피고, 열매는 골돌로 5개씩 달린다.

꽃받침의 생김새가 매의 발톱처럼 날카롭게 생겼다 하여 "매발톱꽃"이라 부른다. 꽃이 아름다워 화단·분화·절화용으로 가치가 높지만, 어린잎은 독성이 강해 산나물로 먹을 수 없다.

# 박새 Veratrum grandiflorum

**한약명** : 첨피여로

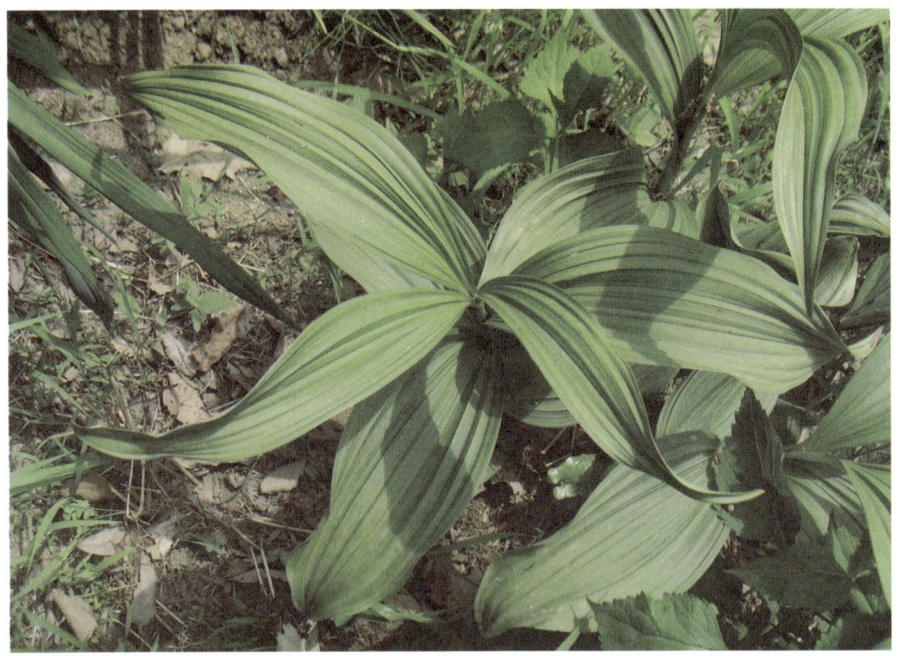

**분포지** _ 전국의 산 | **한방** _ 살충・거담・중풍・담옹・후비 | **독이 있는 부위** _ 잎 근경 및 전체 | **비슷한 산나물** _ 옥잠화・비비추・둥굴레싹

**형태**  박새는 백합과의 여러해살이풀로 꽃은 7~8월에 연한 황색으로 피고, 열매는 고깔 모양의 삭과로 여문다.

초여름 박새가 녹백색의 꽃을 피면 아름다워 관상용으로 가치가 높지만, 뿌리에 맹독성이 강해 살충제나 농약의 원료로 쓰기 때문에 산나물로 먹을 수 없다. 최근에 비듬 제거제로 이용되고 있다.

# 여로 Veratrum maackil Regel. var. japonicum

한약명 : 여로

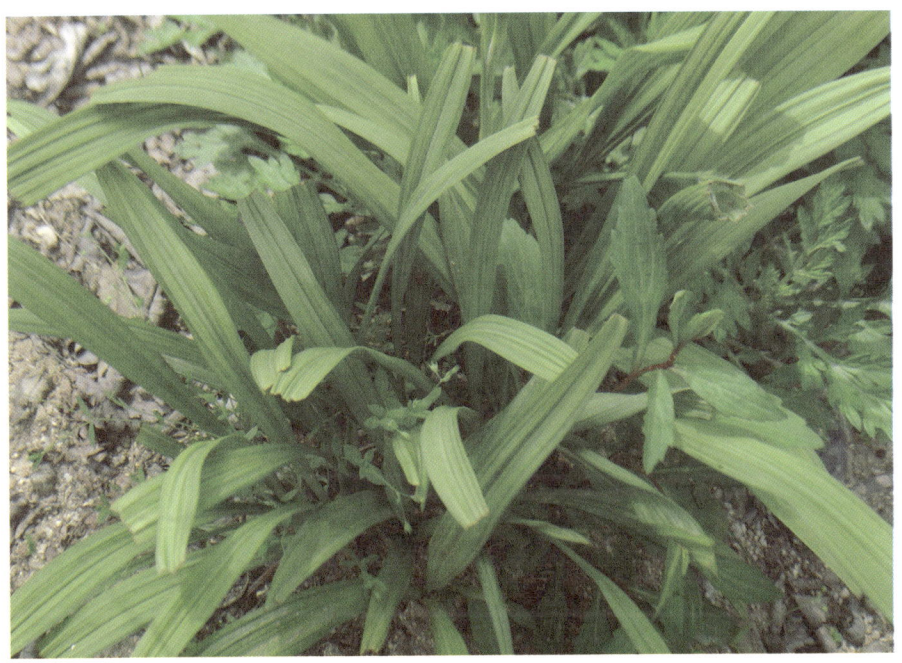

**분포지** _ 전국의 산 | **한방** _ 근경·뿌리·뿌리줄기 | **독이 있는 부위** _ 전체 | **약효** _ 토풍담·제충독·중풍·담옹·황달·악창·두통

**형태** 여로는 백합과의 여러해살이풀로 높이는 40~60cm 정도이고, 꽃은 7~8월에 갈자색으로 피고, 열매는 타원형 삭과로 여문다.

여로는 약용, 관상용으로 가치가 높지만, 식물 전체에 맹독이 있고 뿌리에 더 많다. 어린 싹일 때는 옥잠화나 비비추와 비슷해 먹음해 보이지만 독성이 강해 먹을 수 없다. 옥잠화의 뿌리에는 섬유질이 있지만 맛이 쓰다.

# 관중 Dryopteris crassirhizoma Nakai

**한약명** : 관중貫衆

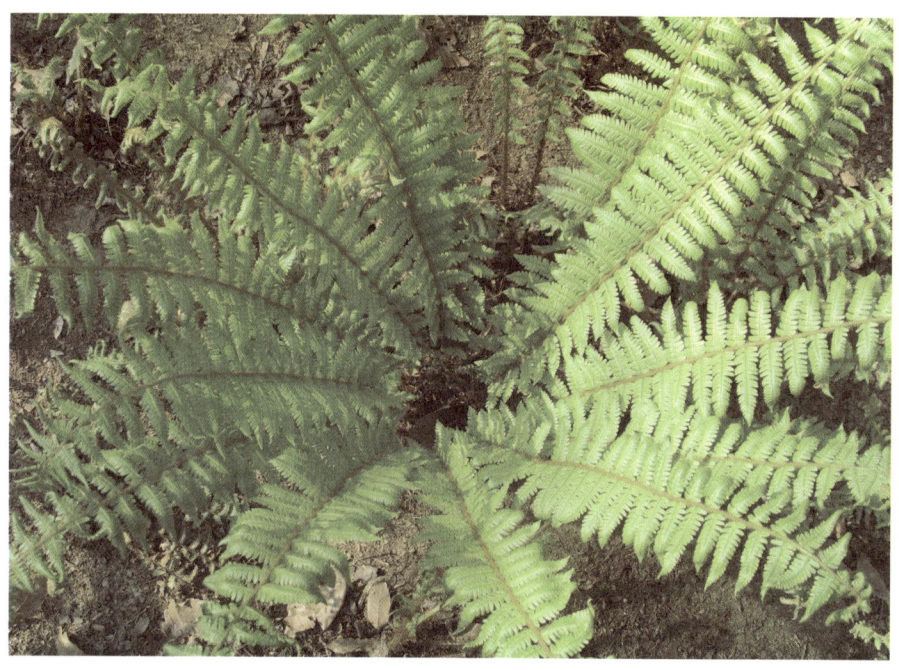

**분포지** _ 전국의 산지의 나무 그늘이나 음습한 곳 | **한방** _ 뿌리 | **독이 있는 부위** _ 전체 | **약효** _ 구충 · 지혈 · 대하 · 이하선염

**형태** 관중은 면마과의 여러해살이풀로 높이 50~90cm 정도이고, 뿌리줄기는 굵고 끝에서 잎이 모여 난다. 잎은 길이가 1m 내외이고, 너비는 25cm 정도이며, 잎몸은 2회 깃 모양으로 깊게 갈라지고, 깃 조각은 대가 없다.
관중은 소철처럼 아름다워 관상용으로 가치가 높지만, 맹독성이 강해 먹을 수 없다. 최근 약리 실험에서 자궁을 수축하는 작용, 살충 작용이 있어 장내腸內의 기생충을 제거할 때 쓴다.

# 꽈리 Physalis alkekengqi

한약명 : 산장 · 산장근 · 괘금등掛金燈

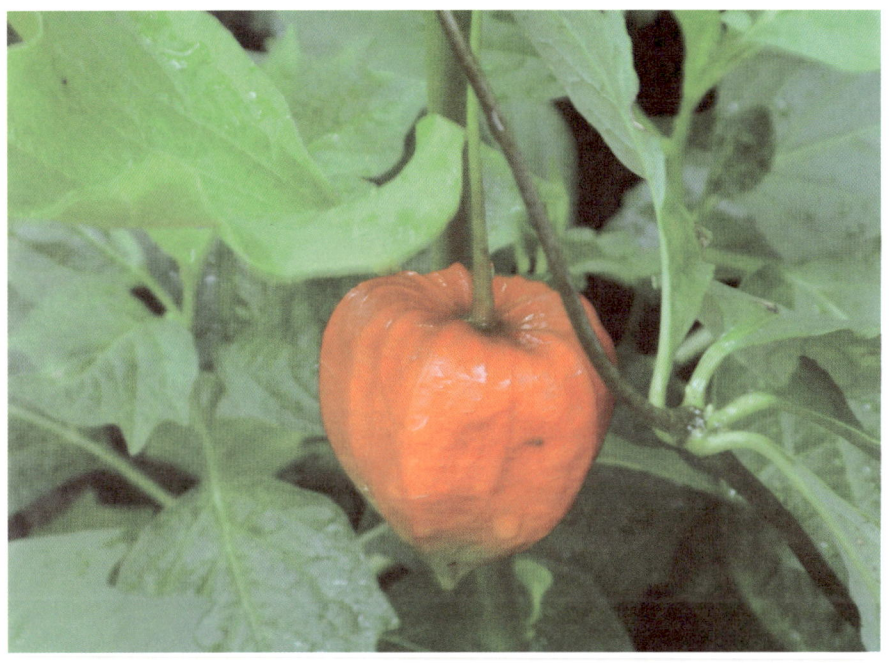

분포지 _ 전국의 마을 근처 | 한방 _ 전초, 뿌리 | 독이 있는 부위 _ 열매 | 약효 _ 인후 종통 · 황단 · 말라리아 · 부종

형태  꽈리는 가짓과의 여러해살이풀로 줄기는 높이가 40~90cm 정도이고, 꽃은 6~7월에 잎 사이에서 1개씩 황백색으로 피고, 열매는 둥글고 붉은 장과로 여문다.
꽈리는 열매가 아름다워 관상용으로 가치가 높지만, 식물 전체에 독성이 강해 먹을 수 없다. 한방에서 식물 전체를 말린 것을 이뇨제나 해열제로 쓴다. 새싹 · 잎 · 뿌리에 독이 있어 설사를 하는 사람이나 임산부는 먹지 않는다.

# 꿩의다리 Thalictrum aquilegiafolium

**한약명** : 시과당송초翅果/唐松草

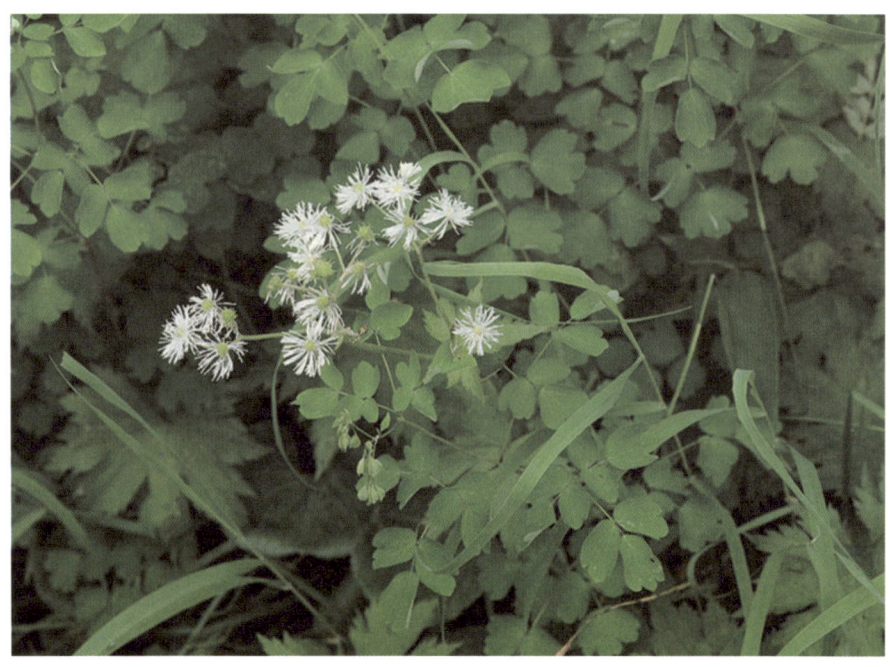

**분포지** _ 전국의 산야 | **한방** _ 뿌리와 줄기 | **독이 있는 부위** _ 전체 | **약효** _ 인후염 · 각종 열병 · 폐열 · 해수 · 청열

**형태** 꿩의다리는 미나리아재빗과의 여러해살이풀로 높이는 60~90cm 정도이고, 꽃은 7~8월에 줄기 끝에 원추 꽃차례 백색으로 피고, 열매는 수과로 여문다.
꿩의다리는 전체가 아름다워 관상용으로 가치가 높지만, 꿩의다리의 생잎에서 맹독인 청산이 검출되었을 정도로 독성이 강해 꽃이 피기 전에 어린잎을 따서 먹으면 안 된다.

# 애기나리 Disporum smilacinum A. Gray

한약명 : 석죽근石竹根

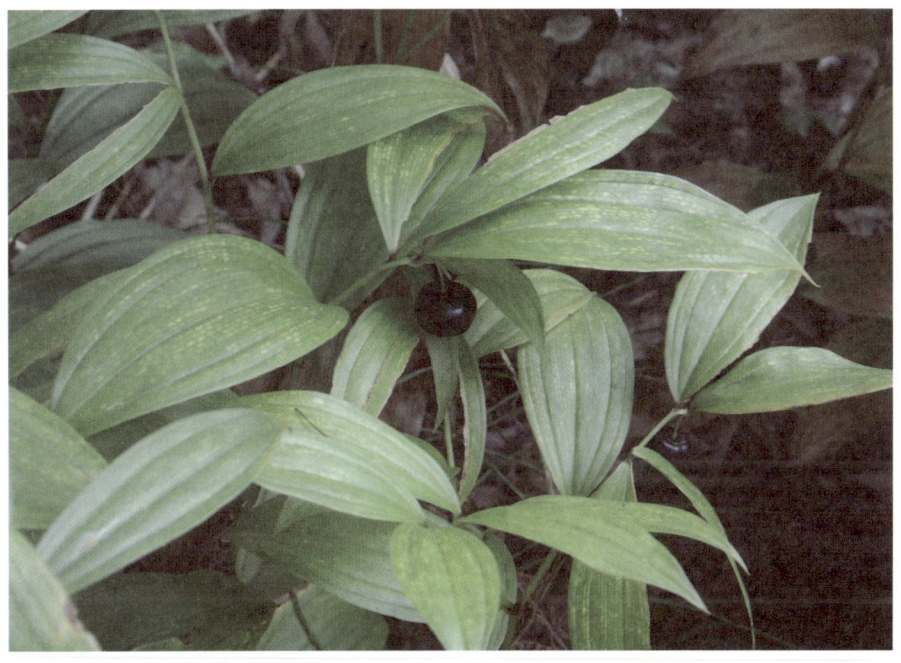

**분포지** _ 전국의 산 | **한방** _ 뿌리줄기 | **독이 있는 부위** _ 전체 | **약효** _ 장염 · 대장 출혈 · 폐기종 · 식적 창만 · 폐결핵

**형태** 아기나리는 백합과의 여러해살이풀로 높이는 20~30cm 정도이고, 꽃은 가지 끝에서 1~3개가 밑을 향해 연한 녹색으로 피고, 열매는 둥글고 흑색으로 여문다. 애기나리의 꽃이 필 때는 아름다워 관상용으로 가치가 높지만, 식물 전체에 맹독성이 강해 먹을 수 없다. 한방에서 뿌리줄기를 윤폐 · 지해 · 건비의 효능이 있어 식적 창만 · 장염 · 대장는 출혈에 응용한다.

# 현호색 Corydalis furtschaninovii Besser

**한약명** : 현호색 玄胡索

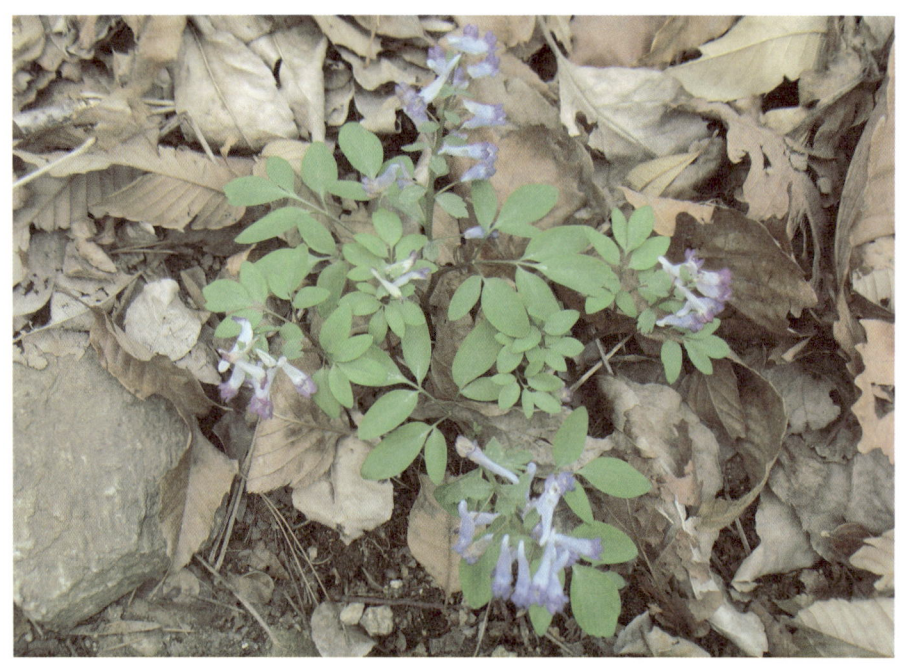

**분포지** _ 전국의 산 | **한방** _ 덩이줄기 | **독이 있는 부위** _ 전체 | **약효** _ 요슬통·심복통·월경 불순·산후 혈훈·진통

**형태** 현호색은 양귀비과의 여러해살이풀로 높이는 20cm 정도이고, 꽃은 4월에 원줄기 끝에 총상 꽃차례로 연한 홍자색으로 피고, 열매는 편평하고 긴 타원형의 삭과로 여문다. 현호색의 꽃은 아름다워 관상용으로 가치가 높지만, 식물 전체에 맹독성이 강해 먹을 수 없다. 한방에서는 덩이줄기를 진통제로 쓴다. 진통을 진정해 주는 아편의 100분의 1이의 성분이 있다.

# 대극 Euphorbia pekinensis Rupr

한약명 : 대극大戟

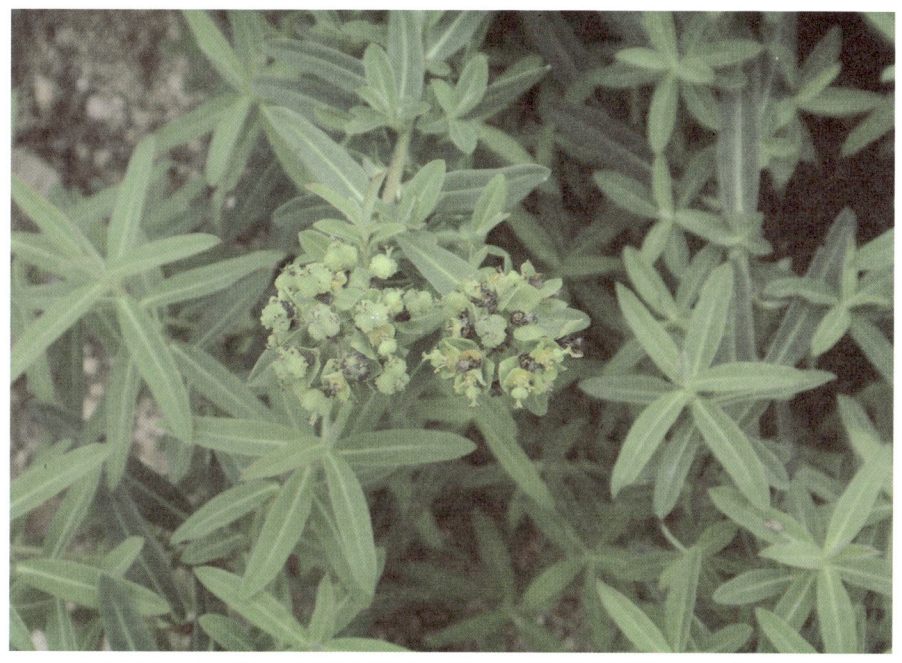

분포지 _ 전국의 산야 | 한방 _ 뿌리 | 독이 있는 부위 _ 전체 | 약효 _ 담음 · 나력 · 화농성 종양 · 구토 · 복만 급통

**형태** 대극은 대극과의 여러해살이풀로 높이는 80cm 정도이고, 꽃은 4~6월에 녹황색으로 피고, 열매는 사마귀 같은 돌기가 있는 삭과로 여문다.

대극류는 꽃이 아름다워 관상용으로 가치가 높고 그 종류로는 등대풀 · 감수 · 암대극 · 낭독 등이 있는데 모두가 독성이 강해 먹을 수 없다. 줄기를 꺾으면 흰 유즙이 나오는데 이것이 피부에 묻으면 중독을 일으키고 아프고 수포가 생긴다.

# 상사화 Lycoris squamigera

**한약명** : 상사화相思花

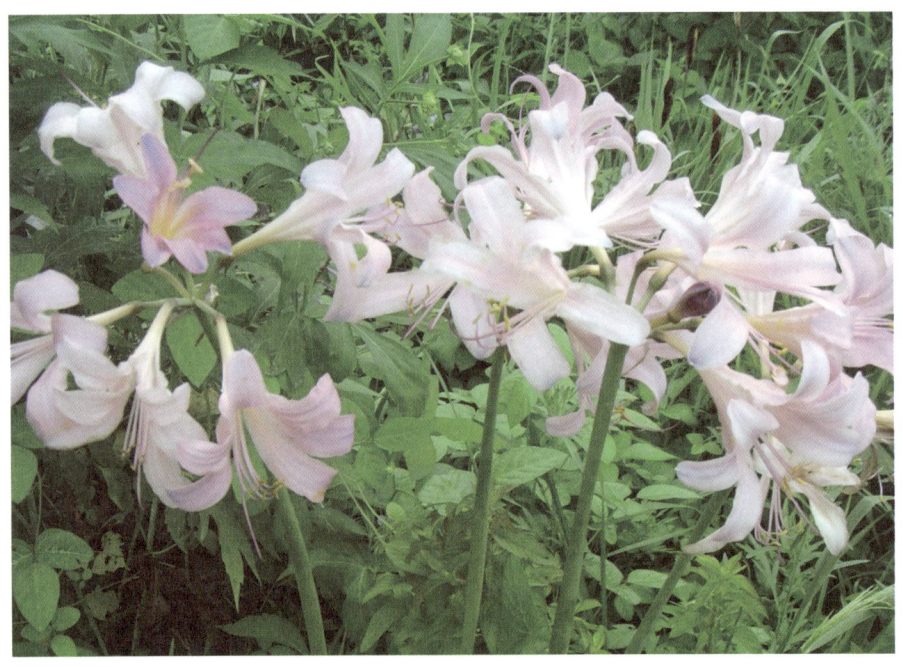

**분포지** _ 전국의 산·사찰 주변 | **한방** _ 비늘줄기 | **독이 있는 부위** _ 전체 | **약효** _ 통증·해열제·해독·종기·마비·가래

**형태** 상사화는 수선화과에 속하는 여러해살이 풀로 높이는 50~80cm 정도이고, 꽃은 7~8월에 꽃대를 올리고, 그 끝에 4~8개 정도의 산형화서로 분홍색으로 피고, 꽃이 피는 시기에 따라 7~8월에 꽃이 피는 상사화와 9~10월에 개화하는 석산 타입으로 구분된다. 우리나라에는 11종 정도가 분포되어 있다. 상사화는 서로 그리워하면서 만나지 못하는 슬픈 연인 같다 하여 '이별초'라는 애칭이 있다. 꽃이 아름다워 관상용으로 가치가 높지만, 비늘줄기에 알칼로이드가 함유되어 있어 먹을 수 없다.
한방에서 비늘줄기를 소아 마비에 응용하여 통증을 완화시키는 데 응용한다.

# 꽃무릇 Lyconis radiata

한약명 : 석산石蒜

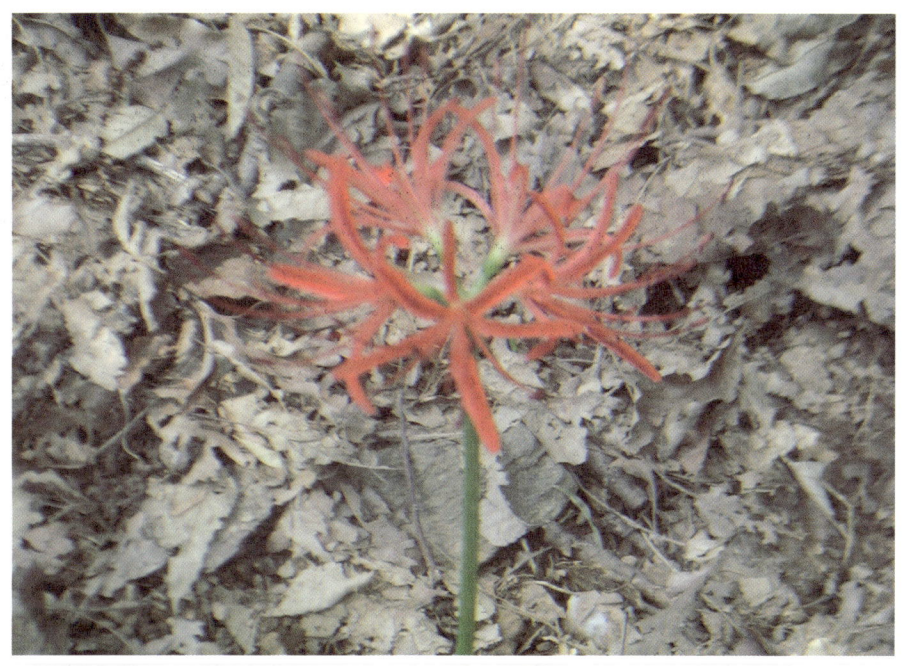

**분포지** _ 전국의 산 | **한방** _ 비늘줄기 | **비슷한 식물** _ 구근은 무릇, 산파와 닮았고, 어린 자구는 달래와 흡사하다. | **약효** 인후통 · 수종 · 종독 · 나력

**형태** 꽃무릇은 수선화과의 여러해살이풀로 높이는 40~60cm 정도이고, 꽃은 9~10월에 산형 꽃차례로 피고, 열매는 맺지 않는다.

꽃무릇은 남부 지방의 사찰 경내의 주변에 심는다. 꽃이 아름다워 관상용으로 가치가 높지만, 식물 전체에 강한 맹독성인 '리코린Lycorine' 이라는 알칼로이드를 함유하고 있어 꽃대를 꺾었을 때 즙이 살갗에 닿으면 물집이 생긴다.

# 괴불주머니 Corydalis pallida

**한약명** : 국화황련菊花黃蓮

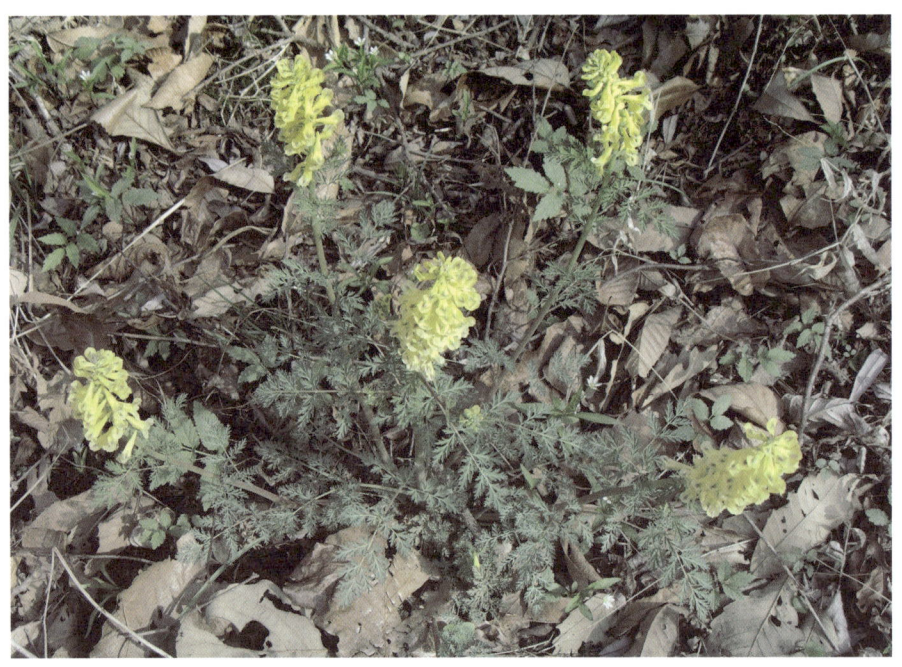

**분포지** _ 제주도·지리산·전라도·강원·경기도 | **한방** _ 뿌리줄기 | **독이 있는 부위** _ 뿌리에 유독 성분이 있다. | **약효** _ 청열·소종·해독·종독

**형태** 괴불주머니는 인동과의 낙엽 활엽 관목으로 높이가 30~50cm 정도이고, 꽃은 4~5월에 황색으로 피고, 열매는 바늘 모양이고 약간 구부러지며 염주 모양의 삭과로 여문다. 괴불주머니는 꽃이 아름다워 관상용으로 가치가 높지만, 유독 식물로 분류되어 있기 때문에 먹지 않는다.
한방에서 뿌리를 종독에 응용하고 민간에서는 독이 강해 먹지 않고 환부에 찧어 붙이는 데만 사용한다.

# 애기똥풀 Chelidonium majus L. var. asiaticum

**한약명** : 백굴채白屈菜, 백굴채근白屈菜根

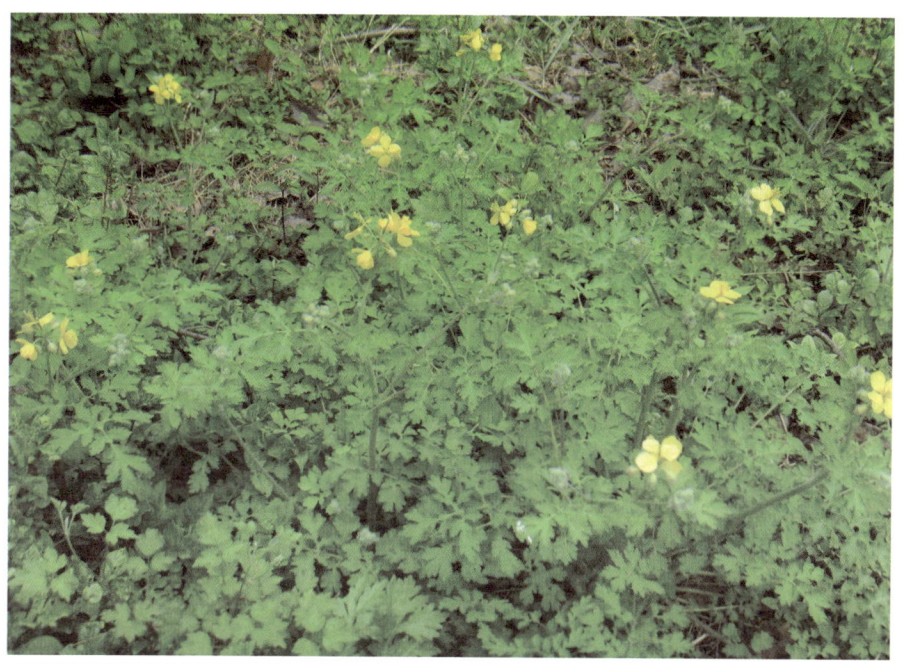

**분포지** _ 전국의 산야 | **한방** _ 전초와 뿌리 | **독이 있는 부위** _ 전체 | **약효** _ 진통 · 위장의 동통 · 황달 · 월경통

**형태** 애기똥풀은 양귀비과에 속하는 월년초로 높이는 30~80cm 정도이고, 꽃은 5~8월에 원줄기 가지 끝에 산형 꽃차례 황색으로 피고, 열매는 좁은 원통형 삭과로 여문다. 애기똥풀은 줄기에 상처를 내면 등황색의 유황의 유액이 나오는데 아기의 배내똥과 같다 하여 "애기똥풀"이라 부른다. 꽃이 아름다워 관상용으로 가치는 높지만, 식물 전체에 독성이 강한 알칼로이드가 함유되어 있어 먹을 수 없다. 즙이 피부에 묻으면 염증을 일으킨다.

# 앵초 Primula sieboldii Morr

한약명 : 앵초근櫻草根

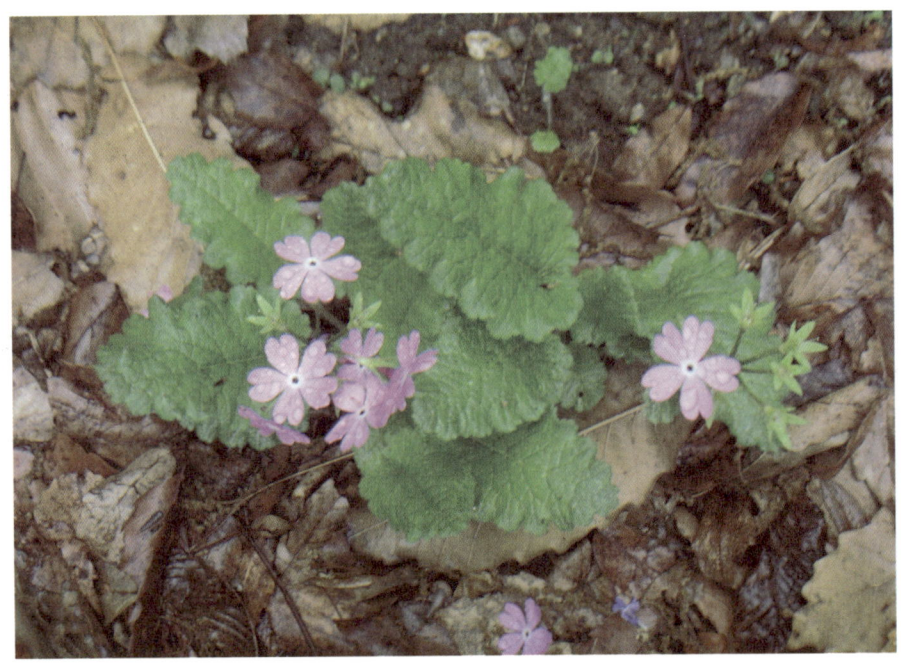

**분포지** _ 전국의 산 속 습지 | **한방** _ 뿌리와 뿌리줄기 | **독이 있는 부위** _ 전체 | **약효** _ 잦은 기침·천식·해수·기관지염·진해·거담

**형태** 앵초는 앵초과의 여러해살이풀로 꽃은 4~5월에 산형 꽃차례 홍자색으로 피고, 열매는 원추상 편구형의 삭과로 여문다.

앵초는 분홍색 꽃 모양이 앵두를 닮았고 꽃색깔과 잎 모양이 아름다워 화단용·분화용·관상용으로 가치가 높다. 지역에 따라서 꽃이 피기 전에 어린순을 채취하여 끓는 물에 살짝 데쳐서 독을 제거한 후에 나물로 무쳐 먹는다. 한방에서는 오래된 해수를 치료하는 데 응용한다.

# 지리강활 Ostericcum praetericum

**한약명** : 강활羌活

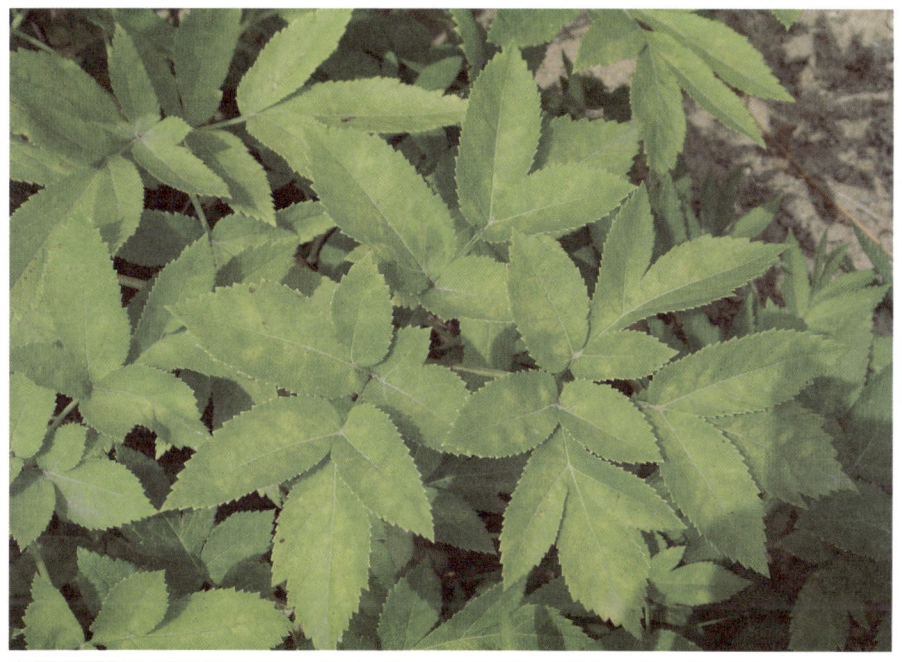

**한방** _ 뿌리 | **비슷한 식물** _ 잎당귀 | **약효** _ 풍한두통 · 풍한 습비 · 골절 산동 · 풍수 부종

**형태** 지리강활은 미나릿과 여러해살이풀로 높이는 1m 정도이고, 꽃은 8~9월에 가지 끝과 원줄기 끝에 겹산형 꽃차례 백색으로 피고, 열매는 타원형의 날개가 있는 분과로 여문다. 지리강활은 약용, 관상용으로 가치가 높지만, 맹독성이 강해 먹을 수 없다. 진주 MBC '약초 전쟁'에서 방영되었는데 지리산에서 봄에 꽃이 피기 전에 어느 마을 주민들이 산나물로 오인하여 먹은 후 맹독이 퍼져 죽을 정도로 고생했다는 보도가 있기 때문에 먹으면 안 된다. 지리강활은 모양이 당귀와 비슷하기 때문에 주의를 요한다.

# 할미꽃 Pulsatilla koreana Nakii

**한약명**: 백두옹白頭翁 · 백두옹화白頭翁花 · 백두옹엽白頭翁葉

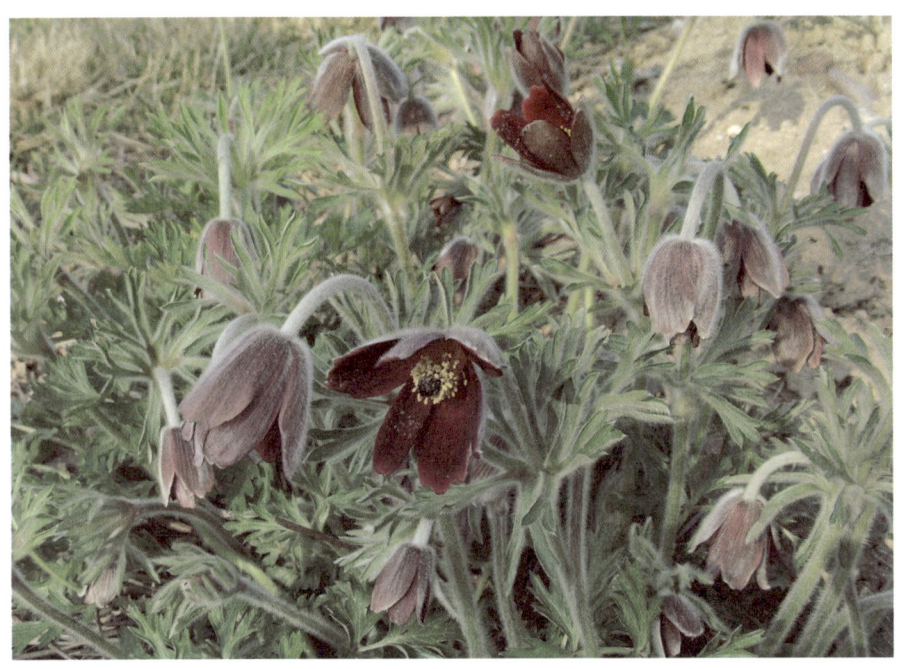

**분포지** _ 전국의 산 양지 | **한방** _ 뿌리 | **비슷한 식물** _ 봄에 어린싹일 때 '쑥' 과 닮았다. | **약효** _ 학질 · 요슬풍통 · 부종 · 심장통 · 두창

**형태** 할미꽃은 미나리아재빗과의 여러해살이풀로 뿌리는 굵다. 꽃은 4~5월에 밑을 향해 암자색으로 피고, 꽃이 피고 지면 흰털이 노인의 백발처럼 나무끼는 열매가 결실하여 그 털로써 바람에 날아간다.

할미꽃은 할머니의 하얀 머리카락과 같다 하여 "백두옹白頭翁"이라 부른다. 꽃이 아름다워 관상용으로 가치가 높지만, 식물 전체에 맹독성이 강해 먹을 수 없다. 살갗에 닿으면 빨갛게 되고 물집이 생기기 때문에 특히 어린이는 주의를 요한다.

# 철쭉 Rhododendron schlippenbachii var.Schlippenbachii

**다른 이름** : 개꽃나무, 철죽, 철쭉나무,

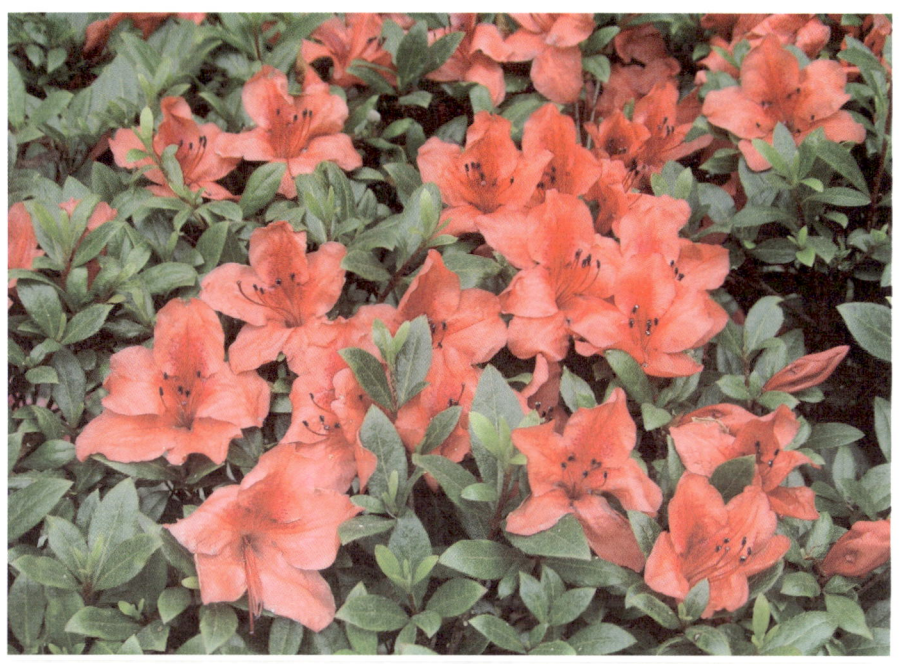

**분포지** _ 산기슭 | **이용** _ 관상용 | **독이 있는 부위** _ 전체 | **비슷한 식물** _ 진달래

**형태**  철쭉은 진달래과의 갈잎떨기나무로 높이는 20~50cm 정도이고, 꽃은 4~5월에 진달래와 비슷한 깔때기 모양의 연한 분홍색으로 피고, 열매는 10월에 달걀 모양으로 여문다.

진달래꽃은 화전이나 두견주를 담가 먹을 수 있지만 철쭉은 관상용으로 가치가 높지만, 꽃 전체에 청산이라는 독한 성분이 있어 먹을 수 없다.

# 자리공 Phytoiacca escu;enta van Houtte

**한약명**: 상륙商陸, 상륙화商陸花

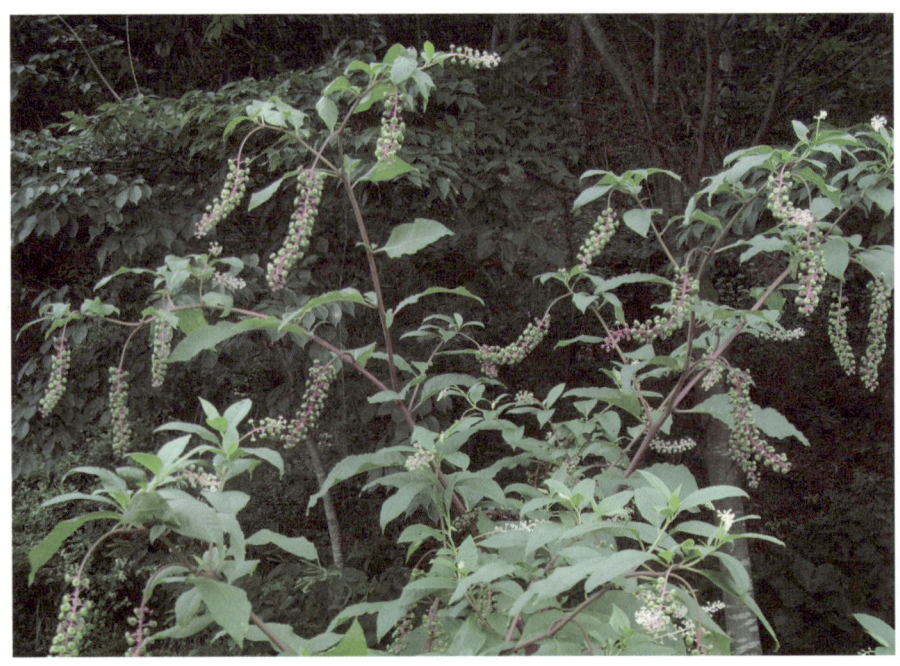

**분포지** _ 전국 산 | **한방** _ 뿌리·꽃 | **독이 있는 부위** _ 전체 | **약효** _ 다망증·수종·창만·각기·인후 종통

**형태** 자리공은 자리공과의 여러해살이풀로 높이는 1m 정도이고, 꽃은 5~6월에 총상꽃차례 백색으로 피고, 열매는 장과로 8개의 분과가 서로 인접하여 바퀴 모양으로 나열되어 흑색으로 여문다.

자리공은 꽃이 아름다워 관상용으로 가치가 높지만, 꽃이 피기 전에 나물로 오인할 수 있지만 맹독성이 강해 먹을 수 없다. 한방에서 꽃은 건망증에 쓰고, 뿌리는 인후 종통에 쓴다. 특히 임산부는 유산할 우려가 있기 때문에 주의를 요要한다.

# 으아리 Clematis mandshurica Rupr.

**한약명** : 위령선威靈仙

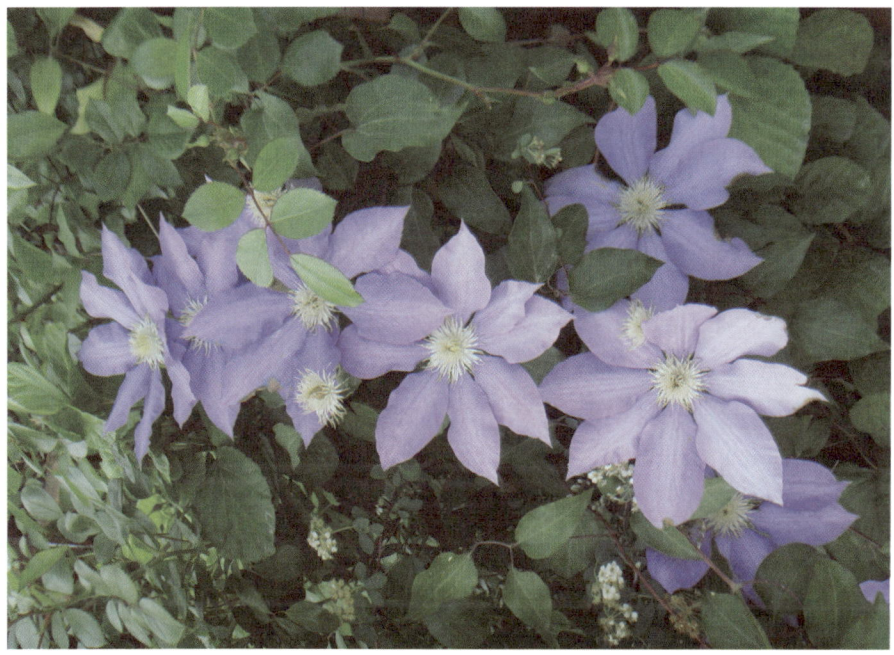

**분포지** _ 전국의 숲 가장자리나 들 | **한방** _ 뿌리 | **비슷한 식물** _ 사위질빵 · 종덩굴 · 개버무리 · 큰꽃으아리 | **약효** _ 요통 · 파상풍 · 편두통 · 소변 불리 · 부종

**형태** 으아리는 미나리아재빗과의 갈잎덩굴로 길이는 2m 정도이고, 꽃은 6~8월에 백색으로 피고, 열매는 달걀 모양의 수과로 여문다.

으아리는 꽃이 아름다워 관상용으로 가치가 높지만, 전체에 아네모닌Anemonin이라는 휘발성 자극 성분이 함유되어 있어 독성이 강해 먹을 수 없다. 지역에 따라 꽃이 피기 전에 어린싹을 채취하여 끓는 물에 데쳐서 독성을 제거한 후에 나물로 무쳐 먹기도 하지만 먹지 않는 것이 안전하다.

# 수선화 Narcissus tazetta L. var. chinensis Roemer

한약명 : 수선근 水仙根

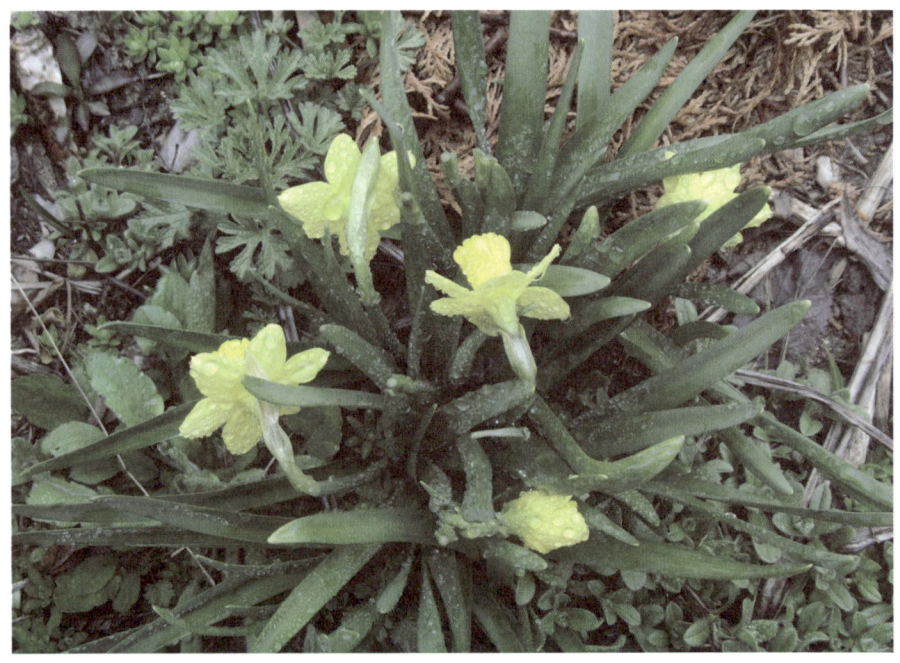

**분포지**_ 전국에서 재배 | **한방**_ 뿌리 | **비슷한 식물**_ 굵은 알뿌리는 '양파'. 어린 자구는 '달래' 나 '무릇' 과 흡사하다. | **약효**_ 옹종·창독·소종·배농

**형태** 수선화는 수선화과의 여러해살이풀로 꽃은 12~3월에 연한 노란색으로 피고, 열매는 맺지 않는다. 비늘줄기로 번식한다.

수선화는 꽃이 아름다워 관상용으로 가치가 높지만, 식물 전체에 '리코린Lycorine' 이라는 알칼로이드가 함유되어 있어 꽃대를 꺾었을 때 즙이 살갗에 닿으면 물집이 생길 정도로 맹독성이 강해 먹을 수 없다. 특히 뿌리는 독성이 강해 경구 투여는 금한다. 어린 자구는 '달래' 와 비슷해 냄새로 구별할 수 있다.

# 때죽나무 Styrax japonica S. et. Z.

**한약명** : 매마등買麻藤

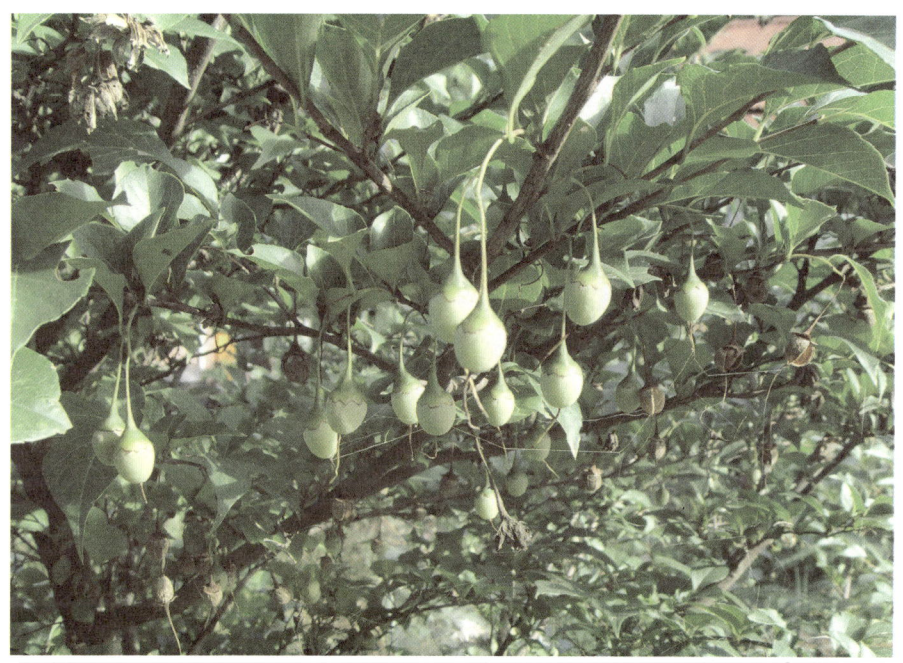

**분포지** _ 중부 이남의 산 | **독이 있는 부위** _ 전체 | **약효** _ 진통·사지통·후통·아통·풍습 관절염

**형태**  때죽나무는 때죽나뭇과의 갈잎작은큰키나무로 높이는 6~8m 정도이고, 꽃은 5~6월에 종 모양의 꽃이 긴 화경에 달려 2~5송이씩 모여 백색으로 피고, 열매는 타원형 핵과로 여문다.

때죽나무는 20여 송이 정도가 종 모양으로 달리고 꽃과 표주박 같은 열매가 아름다워 관상용으로 가치가 높지만, 때죽나무의 잎과 열매를 갈아서 시냇가에서 고기를 잡을 때 물에 풀어 놓으면 물고기들이 잠시 기절을 할 정도로 식물 전체에 독성이 있어 먹을 수 없다.

# 천남성 Arisaema amurense Maxim. for. serratum

**한약명** : 천남성天南星

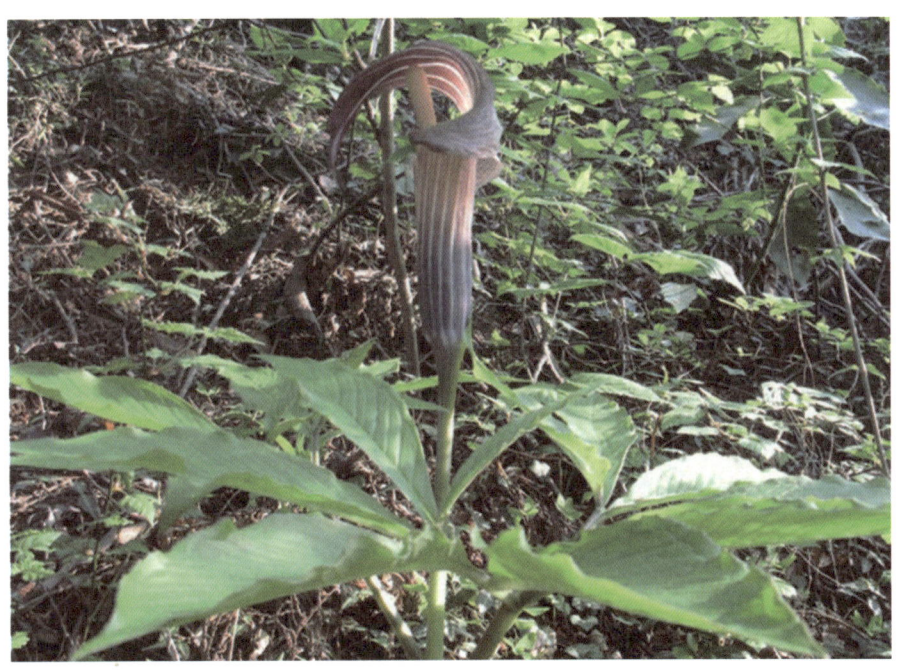

**분포지** _ 전국의 산 속 그늘진 곳 | **한방** _ 알줄기 | **독이 있는 부위** _ 전체 | **약효** _ 구안와사 · 반신 불수 · 전간 · 경련 · 나력 · 구토

**형태** 천남성은 천남성과의 여러해살이풀로 높이는 15~30cm 정도이고, 꽃은 5~7월에 암수 딴 그루로 육수 꽃차례로 피고, 열매는 적색의 옥수수 알처럼 장과로 여문다. 천남성의 뿌리가 희고 둥글어 노인의 머리와 닮았다 하여 "천남성"이라 부른다. 가을에 빨간 열매가 아름다워 관상용으로 가치가 높지만, 식물 전체에 독이 있고 특히 뿌리에 맹독이 있기 때문에 먹을 수 없다. 한방에서 중풍 · 구안와사 · 반신 불수에 응용한다.

# 털머위 Farfugium japonicum

한약명 : 연봉초蓮蓬草

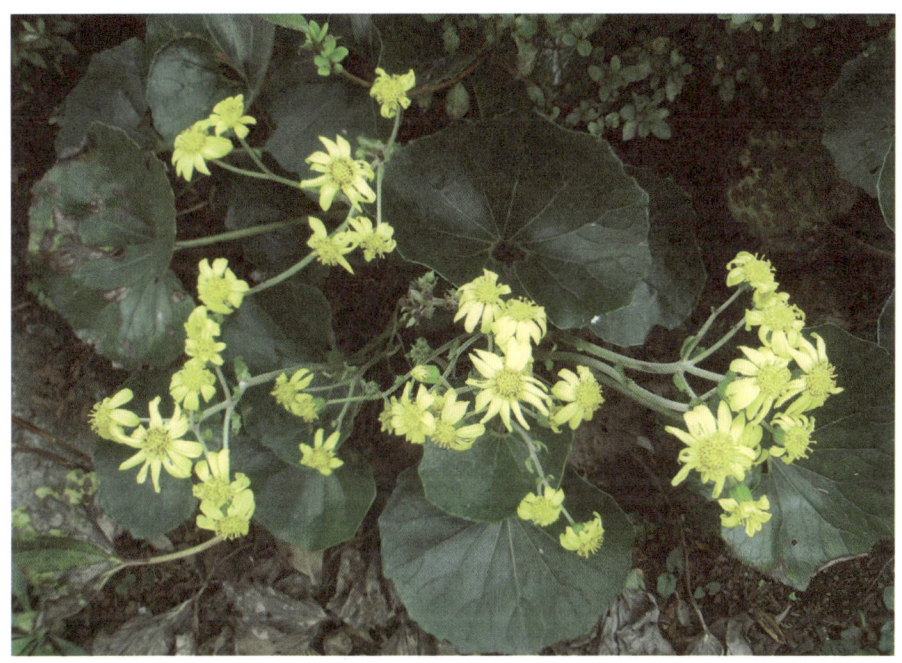

분포지 _ 제주도 · 경남도 · 울릉도 바닷가 | 한방 _ 전초 | 독이 있는 부위 _ 전체 | 약효 _ 인후 종통 · 나력 · 타박상 · 부스럼 · 생선 중독

형태 털머위는 국화과의 여러해살이풀로 높이는 30~50cm 정도이고, 꽃은 9~10월에 황색으로 피고, 열매는 수과로 여문다.

들나물로 먹을 수 있는 머위는 이른 봄에 꽃이 먼저 피고 연녹색 잎에는 부드러운 털이 있다. 유독 식물인 털머위는 잎은 진한 녹색으로 표면에 광택이 나고 뒷면에 갈색털이 빽빽하다. 털머위를 알고 먹으면 폐와 간에 독성이 퍼져 간암을 일으킬 수 있으니 주의해야한다.

# 삿갓나물 Paris verticillata Bieb.

한약명 : 조휴蚤休

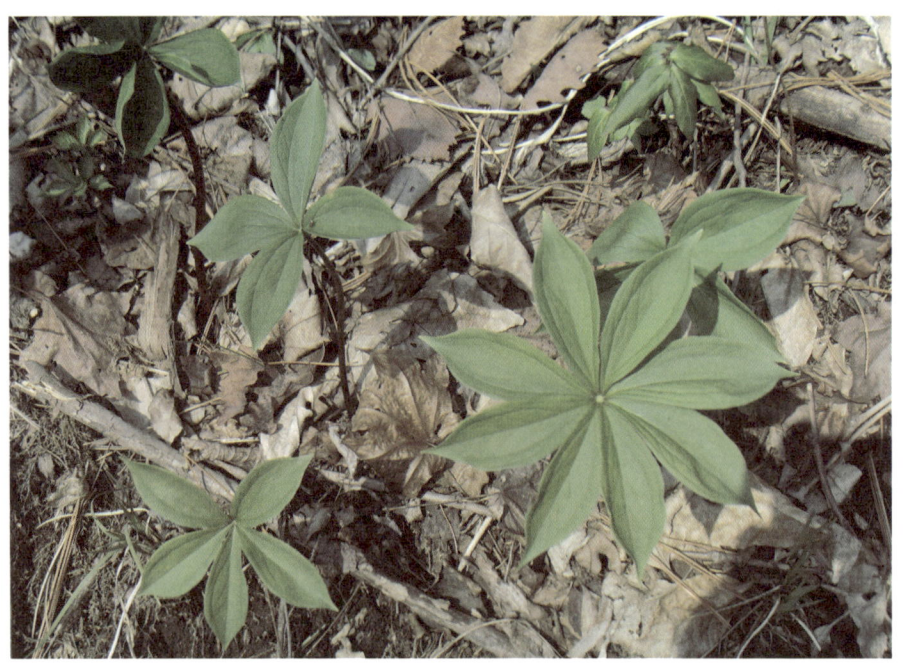

**분포지** _ 지리산 이북 산지 숲속 | **한방** _ 뿌리줄기 | **독이 있는 부위** _ 열매 | **약효** _ 옹종 · 나력 · 만성 기관지염 · 소아 경기

**형태** 삿갓나물은 백합과의 여러해살이풀로 꽃은 6~7월에 피고, 열매는 둥글고 장과로 여문다. 삿갓나물은 산나물인 우산나물과 비슷하여 오인하기 쉽다. 생긴 모습이 아름다워 관상용으로 가치가 높지만, 지역에 따라서 어린순을 채취하여 끓는 물에 데쳐서 독성을 제거한 후에 나물로 무쳐서 먹기도 하지만 먹지 않는 게 안전하다. 특히 열매는 독성이 강해서 먹을 수 없다.

# 미치광이풀 Scopolia japonica Maxim.

한약명 : 낭탕근

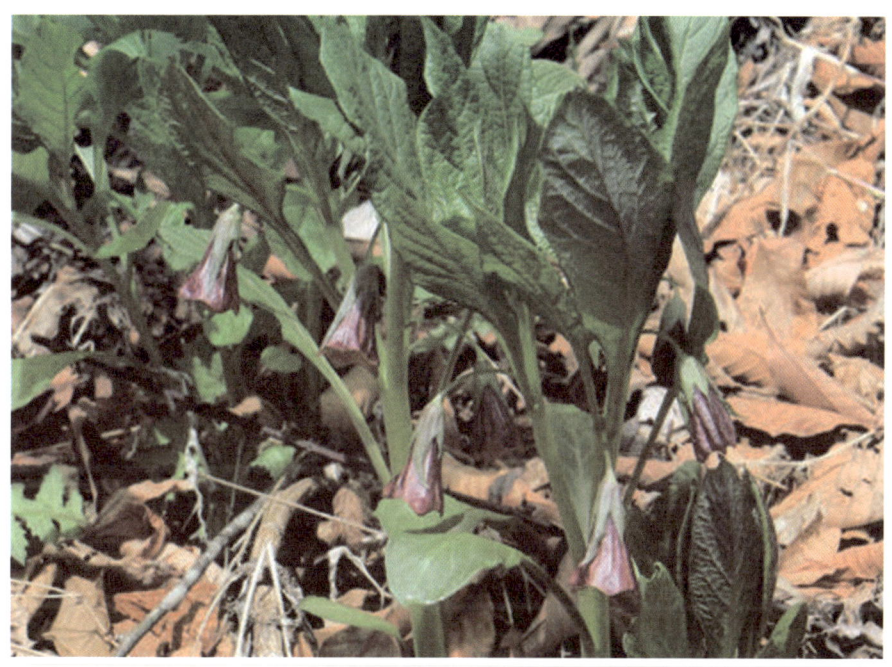

**분포지** _ 강원설악산 · 오대산 · 경기가평 · 포천 · 전북덕유산 산 숲속 | **한방** _ 뿌리줄기 | **비슷한 식물** _ 어린싹일 때 '머위순'이나 '비비추'와 흡사하고 뿌리는 '작약'과 흡사하다. | **약효** _ 옹창 종독 · 외상 출혈 · 주독에 의한 떨림 · 진통

**형태** 미치광이풀은 가짓과의 여러해살이풀로 높이는 30~60cm 정도이고, 꽃은 4~5월에 잎 겨드랑이에 한 개씩 달려 밑으로 처지며 황색으로 피고, 꽃잎은 종 모양이다. 열매는 원형의 삭과로 여문다.
미치광이풀은 꽃이 아름다워 관상용으로 가치가 높지만, 식물 전체에 맹독성이 있어 오용했을 때 환각 상태를 일으켜 발광하고 많은 양을 먹으면 죽는다. 즙을 손으로 만지고 눈을 비비면 동공이 산대散大되어서 눈이 멀어지는 무서운 독초다.

# 독미나리 Cicuta virosa L

한약명 : 없음

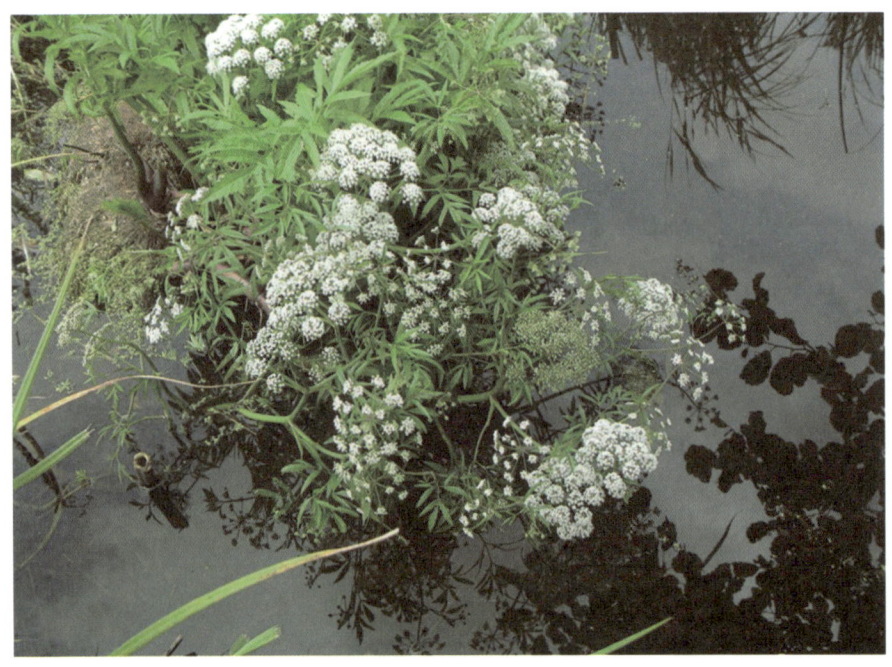

**분포지** _ 중부 이북의 물가나 펄 | **독이 있는 부위** _ 전포기 | **구분** _ 독미나리 지하경은 녹색으로 굵고 죽순처럼 마디가 있다.

**형태** 독미나리는 미나릿과의 여러해살이풀로 높이는 1m 정도이다. 독미나리는 미나리와 같은 환경에서 자라지만 어릴 때 혼동하기 쉽다. 미나리에 비해 키가 크고 포기 전체에서 불쾌한 냄새가 나고 뿌리를 자르면 누런 즙이 나온다. 독미나리에는 강한 독성이 있어 먹게 되면 입이 타고 구토와 심한 경련으로 전신 마비나 호흡 곤란을 일으킨다.

# 미나리아재비 Ranunculus japonicus Thunb.

**한약명** : 모간

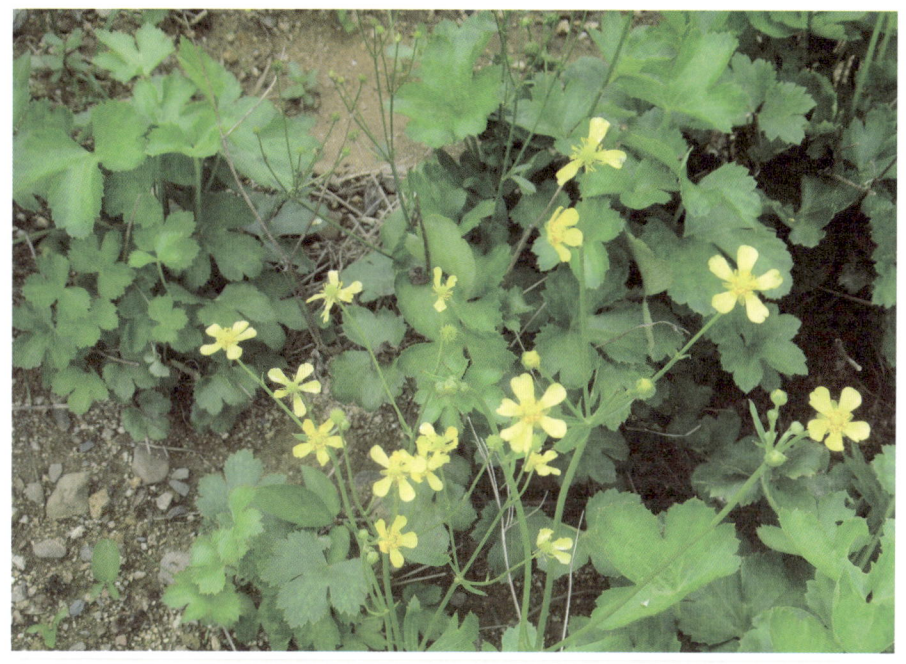

**분포지** _ 전국의 양지바른 산야, 산골짜기의 습기가 있는 곳 | **한방** _ 전초 및 뿌리 | **독이 있는 부위** _ 전체 | **약효** _ 학질 · 황달 · 편두통 · 기관지염 · 악창

**형태** 미나리아재비는 미나리아재빗과의 여러해살이풀로 높이는 40~50Cm 정도이고, 꽃은 6월에 황색으로 피고, 열매는 달걀 모양 수과로 여문다.
미나리아재비는 초여름에 광택이 있는 노란꽃이 아름다워 관상용으로 가치가 높지만, 잎과 줄기의 즙액에 '프로드아네모' 닌이라는 배당체가 있어 피부에 닿으면 염증을 일으키고 수포가 생길 정도로 독성이 강해 먹을 수 없다.

# 보풀 Sagittaria aginashi Makino

한약명 : 수자고水慈姑

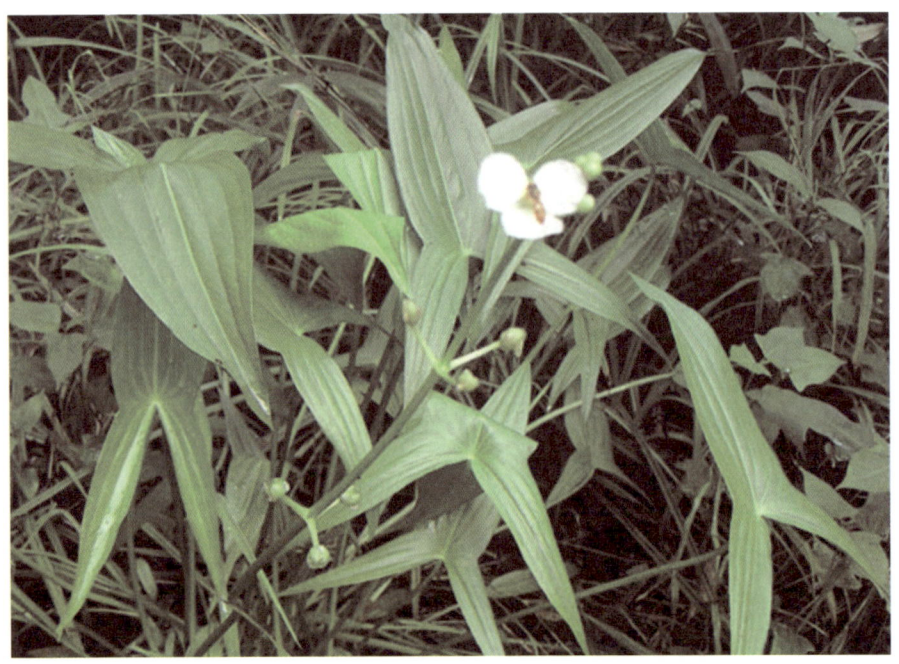

분포지 _ 제주도·경남도·경기의 논·못·습지 | 한방 _ 전초 | 독이 있는 부위 _ 전체 |
약효 _ 해독·창독

형태 보풀은 택사과의 여러해살이풀로 꽃은 7월에 층층이 백색으로 피고, 열매는 연녹색 달걀 모양 수과로 여문다.
보풀은 습지 식물로 논이나 못에서 자라고 꽃이 아름다워 관상용으로 가치가 높지만, 식물 전체에 독성이 강해 먹을 수 없다.

# 왜젓가락나물 Ranunculus querpaertensis

한약명 : 없음

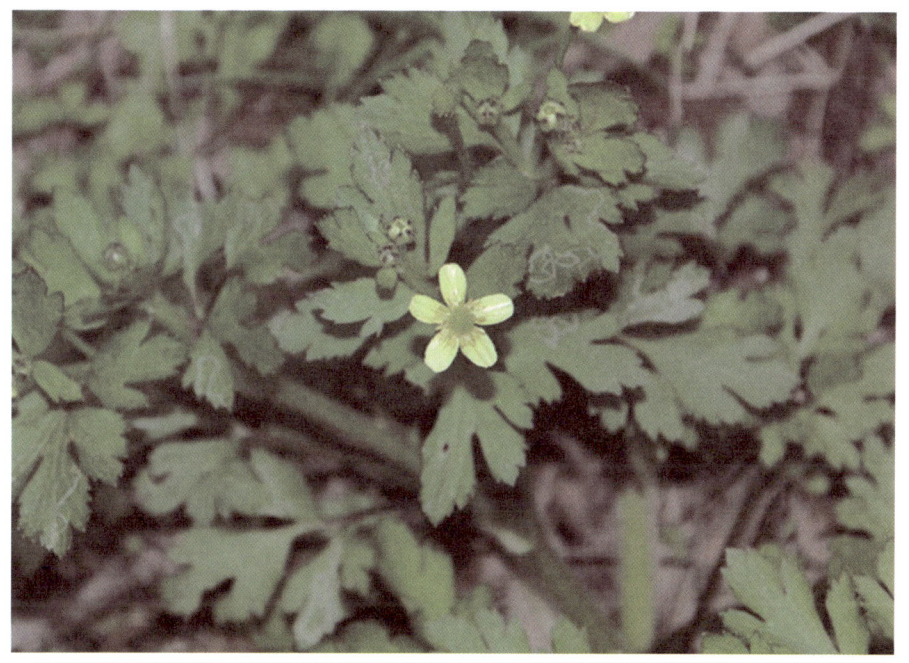

분포지 _ 전국의 논·논둑·도랑·개울가·습지 | 독이 있는 부위 _ 전체 | 비슷한 식물 _ 젓가락풀·개구리자리·개구리미나리

**형태** 왜젓가락풀은 미나리아재빗과의 두해살이풀로 높이는 30~60cm 정도이고, 꽃은 6월에 노란색으로 피고, 열매는 갈고리같이 구부려져 여문다.
왜젓가락풀은 노란색의 꽃이 피면 관상용으로 가치가 높지만, 식물 전체에 맹독이 있어 이 나물을 먹으면 입 안이 불이 나는 것 같은 자극성이 강하고 위장을 해쳐서 피똥을 싸고 즙이 피부에 닿으면 염증을 일으켜 물집이 생길 정도로 독성이 강해 먹을 수 없다.

# 숫잔대 Lobelia sessilifolia Lamb

한약명 : 산경채山梗菜

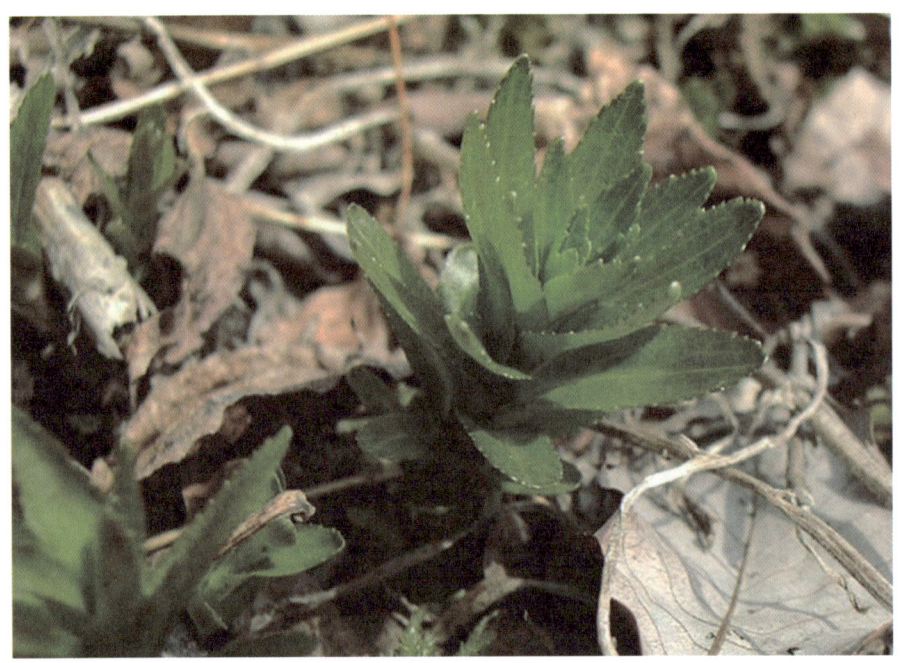

**분포지** _ 전국의 산과 들, 습지 | **한방** _ 전초 | **독이 있는 부위** _ 전체 | **약효** _ 거담 · 지해 · 청열 · 기관지염 · 옹종

**형태** 숫잔대는 초롱꽃과의 여러해살이풀로 높이는 50~100cm 정도이고, 꽃은 7~8월에 총상화 연한 벽자색으로 피고, 열매는 삭과로 여문다.

숫잔대는 꽃이 '로베리아'처럼 아름다워 관상용으로 가치가 높지만, 식물 전체에 '로베린Leverine'이라는 알칼로이드가 함유되어 있어 호흡 중추를 자극해 설사, 구토을 일으키고 맥박과 혈압이 급격히 떨어져 의식 불명이 될 정도로 독성이 강해 먹을 수 없다.

# 등대풀 Euphorbia helioscopia L.

한약명 : 택칠澤漆

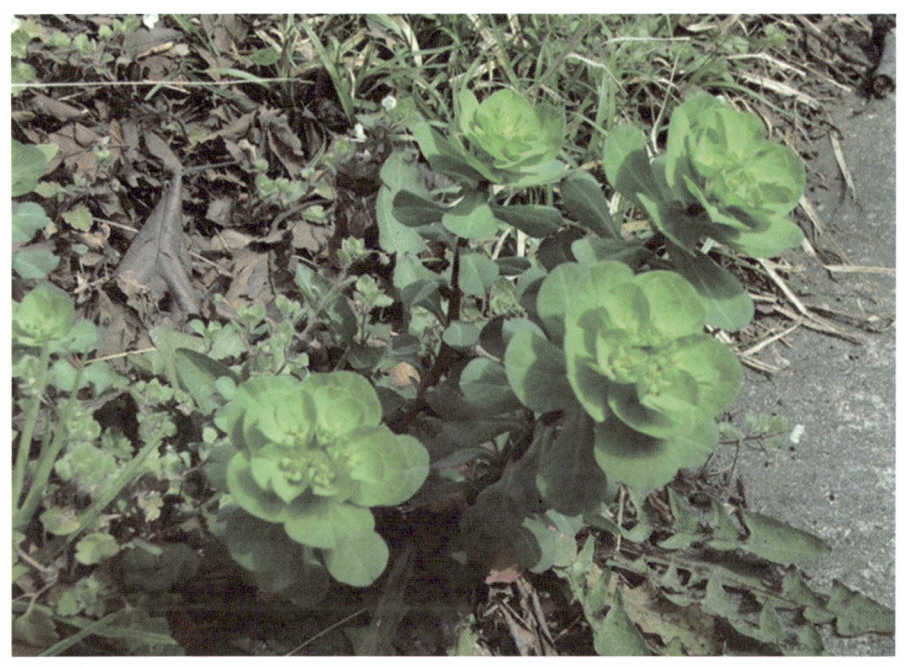

**분포지** _ 중부 이남의 산기슭이나 들 | **한방** _ 전초 | **독이 있는 부위** _ 전체 | **약효** _ 소염·살충·학질·골수염·결핵성 치루

**형태** 등대풀은 대극과의 두해살이풀로 높이는 25~30cm 정도이고, 꽃은 4~5월에 황록색으로 피고, 열매는 밋밋하게 삭과로 여문다.

등대풀은 꽃이 아름다워 관상용으로 가치가 높지만, 식물 전체에 독성이 있어 먹을 수 없다. 한방에서 등대풀을 달인 추출물이 결핵균의 성장을 억제시켜 주기 때문에 결핵성 치루에 응용한다.

# 배풍등 Solanum lyratum Thunb.

**한약명** : 배풍등排風藤

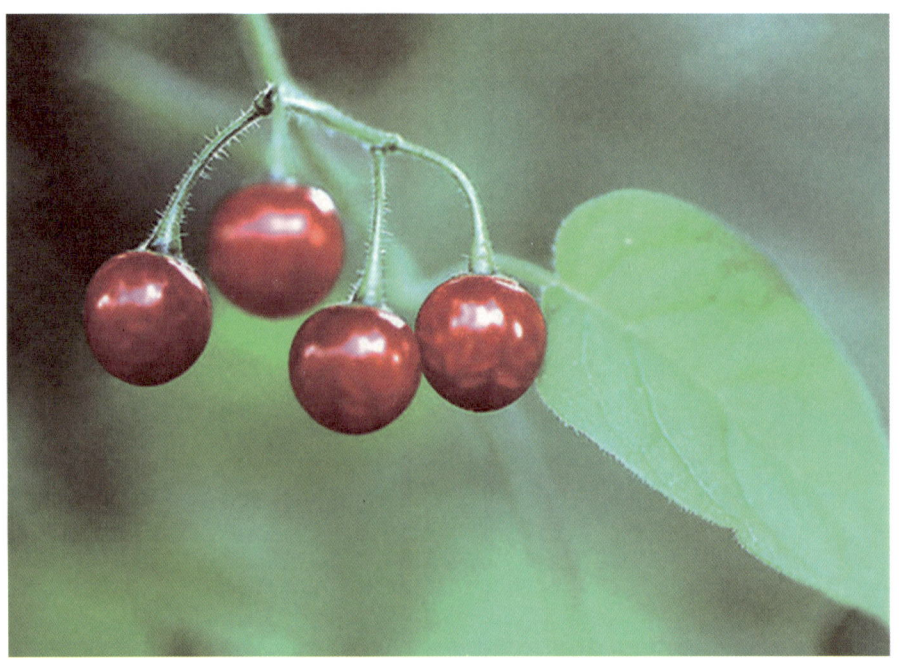

**분포지** _ 전국의 산 속 | **한방** _ 전초 | **독이 있는 부위** _ 전체 | **약효** _ 류머티즘 · 황달 · 해독 · 단독 · 거풍

**형태** 배풍등은 가짓과의 여러해살이풀로 꽃은 8~9월에 백색으로 피고, 꽃통은 수레바퀴 모양이다. 열매는 둥글고 적색의 장과로 여문다.
배풍등은 꽃과 열매가 아름다워 관상용으로 가치가 높지만, 가을에 빨간 열매는 산새들도 먹지 않는다. 배풍등은 산수유, 오미자처럼 먹음직해 보이지만 '솔라닌Solanin' 같은 알칼로이드를 함유하고 있어 구토 · 설사 · 복통을 일으키고 호흡 중추를 마비시킬 정도로 독성이 강해 먹을 수 없다.

# 부록

1. 식물 용어 / 2. 수목 용어 / 3. 식물 키우기 달력

찾아보기 / 참고 문헌

# 1. 식물 용어

- **가면상화관**假面狀花冠 : 하순꽃잎이 화관통을 막아 화관 전체 모양이 가면 같은 것.
- **개과**蓋果 : 과피가 가로로 벌어져 위쪽이 뚜껑같이 되는 열매.
- **건생식물**乾生植物 : 용설란과 같이 사막이나 황야의 바위·나무·모래밭 등 수분이 적은 곳에서 자라는 식물.
- **견과**堅果 : 흔히 딱딱한 껍질에 싸이며 보통 1개의 씨가 들어 있는 열매.
- **관목**灌木 : 수간樹幹이 여러 개인 목본 식물로, 키가 보통 4~5m 이하인 것.
- **괴경**塊莖 : 줄기가 비대하여 육질의 덩어리로 된 뿌리.
- **교목**喬木 : 줄기가 곧고 굵으며 높이 자라고 위쪽에서 가지가 퍼지는 나무로 키는 4~5m 이상.
- **구과**毬果 : 솔방울처럼 모인 포린 위에 2개 이상의 소견과가 달려 있는 열매.
- **근생엽**根生葉 : 뿌리나 땅 속 줄기에서 직접 땅 위에 나오는 잎.
- **기생식물**寄生植物 : 딴 생물에 기생하여 그로부터 양분을 흡수하여 사는 식물.
- **다년초**多年草 : 3년 이상 땅속줄기가 생존하는 표본으로, 겨울에는 지상부만 죽음.
- **단성화**單性花 : 암술과 수술과 하나가 없는 것.
- **단지**短枝 : 소나무와 은행나무같이 마디 사이가 극히 짧은 가지로 5~6년간 자라며, 작은 돌기처럼 보이고 매년 잎이나 열매가 달림.
- **단체웅예** : 무궁화같이 화사가 전부 한 몸으로 뭉친 것.
- **덩굴손**券鬚:권수 : 가지나 잎이 변하여 다른 물건에 감기는 것.
- **두상화서**頭狀花序 : 두상으로 된 화서로서 꽃자루가 없는 꽃이 줄기 끝에 모여서 들러붙어 있으며 꽃은 가장자리부터 피어 안쪽으로 향함.
- **밀추화서**密錐花序 : 취산화서가 구형으로 되어 총상 또는 원추상으로 화축에 달린 것.
- **복과**複果 : 둘 이상의 암술이 성숙해서 된 열매.
- **부생식물**腐生植物 : 생물의 사체나 배설물을 양분으로 섭취하여 생활하는 식물.

- **사강웅예** : 6개의 수술 중 2개가 다른 것보다 짧고 4개가 긴 것.
- **삭과**蒴果 : 다심피로 구성되어 있으며 2개 이상의 봉선을 따라 터지는 열매.
- **산방화서** : 꽃이 수평으로 한 평면을 이루는 것으로써, 화서 주축에 붙은 꽃자루는 밑의 것이 길고 위로 갈수록 짧아짐. 꽃은 평면 가장자리의 것이 먼저 피고 안의 것이 나중에 핌.
- **산형화서** : 줄기 끝에서 나온 길이가 거의 같은 꽃자루들이 우산 모양으로 늘어선 꽃.
- **선린**腺鱗 : 진달래 등의 잎에서 향기를 내는 비늘 조각.
- **설상화**舌狀花 : 국화과 식물의 두상화에서 가장자리의 혀 모양의 꽃을 말함.
- **수과**瘦果 : 한 열매에 한 개의 씨가 들어 있고 얇은 과피에 싸이며 씨는 과피로부터 떨어져 있음.
- **수지도**樹脂道 : 송진이 나오는 구멍.
- **수초**水草 : 물 속이나 물가에서 자라는 풀.
- **순형화관**脣形花冠 : 위아래 두 개의 꽃잎이 마치 입술처럼 생긴 것.
- **시과**翅果 : 지방 벽이 늘어나 날개 모양으로 달려 있는 열매.
- **식충식물**食蟲植物 : 잎으로 곤충 등 작은 동물을 잡아 소화 흡수하여 양분을 취하는 식물.
- **액과**液果 : 장과漿果, 다육으로 된 여러 심피로 이루어진 열매로서, 보통 1~2개의 씨가 들어 있음.
- **양성화**兩性花 : 암술과 수술이 모두 있는 것.
- **양체웅예** : 콩과 식물에서 볼 수 있는 것으로 화사가 두 개로 합쳐져 수술이 2개의 군락으로 묶어진 것.
- **완전화**完全花 : 꽃받침 · 꽃잎 · 수술 · 암술의 네 가지 기관을 모두 갖춘 꽃.
- **원추화서**圓錐花序 : 중심의 화관축이 발달되고, 여기에서 가지가 나와 꽃을 다는 것으로, 전체가 원추형인 화서, 꽃은 밑에서 피어 위로 향함.
- **월년초**越年草 : 2년째에 꽃이 피고 열매를 맺는 식물.
- **유액**乳液 : 식물의 유세포나 유관 속에 있는 백색 또는 황갈색의 젖물.
- **유이화서** : 화축이 연하여 늘어지며, 꽃자루가 발달하지 않은 단성화로 구성된 화서.
- **윤생**輪生 : 한 마디에 잎이 3장 이상 달려 있는 것.
- **은화과**隱花果 : 주머니처럼 생긴 육질의 화탁 안에 많은 수과가 들어 있는 열매.
- **이강웅예** : 한 꽃에 있어서 4개의 수술 중 2개는 길고 2개는 짧은 것.

- **이과**梨果 : 꽃받침이 발달하여 육질이 되고, 심피는 연골질 또는 지질이 되며, 씨가 다수인 열매.
- **이년초**二年草 : 발아하여 개화, 결실 후 죽을 때까지의 생활 기간이 2년인 식물.
- **일년초**一年草 : 봄에 싹을 틔우고 열매를 맺고 말라 죽는 식물.
- **정제화관**整齊花冠 : 꽃잎의 모양과 크기가 모두 같은 것.
- **종유체**種乳體 : 쐐기풀과 쥐꼬리망초와 같이 식물의 잎의 세포 내에 있는 수산화 칼슘 덩어리.
- **종피**種皮 : 씨앗의 껍질.
- **중성화**中性花 : 암술과 수술이 다 없는 것.
- **집과**集果 : 목련의 열매처럼 여러 열매가 모여서 된 것.
- **초본**草本 : 가을철 지상부가 완전히 말라 버리는 것.
- **총상화서**總狀花序 : 긴 화축에 꽃자루의 길이가 같은 꽃들이 들러붙고 밑에서부터 피어올라감.
- **취산화서** : 화축 끝에 달린 꽃 밑에서 1쌍의 꽃자루가 나와 각각 그 끝에 꽃이 1송이씩 달리고, 그 꽃 밑에서 각각 한쌍의 작은 꽃자루가 나와 그 끝에 꽃이 한송이씩 달리는 화서로, 중앙에 있는 꽃이 먼저 핀 다음 주위의 꽃들이 핌.
- **취합과**聚合果 : 열매가 밀접하게 모여 붙는 것.
- **핵과**核果 : 다육으로 된 과피를 지닌 열매로서 속에 단단한 내과피가 씨를 둘러싸고 있음.
- **현수과**懸瘦果 : 열매가 중축에서 갈라지며 거꾸로 달리는, 산형과 식물에서 볼 수 있는 열매.
- **협과**莢果 : 콩과 식물에서와 같이 2개의 봉선을 따라서 터지는 열매.
- **화관**花冠 : 꽃받침의 안쪽에 있고 꽃잎으로 구성되어 있음.
- **화서**花序 : 화축에 달린 꽃의 배열 상태.
- **1년생 초화** : 봄에 씨앗을 파종하여 여름부터 가을까지 생장, 개화하고 종자를 결실하여, 다음 해 봄에 같은 방법으로 재배하여 관상하는 식물들. 나팔꽃 · 봉선화 · 해바라기.
- **2년생 초화** : 가을에 심어 한 해 겨울을 나고 그 다음 해에 개화하여 관상하는 초화. 석죽 · 접시꽃.
- **다년생 초화** : 숙근 초화류라고도 부르며, 한 번 씨앗을 파종하면 해마다 죽지 않고 봄이 되면 살아나서 꽃이 피는 식물로, 가을이 되면 지상부는 죽고 뿌리만 겨울에 살아남아 있다가 봄에 다시 사는 식물이다. 다년생 초화에는 노지 숙근초와 온실 숙근초가 있다.
- **노지 숙근초** : 개미취 · 국화 · 꽈리 · 금낭화 · 붓꽃 · 옥잠화 · 원추리, 꽃창포

- **구근류** : 식물체의 잎, 줄기, 뿌리 등이 비대하여 알뿌리가 된 것을 말한다. 구근류는 다음과 같이 분류한다.
- **인경** : 줄기나 잎이 단축경상에 비대되어 비늘쪽 뿌리가 된 것으로, 유피 인경과 무피 인경으로 나뉜다.
- **유피 인경** : 상사화.
- **괴경** : 줄기가 비대하여 변형된 덩이줄기의 구근 식물을 말한다.
- **구경** : 지하부의 줄기가 비대하여 알뿌리가 된 구근 식물.
- **근경** : 지하부의 줄기가 각 마디마다 뿌리가 내리거나 비대해져서 된 식물을 말한다. 꽃창포 · 대나무 · 은방울꽃 · 국화.
- **괴근** : 뿌리가 비대해져서 덩이뿌리가 된 식물이다.
- **온실 관상 화목류** : 온실 내에서 겨울을 나는 식물들을 말한다.
- **노지 관상 화목류** : 노지의 정원에서 자라며, 꽃이 피는 목본 식물을 말한다. 능소화 · 매화나무 · 명자나무 · 목련 · 무궁화 · 벚나무 · 진달래.
- **관엽 식물** : 꽃보다는 잎을 주로 관상하는 식물로 열대 식물들이 많다. 바위취.
- **관경 식물** : 아름다운 열매를 관상하는 식물을 말한다. 석류나무 · 꽃사과 · 모과나무 · 귤나무.

### 〉〉〉 기타 식물

- **다육 식물** : 식물의 줄기나 잎이 육질로 비대된 식물을 말한다. 돌나물과 식물류.
- **수생 식물** : 물 속에서 사는 식물을 말한다. 부들 · 수련 · 연꽃.
- **난과 식물** : 난초과의 식물을 말한다.
- **고산 식물** : 고산 지대에서 자생하는 식물을 말한다. 금강초롱, 설앵초.
- **식충 식물** : 벌레를 잡아먹고 사는 식물을 말한다.
- **방향 식물** : 식물체의 잎이나 꽃에서 향기가 나는 식물을 말한다.

## 2. 수목 용어 해설

- **감과**柑果 : 내과피에 의하여 과육이 여러 개의 방으로 분리되어 있는 열매.
- **개과**蓋果 : 과피가 가로로 벌어져 위쪽이 뚜껑같이 되는 열매.
- **견과**堅果 : 흔히 딱딱한 껍질에 싸인 보통 한개의 씨가 들어 있는 열매.
- **골돌** : 단자예로 구성되어 있고, 한 개의 봉선을 따라 벌어지고, 한 개의 심피 안에 여러 개의 씨앗이 들어 있는 열매.
- **관경 식물** : 아름다운 열매를 관상하는 식물.
- **관목**灌木 : 수간樹幹이 여러 개인 목본 식물로, 키가 보통 4~5m 이하인 것.
- **괴경**塊莖 : 줄기가 비대하여 육질의 덩어리로 된 뿌리.
- **교목**喬木 : 줄기가 곧고 굵으며 높이 자라고 위쪽에서 가지가 퍼지는 나무로 키는 4~5m 이상.
- **광타원형**廣楕圓形 : 넓은 타원형 : 너비의 길이가 1/2 이상 되는 잎의 모양.
- **교호대생**交互對生 : 잎이 교대로 마주 달림.
- **구과**毬果 : 솔방울처럼 모인 포린 위에 2개 이상의 소견과가 달려 있는 열매.
- **근생엽**根生葉 : 뿌리나 땅속 줄기에서 직접 땅 위에 나오는 잎.
- **급첨두**急尖頭 : 잎맥만이 자라서 잎 끝이 가시와 같이 뾰족한 것.
- **기생식물**寄生植物 : 딴 생물에 기생하여 그로부터 양분을 흡수하여 사는 식물.
- **기수우상복엽**奇數羽狀複葉 : 소엽의 수가 홀수인 복엽.
- **난형**卵形 : 달걀 모양으로 아랫부분이 가장 넓은 잎의 모양.
- **낭과**囊果 : 고추나무 및 새우나무의 열매처럼 베개 모양으로 생긴 열매.
- **능형**菱形 : 마름모형 : 변의 길이는 같지만 내각이 다르고, 다이아몬드형인 잎의 모양.
- **노지 관상 화목류** : 노지의 정원에서 자라며, 꽃이 피는 목본 식물.
- **단맥**單脈 : 잎의 주맥 한 개만이 발달한 것.

- **단성화**單性花 : 암술과 수술 중 하나가 없는 것.
- **단엽**單葉 : 홑잎 : 한 개의 엽신으로 되어 있는 잎.
- **단지**短枝 : 소나무와 은행나무같이 마디 사이가 극히 짧은 가지로 5~6년간 자라며, 작은 돌기처럼 보이고 매년 잎이나 열매가 달림.
- **단정화서**單頂花序 : 꽃자루 끝에 꽃이 1개씩 달리는 화서.
- **단체웅예** : 무궁화같이 화사가 전부 한 몸으로 뭉친 것.
- **덩굴손**券鬚 : 권수 : 가지나 잎이 변하여 다른 물건에 감기는 것.
- **대생**對生 : 마주나기 : 한 마디에 잎이 2개씩 마주 달리는 것.
- **도란형**倒卵形 : 거꾸로 선 달걀 모양.
- **도심장형**倒心臟形 : 거꾸로 선 심장 모양.
- **도피침형**倒披針形 : 피침형이 거꾸로 선 모양.
- **두상화서**頭狀花序 : 두상으로 된 화서로서 꽃자루가 없는 꽃이 줄기 끝에 모여서 들러붙어 있으며 꽃은 가장자리부터 피어 안쪽으로 향함.
- **둔거치**鈍鋸齒 : 둔한 톱니 같은 잎 가장자리.
- **둔두**鈍頭 : 둔한 잎의 끝.
- **둔저**鈍底 : 양쪽 가장자리가 90° 이상의 각도로 합쳐져 뭉툭한 형태.
- **막질**膜質 : 얇은 종잇장 같은 잎의 재질.
- **망상맥**網狀脈 : 그물맥 : 주맥으로부터 연속해서 가지를 쳐서 세분되고, 서로 얽혀 그물 모양으로 된 열매.
- **미상**尾狀 : 잎 끝이 갑자기 좁아져서 꼬리처럼 길게 자란 모양.
- **미상화서**尾狀花序 : 화축이 연하여 밑으로 처지는 화서로서, 꽃잎이 없고 포에 싸인 단성화로 된 것.
- **밀추화서**密錐花序 : 취산화서가 구형으로 되어 총상 또는 원추상으로 화축에 달린 것.
- **반곡**反曲 : 뒤로 젖혀진 것.
- **배상화서**杯狀花序 : 암술과 수술이 각각 1개씩으로 된 암꽃과 수꽃이 잔 모양의 화탁 안에 들어 있는 화서.
- **복과**複果 : 둘 이상의 암술이 성숙해서 된 열매.
- **복엽**複葉 : 겹잎 : 두개 이상의 엽신으로 되어 있는 잎.

- **부생 식물**腐生植物 : 생물의 사체나 배설물을 양분으로 섭취하여 생활하는 식물.
- **분리과**分離果 : 콩 꼬투리와 비슷하고, 씨앗이 들어 있는 사이가 잘록하고 익으면 잘록한 중앙에서 갈라진 열매.
- **분열과**分裂果 : 종축 좌우가 2개로 갈라지는 열매.
- **사강웅예** : 여섯 개의 수술 중 두 개가 다른 것보다 짧고 네 개가 긴 것.
- **삭과**蒴果 : 다심피로 구성되어 있으며 2개 이상의 봉선을 따라 터지는 열매.
- **산방화서** : 꽃이 수평으로 한 평면을 이루는 것으로써, 화서 주축에 붙은 꽃자루는 밑의 것이 길고 위로 갈수록 짧아짐. 꽃은 평면 가장자리의 것이 먼저 피고 안의 것은 나중에 핀다.
- **산형화서** : 줄기 끝에서 나온 길이가 거의 같은 꽃자루들이 우산 모양으로 늘어선 화서.
- **삼각형**三角形 : 세모꼴 비슷한 잎의 모양.
- **삼출맥**三出脈 : 주맥이 세 개로 발달한 것.
- **상과**桑果 : 육질 또는 목질로 된 화피가 붙어 있고, 자방이 수과 또는 핵과상으로 되어 있는 열매.
- **석류과**石榴果 : 상하로 된 여러 개의 방으로 되어 있고, 종피도 육질인 열매.
- **선린**腺鱗 : 진달래 등의 잎에서 향기를 내는 비늘 조각.
- **선모**腺毛 : 끝이 원형의 선으로 된 털.
- **설상화**舌狀花 : 국화과 식물의 두상화에서 가장자리의 혀 모양의 꽃을 말함.
- **설저**楔底 : 쐐기 모양으로 점점 좁아져 뾰족하게 된 엽저.
- **소수화서**小穗花序 : 대나무의 꽃과 같이 소수(小穗)로 구성되어 있는 화서.
- **수과**瘦果 : 한 열매에 한 개의 씨가 들어 있고 얇은 과피에 싸이며 씨는 과피로부터 떨어져 있음.
- **수상화서**穗狀花序 : 작은 꽃자루가 없는 꽃이 화축에 달려 있는 화서.
- **순저**楯底 : 방패처럼 생긴 엽저.
- **수지도**樹脂道 : 송진이 나오는 구멍.
- **시과**翅果 : 지방 벽이 늘어나 날개 모양으로 달려 있는 열매.
- **순형화관**脣形花冠 : 위아래 두 개의 꽃잎이 마치 입술처럼 생긴 것.
- **아대생**亞對生 : 한 마디에 한 개씩 달려 있고, 두 개씩 서로 가깝게 달려 있는 것.
- **엽서**葉序 : 잎이 줄기와 가지에 달리는 모양.

- **영과**穎果 : 포영으로 싸여 있고, 과피는 육질이며 종피에 붙어 있는 열매.
- **예거치**銳鋸齒 : 뾰족한 톱니 같은 가장자리.
- **예두**銳頭 : 끝이 짧게 뾰족한 잎.
- **오출맥**五出脈 : 주맥이 5개로 발달한 잎맥.
- **왜저**歪底 : 양쪽이 대칭이 되지 않고 일그러진 엽저.
- **요두**凹頭 : 끝이 원형이고, 잎맥 끝이 오목하게 팬 잎 끝.
- **우상맥**羽狀脈 : 깃 모양으로 갈라진 열매.
- **우상복엽**羽狀複葉 : 소엽이 총엽병이 좌우로 달려 있는 복엽.
- **우수우상복엽**偶數羽狀複葉 : 소엽의 수가 짝수인 우상복엽.
- **양성화**兩性花 : 암술과 수술이 다 있는 것.
- **완전화**完全花 : 꽃받침·꽃잎·‚수술·암술의 네 가지 기관을 모두 갖춘 꽃.
- **원추화서**圓錐花序 : 중심의 화관축이 발달되고, 여기에서 가지가 나와 꽃을 다는 것으로, 전체가 원추형인 화서, 꽃은 밑에서 피어 위로 향함.
- **원형**圓形 : 잎의 윤곽이 원형이거나 거의 원형인 것.
- **윤생**輪生 : 돌려 나기 : 한 마디에 잎이 세 장 이상 달려 있는 것.
- **은두화서**隱頭花序 : 두상화서의 변형으로서 화축 끝이 내부로 오므라져 들어간 화서.
- **은화과**隱花果 : 주머니처럼 생긴 육질의 화탁 안에 많은 수과가 들어 있는 열매.
- **이과**梨果 : 꽃받침이 발달하여 육질로 되고, 심피는 연골질 또는 지질로 되며, 씨가 다수인 열매.
- **이강웅예** : 한 꽃에 있어서 4개의 수술 중 2개는 길고 2개는 짧은 것.
- **이저**耳底 : 귀 밑처럼 생긴 엽저.
- **장과**漿果 : 육질로 되어 있는 내외 벽 안에 많은 종자가 들어 있는 열매.
- **장미과**薔薇果 : 꽃받침이 발달 하여 육질통으로 되고, 그 안에 많은 소견자가 들어 있는 열매.
- **장상맥**掌狀脈 : 손바닥을 편 모양으로 발달한 잎맥.
- **장상복엽**掌狀複葉 : 소엽이 총엽병의 끝에서 방사상으로 퍼져 있는 복엽.
- **전연**全緣 : 톱니가 없이 밋밋한 잎의 가장 자리.
- **전열**全裂 : 주맥까지 또는 완전히 갈라진 잎 가장자리.
- **중둔거치**中鈍鋸齒 : 겹으로 둔한 톱니가 있는 잎 가장자리.

- **중예거치**中銳鋸齒 : 겹으로 뽀족한 톱니가 있는 잎 가장자리.
- **정제화관**整齊花冠 : 꽃잎의 모양과 크기가 모두 같은 것.
- **종피**種皮 : 씨앗의 껍질.
- **중성화**中性花 : 암술과 수술이 모두 없는 것.
- **집과**集果 : 목련의 열매처럼 여러 열매가 모여서 된 것.
- **총상화서**總狀花序 : 긴 화축에 꽃자루의 길이가 같은 꽃들이 들러붙고 밑에서부터 피어 올라 감.
- **추피**皺皮:주름살 : 잎맥이 튀어나와 주름이 진 것.
- **취과**聚果 : 심피 또는 꽃받침이 육질로 되어 있고, 많은 소액과로 구성되어 있는 모양.
- **취산화서** : 화축 끝에 달린 꽃 밑에서 한 쌍의 꽃자루가 나와 각각 그 끝에 꽃이 한 송이씩 달리고, 그 꽃 밑에서 각각 한쌍의 작은 꽃자루가 나와 그 끝에 꽃이 1송이씩 달리는 화서로, 중앙에 있는 꽃이 먼저 핀 다음 주위의 꽃들이 핀다.
- **취합과**聚合果 : 열매가 밀접하게 모여 붙는 것.
- **파상**波狀 : 잎 가장자리가 물결 모양인 것.
- **평두**平頭 : 자른 것처럼 밋밋한 것.
- **핵과**核果 : 다육으로 된 과피를 지닌 열매로서 속에 단단한 내과피가 씨를 둘러싸고 있음.
- **현수과**懸瘦果 : 열매가 중축에서 갈라짐 거꾸로 달리는 산형과 식물에서 볼 수 있는 열매.
- **협과**莢果 : 콩과 식물에서와 같이 두개의 봉선을 따라서 터지는 열매.
- **호생**互生:어긋나기 : 한 마디에 잎이 한 개씩 달려 있는 것.
- **화관**花冠 : 꽃받침의 안쪽에 있고 꽃잎으로 구성되어 있음.
- **화서**花序 : 화축에 달린 꽃의 배열 상태.

# 3. 식물 키우기 달력

### 1월
- 15일~17일 : 채소 씨앗 신청하기
- 23일~31일 : 고추 씨앗 담그기

➜ *tip*
- 고추 씨앗 담그기는 2월 초나 구정을 전후해서 한다.

### 2월
- 06일 : 고추 씨앗 뿌리기 육묘상자
- 20일 : 고추 인시 심기 25가구 트레이
- 23일 : 가지 · 토마토 · 피망 · 청양고추 · 꽈리고추 · 풋고추 씨앗 담그기
- 8일 : 가지 · 토마토 · 피망 · 청양고추 · 꽈리고추 · 풋고추 임시 심기 25가구 트레이

➜ *tip*
- 가지와 채소 가지 · 토마토 · 고추 · 피망 씨앗 담그기, 오목한 접시에 휴지를 깔고 물을 촉촉하게 적셔 씨앗을 넣고 랩으로 싼 후 온도가 25°C 유지되는 곳에서 5~7일 후에 하얀 뿌리가 보이면 원예용 상토에 씨앗을 뿌린다.

### 3월
- 01일 : 감자 씨앗 쪼개기
- 03일 : 감자 심기
- 07일 : 노지 완두콩 비닐 씌우고 씨앗 뿌리기
- 10일 : 텃밭 거름 내기
- 17일 : 노지 완두콩, 구멍 뚫어 주기 싹트기 시작
- 18일 : 마늘밭 김매고 왕겨 덮기, 시금치 씨앗 담그기

- 19일 : 당근 · 시금치 씨앗 뿌리고 왕겨 담기
- 24일 : 상추 · 양배추 · 양상추 · 브로콜리 · 대파 · 케일 · 파프리카 씨앗 뿌리기
- 25일 : 텃밭 두둑 만들기
- 27일 : 완두콩 북 주기
- 31일 : 쑥갓 · 오이 · 상추 씨앗 뿌리기

➡ *tip*
- 감자는 노지에 심기 전에 자르고, 자른 부분에 볏짚을 태운 재를 뿌려서 상처를 아물게 한 후에 그늘에서 2~3일 정도 말린 후 심는다.
- 완두콩 싹이 나오면, 바로 비닐 구멍을 뚫어 싹이 밖으로 나오도록 도와준다.

## 4월
- 03일 : 완두콩 지주 세우기.
- 09일 : 완두콩 유인.
- 12일 : 호박 씨앗 뿌리기.
- 16일 : 열무 · 봄배추 · 씨앗 뿌리기.
- 17일 : 양상추 · 브로콜리 · 적상추 · 대파 · 대파 아주 심기.
- 18일 : 양배추 · 쑥갓 · 케일 · 상추 아주심기.
- 20일 : 옥수수 씨앗 뿌리기.
- 29일 : 시금치 씨앗 담그기.
- 30일 : 시금치 · 들깨 씨앗 뿌리기.

➡ *tip*
- 열무는 바로 씨앗을 뿌린다.
- 봄배추와 얼갈이 배추는 모종을 길러 낸다.
- 들깨 보통 6월에 모종을 내서 노지에 심지만, 잎을 따 먹기 위해 노지에 씨앗을 뿌린다.

## 5월
- 02일 : 호박 아주 심기
- 05일~07일 : 가지 · 고추 · 청양고추 · 꽈리고추 · 피망 · 토마토 · 파프리카 · 오이 아주 심기.
- 09일 : 김매기

- 10일 : 앤디브 씨앗 뿌리기
- 11일 : 쑥갓 씨앗 뿌리기
- 12일 : 옥수수 씨앗 뿌리기
- 15일 : 고구마 아주심기
- 19일 : 열무에 한냉사 씌우기
- 20일 오이·토마토·고추에 자주 세우기
- 22일 : 김매기
- 23일 : 상추·쑥갓·완두콩 수확하기
- 29일 : 시금치 솎아 주기

➔ tip
- 중부 지방은 5월 5일을 전후해서 서리가 내리는 일이 있기 때문에 잎이 연한 채소 모종인 호박·오이·참외·고추 등을 어린이날이 지나고 노지에 심는 게 안전하다.
- 고구마는 미리 온실에서 순을 기르거나 시장에서 구입하여 5월~6월 중순 사이에 심는다.
- 5월이 되면 참외나 수박, 열무의 잎은 연하기 때문에 오이잎벌레와 무잎벌레 피해가 심해지기 때문에 해충 피해를 막기 위해 한냉사를 씌워 준다.
- 완두콩은 5월 말부터 수확을 시작해 6월까지 수확한다.

## 6월

- 01일 : 열무에 한냉사 벗겨 주기
- 02일 : 쑥갓 아주 심기, 브로콜리 수확
- 03일 : 김매기
- 05일 : 옥수수 아주 심기, 가지 지주 세우기
- 07일 : 들깨 솎아서 옮겨 심기 아주심기
- 10일 : 열무 수확, 대파 아주 심기
- 11일 : 김매기
- 15일 : 봄배추 수확
- 16일 : 마늘, 양파 수확
- 17일 : 열무 씨앗뿌리고 볏짚 덮은 뒤 한냉사 씌우기
- 19일 : 감자 수확
- 22일 : 들깨 씨앗 뿌리기

- 24일 : 쌈채 수확 상추, 들깻잎 등

➜ tip
- 6월은 장마 시작 전까지 비 오는 양이 많이 않기 때문에 날씨를 보면서 매일 아침 10시를 전후해서 물을 준다.
- 6월은 김을 매고 시간이 나는 대로 잡초를 제거한다.
- 들깨를 심는 시기는 보통 밀·보리·감자·마늘·양파를 수확한 뒤에 한다. 단, 직파를 한 곳에서 2~3개를 솎아 내어 심는데 뿌리를 맞춰 심지 말고 잎을 맞춰 서로 심고, 뿌리의 줄기가 같이 땅 속으로 들어가도록 깊이 심는다.

**7월**
- 01일 : 옥수수 아주 심기
- 15일 : 김매기
- 25일 : 김매기
- 30일 : 양배추 아주 심기

**8월**
- 03일 : 김매기
- 10일 : 고추 수확 시작
- 11일 : 치거리, 상추 싸앗 뿌리기
- 12일 : 김매기
- 13일 : 옥수수 수확
- 15일 : 양배추 아주 심기
- 18일 : 오이 씨앗 뿌리기
- 20일~21일 : 쑥갓 씨앗 뿌리기·무·배추 씨앗 뿌리기
- 23일 : 김매기
- 25일 : 옥수수·토마토 뽑기·파프리카 수확
- 26일 : 시금치 씨앗 담그기
- 27일 : 시금치 씨앗 뿌리기, 쪽파 씨앗 뿌리기
- 30일 : 김매기
- 31일 : 오이 아주 심기

### ➜ tip
- 8월은 쌈채소 씨앗들을 한 차례 더 심는 시기다.
- 고추 수확은 열흘에 한 번씩 한다.
- 쪽파는 보통 씨앗을 파종한 것이 아니라, 구근球根, 땅 속의 알뿌리을 심는다.

## 9월
- 04일 : 무에 한냉사 씌우기
- 09일 : 김매기
- 10일 : 양파 씨앗 뿌리기
- 13일 : 옥수수 수확
- 17일 : 옥수수 베어 내기
- 20일 : 김매기
- 23일 : 쑥갓 아주 심기
- 27일 : 시금치 씨앗 뿌리기
- 29일 : 고구마 수확
- 30일 : 상추 수확

### ➜ tip
- 9월 말에 시금치 씨앗을 심으면 겨울이 되기 전에 자라기 때문에 겨울 내내 먹을 수 있다.

## 10월
- 07일 : 쑥갓 수확
- 12일 : 마늘 쪼개기
- 13일 : 고춧대 뽑기
- 14일 : 들깨 수확
- 15일 마늘 심기
- 20일 들깨 타작
- 28일 : 양파 아주 심기

### 11월

- 09일 : 양파 아주 심기
- 16일 : 무 수확 및 저장
- 18일 : 쌈채소류 거두기
- 20일~21일 : 양배추 수확
- 25일 : 배추 · 갓 · 쪽파 수확
- 28일~30일 : 주말 텃밭 정리

➜ *tip*
- 무와 당근은 서리가 내리면 바람이 들기 때문에 날씨에 따라 수확 시기를 정한다. 11월 셋째 주 중에 하는 것이 가장 적당하고, 노지에서는 영하 1~2°C까지는 보온 덮개로 덮어 두면 보관이 가능하다.

### 12월

- 15일~20일 : 내년을 위한 주말 텃밭 설계
- 공기 · 햇빛 · 물 등 자연이 주는 혜택에 대하여 감사한다.

## 찾아보기

### ㄱ

가시오갈피 | 330
가지 | 388
감나무 | 310
감자 | 396
감태나무 | 314
강황 | 250
개나리 | 316
개똥쑥 | 252
개미취 | 68
고구마 | 398
고들빼기 | 160
고마리 | 194
고본 | 276
고비 | 274
고사리 | 64
고삼 | 278
고추나무 | 326
고추나물 | 200
고추냉이 | 232
고추 | 410
곤드레 | 208
골담초 | 312
곰취 | 52
관중 | 462
괴불주머니 | 470
구기자 | 360
구릿대 | 92
구절초 | 94
근대 | 428

금낭화 | 452
금불초 | 222
기린초 | 220
까마중 | 198
까치수염 | 78
꽃무릇 | 469
꽃향유 | 76
꽈리 | 463
꾸지뽕나무 | 356
꿀풀 | 54
꿩의다리 | 464

### ㄴ

나문재 | 202
나비나물 | 204
나팔꽃 | 96
냉이 | 182
냉초 | 98
노루오줌 | 196
노박 덩굴 | 378
누리장나무 | 374
느릅나무 | 370
느티나무 | 346

### ㄷ

다래순 | 344
닥나무 | 318
단풍취 | 226
단호박 | 424

달래 | 102
달맞이꽃 | 104
닭의장풀 | 106
당귀 | 108
당근 | 394
대극 | 467
대파 | 438
더덕 | 110
도꼬마리 | 118
도라지 | 112
독미나리 | 484
독활 | 114
돌나물 | 66
동의나물 | 454
두릅나무 | 328
두충나무 | 368
둥굴레 | 120
들깨 | 408
등대풀 | 489
딱총나무 | 324
딸기 | 442
때죽나무 | 479
뚱딴지 | 124

### ㅁ

마가목 | 332
마늘 | 426
마 | 270
마타리 | 282
만병초 | 457

# ■ 찾아보기

만삼 | 126
망초 | 62
머위 | 60
메꽃 | 72
메밀 | 130
메밟톱꽃 | 459
모싯대 | 210
목향 | 132
무 | 392
물레나물 | 224
미나리아재비 | 485
미나리 • 56
미역취 | 128
미치광이풀 • 483
민들레 • 58

## ㅂ

바디나물 • 144
바위취 • 148
박새 • 460
박쥐나물 • 216
박 • 134
박하 • 136
방울토마토 • 444
방풍 • 70
배초향 • 150
배추 • 414
배풍등 • 490
백선 • 152
번행초 • 238

벌나무 • 372
범꼬리 • 300
보풀 • 486
복수초 • 456
부추 • 404
비비추 • 142
비수리 • 284
비짜루 • 146
뽕나무 • 354

## ㅅ

산갓 • 212
산마늘 • 80
산초나무 • 336
삼백초 • 246
삼지구엽초 • 240
삽주 • 242
삿갓나물 • 482
상사화 • 468
상추 • 430
생강나무 • 320
생강 • 386
서덜취 • 230
섬초롱꽃 • 138
소리쟁이 • 296
소엽 • 406
속단 • 286
쇠뜨기 • 288
쇠무릎 • 82
쇠비름 • 84

수리취 • 228
수박 • 400
수선화 • 478
수세미오이 • 412
수영 • 154
숫잔대 • 488
시금치 • 436
쑥갓 • 432
쑥부쟁이 • 88
쑥 • 86
씀바귀 • 180

## ㅇ

아욱 • 420
아카시아 • 350
애기나리 • 465
애기똥풀 • 471
앵초 • 472
약모밀 • 248
양배추 • 416
얼레지 • 170
엉겅퀴 • 90
여뀌 • 236
여로 • 461
여주 • 298
연잎 • 116
오미자 • 358
오이 • 390
오이풀 • 156
옥수수 • 402

옥잠화 • 158
옻나무 • 352
와송 • 258
왜젓가락나물 • 487
용담 • 290
우산나물 • 162
우엉 • 164
원추리 • 166
유채 • 434
윤판나물 • 168
으름 덩굴 • 364
은방울꽃 • 458
음나무 • 334
의아리 • 477
이질풀 • 172
익모초 • 254
인동 덩굴 • 308
인삼 • 206

## ㅈ

자귀나무 • 366
자리공 • 476
자운영 • 302
작약 • 262
잔대 • 260
장구채 • 292
접시꽃 • 184
제비꽃 • 74
조팝나물 • 174
족두리풀 • 455

죽순 • 348
지리강활 • 473
지치 • 264
질경이 • 178
짚신나물 • 176
찔레나무 • 338

## ㅊ

차나무 • 306
참나리 • 266
참나물 • 214
참당귀 • 268
참소리쟁이 • 218
참죽나무 • 322
참취 • 100
천궁 • 272
천남성 • 480
천년초 • 244
철쭉 • 475
청미래 덩굴 • 376
초피나무 • 362
취 • 340

## ㅋ

컴프리 • 448
케일 • 446
큰뱀무 • 280

## ㅌ

털머위 • 481
토란 • 384
토마토 • 422
톱풀 • 122

## ㅍ

풀솜대 • 234
피나물 • 453
피마자 • 186
피망 • 440

## ㅎ

하눌타리 • 256
한삼 덩굴 • 188
할미꽃 • 474
함초 • 190
해바라기 • 418
현삼 • 192
현호색 • 466
형개 • 294
호박 • 382
호장근 • 140
화살나무 • 342

## ■ 참고문헌

- 동의보감, 허준
- 본초강목, 이시진
- 중약대사전, 상해과학기술편찬사, 1984
- 동의학사전, 북한과학백과사전출판사, 1988
- 국립문화재연구소, 민간의학, 1997
- 강영권, 지리산 장아찌, 아카데미 서적, 2012
- 공무원연금관리공단, 음식과 건강, 2005
- 김정숙, 산나물 들나물, 아카데미 서적, 2110
- 김정숙·한도연, 자연의 깊은 맛 장아찌, 아카데미 서적, 2110
- 김일훈, 신약, 광제원, 1987
- 김태정, 한국의 자원식물, 서울대출판부, 1996
- 김태정, 우리 꽃 백가지 1~3, 현암사, 1990
- 농촌진흥청, 전통지식모음집(약용식물 이용편), 푸른숲, 2005
- 문관심, 약초의 성분과 이용, 과학백과사전출판사, 1984
- 배기환, 한국의 약용 식물, 교학사, 2000
- 배종진, 약초도감, 더불유출판사, 2009
- 식약청, 약용식물도감, 198
- 이영노, 한국식물도감, 교학사, 1997
- 이창복, 대한식물도감, 향문사, 1980
- 이우철, 한국식물도감, 아카데미 서적, 1996
- 안덕균, 한국의본초도감, 교학사, 1998
- 안덕균, 약초, 교학사, 2003

- 정경대, 건강 약차 108선, 이너북, 2007
- 정구영, 산야초도감, 혜성출판사, 2011
- 정구영, 효소 동의보감, 글로북스, 2013
- 정구영, 나무동의보감, 글로북스, 2014
- 정구영, 효소수첩, 우듬지, 2013
- 정구영, 약초대사전, 글로북스, 2014
- 정구영, 한국의 산야초 민간 요법, 중앙생활사, 2015
- 정구영, 만병을 낫게 하는 기적의 꾸지뽕 건강법, 2015
- 최수찬, 산과 들에 있는 약초, 지식서관, 2014
- 최수찬, 주변에 있는 약초, 지식서관, 2014
- 최진규, 약이 되는 우리 풀·꽃·나무 1~2, 한문화, 2001
- 최진규, 토종의학 암 다스리기, 태일출판사, 1997
- 최영전, 산나물 재배와 이용법, 토성출판사, 1991

| | | | | |
|---|---|---|---|---|
| _발행일 | 2016년 6월 10일 초판 1쇄 인쇄 | 2016년 6월 25일 초판 1쇄 발행 | | |
| _글과 사진 | 정구영 | _편집  김영숙 | | _디자인  김영숙 |
| _펴낸이 | 박경준 | _펴낸곳  글로북스 | | |
| _주소 | 서울특별시 마포구 서교동 444-15 | | _등록 | 2001년 7월 2일 제 15-522호 |
| _전화 | 02-332-4327 | | _팩스 | 02-3141-4347 |

※ 저자와 협의하에 인지를 생략합니다.
※ 이 책의 글과 사진, 디자인은 저작권의 보호를 받고 있습니다. 무단 전재를 금합니다.
※ 책값은 표지 뒷면에 있습니다.